ALONGAMENTO E FLEXIONAMENTO

ALONGAMENTO E FLEXIONAMENTO

6ª edição

Estélio H. M. Dantas

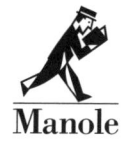

Manole

Copyright © Editora Manole Ltda., 2018 por meio de contrato com o editor.

Editora gestora: Sônia Midori Fujiyoshi
Editor responsável: Enrico Giglio

Projeto gráfico: Departamento Editorial da Editora Manole
Capa: Departamento de Arte da Editora Manole
Modelo da capa: Kauan Gracie
Ilustrações: Afrânio Antunes
Ilustração Figura 9.2: Sirio José Braz Cançado
Figura 2.2 e Figura 3.2: istockphoto.com

Modelos:
Lêda Gomes de Souza Vale (Capítulo 9)
Kauan Gracie (Capítulos 10 e 12)
Amanda Nascimento (Capítulos 2 e 14)
Bianca Terrigno (Capítulos 12 e 14)

Dados Internacionais de Catalogação na Publicação (CIP)
(Câmara Brasileira do Livro, SP, Brasil)

Dantas, Estélio H. M.
    Alongamento e flexionamento / Estélio H. M.
Dantas. -- 6. ed. -- Barueri, SP : Manole, 2018.

    Bibliografia
    ISBN: 978-85-204-5447-3

    1. Alongamento (Fisiologia) 2. Alongamento -
Exercícios 3. Articulações - Amplitude de movimento
4. Educação física 5. Exercícios de alongamento -
Aspectos fisiológicos I. Título.

17-07431   CDD-612.7

Índices para catálogo sistemático:
1. Alongamento : Fisiologia   612.7

A Editora Manole é filiada à ABDR –
Associação Brasileira de Direitos Reprográficos

6ª edição – 2018

Editora Manole Ltda.
Av. Ceci, 672 – Tamboré
06460-120 – Barueri – SP – Brasil
Tel.: (11) 4196-6000
www.manole.com.br
info@manole.com.br

Impresso no Brasil
Printed in Brazil

SOBRE O EDITOR

O Professor Estélio Henrique Martin Dantas foi atleta de natação, polo aquático, tiro, atletismo e esgrima (espada), esporte no qual se destacou em nível internacional.

Atuou como treinador e preparador físico de diversas equipes e atletas, militares e civis, de vôlei, atletismo, futebol, basquete, remo, natação, pentatlo moderno, esgrima, judô, tênis, ginástica olímpica, automobilismo e golfe.

Cursou a Academia Militar das Agulhas Negras e formou-se em Educação Física pela Escola de Educação Física do Exército em 1978, tendo completado sua formação acadêmica com os seguintes cursos:

- Mestrado em Educação (área de concentração Administração Universitária) - Universidade do Estado do Rio de Janeiro;
- Mestrado em Educação Física (área de concentração Bases Biomédicas da Educação Física) - Universidade Federal do Rio de Janeiro;
- É Doutor Livre-docente em Treinamento Desportivo pela Universidade do Estado do Rio de Janeiro;
- Pós-doutorado em Psicofisiologia (UGF), em Fisiologia (UCAM – Espanha) e em Biofísica (UV – Espanha);
- Professor Titular da Universidade Tiradentes (UNIT) e da Universidade Federal Rural do Rio de Janeiro (aposentado);
- Professor permanente do programa de Pós-graduação *Stricto Sensu* em Enfermagem e Biociências (PPgEnfBio) – Doutorado, da Universidade Federal do Estado do Rio de Janeiro (UNIRIO) e do programa de Pós-graduação *Stricto Sensu* em Saúde e Ambiente (PSA) da Universidade Tiradentes (UNIT);
- Professor da Academia Brasileira de Treinadores (ABT), do Instituto Olímpico Brasileiro (IOB) e do Comitê Olímpico Brasileiro (COB);
- Professor Colaborador da Universidade de Trás-os-Montes e Alto Douro (Portugal); da Universidade Católica de Murcia (Espanha), da Universitá Degli Studi di Roma - Sapienza (Itália) e da Pontificia Universidade Católica de Valparaíso (Chile);

- Autor de mais de 470 artigos, na íntegra, em periódicos científicos, 720 trabalhos em anais de congressos e proferiu 683 conferências ou cursos;
- Publicou 51 capítulos de livros e 24 livros (diversos no exterior), dentre os quais se destacam: *A Prática da Preparação Física; Pensando o Corpo e o Movimento; Psicofisiologia; Exercício, Maturidade e Qualidade de Vida; e Obesidade e Emagrecimento.*

SOBRE OS AUTORES

Anna Paula Guimarães Faria Souza
Mestre em Ciência da Motricidade Humana – UCB/RJ
Especialização em Fisioterapia Desportiva e Cardiorrespiratória Geral e UTI – Universidade de Iguaçu – 2000

Anna Raquel Silveira Gomes
Doutora em Ciências Fisiológicas – UFSCar – São Carlos/SP
Mestre em Morfologia: área de concentração Biologia Celular – UFPR – Curitiba/PR

Carla M. Bittencourt
Graduada em Educação Física – UFRJ

Carlos Soares Pernambuco
Doutor em Enfermagem e Biociências – UniRio/RJ
Mestre em Ciência da Motricidade Humana – UCB/RJ

Daniela Gallon Corrêa
Mestre em Educação Física – Fisiologia da Performance – UFPR
Especialista em Fisioterapia Traumato-Ortopédica e Desportiva – UTP/PR

Edalton Miranda
Doutor em Ciências da Saúde e Reabilitação Humana – AIU (USA)
Membro da Sociedade Brasileira de Anatomia – SBA

Eliane Gomes da Silva Borges
Mestre em Ciência da Motricidade Humana – UCB/RJ
Especialização em Psicomotricidade – UFRRJ/RJ

Elisangela Silva Piza
Doutoranda em Biologia Funcional e Molecular na área de Bioquímica – Unicamp-Campinas/SP
Mestre em Ciência da Motricidade Humana – UCB/RJ

Erik Salum De Godoy
Mestre em Ciência da Motricidade Humana – UCB/RJ
Especialização em Ciência da Musculação – FICAB, Metodologia do Treinamento Desportivo, Fisiologia do Exercício e Gerontologia e Atividade Física – UFRJ

Fabrizio Di Masi
Doutor em Enfermagem e Biociências – Unirio
Mestre em Ciência da Motricidade Humana – UCB/RJ

Helena Andrade Figueira
Doutora em Medicina do Esporte – REMH
Mestre em Ciência da Motricidade Humana – UCB-RJ

Juliana Soares
Mestre em Ciência da Motricidade Humana – UCB/RJ
Pós-graduada em Fisiologia do Exercício – FMU/SP

Karina Oliveira Martinho
Mestre em Ciência da Motricidade Humana – UCB/RJ
Especialização em Acupuntura – ABACO/RJ

Lais Helena Pinheiro Lima
Mestre em Biodinâmica do Movimento Humano – EEFEUSP/SP
Graduada em Educação Física – EEFEUSP/SP

Lenita Ferreira Caetano
Doutora em Medicina do Esporte – UCAP/PY
Mestre em Ciência da Motricidade Humana – UCB/RJ

Luciane Voigt
Graduada em Educação Física – Universidade Federal Rural do Rio de Janeiro. Mestrado em Ciência da Motricidade Humana – UCB.

Luiz Alberto Bastos de Almeida

Mestre em Biocinética – FCDEF-UC/Coimbra-Portugal

Pós-graduado em Treinamento Desportivo – UCSAL/BA

Marcio Rodrigues Baptista

Mestre em Motricidade Humana – UCB/RJ

Mestre em Yoga

Maria de Nazaré Portal

Graduada em Educação Física – Fundação do Estado do Pará. Mestrado em Ciência da Motricidade Humana – UCB. Doutorado em Ciências do Desporto – Universidade Trás--dos-Montes e Alto Douro.

Maria Lucia Ide

Especialização em Método Pilates funcional e condicional – Universidade Positivo/SP

Graduada em Licenciatura em Educação Física – UNISA/SP

Mario Cezar de S. C. Conceição

Doutor em Fisiologia do Exercício – UCAP/PY

Mestre em Ciência da Motricidade Humana – UCB/RJ

Michelle Guiot Mesquita

Mestre em Ciência da Motricidade Humana – UCB/RJ

Especialização em Fisioterapia aplicada à Traumato-ortopedia – IBMR – 2002

Mirtes Soares

Mestre em Ciência da Motricidade Humana – UCB/RJ

Graduada em Educação Física – UCB/RJ

Rafaella Bauerfeldt Lopes

Mestre em Ciência da Motricidade Humana – UCB/RJ

Graduada em Educação Física pela UCB/RJ

Renato Ramos Coelho

Doutor em Métodos Computacionais em Engenharia – UFRJ

Mestre em Ciência da Motricidade Humana – UCB/RJ

Rodrigo Gomes de Souza Vale
Pós-doutorado em Ciências – UNIRIO
Doutor em Ciências da Saúde – UFRN

Ronaldo Vivone Varejão da Silva
Doutor em Medicina do Esporte – REMH
Mestre em Ciência da Motricidade Humana – UCB/RJ

Rosilane Barros da Silva
Mestre em Ciência da Motricidade Humana – UCB/RJ

Tatiane Escobar
Mestre em Ciência da Motricidade Humana – UCB/RJ
Graduada em Educação Física – UFRJ/RJ

Valéria Nascimento
Mestre em Ciência da Motricidade Humana – UCB/RJ
Pós-graduada em *Performance* Humana em Academia – UFRJ

Wagner Zeferino de Freitas
Mestre em Ciência da Motricidade Humana – UCB/RJ
Pós-graduado em Treinamento Esportivo – Escola Superior de Educação Física de Muzambinho – Muzambinho/MG

AGRADECIMENTOS

Agradeço à colaboração dos seguintes profissionais na produção deste livro:

Prof. Dr. **Aluízio Ramos Trinta**, da Faculdade de Letras da UFRJ, pela assessoria de filologia e semântica, que inclusive possibilitou a criação do termo Flexionamento;

Profs. **Sergio Guida** e **Ricardo Cardoso**, pela assessoria e revisão na parte anatômica e cinesiológica;

Profa. **Kauan Gracie**, pelas fotografias que ilustram dois capítulos e a capa deste livro;

Prof. Dr. **Mario Cezar da Costa Conceição**, pela competência, paciência e dedicação ao preparo desta edição. Foi o professor Mario que entrou em contato com os colaboradores de cada capítulo, certificando-se que esta obra tivesse os mais altos padrões de qualidade e cientificidade. Muito obrigado, Mario! Sem sua ajuda esta edição não seria possível!

DEDICATÓRIA

Presto homenagem, com esta obra, a algumas das pessoas mais importantes em minha vida:

Maria Ely Martin Dantas, minha mãe, que com seu amor, carinho e exemplos de retidão, moldou meu caráter e minha filosofia de vida;

Karollyni Bastos Andrade Dantas, minha esposa, companheira, incentivadora e amiga, que acrescentou uma nova dimensão em minha vida, de alegria, plenitude e realizações;

Estélio Henrique Alexander Dantas, Bernardo Henrique Alexander Dantas, Gisela Alexander Dantas, Angelino Henrique Lobato Dantas e **Fernando Henrique Lobato Dantas,** meus filhos, cada um deles constante motivo de orgulho e razão de minha permanente busca de autoaperfeiçoamento e superação;

Pietra Dantas Vallim, Diego Alexander Allan Dantas, Luca Alexander Allan Dantas, Kenzo Campos Dantas e **Bento Campos Dantas**, meus netos, que representam mais uma geração de continuidade dos nossos princípios, valores e crenças;

Ana Carolina Bastos Andrade Freire e **Pedro Bastos Andrade Melo**, filhos adotivos que Deus enviou para alegrarem meus anos de maturidade.

PREFÁCIO

A qualidade de vida está diretamente associada à aquisição do condicionamento físico. Segundo o *American College of Sport*, a Flexibilidade é uma das qualidades físicas mais importantes para a aquisição e desenvolvimento do condicionamento físico do ser humano e deve ser trabalhada por meio de exercícios específicos.

Considerando o exposto no parágrafo acima, o prof. Estélio H. M. Dantas, uma das cinco maiores autoridades mundiais sobre o tema, reedita o livro *Alongamento e Flexionamento*.

Fundamentado em quase 30 anos ininterruptos de pesquisas, esta publicação foi inteiramente atualizada com as principais novidades científicas disponíveis, confirmando sua importância sobre a ciência no campo de flexibilidade.

Esta obra aborda o tema "Flexibilidade" em diversas áreas de atuação da educação física e da fisioterapia. Contribui de forma significativa para que o leitor possa atuar de forma consciente. O professor Estélio, tendo a colaboração de pesquisadores de destaque como coautores, consegue aprofundar o tema "Flexibilidade" a partir de uma completa revisão da parte anatômica, cinesiológica, fisiológica e histoquímica em diferentes aspectos da prescrição do treinamento e da avaliação.

Com sugestões e abordagens importantes a cada capítulo, pode-se afirmar que esta é uma obra obrigatória para todos aqueles que se utilizam da flexibilidade, do alongamento e do flexionamento em suas atividades profissionais e/ou de lazer.

Finalmente, o professor Estélio Dantas, por meio deste livro, se estabelece como um dos principais protagonistas desta área, apresentando aos interessados pelo tema "Flexibilidade", uma excelente ferramenta para o condicionamento físico e, consequentemente, uma vida com mais qualidade.

Parabenizo o autor pela iniciativa e pelo empreendimento.

E desejo que todos apreciem esta importante obra.

Prof. Mario Cezar de Souza Costa Conceição
Professor Assistente da Universidade Estadual do Rio de Janeiro.

SUMÁRIO

CAPÍTULO 1

FATORES INTERVENIENTES

Carla M. Bittencourt
Edalton Miranda
Luciane Voigt

Conforme já foi dito na introdução, existem muitos trabalhos sobre flexibilidade, mas quase todos apresentam uma visão parcial e segmentada do tema.

Na busca de uma sistematização do assunto, seguir-se-á o método indutivo, partindo das partes para atingir o todo.

Este capítulo tem o compromisso de apresentar uma discreta revisão sobre o estudo da Anatomia Funcional do Aparelho Locomotor, que é constituído por três sistemas principais: esquelético, articular e muscular. Prima também por fazer uma abordagem da cinesiologia, da fisiologia e da biomecânica para a compreensão da flexibilidade.

Na intenção de amenizar e facilitar o entendimento do tema em questão, o capítulo foi organizado nos tópicos a seguir: anatomia humana; posição anatômica; posição fundamental; planos anatômicos de referência; eixos anatômicos do movimento; terminologia anatômica; sistema esquelético; funções do esqueleto; tipos de ossos; osteologia: fases orgânica e inorgânica; metabolismo do tecido ósseo; crescimento ósseo; considerações biomecânicas; sistema articular; classificação das articulações ou junturas; classificação morfológica das articulações sinoviais; classificação funcional das articulações sinoviais; biomecânica articular; sistema muscular; propriedades comportamentais; bases fisiológicas do músculo; ti-

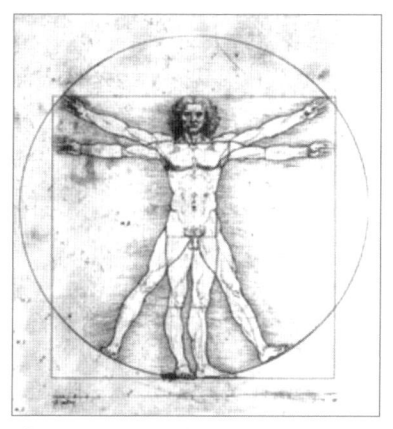

Figura 1.1   Homem vitruviano é uma figura que acompanhava as notas que Leonardo da Vinci fez, no ano de 1490, em um dos seus diários. Descreve uma imagem masculina desnuda, separada e simultaneamente em duas posições sobrepostas, com os braços inscritos em um círculo e um quadrado. Muito utilizada pelos profissionais da saúde.

pos de fibra e flexibilidade; relação comprimento-tensão; insuficiência ativa e passiva; propriocepção; proprioceptores; interação dos mecanismos de propriocepção.

ANATOMIA HUMANA

É a ciência que estuda macro e microscopicamente a constituição e o desenvolvimento dos seres organizados (seres vivos). Na anatomia funcional, observa-se e estuda-se o conhecimento do corpo humano com a descrição dos ossos, articulações e músculos (BRANDÃO, 2004).

POSIÇÃO ANATÔMICA

É uma posição de referência utilizada para descrever a localização das partes anatômicas (A). Serve também como ponto de partida para estudar os movimentos dos segmentos corporais. No tocante à flexibilidade, torna-se importante destacar que, na posição anatômica, todas as articulações são consideradas como estando em zero grau (0°), facilitando a medição do arco de movimento articular (ADM).

O corpo se encontra em postura ereta ou ortostática, com os olhos dirigidos para o horizonte. Os membros superiores pendentes ao lado do tronco com as palmas das mãos voltadas para a frente, ou seja, em supinação. Membros inferiores unidos com os dedos dos pés orientados para a frente.

POSIÇÃO FUNDAMENTAL

Alguns estudiosos preferem utilizar a posição fundamental (B) ou fisiológica para o estudo dos movimentos articulares (cinesiologia), que é parecida com a posição anatômica exceto pelos membros superiores, que ficam mais "relaxados" ao lado do corpo, com as palmas das mãos voltadas para o tronco.

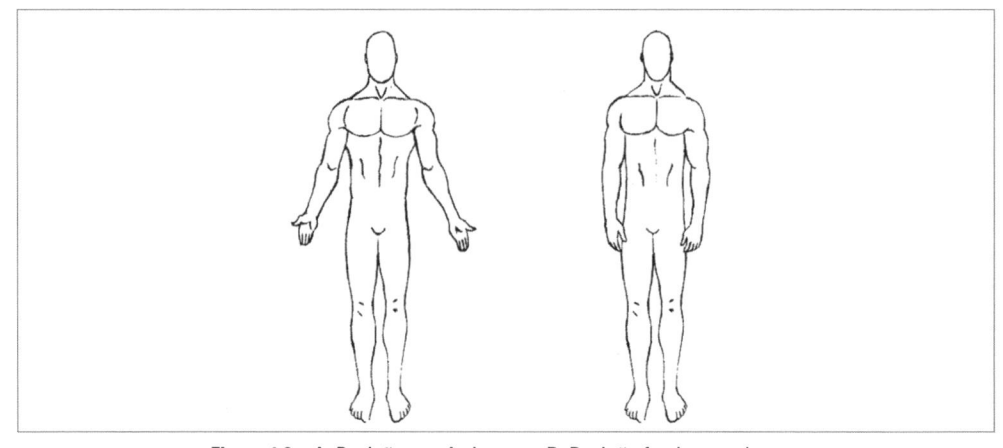

Figura 1.2 A: Posição anatômica B: Posição fundamental

PLANOS ANATÔMICOS DE REFERÊNCIA

Os planos de referência derivam das dimensões do espaço e se encontram formando um ângulo reto entre si; são usados para descrever as disposições estruturais. Seguem adiante a tabela e a figura mostrando os planos e eixos.

Tabela 1.1	
Plano mediano ou plano sagital mediano	É um plano vertical imaginário que passa longitudinalmente pelo corpo e o divide em metades à esquerda.
Planos sagitais	Qualquer plano vertical através do corpo que seja paralelo ao plano mediano. Os planos sagitais são assim denominados por causa da **sutura sagital do crânio**.
Planos frontais (coronais)	São planos que passam através do corpo em ângulos retos com o plano mediano, dividindo o corpo em partes **anterior e posterior**.
Planos horizontais (transversos)	Refere-se aos planos que passam através do corpo em ângulos retos com os planos frontais e medianos, dividindo o corpo em partes **superior e inferior**.

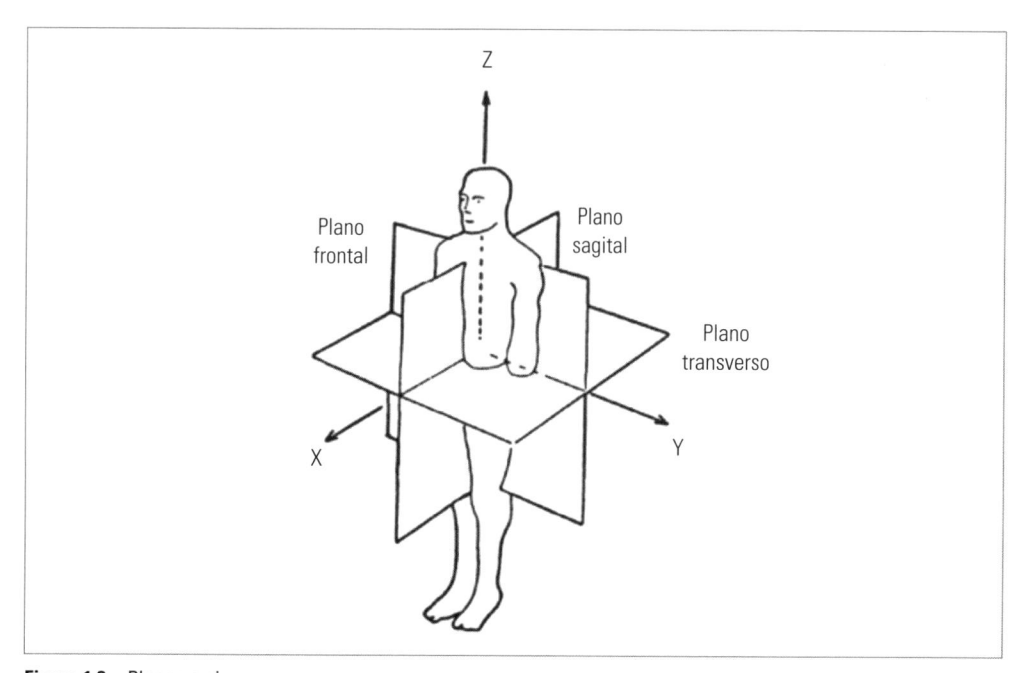

Figura 1.3   Planos e eixos

EIXOS ANATÔMICOS DO MOVIMENTO

Os eixos são linhas reais ou imaginárias ao redor das quais se efetua o movimento. Todo eixo é perpendicular ao plano. Existem três eixos básicos de referência para a descrição do movimento: eixo transverso, eixo anteroposterior e eixo longitudinal, como visto na figura anteriormente.

- Eixo transverso ou eixo frontal (X)
  - Linha imaginária em torno da qual ocorre a rotação no plano sagital. Também conhecido como eixo laterolateral ou lateromedial.
- Eixo anteroposterior ou eixo sagital (Z)
  - Linha imaginária em torno da qual ocorre a rotação no plano frontal.
- Eixo longitudinal (Y)
  - Linha imaginária em torno da qual ocorre a rotação no plano transverso. Também conhecido como eixo vertical ou eixo craniocaudal.

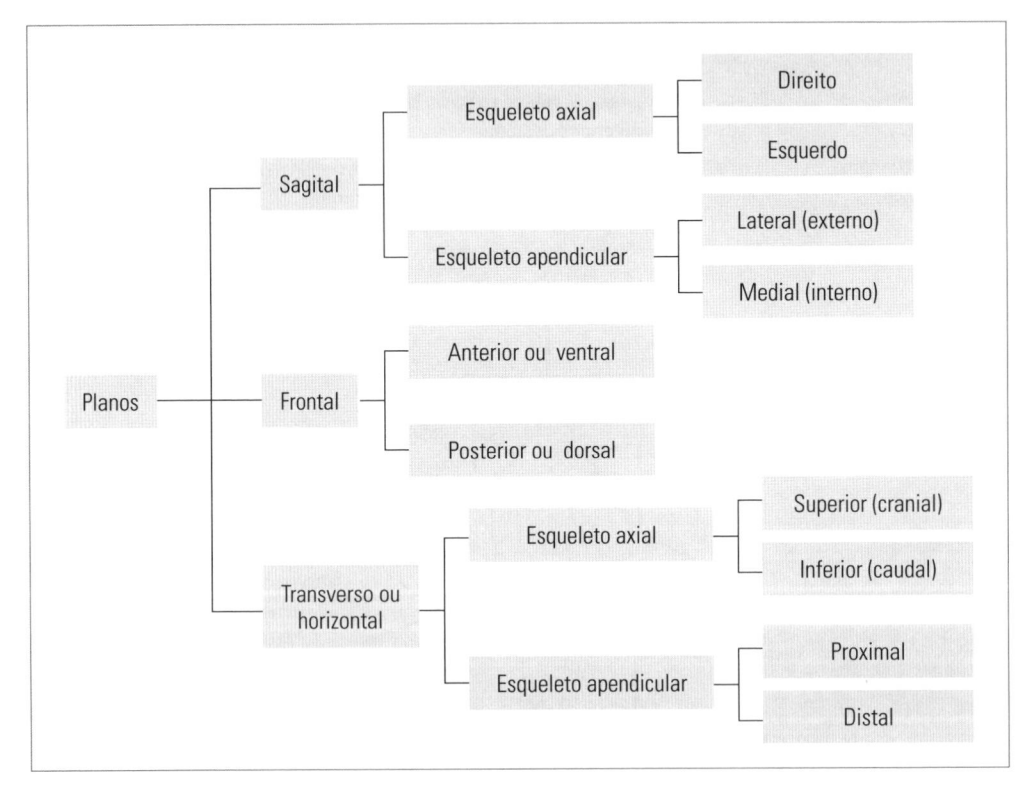

Figura 1.4

Sob esse prisma, Thompson e Floyd (1994) descreveram que quando o movimento ocorre em um plano, a articulação move-se ou gira em torno de um eixo que tem uma relação de 90° com esse plano. Os mesmos autores destacaram que, embora cada movimento articular específico possa ser classificado como ocorrendo em um dos três planos de movimentação, os nossos movimentos em geral se dão totalmente em um plano específico, mas ocorrem com uma combinação de movimentos em relação aos planos combinados; podem ser descritos como ocorrendo em planos diagonais e oblíquos de movimentação.

TERMINOLOGIA ANATÔMICA

São termos específicos que descrevem a localização, a posição e as regiões das partes do corpo. São utilizados, também, para informar a direção dos movimentos. Cabe ressaltar que os termos a seguir são utilizados normalmente por estudantes e profissionais da saúde.

Tabela 1.2	
Superior	Significa que a parte do corpo está acima de outra ou próxima à cabeça.
Cranial	É um termo direcional útil quando se refere à região da cabeça.
Inferior	Significa que uma determinada parte está situada abaixo de outra ou próxima aos pés.
Caudal	É um termo direcional útil quando se refere à região glútea ou ao tronco, representada pelo cóccix. Extremidades inferiores da coluna vertebral.
Anterior (ventral)	Significa na frente, à frente do corpo, mais próximo da frente do corpo.
Posterior (dorsal)	Indica a face posterior do corpo, ou mais próximo do dorso. O termo dorsal é geralmente usado para descrever as costas dos quadrúpedes.
Medial	É um termo utilizado para indicar que uma estrutura na posição anatômica está próxima ou mais próxima do plano mediano do corpo.
Lateral	Informa que uma estrutura anatômica está mais afastada do plano mediano.
Proximal	Significa que uma determinada estrutura está situada próximo ao tronco ou à sua origem "raiz".
Distal	O termo significa que uma parte do corpo está mais distante do tronco ou de sua origem "raiz".
Superficial	Significa que uma parte está situada na superfície do corpo ou próximo a ela.
Profundo	Distante da superfície do corpo.
Intermédio	Entre uma estrutura superficial e uma estrutura profunda.
Interno e externo	Significam, respectivamente, mais próximo e mais afastado do centro de um órgão ou de uma cavidade.
Central	Mais próximo do centro ou em direção ao centro.
Periférico	Mais distante ou afastado do centro.
Ipsilateral	Do mesmo lado do corpo que outra estrutura.
Contralateral	No lado oposto do corpo ou de outra estrutura.

SISTEMA ESQUELÉTICO

O tecido ósseo é uma das estruturas mais rígidas do corpo humano. Biomecanicamente pode ser considerado um material bifásico, devido a uma combinação de dois componentes: orgânico e inorgânico.

Fases orgânica e inorgânica

O ciclo citológico do osso tem início no osteoblasto, formado no periósteo e na medula óssea, evoluindo para osteócito, quando envolvido por substância intersticial, calcificada e que ainda sofre transformação em osteoclasto, célula capaz de realizar a reabsorção do tecido ósseo. O componente celular constitui pequena fração do peso total do osso.

As fibras colágenas formam uma matriz fibrosa, disseminada entre uma substância mucopolissacarídica, chamada cemento, tudo isso banhado pelo líquido intersticial, bastante impregnado de sais inorgânicos, entre os quais predomina o fosfato de cálcio.

A relação de substâncias inorgânicas e orgânicas no osso varia durante a existência do indivíduo. É de aproximadamente 1:1 na criança, 4:1 no jovem e 7:1 nos idosos. Desse modo, os ossos do idoso são mais frágeis que os do jovem (ASTRAND & RODAHL, 1980, p. 247).

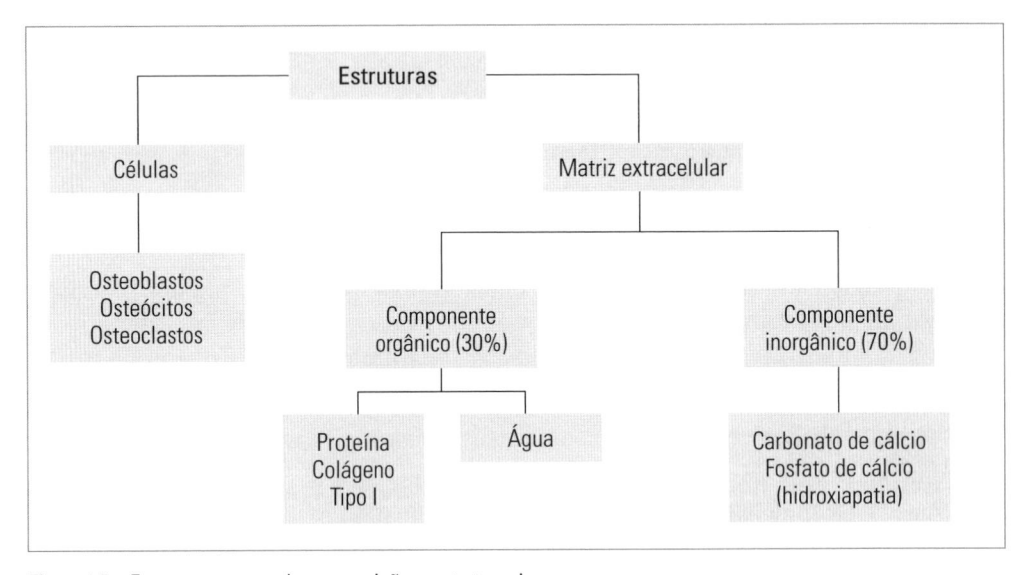

Figura 1.5 Esquema resumo da composição e estrutura do osso

Vascularização, inervação e metabolismo do tecido ósseo

O número de vasos sanguíneos, linfáticos e fibras nervosas é reduzido no tecido ósseo. Essas estruturas caminham pelos ductos de Havers, orientados paralelamente ao eixo maior do osso, além de se ramificarem irregularmente pelo tecido, alcançando todos os setores.

A membrana mais externa do osso, o periósteo, é bastante vascularizada e inervada e, sendo muito sensível, origina a maior parte da sensação de dor nas fraturas e traumatismos ósseos.

A manutenção do metabolismo mineral do osso é regulada pela ação do paratormônio e da calcitonina, produzidos, respectivamente, pelas glândulas paratireoides e tireoide (Jacob, *et al.*, 1984), assim como pela atuação da vitamina D. O paratormônio, em presença de quantidades adequadas de vitamina D, aumenta a absorção intestinal de cálcio, ao passo que a calcitonina diminui a taxa de cálcio no sangue quando esta se apresenta elevada. A ausência de vitamina D diminui a absorção, mesmo que a ingestão de cálcio seja grande. O paratormônio aumenta a remoção óssea de cálcio, incrementando sua concentração plasmática.

Além da existência da dosagem adequada de cálcio, é muito importante para o crescimento do osso, para que ele seja submetido a uma pressão longitudinal, assim como àquela exercida pela gravidade sobre o corpo, quando na posição ereta.

O apoio do peso resulta em maior espessura e densidade (da diáfise). O exercício tem efeito semelhante, sendo que o sedentarismo parece levar a osteoporose (desmineralização do osso por perda do cálcio) por desuso.

Divisão do esqueleto

O esqueleto é um conjunto de ossos articulados uns aos outros. Para fins de estudo, podemos dividir o esqueleto em duas partes:

- Esqueleto axial: compreende os ossos que constituem o eixo longitudinal do corpo. É o esqueleto que sustenta e protege os órgãos situados nas cavidades do tórax, do abdome, da pelve e da cabeça.
- Esqueleto apendicular: compõe-se dos ossos dos membros e dos ossos singulares, que ligam os membros ao esqueleto axial. Os ossos dos membros funcionam como alavancas em sistemas mecânicos comandados pelos músculos que neles se inserem.

FUNÇÕES DO ESQUELETO

Além de nos dar uma forma, o sistema esquelético desempenha duas principais funções:

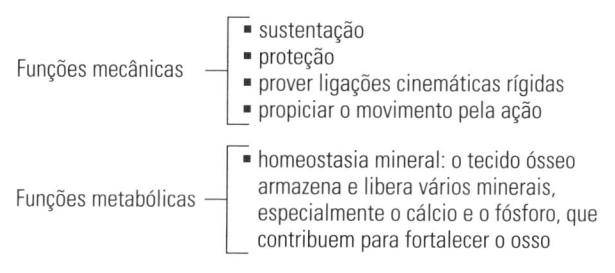

Funções mecânicas
- sustentação
- proteção
- prover ligações cinemáticas rígidas
- propiciar o movimento pela ação

Funções metabólicas
- homeostasia mineral: o tecido ósseo armazena e libera vários minerais, especialmente o cálcio e o fósforo, que contribuem para fortalecer o osso

Organização estrutural

O tecido ósseo, para fins de organização, foi classificado em duas categorias, com base em sua porosidade e densidade:

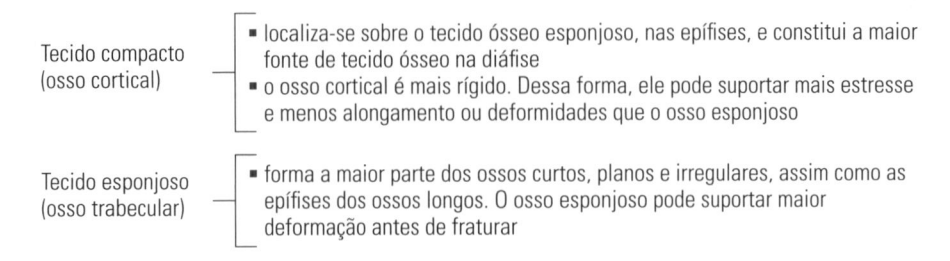

Tecido compacto
(osso cortical)
- localiza-se sobre o tecido ósseo esponjoso, nas epífises, e constitui a maior fonte de tecido ósseo na diáfise
- o osso cortical é mais rígido. Dessa forma, ele pode suportar mais estresse e menos alongamento ou deformidades que o osso esponjoso

Tecido esponjoso
(osso trabecular)
- forma a maior parte dos ossos curtos, planos e irregulares, assim como as epífises dos ossos longos. O osso esponjoso pode suportar maior deformação antes de fraturar

TIPOS DE OSSOS

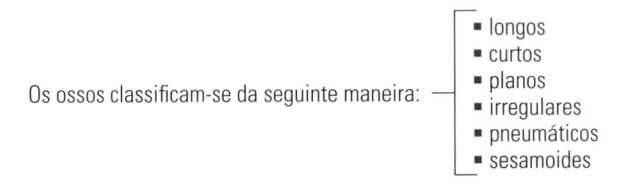

Os ossos classificam-se da seguinte maneira:
- longos
- curtos
- planos
- irregulares
- pneumáticos
- sesamoides

Cabe ressaltar que os ossos longos adaptaram-se para suportar peso e realizar movimentos amplos e rápidos. Ao observá-los, nota-se sua forma tubular com alargamentos nas extremidades que servem para se articularem de maneira adequada. A estrutura tubular dos ossos longos economiza peso e proporciona uma grande resistência a sobrecargas. A hipótese de que o osso se desenvolveu em função das forças atuantes, que solicitavam solidez estrutural maior ou menor de acordo com suas intensidades, parece razoável.

Portanto, as linhas de força dos ossos longos distribuem-se à semelhança daquelas projetadas na engenharia de pontes, deixando claro onde a engenharia se inspirou ao fundamentar esse tipo de construção (HALL, 2000).

CRESCIMENTO ÓSSEO

O desenvolvimento de um indivíduo, desde o seu nascimento até a idade adulta, é caracterizado por dois tipos de crescimento ósseo:

Crescimento em comprimento

O crescimento ósseo na longitudinal ocorre na placa epifisária ou cartilagem epifisial. A placa epifisária é a camada de cartilagem hialina situada na metáfise de um osso em crescimento. Entre os 18 e 25 anos de idade, as placas epifisárias se fecham, isto é, as células da cartilagem epifisial param de se dividir e são substituídas por osso.

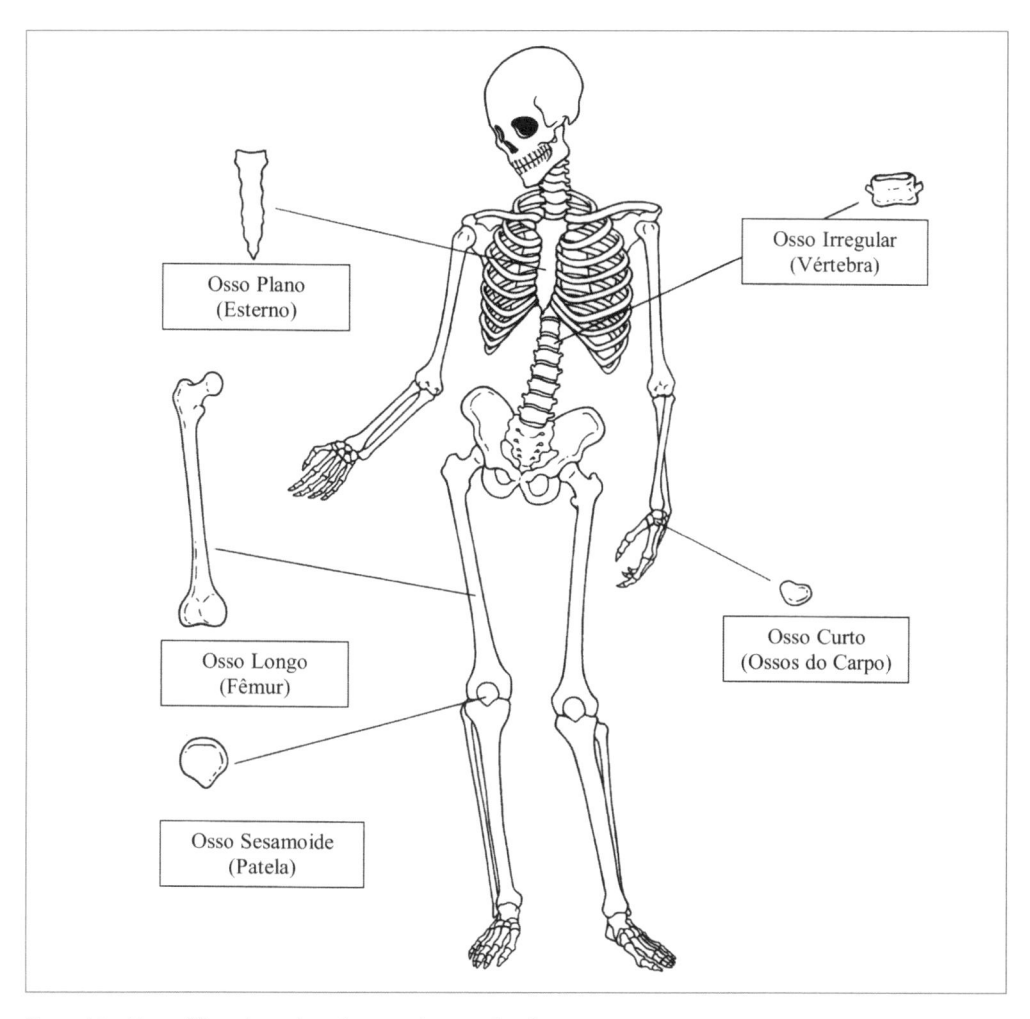

Figura 1.6   Exemplificando os tipos de ossos do esqueleto humano

Sobre o assunto, Herlihy e Maebius (2002, p. 114) informam:

A cartilagem epifisial é sensível aos efeitos de certos hormônios, especialmente ao hormônio do crescimento e aos hormônios sexuais. O hormônio do crescimento estimula o crescimento na cartilagem epifisial, deixando a criança mais alta. Entretanto, os hormônios sexuais – estrogênio e testosterona – causam o selamento ou a fusão dessa cartilagem, inibindo assim o crescimento longitudinal dos ossos. Como a cartilagem epifisial é particularmente sensível aos efeitos do hormônio sexual feminino, o estrogênio, as meninas tendem a ser menores que os meninos. Após a puberdade, que está associada com o aumento dos níveis plasmáticos dos hormônios sexuais, o crescimento ósseo longitudinal cessa definitivamente.

Crescimento em espessura

Os ossos também crescem em espessura e largura durante quase toda a vida. Eles são remodelados, ou seja, alteram seu tamanho, forma e estrutura. Essas alterações são mediadas pelas atividades celulares dos osteoblastos e osteoclastos.

- Osteoblastos = osteogênese. Situados no periósteo, depositam continuamente osso sobre a superfície óssea externa.
- Osteoclastos = osteólise. Encontrados na superfície óssea interna, reabsorvem (destroem) o tecido ósseo.

CONSIDERAÇÕES BIOMECÂNICAS: RESPOSTA DOS OSSOS AO ESTRESSE

No tocante a este tema, Hall (2000) destacou que a lei de Wolff informa que as densidades, em um grau muito menor, os formatos e os tamanhos dos ossos de um determinado ser humano constituem uma função da magnitude e da direção dos estresses mecânicos que agem sobre os ossos. Sob esse prisma, a mineralização e a resistência dos ossos em crianças e adultos constituem uma função dos estresses suportados pelo esqueleto. Já que o peso corporal proporciona o estresse mecânico mais constante para os ossos, a densidade dos minerais ósseos em geral mantém paralelismo com o peso corporal, com os indivíduos mais pesados possuindo ossos mais maciços. Cabe ressaltar que o perfil de atividade física de um determinado indivíduo, a dieta, o estilo de vida e a genética também podem ser influências importantes na densidade óssea.

Outro importante aspecto a ser destacado entre os pesquisadores encontra-se no estudo das proporções entre os diversos segmentos corporais. Uma relação ideal, por exemplo, entre o comprimento dos membros inferiores e a altura do tronco pode determinar o sucesso em eventos atléticos, como as corridas com barreiras. Esse fator é importantíssimo no estudo da flexibilidade.

Segundo ZALPOUR (2005), deve-se notar, também, as diferenças entre homens e mulheres no que diz respeito a essas proporções, por exemplo, a relação entre as cinturas escapular e pélvica nos dois sexos, que acarretam diferentes influências cinesiológicas nos graus de flexibilidade atingidos nessas articulações por representantes dos dois sexos.

SISTEMA ARTICULAR

Artrologia – É o estudo das junturas ou articulações. Uma articulação é o ponto de união em que dois ou mais ossos se encontram.

Juntura – "É uma conexão entre partes do esqueleto ou, num sentido amplo, a junção entre duas partes do corpo. Atualmente o termo 'articulação' foi reservado apenas para o tipo de Juntura Sinovial" (DIDIO, 2002).

Observação: levando-se em conta que este livro tem como foco facilitar o ensino e o aprendizado, o termo "articulação" será utilizado com maior frequência.

CLASSIFICAÇÃO DAS ARTICULAÇÕES OU JUNTURAS

Para fins de organização, as articulações estão divididas em três grandes grupos: fibrosas, cartilagíneas e sinoviais. O principal critério para essa divisão é o da natureza do tecido que fica entre os ossos articulados. Um resumo esquemático pode ser visto a seguir:

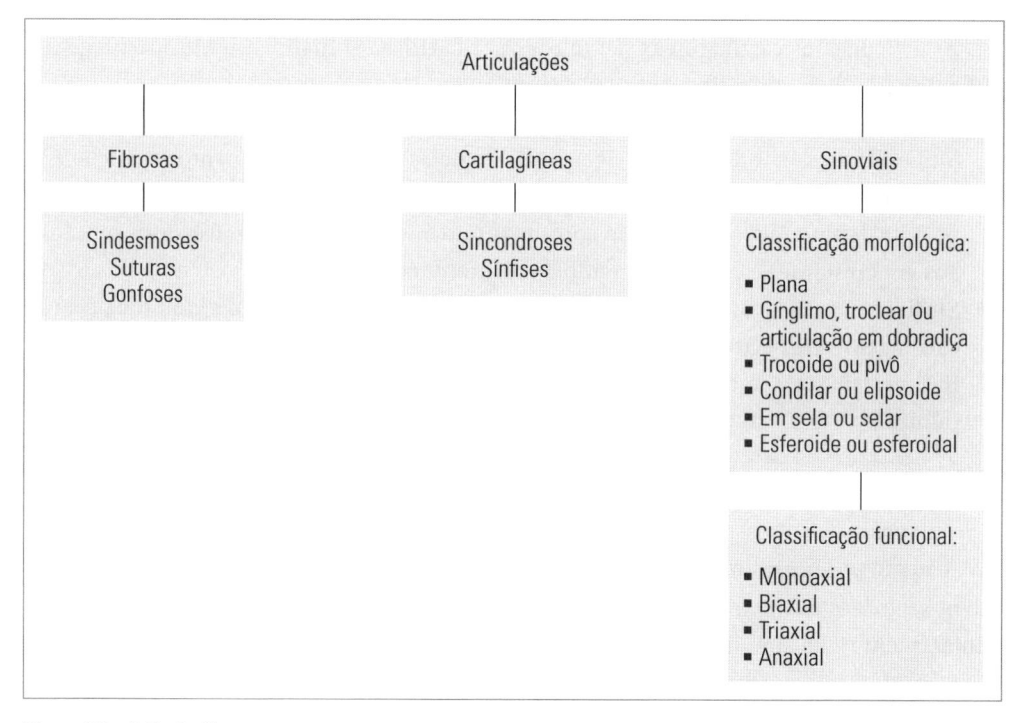

Figura 1.7 Articulações

I – Articulações fibrosas

As articulações ou junturas fibrosas não têm cavidade sinovial, e os ossos que as formam são unidos por tecido conjuntivo fibroso. Elas permitem pouco ou nenhum movimento.

a. **Sindesmose** (unidas por faixas ou ligamentos): une os ossos por meio de uma lâmina de tecido fibroso, um ligamento ou uma membrana fibrosa (interóssea). Os melhores exemplos são as articulações radioulnar média e tibiofibular distal.

b. **Suturas** (costura): estas articulações fibrosas são caracterizadas por apresentarem pouco ou nenhum movimento. Um bom exemplo no corpo humano é representado pelas suturas do crânio. Algumas suturas, presentes durante a infância, serão substituídas por tecido ósseo no adulto. Essas suturas são chamadas de sinostoses (articulações ossificadas). Ex.: sutura frontal que começa a se ossificar durante a infância.

c. **Gonfoses:** são as articulações entre as raízes dos dentes e os alvéolos das maxilas e da mandíbula.

II – Articulações cartilagíneas

As articulações cartilagíneas são unidas por cartilagem hialina ou fibrocartilagem e podem ser de dois tipos: sincondroses e sínfises.

a. **Sincondroses** (condro = cartilagem): são aquelas em que os elementos esqueléticos estão unidos por uma delgada camada de cartilagem do tipo hialina. Uma forma temporária de sincondrose é o disco epifisário, que une a epífise e a diáfise dos ossos longos em crescimento, desaparecendo ao término, na idade adulta.

b. **Sínfises:** nestas articulações, os ossos são unidos por uma cartilagem fibrosa (fibrocartilagem). Ex.: a articulação entre os corpos vertebrais, que são unidos pelos discos intervertebrais. Outro bom exemplo é a sínfise púbica, que é a união entre os ossos púbicos.

III – Articulações sinoviais

A maioria das articulações do corpo é do tipo sinovial. Apresenta em sua constituição os seguintes elementos principais: cápsula articular, cavidade articular, cartilagem articular, membrana sinovial, líquido sinovial ou sinóvia, elementos acessórios (meniscos, discos e orlas) e ligamentos. Para melhor compreensão, temos os tópicos a seguir:

Cápsula articular: envolve a articulação sinovial, promovendo mais estabilidade, segurança e proteção das extremidades ósseas.

Cavidade articular: são os espaços encontrados entre os ossos articulados.

Cartilagem articular: Constituída de células cartilaginosas (condrócitos). Não contém nervos ou vasos sanguíneos; ela é nutrida pelo líquido sinovial, que cobre sua superfície. As cartilagens articulares são moldadas ao osso, mas variações na espessura frequentemente acentuam a forma da face óssea subjacente. Tipicamente, as faces convexas são mais espessas centralmente, afinando-se para a periferia; as faces côncavas são o contrário. A cartilagem articular desempenha o papel de amortecedor das pressões. Ela constitui a junta elástica, que redistribui as forças. (MIRANDA, 2000, p. 156)

Membrana sinovial: é uma membrana de tecido conjuntivo vascular que reveste internamente a cavidade articular. Tem como função produzir o líquido sinovial, que lubrifica e nutre as estruturas articulares.

Líquido sinovial ou sinóvia: trata-se de um líquido viscoso, claro, transparente, semelhante à clara de um ovo. Suas principais funções são: nutrição para as estruturas articulares e diminuição do mecanismo de fricção sobre a cartilagem.

Elementos acessórios (meniscos, discos e orla): em algumas articulações sinoviais, encontramos, entre as superfícies articulares, elementos fibrocartilagíneos que, de acordo com sua forma, são denominados meniscos, discos e orlas articulares. Suas principais funções são: absorção e distribuição de cargas; aumento da área de contato entre as superfícies articulares; proteção periférica da articulação e limitação fisiológica do deslizamento "anormal" de um osso em relação a outro.

Ligamentos e tendões: oriundas do mesmo mesoderma embrionário que deu origem ao tecido muscular e ao tecido ósseo, essas duas estruturas de tecido conjuntivo especializaram-se morfologicamente para melhor cumprir suas funções. Assim, os ligamentos, como responsáveis pela junção de dois ossos, assumiram características mecânicas de plasticidade, conferindo à articulação adaptabilidade às novas situações, sem perda da estabilidade. Por outro lado, os tendões, realizando a interação entre os músculos e os ossos, tornaram-se indeformáveis, possibilitando a transferência de força do músculo para o osso e vice-versa com a menor perda possível. No tocante à flexibilidade, estas duas estruturas – os ligamentos e os tendões (enquanto interfaces dos músculos) – têm uma participação decisiva, conforme observa-se no texto a seguir, de autoria de Astrand & Rodahl (1980):

A limitação dos movimentos (de uma articulação) é influenciada por vários fatores, como a tensão dos ligamentos ou a tensão dos músculos, que são antagonistas desse movimento. De fato, parece que a tensão dos músculos antagonistas nunca permitirá que um ligamento articular entre em distensão total. Finalmente, os movimentos de algumas articulações são limitados pelos tecidos moles, como ocorre na flexão do cotovelo, do quadril e dos joelhos. Uma flexão na articulação do quadril com o joelho estendido é limitada pelo comprimento dos músculos posteriores da coxa. Com uma flexão simultânea na articulação do joelho, a flexão do quadril pode ser ampliada grandemente. Além disso, se a flexão da articulação do quadril é ajudada por forças externas, pode aumentar ainda mais, até ser bloqueada pelo contato da coxa sobre o abdômen. Em outros termos, os músculos que movimentam uma articulação não podem, mesmo com força máxima, produzir um movimento superior à amplitude total permitida realmente pela articulação. No entanto, um movimento no qual entram em ação forças externas pode ser tão extremo, especialmente quando uma grande força é aplicada bruscamente, que as cartilagens articulares adjacentes podem ser separadas (luxação). Ao mesmo tempo, pode ocorrer lesão do osso, dos ligamentos, das cápsulas articulares, dos tecidos moles e dos vasos sanguíneos. Já que na maioria das vezes os fatores limitantes para a flexibilidade residem no comprimento dos músculos, um treinamento que produz alongamento desses músculos resultará em aumento da flexibilidade articular.

Nas articulações sinoviais em que os ossos são unidos apenas por ligamentos e músculos, as superfícies articulares estão em oposição constante em todas as posições da articulação. A manutenção dessa oposição é facilitada pela pressão atmosférica e pela coesão, porém, os músculos desempenham um papel muito mais importante. O equilíbrio do tônus entre os diferentes grupos musculares que agem sobre a articulação é responsável pela manutenção das superfícies articulares em oposição constante. Portanto, a estabilidade de qualquer articulação depende do tônus dos músculos que agem sobre a mesma.

Tais estruturas (tendões e ligamentos) são treináveis, respondendo à tensão mecânica produzida por um trabalho físico regular e prolongado, com hipertrofia e aumento da resistência da fusão existente entre esses tecidos e os ossos (Tipton *et al.*, 1975).

CLASSIFICAÇÃO MORFOLÓGICA DAS ARTICULAÇÕES SINOVIAIS

Em relação à forma geométrica das superfícies articulares, sabemos que existem algumas divergências entre os anatomistas no que diz respeito à nomenclatura utilizada. Nos tipos descritos a seguir, conserva-se a nomenclatura oficial empregada, porém, com algumas ressalvas. Existem seis tipos básicos, que podem ser observados na tabela a seguir:

Tabela 1.3 Classificação das articulações sinoviais

Tipo	Descrição
Plana (não axial ou monoaxial)	Nessas articulações, as superfícies articulares são ligeiramente planas. São permitidos discretos movimentos de deslizamento (escorregamento) de uma superfície sobre a outra. Entretanto, deve-se ressaltar que pequenos deslizamentos em vários ossos articulados em conjunto permitem uma grande liberdade de movimento. Exemplos: articulações dos ossos carpais e tarsais, assim como as articulações facetárias da coluna vertebral.
Gínglimo, troclear ou articulação em dobradiça (monoaxial)	As superfícies articulares se apresentam em forma de polia ou tróclea. Fortes ligamentos colaterais restringem fisiologicamente o movimento ou um deslocamento planar, agindo como uma verdadeira dobradiça. Essas articulações se movimentam ao redor de um único eixo, sendo por isso chamadas de articulações monoaxiais ou uniaxiais. Exemplos: as articulações umeroulnar e interfalangeanas, realizando apenas os movimentos de flexão e extensão.
Trocoide ou pivô (monoaxial)	São as articulações em que o único movimento possível é a rotação em torno de um só eixo. Exemplos: a articulação atlanto-axial, na qual o atlas gira em torno do dente do áxis, e as articulações radioulnares proximal e distal, responsáveis pelos movimentos de pronação e supinação do antebraço. A pronação corresponde a uma rotação medial do rádio, e a supinação, a uma rotação lateral.
Condilar ou elipsoide (biaxial)	As superfícies articulares são de forma elíptica, em que a projeção oval convexa de um osso encaixa-se em uma superfície oval côncava de outro osso. Essas articulações possuem 2 eixos de movimento, sendo, portanto, chamadas de biaxiais. Exemplos: a articulação do punho ou radiocárpica; outro bom exemplo é a articulação temporomandibular. Um exemplo especial é a articulação do joelho, formada pelo fêmur e a tíbia (femorotibial), chamada de bicondilar.

(continua)

Tabela 1.3 Classificação das articulações sinoviais (continuação)	
Tipo	Descrição
Em sela ou selar (biaxial)	Suas superfícies articulares opostas são reciprocamente côncavo-convexas: a face articular de um osso tem a forma de uma sela de cavalo, e a outra superfície articular encaixa-se na "sela" como um cavaleiro sentado faria. Trata-se de uma articulação biaxial, portanto, com 2 eixos de movimento. Exemplo: articulação carpometacarpal do polegar (entre o osso trapézio do carpo e o primeiro osso do metacarpo – trapezometacarpal).
Esferoide ou esferoidal (triaxial ou multiaxial)	As articulações esféricas são formadas por uma cabeça esférica de um osso, encaixando-se em uma cavidade. Tais articulações permitem movimentos em torno de 3 eixos, sendo, portanto, triaxial ou multiaxial (porque os movimentos podem realizar-se também ao redor de eixos que são intermediários aos 3 eixos principais). Exemplos: articulação do ombro e articulação do quadril.

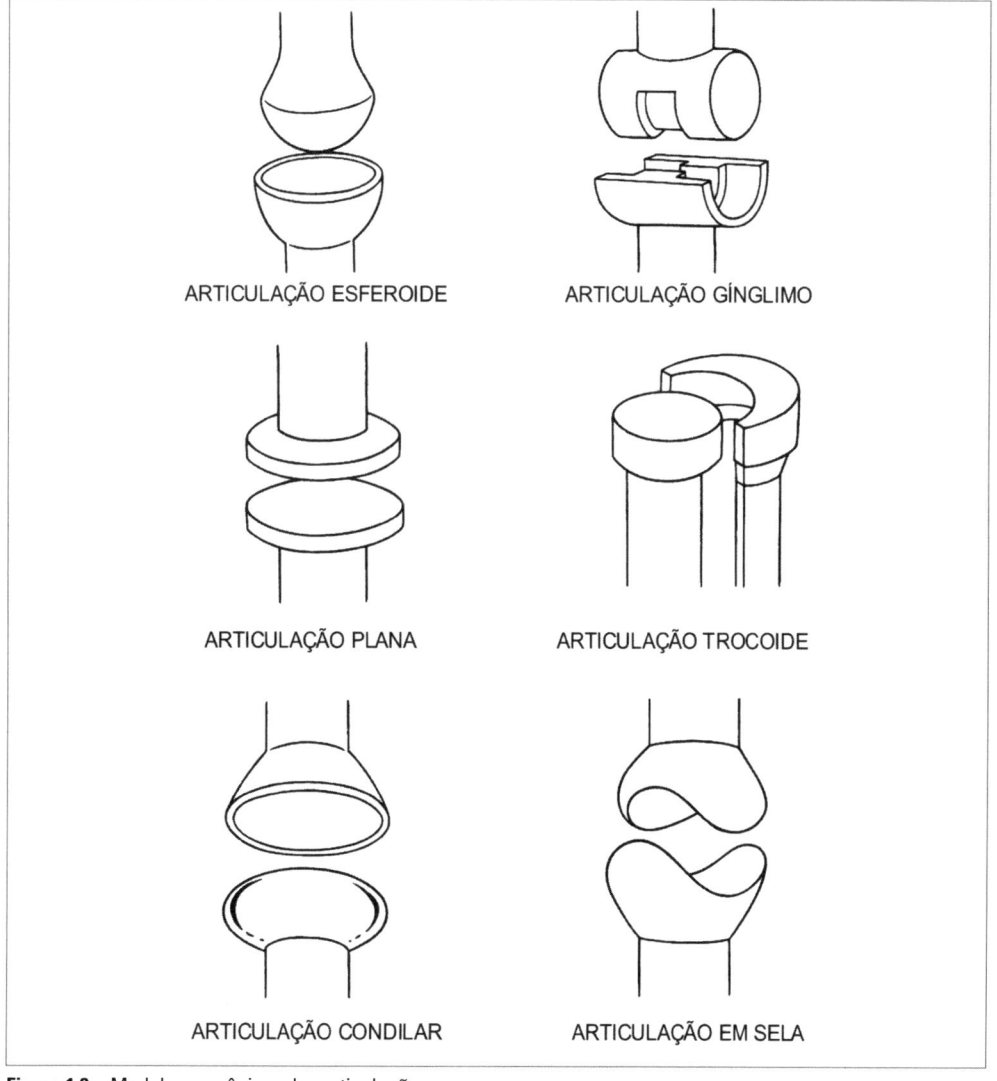

Figura 1.8 Modelos mecânicos das articulações

ESQUELETO ANATÔMICO

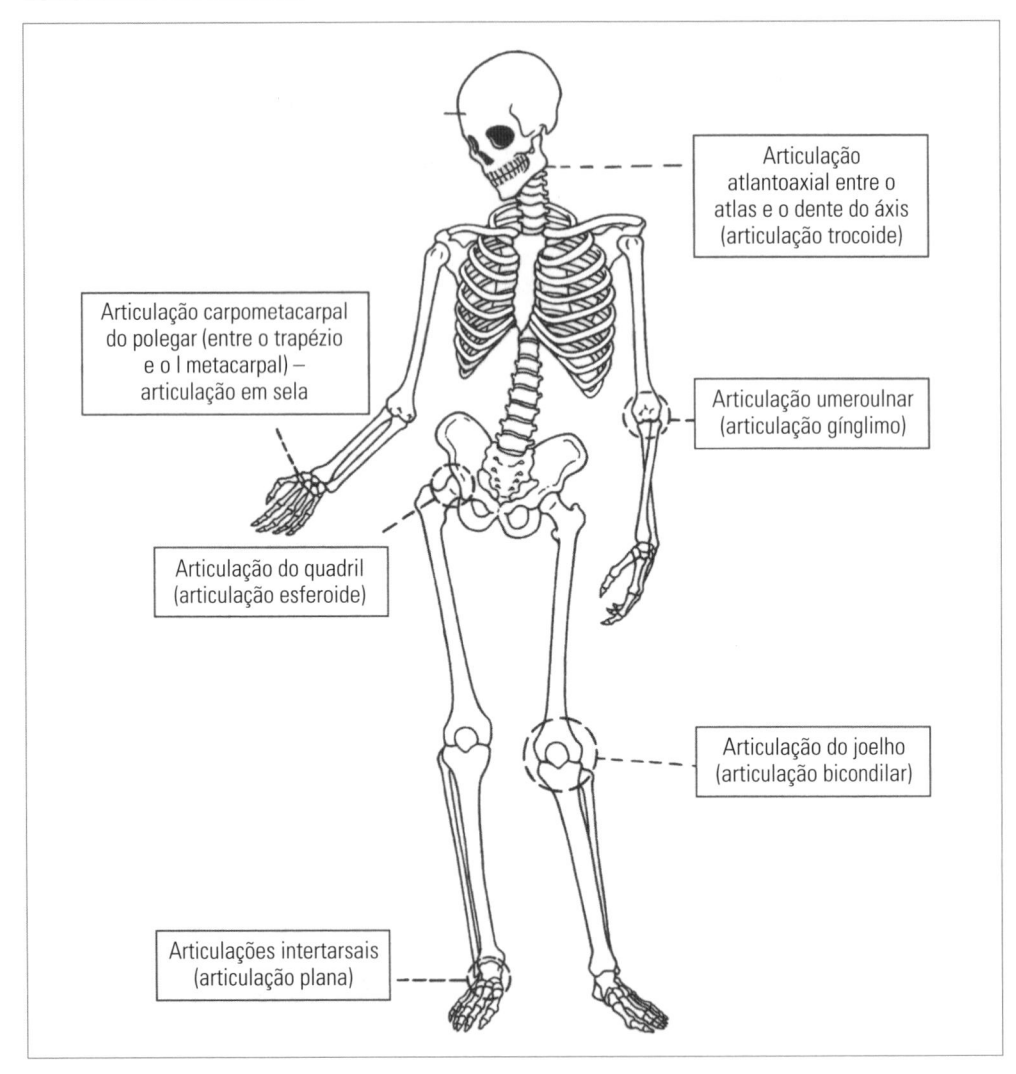

Figura 1.9   Exemplificando os tipos de articulações sinoviais

CLASSIFICAÇÃO FUNCIONAL DAS ARTICULAÇÕES SINOVIAIS

Graus de liberdade – Refere-se ao número de planos e eixos de movimentos articulares. As articulações sinoviais são classificadas também de acordo com o número de planos nos quais se movem seus segmentos corporais ou com o número de eixos de rotação que formem. Assim, as articulações que permitem o movimento ao redor de um, dois e três eixos de rotação são chamadas, respectivamente: articulações monoaxiais, biaxiais e triaxiais. Um resumo esquemático pode ser visto a seguir:

Graus de liberdade – classificação

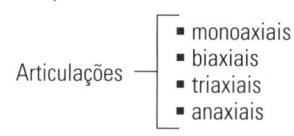

Articulações
- monoaxiais
- biaxiais
- triaxiais
- anaxiais

Tabela 1.4 Resumo esquemático das articulações sinoviais

Articulação	Descrição	Exemplo
Monoaxiais	São as articulações que se movem em um único plano, possuem um eixo, e têm 1 grau de liberdade no espaço.	As articulações em gínglimo ou dobradiça e as trocoides.
Biaxiais	Estas articulações compõem-se de dois planos e dois eixos de rotação. Apresentam 2 graus de liberdade.	As articulações condilares e selares.
Triaxiais	São as articulações que permitem todos os movimentos no espaço, com 3 planos, 3 eixos e 3 graus de liberdade.	As articulações esferoides (do ombro e do quadril).
Anaxiais ou não axiais	São denominadas assim por não possuírem nenhum eixo de movimento, só permitem o deslizamento de uma superfície articular sobre a outra. O deslizamento existe em todas as articulações sinoviais, porém, nas articulações planas, são as que possuem o menor grau de movimento.	Articulações planas (deslizantes) são encontradas entre a maioria dos ossos carpais e tarsais.

A seguir, temos uma tabela para facilitar o estudo:

Tabela 1.5 Classificação morfológica e funcional

Classificação morfológica e funcional	
Articulação – Tipo	N. de eixos
Esferoide	Triaxial
Condilar ou elipsoide	Biaxial
Em sela ou selar	Biaxial
Gínglimo ou dobradiça	Monoaxial
Trocoide ou pivô	Monoaxial
Plana	Monoaxial

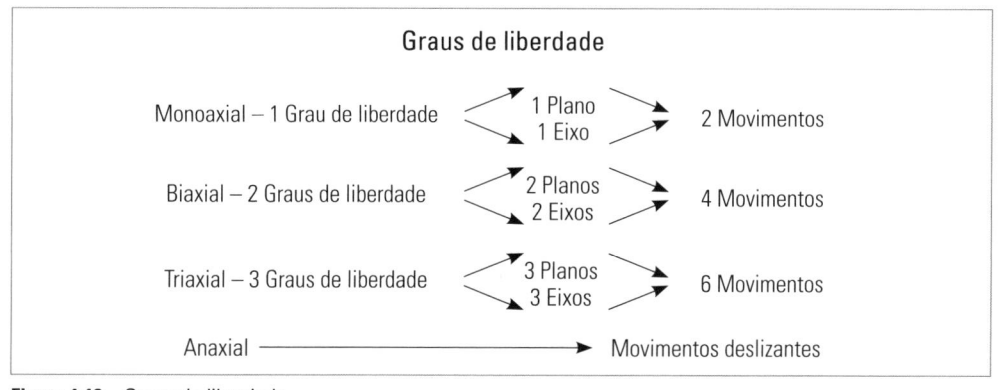

Figura 1.10   Graus de liberdade

BIOMECÂNICA ARTICULAR: CONCEITOS BÁSICOS

Artrocinemática e osteocinemática

- O termo artrocinemática é empregado como referência aos movimentos das superfícies articulares.
- A osteocinemática refere-se aos movimentos dos ossos, e não aos movimentos das superfícies articulares.
- Um osso pode se mover em relação a um ou mais dos três eixos perpendiculares: longitudinal, horizontal e anteroposterior.
- O número de movimentos capazes é conhecido como graus de liberdade articular.

A regra côncavo-convexa

- A maioria das articulações sinoviais tem uma extremidade articular côncava e outra convexa. Em uma superfície articular convexa, existem mais cartilagens no centro da superfície, ao passo que na côncava a cartilagem articular encontra-se mais na periferia.
- Quando ambas, na superfície articular, são planas, a maior superfície é considerada convexa.
- Devemos prestar muita atenção a esses critérios quando estamos mobilizando uma articulação, seja ela de uma criança, jovem, idoso, atleta ou até mesmo durante um tratamento de uma patologia articular.

Representação diagramática da regra côncavo-convexa segundo Kisner e Colby (1992):

- Na Figura A, se a superfície do osso que se move é convexa, o deslizamento é na direção oposta ao movimento angular do osso.
- Na Figura B, se a superfície do osso que se move é côncava, o deslizamento é na mesma direção que o movimento angular do osso.

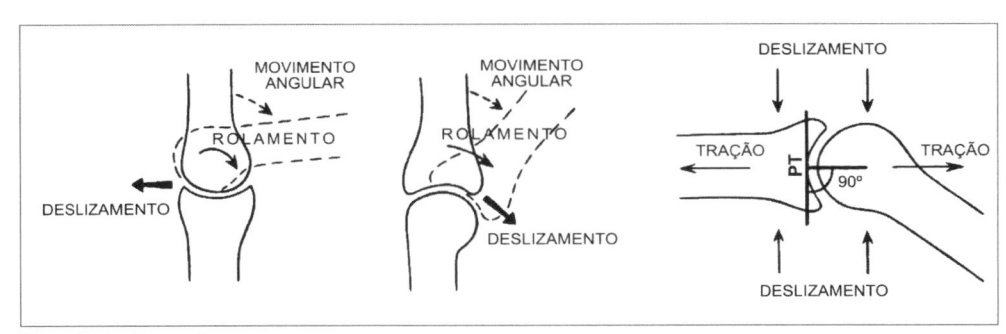

Figura 1.11 Regra côncavo-convexa

Explicação: "Quando o osso com a superfície convexa se move em abdução, a superfície articular move-se em direção oposta ao movimento da extremidade distal. O deslizamento da cabeça umeral é para baixo e o braço vai para cima, em adução" (MIRANDA, 2000).

Mobilização articular

Considerações clínicas

Kisner e Colby (1992) relatam que, para uma boa mobilização articular, deve-se seguir alguns critérios básicos:

a. O deslizamento é usado para restaurar o movimento interarticular e reverter a hipomobilidade articular;
b. Não se deve utilizar o rolamento, pois causa compressão articular, promovendo alterações cartilaginosas;
c. Se for muito doloroso o deslizamento na direção em que há restrição, comece o deslizamento na direção não dolorosa;
d. Progrida para o deslizamento na direção da restrição, quando a mobilização melhorar um pouco e não for mais doloroso.

O Esquema mecânico a seguir mostra como mobilizar uma articulação. Exemplo:

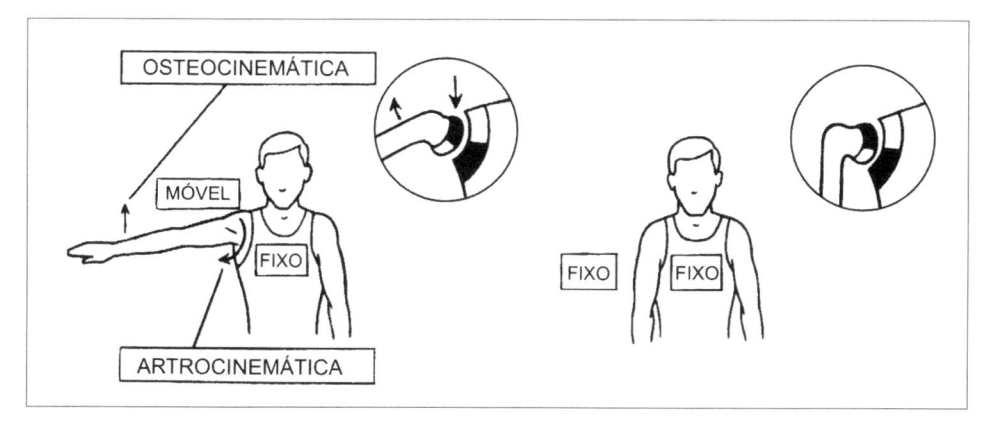

Figura 1.12 Esquema mecânico

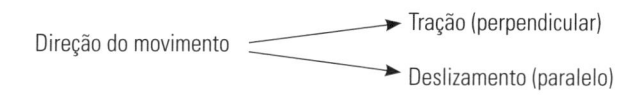

SISTEMA MUSCULAR

O sistema muscular é constituído pelos músculos, órgãos ativos do movimento, e seus anexos. O estudo científico dos músculos é chamado de miologia.

A miologia, de uma forma geral, aborda todos os músculos do corpo humano; em um estudo mais restrito, refere-se somente aos músculos estriados esqueléticos e cutâneos. Neste capítulo, a maior parte das considerações que serão abordadas em seguida tem como foco os músculos estriados esqueléticos, pois eles estão diretamente relacionados com o treinamento da flexibilidade.

Componentes anatômicos dos músculos esqueléticos

Em todo músculo esquelético típico, destacam-se duas porções principais: o ventre muscular e os tendões de inserção.

Ventre muscular – É a porção carnosa, ativa do músculo, isto é, a porção contrátil. Ela é essencialmente constituída por feixes de células musculares, também chamados de fibras musculares.

Tendões de inserção – São constituídos por feixes de fibras colágenas, de cor esbranquiçada e brilhante que se prendem às extremidades do ventre muscular. Os tendões geralmente são cilíndricos ou em forma de fita. Quando são laminares, recebem a denominação de aponeuroses.

Classificação e denominação dos músculos

Os músculos podem ser classificados e denominados atendendo a diversos critérios:

Tabela 1.6 Classificação e denominação dos músculos	
Quanto à forma geométrica	Músculo trapézio
Quanto ao número de cabeças	Músculo bíceps: 2 cabeças Músculo quadríceps: 4 cabeças
Quanto à função e ação	Músculo supinador Músculo levantador da escápula
Quanto à localização ou situação	Músculo temporal
Quanto à fixação ou inserção	Músculo esternocleidomastóideo
Quanto à direção	Músculo reto do abdômen
Quanto à dimensão	Longos: músculo sartório Curtos: músculo masseter Largos: músculo peitoral maior

(continua)

Tabela 1.6 Classificação e denominação dos músculos (continuação)	
Quanto à forma e arranjo das fibras musculares	Fusiforme: disposição paralela das fibras. Exemplo: músculo bíceps braquial Peniforme: disposição oblíqua das fibras em relação ao tendão. Exemplo: músculo reto da coxa (bipeniforme); músculo semitendíneo (semipeniforme)
Quanto à topografia	Músculos axiais: relacionados com o esqueleto axial (tronco). Exemplo: músculo eretor da espinha Músculos apendiculares: relacionados com os membros. Exemplo: tibial anterior

Funções desempenhadas pelos músculos

A identificação dos papéis desempenhados pelos músculos é de grande importância para a análise e compreensão de qualquer movimento humano.

Agonista – É o músculo ou um grupo de músculos responsáveis pelo movimento desejado. Também conhecido como motor primário ou motor principal, o agonista sempre se contrai ativamente para produzir uma contração concêntrica, excêntrica ou isométrica.

Antagonista – É o músculo ou os músculos que executam a ação oposta à do agonista. O antagonista opõe-se a um movimento apenas para moderá-lo ou modulá-lo, diminuindo sua intensidade, mas não impede sua execução.

Sinergista – São os músculos que auxiliam o agonista a desempenhar uma ação desejada. Os sinergistas podem auxiliar o agonista de forma direta, ajudando a realizar a ação desejada, ou também indiretamente, seja estabilizando um segmento ou impedindo uma ação indesejada.

PROPRIEDADES COMPORTAMENTAIS DO TECIDO MUSCULAR

O tecido muscular possui quatro propriedades específicas: extensibilidade, elasticidade, irritabilidade, contratilidade.

Extensibilidade – É a capacidade do músculo de se alongar além do seu comprimento de repouso, seja em estado ativo ou passivo.

Elasticidade – É a capacidade do músculo de retornar à sua forma original ou de repouso, logo após um alongamento ou encurtamento.

Irritabilidade – O músculo tem a capacidade de receber e responder a diversos estímulos. Um músculo, quando estimulado, responde gerando uma contração. Os estímulos podem ser de forma natural, proveniente de um nervo motor, ou artificial, a partir de uma corrente elétrica.

Contratilidade – Refere-se à capacidade do músculo de desenvolver tensão (contração). Quando o músculo é estimulado, ele se contrai, gerando tensão ou força de contração. Existem três tipos básicos de contração muscular: concêntrica, excêntrica e isométrica.

BASES FISIOLÓGICAS DO MÚSCULO

As fibras musculares são células longas, finas e multinucleadas que possuem uma membrana conhecida como sarcolema.

Recobrindo o sarcolema, há uma bainha de tecido conjuntivo, o endomísio, que dá à fibra muscular consistência e proteção.

Dentro do sarcolema, existe um protoplasma aquoso especializado, denominado sarcoplasma, que contém as proteínas contráteis, as enzimas, substratos alimentares, núcleos e organelas especializadas. Há, ainda, uma rede de túbulos entrelaçados e vesículas, chamada retículo sarcoplasmático.

As fibras musculares agrupam-se em conjuntos de até 150, formando feixes ou fascículos, mantidos juntos por outro envoltório de tecido conjuntivo conhecido como perimísio.

Os fascículos reúnem-se formando, cada um, os 430 músculos esqueléticos voluntários do corpo humano, recobertos por uma fáscia de tecido conjuntivo denominada epimísio.

Nas extremidades do músculo, progressivamente, as fibras musculares tornam-se mais escassas, até que as bainhas de tecido conjuntivo que as envolviam se compactam, formando os tendões ou as aponeuroses. São esses tecidos que se inserem no invólucro externo do osso – o periósteo.

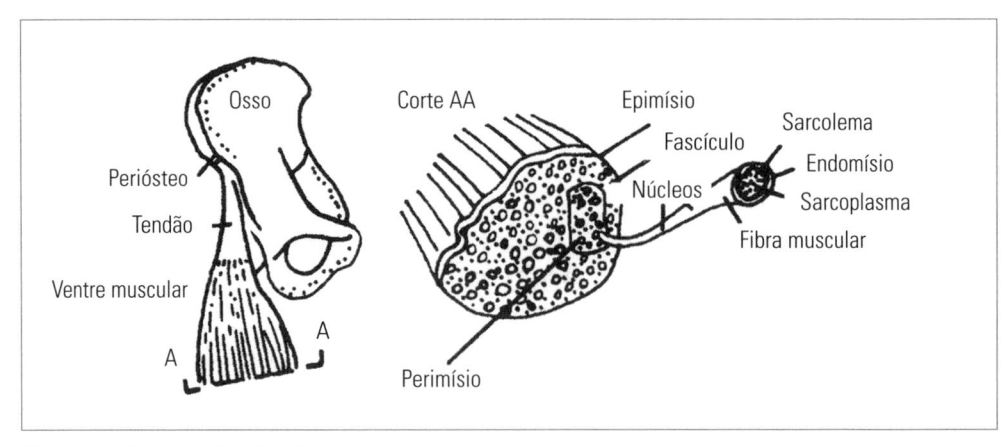

Figura 1.13 Estrutura do músculo

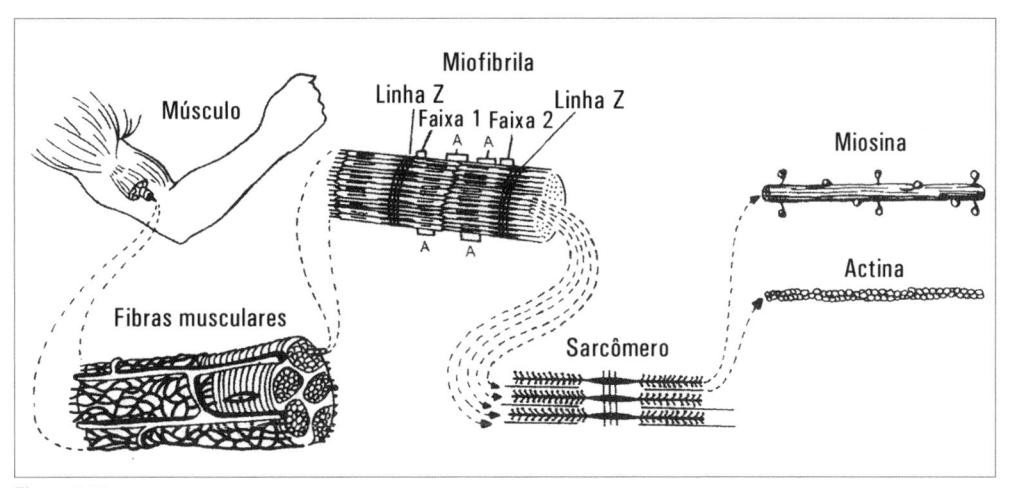

Figura 1.14

Paralelamente à fibra muscular, correm capilares que, ao redor ou dentro do endomísio, garantem a sua vascularização. Os sedentários possuem 3 a 4 capilares por fibra muscular, ao passo que, nos atletas, essa proporção sobe para 5 a 7 por um.

Quando o músculo se contrai além de 60% de sua capacidade máxima, o fluxo sanguíneo é diminuído, devido ao aumento da pressão intramuscular. Se a contração é estática máxima, ele é totalmente interrompido.

As fibras musculares constituem-se de miofibrilas ou fibrilas, que se encontram no sarcoplasma juntamente com os outros constituintes citados.

As miofibrilas são formadas por miofilamentos, que dão origem ao sarcômero, que é a menor unidade contrátil do músculo; este, por sua vez, é composto por várias proteínas; as principais são: actina, miosina, titina, além de troponina e tropomiosina, entre outras.

O sarcômero está compreendido entre duas linhas Z; entre elas encontramos os filamentos protéicos de actina, que são finos, os de miosina, que são grossos, e os de titina, que são mais finos do que os de actina. A faixa I aparece no microscópio como a região clara, pois é formada apenas por filamentos de actina e titina; como os dois são finos, há maior facilidade de passagem de luz. Já a faixa A é mais escura, por possuir filamentos de miosina, que são espessos, juntamente com o de titina, dificultando a passagem de luz e assim escurecendo a região. A zona H fica situada no centro da faixa A, e possui menor densidade óptica em virtude da ausência de actina nessa área, e durante uma contração tende a desaparecer. Por fim, a linha M divide o sarcômero em duas partes iguais.

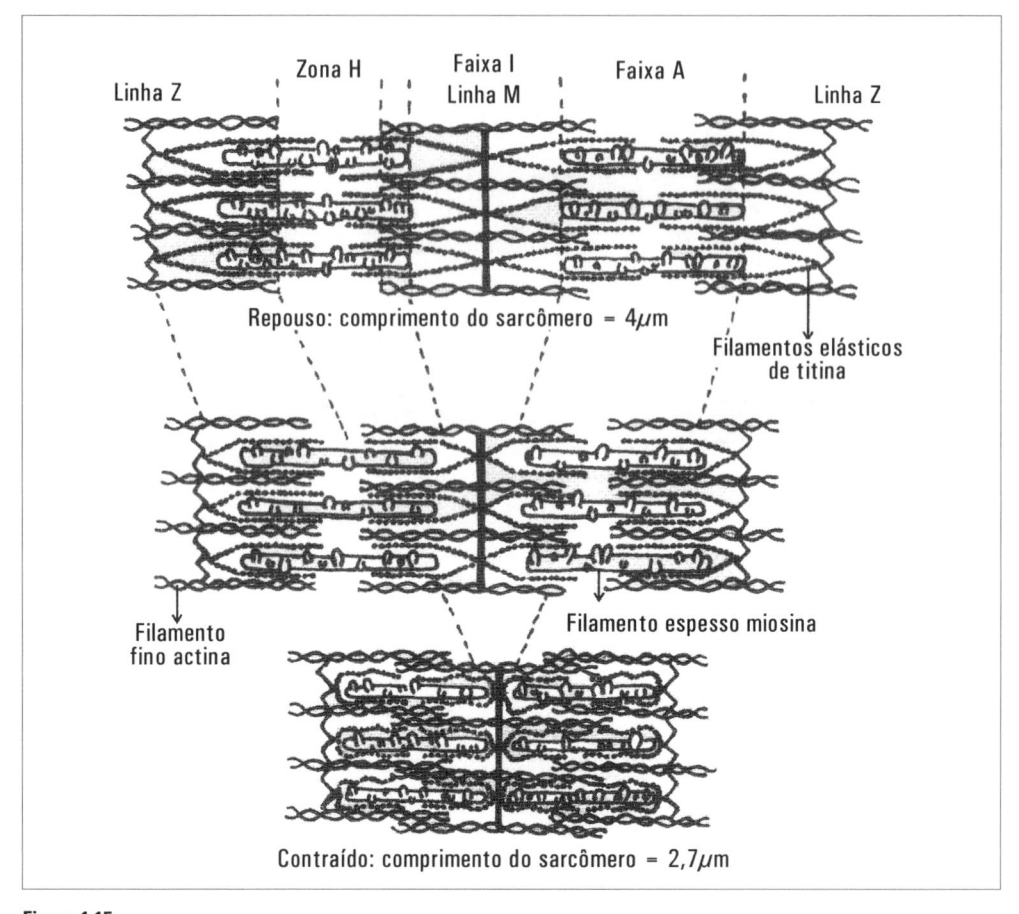

Repouso: comprimento do sarcômero = $4\mu m$

Contraído: comprimento do sarcômero = $2,7\mu m$

Figura 1.15

Titina

Entre as proteínas musculares citadas anteriormente, existe uma que possui uma importância especial quando falamos sobre flexibilidade, a titina. Esta foi detectada pela primeira vez em 1954, por Huxley e Hanson. Embora não tenha sido incorporada ao sarcômero como o terceiro filamento, vários estudos foram feitos a partir daí. Essa proteína possuiu vários nomes, até que, em 1979, Wang, McClure e Tu batizaram-na de titina, que em grego significa "divindade gigante". Assim, em 1980, a titina foi definitivamente incorporada como o terceiro filamento (ALTER, 1999).

Até o início dos anos 1990, eles foram ignorados em muitos livros de fisiologia, histologia e anatomia, e a razão principal para isso foi a falta de uma imagem bem definida da compatibilidade do modelo do terceiro filamento com a teoria deslizante da contração muscular.

A titina está situada entre as linhas Z e M do sarcômero, e é uma proteína muscular polipeptídica extremamente longa e elástica. Wiemann e cols. (2000) colocam que a titina é a proteína em maior abundância no sarcômero. O nome titina foi adotado, justamente, por ser a maior proteína de ligação do genoma humano, com aproximadamente 1μm (CONSORTIRIUM, 2001 *apud* MU GAO e cols., 2002).

Sua função é fazer com que o sarcômero tenha um determinado grau de extensão, com a finalidade de manter sua integridade após uma contração ou um estiramento; caso o sarcômero se deforme, sua capacidade funcional será afetada. Pode-se então destacar que a titina é um fator limitante da flexibilidade, afinal de contas, ela, apesar de ser muito elástica, também pode se romper.

Porém, de acordo com Frontera (2001), a titina é uma proteína citoesquelética que dá elasticidade intrínseca às miofibrilas, e sua quantidade e qualidade influenciam na flexibilidade. Assim, as funções principais da titina inserem-se na constituição e na elasticidade (TRINICK e TSKHOVREBOVA, 1999).

Alguns fatores interferem na concentração de titina, segundo Trinick e Tskhovrebova (1999). Uma das causas de esta ser alterada durante o repouso é a presença de substâncias como a prolina, glutamato, valina, lisina. Isso atrai tensão porque a titina isoforme correlaciona-se com a tensão muscular, o que sugere um ponto chave na elasticidade muscular. Já Alter (1999) diz que há dois fatores que, teoricamente, contribuem com a enorme extensibilidade da titina. Primeiro, a titina ser rica no aminoácido prolina, que quebra as cadeias helicoidais que, geralmente, conferem rigidez aos polipeptídeos; segundo, como consequência, uma simples molécula de titina não contém nenhuma estrutura helicoidal, mas possui espirais aleatórios, como substitutos dessa estrutura.

Wiemann e cols. (2000) analisaram as proteínas que modificam seu comprimento durante um flexionamento, com tensão progressivamente constante. Observaram que os filamentos de actina e miosina não modificam seu comprimento, mas sim o dos segmentos de titina.

Segundo Alter (2001), um programa de alongamento pode eficiente e seguramente ser implantado para aumentar a produção da isoforma de titina favorável. As características da titina na flexibilidade e na força em atletas são diferentes em não atletas.

Um treinamento de flexibilidade, utilizando o flexionamento dinâmico e o flexionamento estático, pode influenciar as isoformas de titina, conforme constatou Alter (1999, p. 38): "quanto antes alguém inicia um programa de alongamento, maior será a modificação da isoforma da titina".

Um tipo de programa de flexionamento também pode ser eficiente e seguramente implantado para aumentar a isoforma de titina favorável. Sendo assim, a flexibilidade está diretamente associada à concentração de titina.

A actina e a miosina são inextensíveis e só participam da contração muscular, sem alterarem o seu comprimento durante a extensão do sarcômero, enquanto a titina determinará a proporção do alongamento do sarcômero.

Como quase não existem estudos relacionando flexibilidade com titina, ainda se fazem necessários muitos estudos sobre o assunto, principalmente sobre o comportamento dessa proteína em várias situações distintas como: se há regeneração após a quebra da cadeia polipeptídica; se com o treinamento da flexibilidade aumenta a sua quantidade; as diferenças de sua concentração em treinamentos de força e flexibilidade quando sujeitos a temperaturas diferentes e muitos outros estudos.

Miofibrilas

As miofibrilas são divididas pelas linhas Z em sarcômeros, as unidades contráteis do músculo. As linhas Z aderem ao sarcolema, dando estabilidade ao conjunto e mantendo os filamentos de actina alinhados.

A faixa I que se segue à estrutura anterior e que aparece no microscópio como uma região clara é formada de actina. Já a faixa A, mais escura, engloba a região do sarcômero, em que há os filamentos espessos de miosina, em combinação com a actina ou não (conforme se observa na zona H).

Circundando as miofibrilas, há o retículo sarcoplasmático. Parte desse retículo, os túbulos transversos (ou túbulos T), é anatomicamente separada dele, pois representa inva-

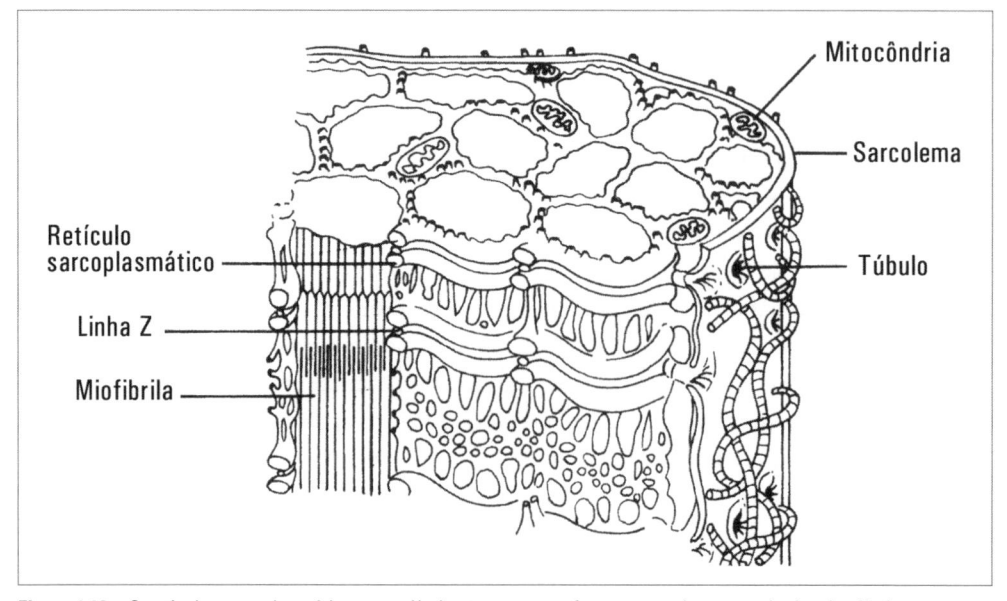

Figura 1.16 O retículo sarcoplasmático e os túbulos transversos formam um sistema reticular de túbulos e vesículas que circundam as miofibrilas

ginações do sarcolema. Associadas aos túbulos T (que se dispõem sobre a linha Z), estão as vesículas externas ou cisternas de cálcio, formando as tríades.

Ligando duas tríades, com suas extremidades dentro das cisternas, encontram-se os túbulos longitudinais. A estrutura do retículo sarcoplasmático pode ser vista na figura anterior.

O retículo sarcoplasmático tem destacada participação no mecanismo da contração muscular, que ocorre quando da chegada do estímulo nervoso ao músculo.

No homem, existem cerca de 250 milhões de fibras musculares e apenas 420 mil neurônios motores; isso obriga cada fibra nervosa motora a se ramificar, para que cada fibra estriada receba sua inervação, conforme mostrado na figura anterior.

De acordo com o tipo de movimento, um neurônio motor inerva muitas ou poucas fibras musculares. No quadríceps, por exemplo, um único neurônio motor inerva aproximadamente 3 mil fibras musculares, ao passo que nos delicados músculos oculares essa proporção cai para 1:10.

TIPOS DE FIBRA E FLEXIBILIDADE

Fibras lentas, do tipo I ou oxidativas

Caracterizam-se por conterem muitas enzimas oxidativas, ou seja, possuem grande volume de mitocôndrias e são envolvidas por mais capilares do que qualquer outro tipo de fibra, fazendo com que possuam grande capacidade de metabolismo aeróbico e resistência à fadiga.

Fibras rápidas, tipo II ou glicolíticas

Dividem-se em dois tipos: IIb e IIa. O primeiro também pode ser chamado de fibra glicolítica rápida; esta é caracterizada por um número reduzido de mitocôndrias e também pela grande capacidade anaeróbica e pequena capacidade aeróbica. Já o segundo tipo pode ser chamado de fibra glicolítica oxidativa, por possuir características intermediárias peculiares e boa capacidade tanto aeróbica como anaeróbica.

Ambos os tipos de fibras rápidas são inervados por motoneurônios fásicos, que lhe garantem alta velocidade de condução, exigindo grande diferença de potencial excitativo para entrarem em ação. Devido a essas características, essas fibras são pouco resistentes à fadiga quando comparadas às fibras do tipo I.

Relação dos tipos de fibra e a flexibilidade

Assim como sexo, altura e simetria do corpo, a proporção dos tipos de fibra oxidativas ou glicolíticas é um fator genético limitante da flexibilidade. Sendo assim, os indivíduos com predomínio de fibras glicolíticas apresentam um grau maior de flexibilidade do que os indivíduos com predomínio de fibras oxidativas.

ASPECTOS MECÂNICOS

Ao estudar as propriedades mecânicas dos músculos e articulações, pode-se separar três tipos de componentes perfeitamente distintos:

Componentes elásticos

São os que retornam à sua forma original após o relaxamento da musculatura, sem influência de forças externas, sendo basicamente os miofilamentos e o tecido conjuntivo.

O tecido conjuntivo é disposto tanto em série como em paralelo com as fibras musculares, provocando, durante a contração muscular, a participação de três componentes elásticos:

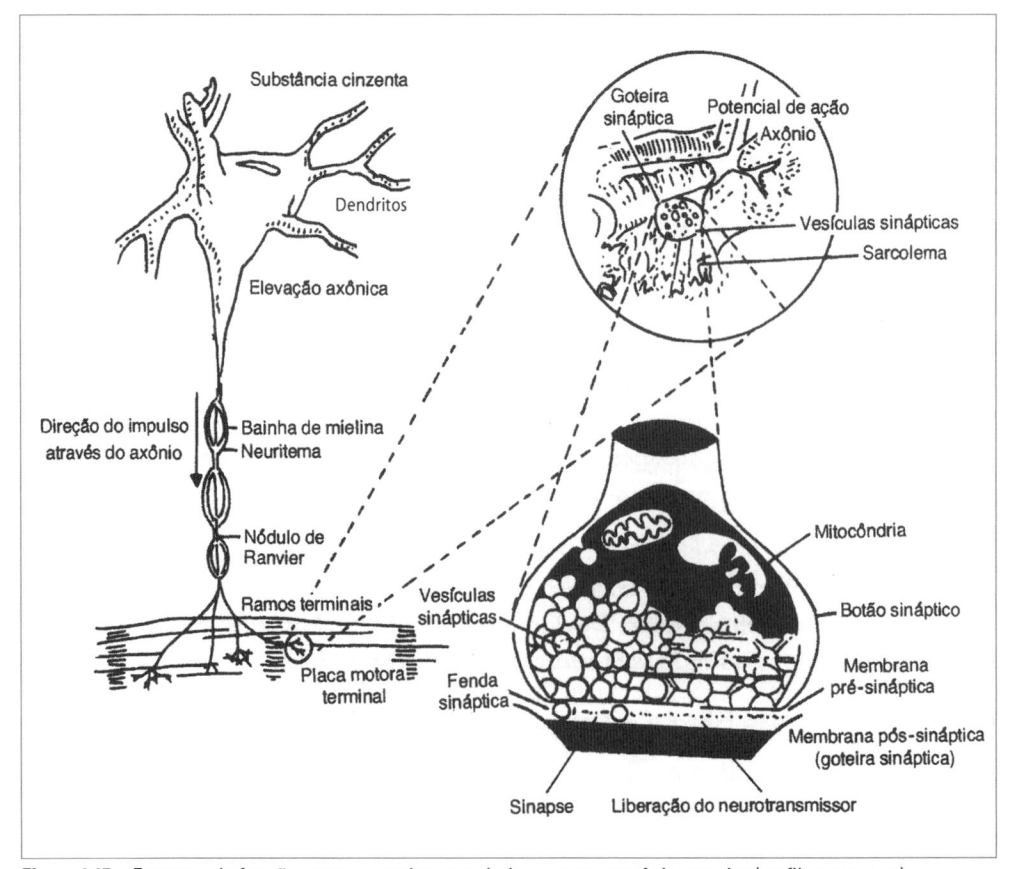

Figura 1.17 Estrutura da função neuromuscular a partir de um motoneurônio anterior (ou fibra nervosa).

- os miofilamentos: os elementos contráteis fundamentais;
- o componente elástico paralelo (CEP), devido aos tecidos conjuntivos que envolvem tanto o sarcolema (endomísio) como os fascículos (perimísio) e os músculos (epimísio) como se fossem tubos de borracha;
- o componente elástico em série (CES): em virtude da ação do tecido conjuntivo, que está disposto em série com as miofibrilas, as quais, segundo Despopoulos e Sillbernagl (1981, p. 381), respondem por 3% do comprimento do músculo esquelético em tensão máxima, e até 65% em estiramento passivo.

A inter-relação entre esses três componentes pode ser mais bem visualizada na figura a seguir:

Ao se submeter o músculo a uma tração, esta repercutirá, inicialmente, sobre os CES, deformando-os quase totalmente, para somente depois fazer-se sentir nos CEP e nos elementos contráteis.

A repetição do procedimento, citado no parágrafo anterior, seguidas vezes, gerará um efeito de treinamento sobre os CES, tornando-os mais elásticos e com maior capacidade de estirabilidade. Tal procedimento fará com que os CES passem a atuar cada vez mais como amortecedores das forças externas sobre os elementos contráteis ou da força gerada por esses elementos sobre o meio ambiente.

Os trabalhos de flexionamento que priorizem a aquisição de elasticidade produzirão o efeito descrito.

Pode-se ilustrar esse fenômeno ao observar um atleta que realize performances baseadas na força explosiva e na flexibilidade. Considere-se que, para treinar esta última qualidade física, seu treinador, inadvertidamente, escolha um método de flexionamento que

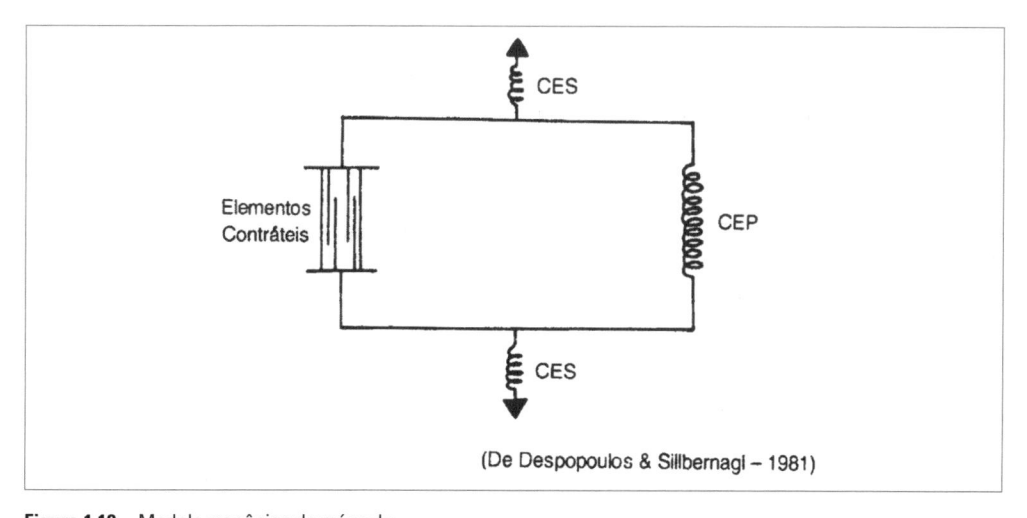

(De Despopoulos & Sillbernagl – 1981)

Figura 1.18 Modelo mecânico do músculo

possa atuar prioritariamente sobre a elasticidade muscular, como o método ativo (veja Cap. 10), por exemplo.

Em função do treinamento desenvolvido, os CES desse atleta ficarão cada vez mais elásticos, portanto com maior capacidade de estirabilidade.

Na hora da performance, quando a musculatura se contrair explosivamente para realizar o gesto desportivo específico da modalidade, a força não atuará diretamente sobre o implemento (disco, peso, dardo) ou sobre o apoio (para um salto, uma partida de bloco), mas sim sobre os CES. Somente quando os CES estiverem quase totalmente estirados é que a força gerada pelo músculo será transferida para o implemento ou para o apoio, só que, agora, não mais de forma explosiva, e sim de forma elástica, ocasionando o fato de comprometer severamente a eficácia do movimento.

Componentes plásticos

São os que não retornam à forma original após cessada a contração, se não há a influência de força externa. São basicamente:

- mitocôndrias (30 a 35% do volume muscular);
- *reticulum* e sistema tubular (5% de volume muscular);
- ligamentos e discos intervertebrais.

Ao realizar o estiramento de um músculo com a consequente mobilização da articulação anexa, provoca-se uma deformação dos componentes plásticos opostos ao movimento que permanece mesmo quando cessa a aplicação de força.

De manhã cedo, quando se espreguiça, na verdade o que se está fazendo é uma deformação dos componentes plásticos, conduzindo-os à sua forma original pela ação da gravidade, atuando em outro sentido diferente do observado durante o dia, quando a pessoa está de pé. Essa deformação dos componentes plásticos é que possibilitará a realização dos movimentos corriqueiros sem o risco de distensões.

Aliás, tal espreguiçamento ao acordar deve ser enfatizado e bem realizado, devido à sua ação preventiva sobre as lesões.

Deve-se ressaltar que, quando houver a necessidade de realização de uma contração muscular em toda a amplitude do arco articular e/ou em velocidade, convém, previamente, executar o mesmo movimento de forma lenta e gradual, para possibilitar a desejável deformação dos componentes plásticos envolvidos. Dessa forma, evitar-se-á que, durante a contração, despenda-se energia para provocar essa deformação além da que está sendo consumida na execução do movimento.

Outro fator a ser considerado é que os componentes plásticos têm um "tempo de reação" maior do que os componentes elásticos e, se submetidos a tensões bruscas e violentas, poderão se lesionar caso não estejam com a forma conveniente à ação da força.

Componentes inextensíveis

Estes componentes são os que não trabalham quando submetidos à ação de forças longitudinais. Por mais intensas que estas sejam, não provocam deformações. Estruturalmente, são os ossos e os tendões.

Os primeiros, estruturas rígidas, não trabalham sob a influência de tensões ou trações longitudinais e somente apresentam um pequeno momento flexor, se submetidos a forças transversais. Níveis mais intensos de força provocam fraturas ósseas.

Já os tendões, embora sejam estruturas parcialmente resistentes às trações, devido ao alinhamento dos fascículos colágenos uns com os outros e com a linha de tração, modificam sua posição se submetidos a pressões ou forças transversais, fato que lhes confere maior grau de resistência às lesões.

Por sua parcial inextensibilidade, os tendões não são passíveis de treinamento que vise melhorar a flexibilidade. Esse tipo de trabalho terá efeito sobre os componentes plásticos e elásticos, inclusive o tecido conjuntivo que existe entre o tendão e o músculo (os CES).

Sobre o assunto, Darden (1980, p. 202) relata que:

> Os tendões não são passíveis de alongamento. Os ligamentos adaptam-se ao alongamento, mas, uma vez alongados, não voltam à situação primitiva (componente plástico). A fáscia muscular, um tecido conjuntivo elástico que envolve as fibras musculares, pode ser alongada e retornar ao seu comprimento normal, sendo capaz de, inclusive, com o treinamento, tornar-se mais flexível que as próprias fibras musculares.

Relação comprimento-tensão

A eficiência da força produzida por um músculo está intimamente relacionada com o comprimento em que o músculo é mantido. Sendo esse assunto de grande importância no estudo da força e flexibilidade, Norkin e Levangie (2001, p. 104) escreveram:

> Há uma relação direta entre o desenvolvimento da tensão num músculo e o comprimento de um músculo. Existe um comprimento ótimo no qual o músculo é capaz de desenvolver uma tensão máxima. O comprimento ótimo está próximo do que é conhecido como o comprimento (em repouso) de um músculo.

Prosseguem os mesmos autores ainda (p. 104), com as seguintes informações:

> Os músculos podem desenvolver uma tensão máxima no comprimento ótimo, porque os filamentos de actina e miosina estão posicionados de modo que o número máximo de pontos de interligação possa ser formado. Se o músculo é alongado com encurta-

mento além do comprimento ótimo, diminuirá a quantidade de tensão que o músculo é capaz de gerar quando estimulado.

INSUFICIÊNCIA ATIVA E PASSIVA DOS MÚSCULOS BIARTICULARES E POLIARTICULARES

Vários músculos atravessam duas ou mais articulações no corpo humano. Os exemplos são o reto da coxa, os isquiotibiais, o bíceps braquial e vários outros músculos do antebraço, que atravessam as articulações do carpo e de todos os dedos da mão.

Insuficiência ativa

Os músculos agonistas biarticulares ou poliarticulares são incapazes de se encurtar simultaneamente no grau necessário para produzir uma amplitude articular total em todas as articulações atravessadas ao mesmo tempo. Por exemplo, torna-se difícil para um músculo reto da coxa, que é um flexor do quadril e extensor do joelho, realizar as duas funções com eficiência na força e amplitude ao mesmo tempo.

Insuficiência passiva

Torna-se difícil para um músculo biarticular ou poliarticular antagonista se alongar o suficiente para que se consiga total amplitude articular em todas as articulações ao mesmo tempo. Por exemplo, os isquiotibiais geralmente impedem que o joelho seja estendido, estando o quadril flexionado ao mesmo tempo.

Hall (2000) destaca que "os músculos biarticulares podem não conseguir produzir forças quando relaxados (insuficiência ativa) e podem restringir a amplitude de movimento quando plenamente estendidos (insuficiência passiva)".

PROPRIOCEPÇÃO

É um termo que descreve a percepção do próprio corpo e inclui a consciência da postura, do movimento, das partes do corpo e das mudanças no equilíbrio, além de englobar as sensações de movimentos e de posição articular (LENT, 2001).

PROPRIOCEPTORES

São receptores que se localizam interiormente nos músculos, aponeuroses, tendões, ligamentos, articulações e no labirinto cuja principal função reflexa é locomotora ou postural (KANDEL, SCHWARTZ, JESSELL, 2003).

É importante salientar que a flexibilidade é intimamente influenciada pelos sensores e mecanismos de propriocepção.

Existem sensores proprioceptivos em três estruturas: as articulações, os músculos e os tendões. Por trabalharem de forma bastante peculiar, podemos estudá-los subdividindo-os em dois grupos: proprioceptores articulares e proprioceptores musculares, incluindo neste último os existentes no tendão.

Proprioceptores articulares

Estes proprioceptores não têm muita influência na flexibilidade, servindo principalmente para tornar consciente a posição dos segmentos corporais.

Em relação a tal fato, Åstrand & Rodahl (1980, p. 257) escreveram:

Em geral, existem quatro tipos de terminações nervosas nas articulações. Três delas são nervos que se destinam aos órgãos terminais especializados, como nos receptores cutâneos, a maioria das vezes circundados por uma cápsula de tecido conjuntivo, enquanto que uma delas acaba como terminações nervosas que se ramificam livremente. Das primeiras, um tipo é especializado principalmente para fornecer informação acerca das máquinas na posição articular (tipo 1), e um segundo tipo para dar informação acerca da velocidade de movimento na articulação (tipo 2). Ambos os tipos localizam-se nas partes da cápsula articular onde se processa a inclinação e a distensão. Um terceiro tipo de receptor (tipo 3) parece estar particularmente ajustado para registrar a verdadeira posição da articulação e se localiza nos ligamentos articulares. O quarto tipo de receptor consiste em terminações nervosas que se ramificam livremente, formadas por fibras sensíveis à dor semelhantes àquelas encontradas em outras áreas do corpo. A membrana sinovial não possui fibras nervosas próprias, o mesmo ocorrendo com a cartilagem articular. Os impulsos aferentes, provenientes das articulações, alcançam a região somatossensorial do córtex. Por isso, admitiu-se que a

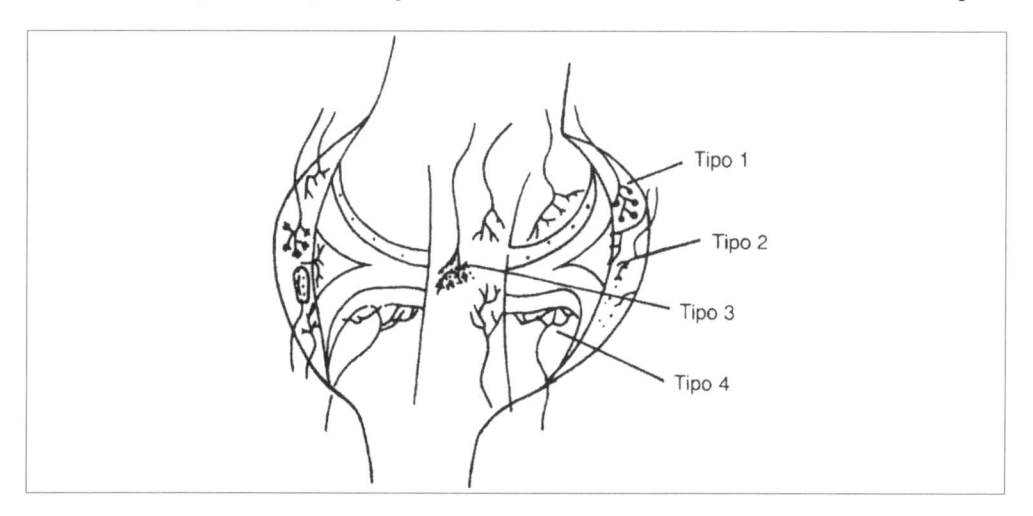

Figura 1.19   Desenho esquemático que mostra os quatro tipos diferentes de terminações nervosas nas articulações

inervação articular é de primordial importância para a percepção consciente da posição e dos movimentos da articulação, enquanto que os impulsos aferentes provindos dos músculos, não percebidos conscientemente, são importantes para o controle subconsciente e reflexo da atividade motora. Um estudo realizado mostrou que os impulsos aferentes provenientes das articulações influenciam a atividade dos motoneurônios alfa. Esse efeito é recíproco sobre os músculos que agem como antagonistas sobre uma articulação; isto é, durante a extensão passiva, os extensores são inibidos, enquanto que os flexores são facilitados. Skoglund (1956) forneceu, também, evidência sugestiva de que os receptores articulares são capazes de proporcionar informação acerca da resistência que se opõe a um movimento.

Os receptores do tipo 3, conhecidos como corpúsculos de Pacini, são estruturas essenciais à motricidade, por permitirem a noção de onde se encontra um segmento, sem que seja preciso olhar para ele.

Proprioceptores musculares

Conforme citado anteriormente, englobam-se, sob a designação proprioceptores musculares, todos os sensores influenciáveis pela ação da musculatura, apesar de um deles situar-se nos tendões (órgãos tendinosos de Golgi).

Diante do exposto, torna-se fundamental explanar sobre os principais proprioceptores relacionados com os fatores influenciadores no treinamento da flexibilidade, são eles:

Fuso muscular

Cada um dos fusos é constituído de diversas fibras intrafusais, envolvidas por um invólucro de tecido conjuntivo. Apresentam-se visíveis a olho nu.

Observam-se mais fusos nos músculos que exercem ação antigravitacional, em que predominam as fibras oxidativas, do que nos músculos com preponderância de fibras glicolíticas.

As células intrafusais possuem uma área chamada fibras nucleares tipo bolsa, profusamente nucleada, mas incapaz de se contrair.

Quando o músculo é estirado, as fibras nucleares tipo bolsa são repuxadas e excitam os terminais nervosos chamados terminações anuloespiraladas, que se encontram emaranhados nelas.

Desses terminais nervosos, partem calibrosos nervos (aferentes), que conduzem a informação do estiramento do músculo para o corno posterior da medula espinhal, a porção sensorial dela.

Em cada lado da terminação anuloespiralada, existem receptores denominados raminhos de flor, que se ligam a fibras nervosas menores do que as alfa, mas que realizam o mesmo trabalho das citadas terminações, exceto pelo fato de que, para serem estimuladas, requerem um estiramento muito maior do músculo.

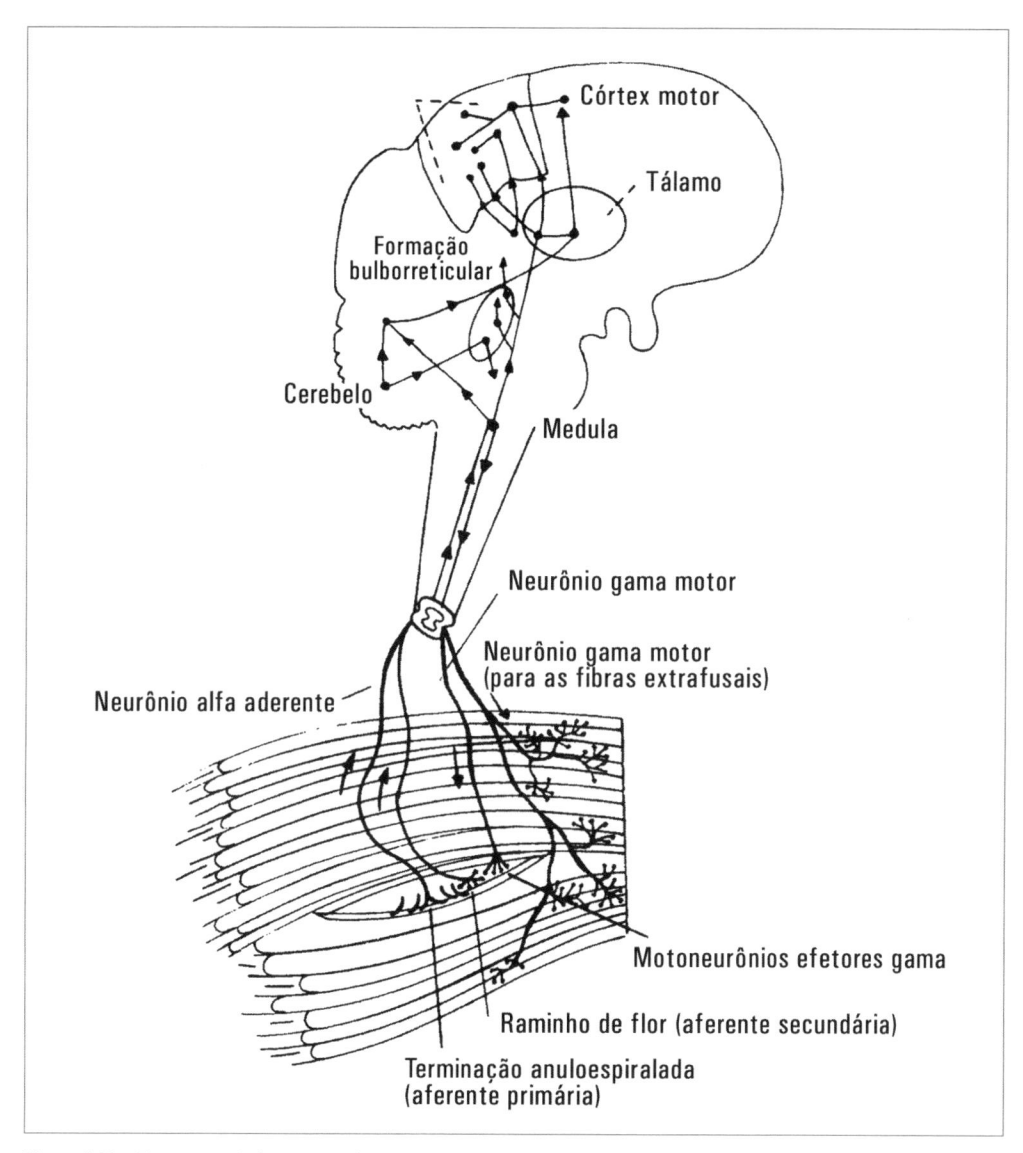

Figura 1.20 Estruturas do fuso muscular

Na figura 1.20, podem-se observar essas estruturas.

Quando o músculo é estirado com rapidez, a frequência da mensagem neural fica aumentada na fibra aferente, e isso é comunicado através da sequência corno posterior–sinapse medular–via efetora alfa (para as fibras extrafusais).

A sequência apresentada aqui caracteriza um reflexo monossináptico, ou seja, aquele que caminha sobre um arco reflexo composto de receptor–condutor–aferente–sinapse–condutor eferente–efetor. Segundo Stegemann (1978, p. 33), esse reflexo monossináptico é a resposta característica dos "circuitos reguladores".

O estímulo nervoso, ao chegar às fibras extrafusais, provoca a contração destas, acarretando o encurtamento do fuso muscular. Quando o comprimento original é reestabelecido, as fibras nucleares tipo bolsa não são mais tensionadas, e as terminações anuloespiraladas ficam em repouso. "O fuso, à custa do mecanismo descrito acima, avalia o grau de estiramento aplicado ao músculo, o comprimento muscular e a velocidade com que o estiramento foi realizado" (JENSEN e FISHER, 1979, p. 67).

As fibras fusais poderão, além do papel de fornecer informações, realizar movimentos por meio do sistema motor gama.

Os motoneurônios gama são ativados inicialmente pelas áreas superiores do sistema nervoso central, localizando-se no corno anterior da medula espinal. Esses motoneurônios terminam na porção contrátil das fibras intrafusais. Quando essas fibras são estimuladas e se contraem, as fibras nucleares tipo bolsa distendem-se, provocando o envio de um maior número de potenciais de ação aos motoneurônios alfa através do arco reflexo.

Esse "servomecanismo" é o responsável pela regulação da força aplicada para vencer uma resistência durante o movimento de um membro, garantindo que não se aplique força a mais ou a menos do que a necessária.

A ação proprioceptiva do fuso muscular pode ser resumida no esquema que segue:

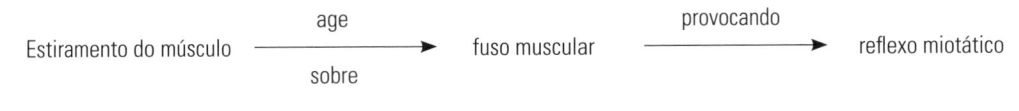

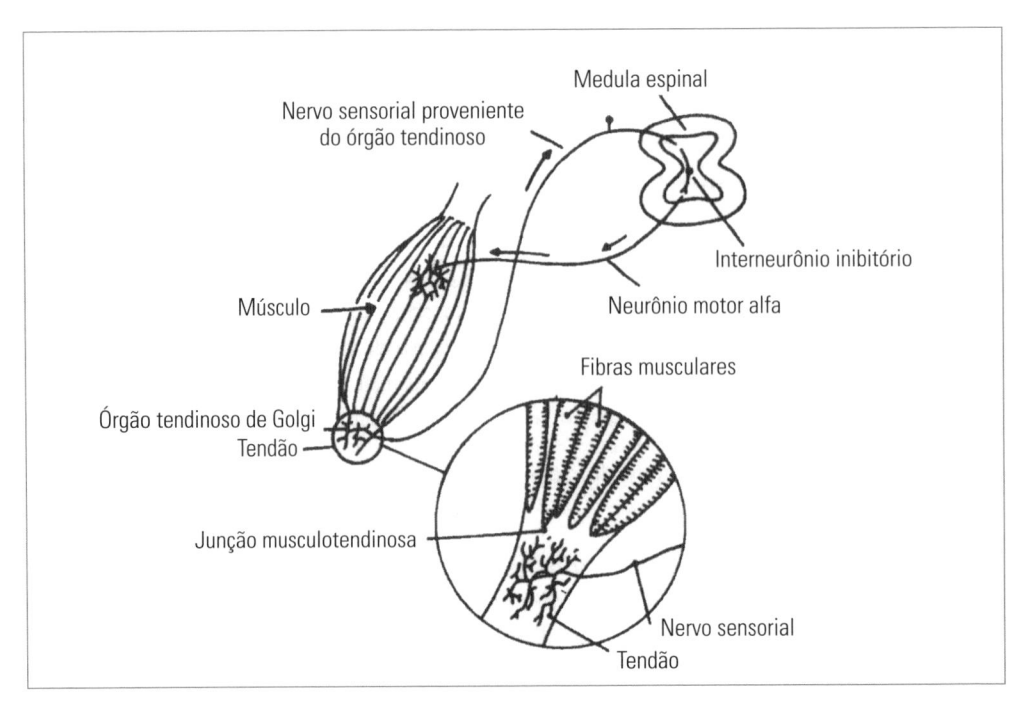

Figura 1.21 Esquema de funcionamento do órgão tendinoso de Golgi

Órgãos tendinosos de Golgi

Estes importantes sensores proprioceptivos localizam-se entre as fibras do tendão e são excitados pelas altas tensões de tal estrutura. Ligam-se aos motoneurônios alfa, inibindo a contração das fibras extrafusais, quando existe o risco de lesão do músculo em consequência de um estiramento excessivo.

O estímulo inicial, inibido, pode atuar novamente sobre o músculo por meio de um interneurônio de inibição (célula Renshaw), ajustando-se às condições reais de contração muscular e proporcionando um efeito amortecedor.

O funcionamento do referido mecanismo pode ser visto na figura adiante.

Como citado anteriormente, os órgãos tendinosos de Golgi reagem à tensão extrema sobre o tendão, provocando o relaxamento da musculatura.

As contrações isométricas estimulam, portanto, os órgãos tendinosos, causando inibição da contração muscular. A forma de memorizar a ação do órgão tendinoso é:

$$\text{Tensão do músculo} \xrightarrow[\text{sobre}]{\text{age}} \text{órgão tendinoso de Golgi} \xrightarrow[\text{na musculatura}]{\text{provocando}} \text{relaxamento}$$

INTERAÇÃO DOS MECANISMOS DE PROPRIOCEPÇÃO

Os mecanismos de propriocepção interagem por meio de vias de *feedback,* influindo uns sobre os outros, todos sobre as fibras musculares, e provocando um retardo na contração.

A ação de um sensor proprioceptivo sobre o outro produz alguns reflexos interessantes para a prática desportiva. Por exemplo, exercícios de flexibilidade muito fortes provocam, subsequentemente, um reflexo miotático na musculatura exercitada, a diminuição da elasticidade muscular e, consequentemente, da flexibilidade. Em outro caso, após uma série de musculação, os órgãos tendinosos de Golgi são tão estimulados e têm o seu funcionamento inibido tantas vezes que, ao se submeter o indivíduo a um trabalho de flexibilidade, pode-se forçar a musculatura além do ponto de segurança, provocando micro e até mesmo macrotraumas.

A influência recíproca existente entre os motoneurônios alfa e gama, que também se observa nos músculos agonistas e antagonistas, evita que haja choques contínuos entre esses dois músculos.

Na figura a seguir, extraída de Stegemann (1978, p. 34), pode-se observar esquematicamente essa influência.

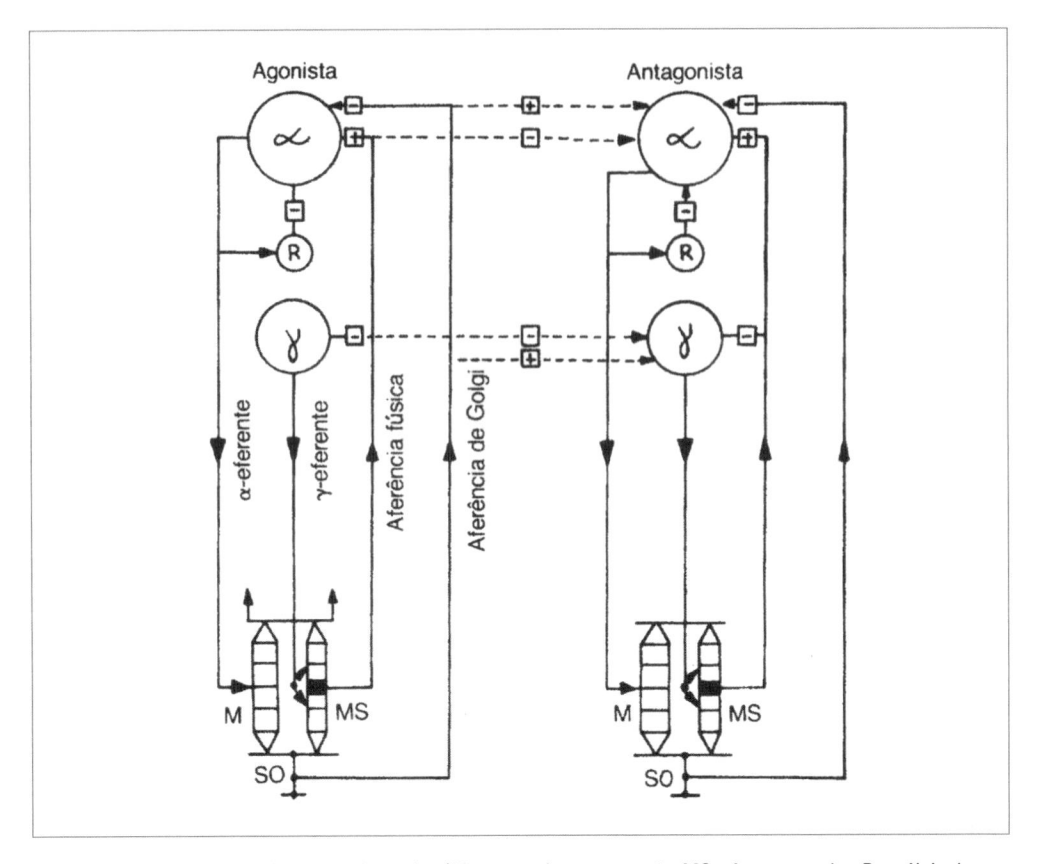

Figura 1.22 Esquema do reflexo proprioceptivo (M = musculatura em ação; MS = fuso muscular; R = célula de Renshaw; SO = órgão tendinoso). Os processos de propagação e de bloqueio, nos motoneurônios alfa e gama, de agonistas e antagonistas, que ocorrem após a distensão do músculo examinado, encontram-se indicados por += propagação e −= bloqueio (de H. Caspers, *Zentralnervensystem*, em *Kurzgefasstes Lehrbuch der Physiologie*, 4.ed., editado por W.D. Keidel, Thieme, Stuttgart, 1975)

REFERÊNCIAS BIBLIOGRÁFICAS

ALTER, M. J. *Ciência da flexibilidade.* 2.ed. Porto Alegre, Artmed, 1999.

BRANDÃO, M. C. S. *Anatomia sistêmica.* Rio de Janeiro, Guanabara Koogan, 2004.

DÂNGELO, José G.; FATTINI, Carlo A. *Anatomia humana sistêmica e segmentar.* 2.ed. Rio de Janeiro, Atheneu, 2003.

DARDEN, E. *The superfliness handbook.* Philadelphia, George F. Sickey, 1980.

DIDIO, Liberato J. A. *Tratado de anatomia sistêmica aplicada.* 2.ed. Rio de Janeiro, Atheneu, 2002.

DESPOPOULOS; AGAMEMNON; SILBERNAGL, S. *Color atlas of physiology.* New York, George Thieme, 1981.

DUFOUR, M. *Anatomia do aparelho locomotor.* Rio de Janeiro, Guanabara Koogan, 2004.

FREITAS, W. D. *Anatomia*: conceitos e fundamentos. São Paulo, Artmed, 2004.

FRONTERA, W. R.; DAWSON, D. M.; SLOVIK, D. M. *Exercício físico e reabilitação.* Porto Alegre, Artmed, 2001.

GARDNER, W. D.; OSBURN, William. *Anatomia do corpo humano.* 2.ed. São Paulo, Atheneu, 1980.

HALL, S. J. *Biomecânica básica.* 3.ed. Rio de Janeiro, Guanabara Koogan, 2000.

HAMILL, J.; KNUTZEN, K. N. *Bases biomecânicas do movimento humano.* São Paulo, Manole, 1999.

HAY, J.; REID, J. G. *As bases anatômicas e mecânicas do movimento humano*. Rio de Janeiro, Guanabara Koogan, 1985.

HERLIHY, B.; MAEBIUS, N. K. *Anatomia e fisiologia do corpo humano saudável e enfermo*. São Paulo, Manole, 2002.

JACOB, S. W.; FRANCONE, C. A.; LOSSOW, W. J. *Anatomia e fisiologia humana*. 4.ed. Rio de Janeiro, Interamericana, 1984.

JENSEN, C. R.; FISCHER, A. G. *Scientific basic of athletic conditioning*. 2.ed. Philadelphia, Lea e Febiger, 1979.

KANDEL, E. R.; SCHWARTZ, J. H.; JESSELL, T. M. *Princípios da neurociência*. Barueri, Manole, 2003.

KISNER, C.; COLBY, Lynn A. *Exercícios terapêuticos*. 2.ed. São Paulo, Manole, 1992.

LIPPERT, L. S. *Cinesiologia clínica para fisioterapeutas*. 3.ed. Rio de Janeiro, Guanabara Koogan, 2003.

LENT, R. *Cem bilhões de neurônios*: conceitos e fundamentos da neurociência. São Paulo, Atheneu, 2001.

MIRANDA, A. *Bases de anatomia e cinesiologia*. 5.ed. Rio de Janeiro, Sprint, 2000.

MUGAO; WILMANNS, M.; SCHULTEN, K. "Steered molecular dynamics studies of titin I1 domain unfolding". *Biophisical Journal*. United States. v. 83, p. 3.435-45, 2002.

NORDIN, Margareta; FRANKEL, Victor H. *Biomecânica básica do sistema musculoesquelético*. 3.ed. Rio de Janeiro, Guanabara Koogan, 2003.

NORKIN, C. C.; LEVANGIE, P. K. *Articulações, estrutura e funções*. 2.ed. Rio de Janeiro, Revinter, 2001.

RODAHL, K.; NICHOLSON, J.; BROWN, E. *Bone as a tissue*. New York, McGraw Hill, 1966.

STEGEMANN, J. *Fisiologia do esforço*. 2.ed. Rio de Janeiro, Cultura Médica, 1978.

Terminologia anatômica. Sociedade Brasileira de Anatomia. São Paulo, Manole, 2001.

THOMPSON, C. W.; FLOYD, R. T. *Manual de cinesiologia estrutural*. 12.ed. São Paulo, Ibrasa, 1994.

TIPTON, C. M.; MATTHEWS, R. D.; MAYNARD, J. A.; CAREY, R. A. "The influence of physical activity on ligaments and tendons". *Medicine and Science in Sports*, v. 7, p. 165, 1975.

TORTORA, G. J.; GRABOWSKI, S. R. *Princípios de anatomia e fisiologia*. 9.ed., Rio de Janeiro, Guanabara Koogan, 2002.

TRINICK, J.; TSKHOVREBOVA, "L. Titin: A molecular control freak". *Cell Biology*, v. 9, p. 377-80, 1999.

TUBINO, Gomes. *Metodologia científica do treinamento desportivo*. São Paulo, Ibrasa, 1979.

VIANA, A. "Influência das medidas antropométricas lineares nos graus de flexibilidade de colegiais do sexo masculino". *Sprint*, a. 3, n. 6, 1984.

ZALPOUR, C. *Anatomia e fisiologia*: medicina do esporte. São Paulo, Editora Santos, 2005.

WEINECK, J. *Manual de treinamento desportivo*. 2.ed. São Paulo, Manole, 1986.

WIEMANN, K.; KLEE, A. "Stretching e prestazione sportive di alto livello". *Revista di cultura sportiva SDS*, v. 29, n. 49, p. 9-15, 2000.

CAPÍTULO 2
A FLEXIBILIDADE

Helena Andrade Figueira

A FLEXIBILIDADE

O estudo da qualidade física flexibilidade é de crucial importância para diversos desportos, para o condicionamento de sedentários e manutenção da saúde em geral (Dantas, Daoud et al. 2011). Embora como qualidade física seja percebida de forma integral, acontece de modo totalmente específico para cada articulação ou movimento. Pode-se definir flexibilidade como: "Qualidade física responsável pela execução voluntária de um movimento de amplitude angular máxima, por uma articulação ou conjunto de articulações, dentro dos limites morfológicos, sem o risco de provocar lesão". Destaca-se a importância do adendo "voluntário" ressaltando que "movimentos involuntários" (reflexos) e, também, passivos – sob narcose extrema – podem apresentar uma amplitude maior de movimentos do que os voluntários (Hollmann e Hettinger 2005).

Sobre a expressão "por uma articulação ou conjunto de articulações", convém esclarecer que ela foi incluída na definição para marcar que os movimentos quase sempre são influenciados pelos músculos e articulações circunvizinhos. Por exemplo, a flexão do tronco sobre as pernas pode ser feita com a participação ou não das articulações intervertebrais, e é poderosamente influenciada pelo fato de a articulação do joelho estar flexionada ou em extensão, e, até mesmo, no caso de a perna estar estendida, se a articulação tibiotársica apresenta-se em dorsiflexão ou flexão plantar (Cesar, Pernambuco et al. 2006).

O trecho "dentro dos limites morfológicos, sem o risco de provocar lesão" evidencia o fato de que posições extremas, assumidas em decorrência de traumatismos ou trações violentas que possam ter ou tenham lesionado músculos, ossos, tendões ou estruturas articulares, não são consideradas um indício de flexibilidade.

Finalmente, cabe ressaltar a expressão "amplitude angular", pois todos os movimentos são avaliados em termos angulares.

COMPONENTES DA FLEXIBILIDADE

Ao observar o grau de flexibilidade de uma articulação, verifica-se que diversos fatores concorrem para ele, tais como:

- mobilidade: no tocante ao grau de liberdade de movimento da articulação;
- elasticidade: refere-se ao estiramento elástico dos componentes musculares;
- plasticidade: grau de deformação temporária que estruturas musculares e articulações devem sofrer para possibilitar o movimento. Existe um grau residual de deformação que se mantém depois de cessada a força aplicada, conhecido como histeresis;
- maleabilidade: modificações das tensões parciais da pele, frutos das acomodações necessárias no segmento considerado.

É claro que esses componentes também constituem fatores restritivos da flexibilidade.

Os fatores relativos para a limitação da flexibilidade podem ser observados na Tabela 2.1 (Fox, Bowers et al. 1991):

Tabela 2.1 Contribuição relativa das estruturas dos tecidos moles para a resistência articular

Estrutura	Resistência à flexibilidade
Cápsula articular	47%
Músculo	41%
Tendão	10%
Pele	2%

No tocante ao músculo, convém esclarecer que ele representa uma resistência à flexibilidade tanto no caso da elasticidade limitada do antagonista como pelo próprio volume (impedimento físico à continuação do movimento) do agonista.

Aprofundando o estudo dos impedimentos à flexibilidade, pode-se depreender que duas variáveis interferem poderosamente no quadro ora apresentado: individualidade e tipo de movimento.

Em relação à individualidade, verifica-se que os fatores impeditivos à flexibilidade de um mesmo local e movimento variam dependendo da pessoa na qual se observa o fenômeno. Por exemplo, a limitação à flexão do cotovelo pode ocorrer:

- por causa da falta de elasticidade do tríceps;
- devido a um encurtamento cirúrgico dos tendões do tríceps;
- decorrente de um grande volume muscular (hipertrofia) do bíceps;
- em função do limite de mobilidade da articulação do cotovelo.

Se quatro sujeitos, cada um apresentando uma das características descritas, forem estudados, observar-se-ão quatro diferentes causas para a pouca flexibilidade do movimento considerado.

Entretanto, ao analisar a média das pessoas, constatar-se-á que os fatores impeditivos referir-se-ão comumente a um único fator limitador, de acordo com as articulações e o movimento considerados.

Conforme a estrutura responsável pela limitação do grau de flexibilidade, ao procurar incrementá-la, deve-se fazer incidir o treino, especificamente, sobre o fator limitante, lembrando, no entanto, que este dependerá fundamentalmente da individualidade biológica. Essa limitação é apresentada na Tabela 2.2.

Tabela 2.2 Principais articulações e movimentos articulares agrupados em categorias por fator impeditivo

Fator impeditivo	Articulação	Movimento
Elasticidade do antagonista	Ombro	Protração, retração
	Radiocárpica	Flexão, extensão, adução, abdução
	Quadril	Extensão, abdução, flexão
	Tornozelo	Flexão plantar e flexão dorsal
Volume do agonista	Ombro	Elevação da escápula
	Cotovelo	Flexão
	Joelho	Flexão
Mobilidade articular	Ombro	Rotação medial e lateral
	Cotovelo	Extensão
	Radioulnar	Pronação, supinação
	(proximal)	Rotação medial, rotação lateral
	Quadril	Extensão, rotação medial
	Joelho	Rotação lateral
Combinação de dois fatores	Ombro	Circundução
	Quadril	Circundução
	Intertársicas	Inversão e eversão

FATORES ENDÓGENOS INFLUENCIADORES DA FLEXIBILIDADE

A flexibilidade relaciona-se, principalmente, à maleabilidade da pele e à elasticidade muscular, que são poderosamente influenciadas por alguns fatores, tais como:

Idade

Quanto mais velha a pessoa, menor sua flexibilidade (Proctor, Singh et al. 2009), "sendo a flexibilidade natural maior que a observada posteriormente" (Hollmann e Hettinger 2005). Os tendões e as fáscias musculares são particularmente suscetíveis de se espessarem devido à idade e à falta de exercício (Darden 1980, Alter 2004).

Pode-se ressaltar que o momento da vida em que o ser humano mostra-se potencialmente mais flexível é justamente na hora de seu nascimento, quando até mesmo as articulações da calota craniana mobilizam-se para permitir a passagem pelo canal vaginal.

Com o passar do tempo, essa possibilidade de adquirir flexibilidade diminui, na razão inversa do treinamento específico realizado (Dantas, Salomão et al. 2008).

Assim, quanto mais cedo iniciar-se o treinamento da flexibilidade, maiores serão as possibilidades de se atingir grandes arcos de mobilidade articular. Portanto, uma mesma pessoa que inicie seu treinamento de flexibilidade aos 40 anos atingirá, nessa qualidade física, níveis de proficiência bastante inferiores aos que poderia obter se tivesse começado o treino aos 20 anos.

Recomenda-se como idade ideal para iniciar o treino sistematizado entre 11 e 14 anos (Weineck 2005).

Essa é a razão pela qual pessoas pertencentes a sociedades cujos usos e costumes estimulam a flexibilidade de forma natural e diária possuem arcos articulares muito mais amplos do que os observados normalmente. Atualmente, diversos estudos a respeito do assunto apontam que a proverbial flexibilidade dos orientais pode-se fundamentar – além do componente genético – na adoção constante de posturas que exploram os limites dos arcos articulares, nas práticas de tai chi chuan, yoga, etc. (Ülger e Yagli 2011).

Gênero

A mulher é, em geral, mais flexível que o homem (Hollmann e Hettinger 2005).

Nota-se que a flexibilidade das meninas é levemente superior à dos meninos desde a escola elementar (Jensen e Fischer 1979). A partir do início do surto pubertário, ao mes-

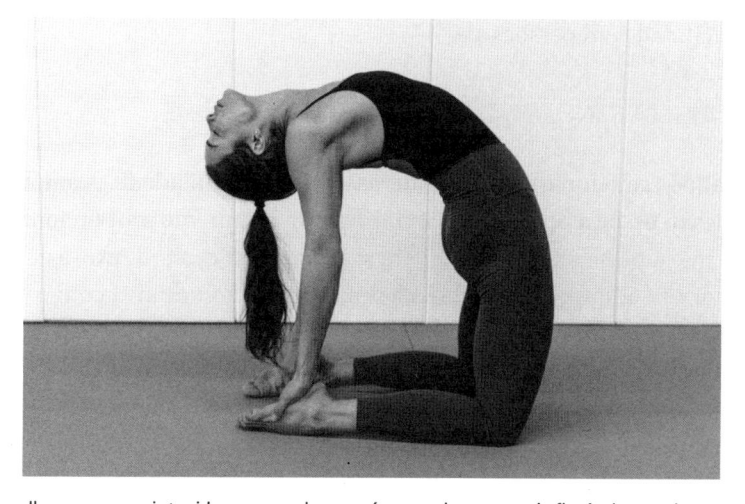

Figura 2.1   A mulher, por possuir tecidos menos densos, é, normalmente, mais flexível que o homem.

mo tempo em que percebe-se o aumento da força dos meninos, percebe-se também a diminuição de sua flexibilidade, conferindo progressivamente uma diferença mais acentuada nessa qualidade física em favor do sexo feminino.

A elasticidade é a capacidade de estiramento da musculatura, dos ligamentos e do tecido conjuntivo que dá origem aos tendões, sendo a flexibilidade em, seu conjunto, mais elevada no sexo feminino. Assim, não só as meninas são levemente privilegiadas em comparação aos meninos nesse campo, em todas as fases do desenvolvimento, mas também as mulheres em comparação aos homens. Esse fato é causado pelas diferenças hormonais: a taxa superior de estrogênio produz uma retenção de água um pouco superior e uma porcentagem mais elevada de tecido adiposo e menos elevada de massa muscular; a seção transversa do braço revela nas mulheres 75,7% de músculos em comparação com o homem; em compensação, a parte de gordura é quase o dobro. A capacidade de estiramento da mulher acha-se aumentada pela menor densidade dos tecidos. (Weineck 1989)

Individualidade biológica

Pessoas do mesmo sexo e idade podem possuir graus de flexibilidade totalmente diversos entre si, mesmo mantidas estáveis todas as demais variáveis.

Como o grau de flexibilidade de um movimento depende da estrutura óssea, do acúmulo de tecido circunvizinho e da elasticidade dos músculos cujos tendões cruzem a articulação, qualquer variação ocorrida em uma dessas estruturas, quer devido ao genótipo, quer por causa do fenótipo, provocará modificação na amplitude máxima possível do movimento.

Como exemplo, observa-se que algumas patologias genéticas, como a síndrome de Down, provocam hipotonia, possibilitando graus de amplitude de movimento não encontrados com facilidade em pessoas sãs.

Somatótipo

O somatótipo também influencia poderosamente a flexibilidade. A amplitude de movimento de flexão de pescoço, quadril e tronco é inversamente proporcional ao nível de endomorfina que a pessoa apresenta; e para as pessoas do mesmo sexo, a gordura corporal, medida por um adipômetro, apresenta uma correlação negativa com o grau de flexibilidade (Jensen e Fischer 1979).

Quanto à influência ou não da altura ou da massa muscular na flexibilidade, fica evidente a percepção de que uma grande massa muscular pode, muitas vezes, impedir fisicamente a finalização de diversos movimentos.

Estado de condicionamento físico

A elasticidade do tecido muscular e do tecido conjuntivo é reduzida pela inatividade. Esse fenômeno pode ser constatado em sua completa magnitude quando existe inatividade total, como a decorrente do engessamento de um membro.

Além desse fator direto, a inatividade pode reduzir indiretamente a flexibilidade, por possibilitar o acúmulo de gordura, que, como descrito no item anterior, reduz os arcos de amplitude do movimento.

A pessoa bem condicionada fisicamente tem, portanto, mantida sua flexibilidade. Se desejar aumentá-la, deverá realizar exercícios específicos para esse fim.

Um treinamento de desenvolvimento da força, se não for acompanhado por exercícios de alongamento correspondentes, provocará efeitos negativos sobre a flexibilidade por motivos mecânicos (maior resistência ao estiramento por parte do músculo exercitado devido ao aumento de sua tonicidade e volume).

Apresentando o problema da influência do treinamento de força sobre a flexibilidade, observa-se que:

> o treinamento com pesos não possui efeitos ponderáveis sobre a força; se realizado convenientemente, pelo contrário, provocará um aumento da flexibilidade nas regiões do corpo exercitadas ativamente, embora apresentem uma observação de redução desta qualidade física nas regiões não exercitadas (ocorrem contrações isométricas nestas regiões) ou naquelas em que os exercícios foram realizados com amplitude incompleta. (Jensen e Fischer 1979)

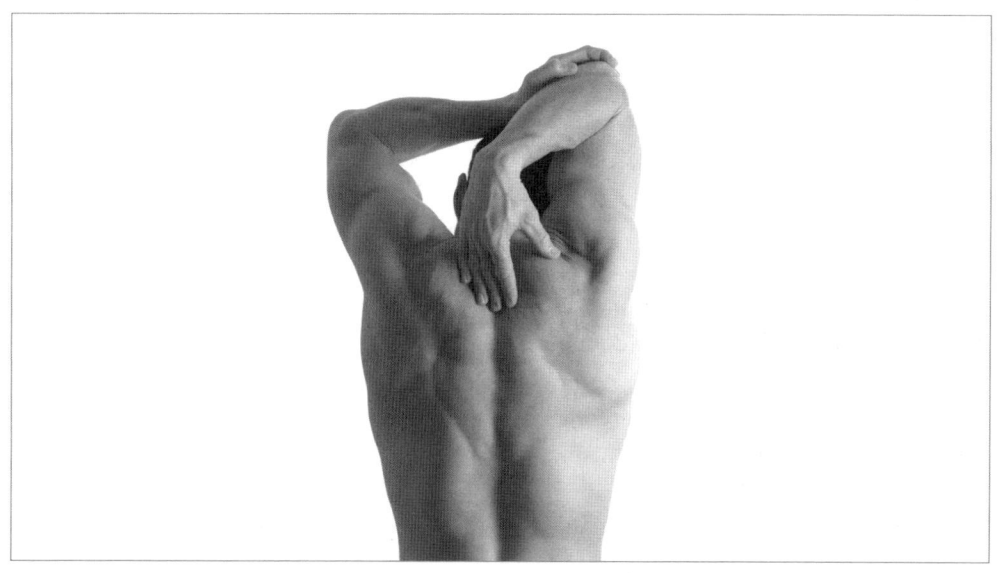

Figura 2.2 A hipertrofia muscular, se trabalhada conjuntamente com a flexibilidade, não provoca a diminuição desta

Para que o trabalho de musculação visando qualquer qualidade física não possua efeitos danosos sobre a flexibilidade, alguns cuidados devem ser tomados:

- deformação dos componentes plásticos e mobilização da articulação que será envolvida no trabalho, posteriormente, por meio de um alongamento durante o aquecimento;
- realização de todos os exercícios com a utilização completa da máxima amplitude de movimento possível (início na posição de pré-estiramento e término no final do arco articular);
- após a série de musculação, realização de uma correta volta à calma, assegurando-se da relaxação da musculatura e realizando movimentos de estiramento passivo, soltura e balanceamento que automassageiem os músculos trabalhados, contribuindo para reduzir o edemaciamento da região e o nível de estimulação proprioceptivo.

Tonicidade muscular

O tono (ou tônus) muscular é o grau de firmeza dos tecidos musculares, e decorre de dois fatores:

- componente ativo: grau de contração muscular basal, mantido por meio da atividade reflexa do sistema nervoso, observável nas mensagens extrafusais (neurônios motores ∞) e fúsicas (neurônios motores γ);
- componente passivo: nível de consistência do músculo em decorrência da densidade e da turgescência dos tecidos musculares e conjuntivos no que independem de inervação.

O tono muscular poderá variar devido a alterações do componente ativo, fruto de influências sensoriais proprioceptivas intrafúsicas aneloespiraladas, ou do componente passivo (em decorrência de treinamento específico ou inatividade forçada).

O aumento do tono poderá prejudicar a flexibilidade se os dois componentes não se modificarem harmonicamente.

A predominância tônica (simpaticotonia) provoca o aumento do tono muscular, ocorrido em função de alterações do componente ativo, acarretando a diminuição da flexibilidade.

Se o sistema parassimpático crescer em importância e provocar a preponderância vagal no controle autônomo do organismo, observa-se-á maior relaxação da musculatura e, em consequência, maior flexibilidade.

No caso de a variação da tonicidade se dar em função de modificações do componente ativo, tal como foi visto no estudo das influências da musculação sobre a flexibilidade, duas influências poderão ser constatadas:

- incrementadora, se o tono aumentou em decorrência de exercícios realizados em toda a amplitude do movimento;
- reduzidora, se o nível de turgescência aumentou devido a fatores patológicos (anabolizantes, corticoides etc.).

Tabela 2.3 Influências da modificação do tono muscular na flexibilidade			
Componente	Fator interveniente	Efeito sobre o tono	Efeito sobre a flexibilidade
Ativo	SNA	Simpaticotonia (aumento do tono)	Diminuição
Ativo	SNA	Parassimpaticotonia (redução do tono)	Aumento
Passivo	Exercício	Aumento	Aumento
Passivo	Exercício	Diminuição	Diminuição
Passivo	Drogas	Aumento	Diminuição
Passivo	Drogas	Diminuição	Aumento
Passivo	Patologias	Aumento	Diminuição
Passivo	Patologias	Diminuição	Aumento

Obs.: SNA = sistema nervoso autônomo.

Para melhorar a flexibilidade em função do tono muscular, deve-se procurar aumentar a participação do componente passivo por meio de exercícios, ao mesmo tempo em que se diminui a influência do componente ativo por meio de relaxamentos ou da predominância vagal (parassimpaticotonia), capaz de provocar a relaxação da musculatura considerada.

Respiração

No Oriente, principalmente em lugares como China, Índia e Tibete, tanto na Antiguidade como na atualidade, a respiração é utilizada como meio de tratamento para doenças, existindo testemunhos e referências da força que ela tem na cura e na saúde dos indivíduos (Hermógenes 2004).

Práticas milenares, como meditação e yoga, têm seus fundamentos nos exercícios respiratórios, os quais preservam e restabelecem a saúde, sendo também esses exercícios facilitadores para o relaxamento (Romarco e Lima 2008).

Hoje, muitas técnicas de relaxamento utilizam padrões específicos de respiração em conjunto com estratégias físicas e mentais específicas. Na área da medicina do esporte, a relação direta entre a respiração e o sistema motor tem sido reconhecida e investigada. Essa relação, chamada de sincinesia, ocorre quando um determinado tipo de movimento está ligado com a inspiração ou com a expiração (Lewit 1991).

Dançar, alongar, caminhar, cantar, praticar yoga e tai chi chuan, entre outras atividades, são meios de fazer exercícios respiratórios.

O fundamental é que cada uma das funções do organismo esteja em harmonia com o desempenho das atividades de todo o corpo, traduzindo-se em saúde.

O Yoga tornou-se mais popular nas culturas ocidentais como meio de treinamento e aptidão física (Raub 2003), mas já começa a ser reconhecido também como um complemento no cuidado com a saúde em relação ao cuidado médico convencional.

Nos últimos anos, um número crescente de estudos e pesquisas mostrou que a prática do yoga pode melhorar a força e a flexibilidade e auxiliar no controle de algumas variáveis fisiológicas, como a pressão sanguínea, as frequências cardíaca e respiratória e a taxa metabólica, além de melhorar a capacidade total do exercício (DiBenedetto, Innes et al. 2005, Romarco e Lima 2008, Ülger e Yagli 2011).

Estudos realizados com a finalidade de mensurar se as técnicas de exercícios respiratórios, a meditação e os exercícios de alongamento do yoga afetam positivamente os indicadores de *stress*, como frequência cardíaca e respiratória, assim como a pressão sanguínea, obtiveram resultados positivos (Raub 2003, Alter 2010).

Exercícios de corpo e mente – como o yoga – com foco nas posturas, no controle da respiração e na meditação permitem que se obtenha relaxamento com mais facilidade (Harrelson e Swann 2003). As terapias alternativas e complementares têm produzido benefícios na redução do *stress*. Além disso, devido ao efeito positivo que tem no sistema musculoesquelético, o yoga pode servir como um tipo de intervenção para auxiliar na prevenção de lesões em atletas, bem como dar suporte em um impacto positivo em muitas funções fisiológicas e para ganho adicional em atletas na força muscular, resistência e flexibilidade.

Apesar dos avanços e progressos feitos no campo da medicina e terapias alternativas, ainda existem dificuldades de encontrar vasta literatura específica sobre esses assuntos. A respeito de respiração e concentração, a maioria dos estudos é de yoga. Contudo, não se pode deixar de mencionar a meditação.

Os praticantes de yoga reputam a respiração como um dos fatores mais importantes na aquisição e manutenção da flexibilidade (Hermógenes 1993). O tipo de respiração que preconizam é a respiração chamada completa (Hermógenes 1998), que utiliza toda a área pulmonar, empregando a musculatura abdominal e torácica como coadjuvante, em vez de aproveitar apenas o diafragma, como costuma fazer o homem adulto. A respiração deve ser lenta e profunda. Tanto a inspiração como a expiração são feitas pelo nariz, e a expiração dura o dobro do tempo da inspiração, o que facilita, segundo eles, a absorção e manutenção do prana (energia vital do ar) e reduz a ansiedade, entre outros ganhos.

Esse tipo de respiração (total e profunda), que pode ser observado normalmente na infância e quando se dorme, é capaz de auxiliar na obtenção de maiores graus de flexibilidade, embora exista uma carência muito grande de estudos científicos sobre o tema, de estudos isentos de dogmatismo.

No entanto, durante os primeiros minutos de meditação (que exigem uma técnica de respiração semelhante à do yoga), há imediata e espontânea redução no consumo de oxigênio, entre 16 e 18%, e durante a prática da meditação transcendental, a quantidade de dióxido de carbono exalado cai em proporção com a quantidade de oxigênio consumido. Além disso, o quociente respiratório permanece constante. Tais fatores devem ser atribuídos a uma redução da atividade metabólica celular (Bloomfield, Cain et al. 1976).

Além desses fatores, apresenta-se uma expressiva redução no ritmo respiratório durante a meditação, conforme se pode observar na figura 2.3:

Estudiosos do yoga afirmam que a respiração deve ser lenta, rítmica e controlada. Se o indivíduo estiver se curvando para a frente em um determinado alongamento, deve expirar conforme vai se curvando e, a seguir, inspirar devagar enquanto estiver sustentando o movimento. Não deve segurar a respiração enquanto estiver se alongando. Se uma determinada posição inibir seu padrão harmônico de respiração, então é óbvio que o indivíduo não está relaxando. Portanto, deve soltar-se um pouco dentro da posição, de modo a poder respirar com naturalidade.

Concentração

A concentração surge naturalmente, quando o indivíduo obriga a mente a permanecer em um único ponto ou a focar a atenção na tarefa a ser realizada. Assim sendo, é conhecida também como unifocalização da mente.

Como instrumento para ajudar a desenvolver a concentração, pode-se utilizar a respiração, assim como desacelerar o ritmo do pensamento e desenvolver a consciência, refinando-a e permitindo, assim, uma maior percepção e distinção de estados internos e externos mais sutis.

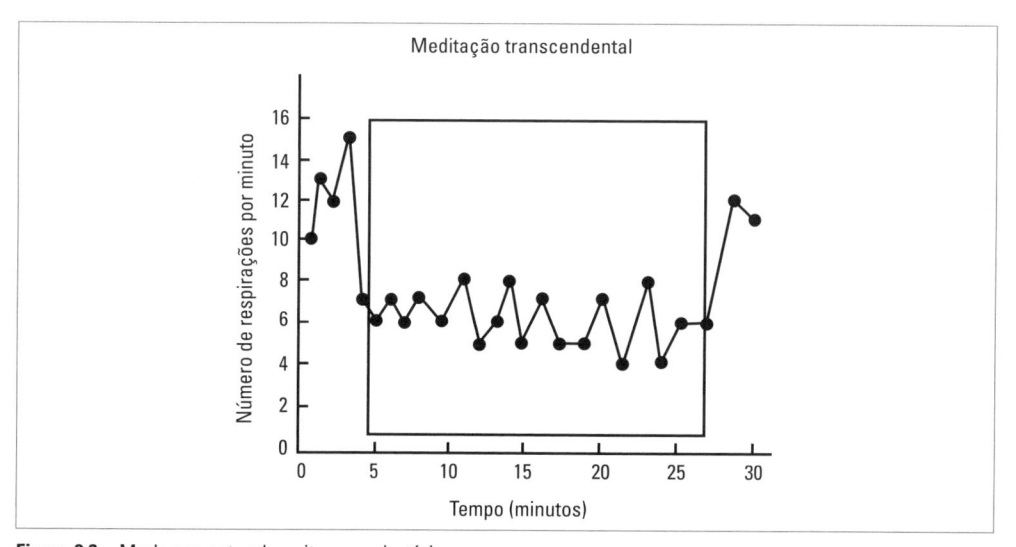

Figura 2.3 Mudança natural no ritmo respiratório
Fonte: Allison, J. "Respiratory changes during the practice of the technique of transcendental meditation". *Lancet*, n. 7.651, p. 833-34, abril de 1970.

A concentração pode ser definida em dois tipos: ativa e seletiva. Quando se pratica a ativa, o foco é no momento presente, mas a mente aceita tudo o que chega até ela. Na seletiva, o foco é em um único objeto.

Analisando como se comporta o cérebro sob o ponto de vista da atividade elétrica, ao ser examinado por meio de um eletroencefalógrafo, verifica-se o exposto na tabela seguinte:

Tabela 2.4	Impulsos elétricos nervosos do cérebro	
Níveis	Frequência de onda cerebral	Estados de consciência
β (beta)	Acima de 14 Hz	Estado de vigília
α (alfa)	De 7 a 14 Hz	Estado meditativo (hipnose, sono leve)
θ (teta)	De 4 a 7 Hz	Transe hipnótico profundo (sono profundo), nível utilizado para anestesia cirúrgica
Δ (delta)	Abaixo de 4 Hz	Estado de inconsciência

Durante a vigília, em que predominam as ondas β, as influências externas, principalmente a visão, mantêm o cérebro em estado de excitação, com a atenção voltada para fora do corpo. Nessa situação, as ondas cerebrais entrechocam-se e geram subfrequências.

Estudiosos das mais variadas linhas ensinam o caminho para colocar o cérebro em α, por meio da meditação, com métodos de controle da mente (Silva e Miele 1991):

Feche os olhos e olhe para cima por trás das pálpebras num ângulo de 20 graus. Por motivos não completamente compreendidos, basta esta posição dos olhos, para fazer com que o cérebro produza ondas alfa.

Agora, lentamente, com intervalos de dois segundos, conte regressivamente de 100 a 1. Enquanto faz, mantenha sua mente na tarefa, e você estará em alfa logo.

Para sair do estado alfa, diga mentalmente: vou sair lentamente, enquanto conto de um a cinco, sentindo-me bem desperto e melhor que antes. Um, dois, prepare-se para abrir os olhos, três, quatro, cinco, olhos abertos, bem desperto, sentindo-se melhor que antes.

Existem outros métodos para conseguir a concentração necessária para obter o estado alfa, por exemplo:

- imaginar-se em uma loja de departamentos com cinco subsolos servidos por escadas rolantes. Cada vez que desce mais um degrau, mais se afasta dos sons e influências exteriores e mais se concentra em si mesmo;
- imaginar um quadro de giz no qual são lançados todos os pensamentos que vêm à mente e apagá-los imediatamente. Quando se visualizar apenas o quadro limpo, estar-se-á profundamente concentrado;
- imaginar uma cor (azul celeste, por exemplo);

- o método de Jacobson consiste em progressivamente relaxar os segmentos corporais e ir abandonando-os ao relaxamento extremo, ao mesmo tempo em que se concentra toda a atenção em um ponto do corpo (Jacobson 1987);
- por meio de um som, como fazem os orientais (o mantra).

É importante saber que tal estado meditativo possui poderosa influência sobre as funções orgânicas. Estudos explicam os efeitos fisiológicos da combinação entre meditação transcendental (MT) e respiração profunda e compassada, apontando as seguintes alterações:

- diminuição significativa na concentração de lactato arterial;
- aumento de 0,4 a 1,6°C na temperatura da pele;
- aumento de até 300% no fluxo sanguíneo para os músculos esqueléticos, podendo ser responsável pela redução do nível de lactato e sentimentos subjetivos de relaxamento muscular, regularmente relatados pelos meditadores.

O estado hipometabólico sereno, em vez da hiperativação do sistema nervoso simpático (obtida com a prática de MT), pode constituir uma seta indicadora na direção de uma saúde melhor.

Observa-se, portanto, a existência de diversos fatores influenciadores da flexibilidade:

- parassimpaticotonia (predominância vagal), acarretando redução da tonicidade muscular (componentes ativos);
- aumento da temperatura local;
- sentimentos subjetivos de relaxamento.

Em 1969, o Dr. Donald Sperry ganhou o Prêmio Nobel de Medicina pelos estudos realizados sobre a assimetria funcional dos hemisférios cerebrais (Sperry 1968). Ele descobriu que o hemisfério esquerdo e o hemisfério direito trabalham de forma totalmente assimétrica, diferenciada e contrastante, concluindo que os dois hemisférios não possuem as mesmas funções.

Na maioria das pessoas – destras – o hemisfério esquerdo é o hemisfério dominante, é o que trabalha com conceitos lógicos, concepções formais e critérios matemáticos. O hemisfério direito, o hemisfério dominado, lida com os sentimentos, com as emoções, com a sensação de textura. Por exemplo: quando uma pessoa olha para uma mesa, tem uma informação biocular, que é processada de forma diferenciada por cada hemisfério. O hemisfério esquerdo capta a forma da mesa, os ângulos que a compõem, e o hemisfério direito, a textura granulada ou lisa da madeira. A associação dessas duas informações produz a percepção global da mesa.

A dominação lógica imposta pela cultura, pela sociedade, as regras, o bom senso, está concentrada – nas pessoas destras – no hemisfério esquerdo. O hemisfério direito, ao contrário, é eminentemente sensitivo. É por meio dele que se tem uma percepção mais sutil do mundo. Entretanto, o poder que o hemisfério esquerdo exerce sobre o direito é tão grande, que a capacidade do hemisfério direito de compreender a sua versão do mundo só se realiza plenamente pelos sonhos, quando dormindo, ou na fantasia, se acordados.

Os dois hemisférios são separados por um sulco anteroposterior, cujo fundo é formado pelo corpo caloso, que os une e realiza suas trocas de informações, normalmente do hemisfério dominante para o dominado.

O predomínio das ondas alfa possibilita uma maior troca de informações pelo corpo caloso, facilitando o fluxo do hemisfério dominado para o dominante.

Na figura 2.4 estão especificadas as especializações de cada hemisfério, permitindo que se perceba qual o tipo de informação (ou sentimento) que passa a ganhar força com a manifestação do hemisfério dominado.

Efeitos observados com o cérebro em alfa:

- sensação subjetiva de relaxamento e distensionamento muscular;
- melhora da consciência corporal (propriocepção);
- maior percepção do fluxo da bioenergia por seu corpo, no ambiente e no próximo;
- afloração do subconsciente;
- liberação de tensões psíquicas ou da bioenergia.

> Só podemos relaxar onde nos sentirmos à vontade.

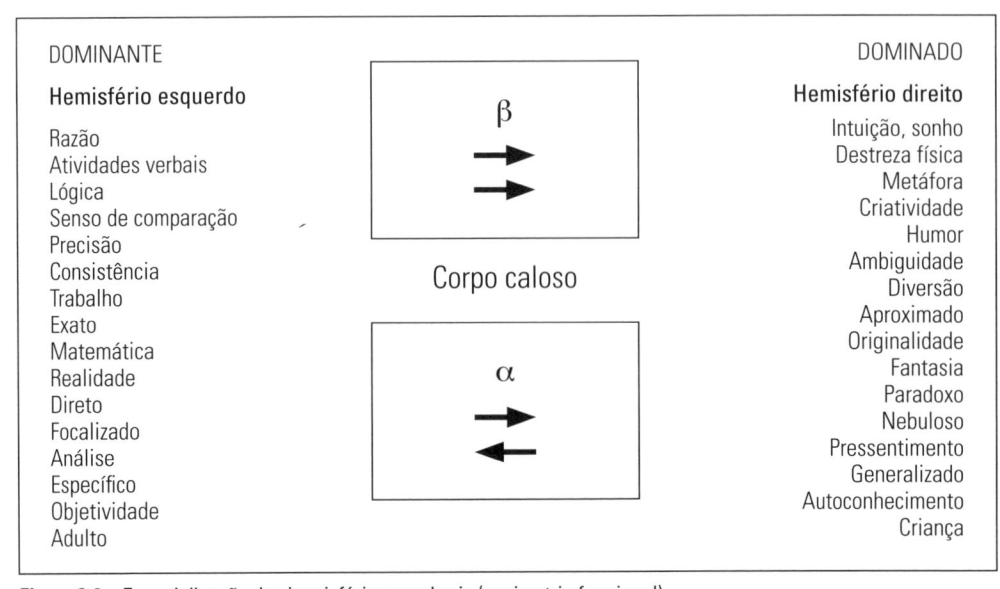

Figura 2.4 Especialização dos hemisférios cerebrais (assimetria funcional)

Com o cérebro em alfa, aflora, muitas vezes, o conteúdo do inconsciente, deixando perceber problemas bloqueados, emoções ocultas ou tensões psíquicas acumuladas. Por esse motivo, não é difícil observar, ao longo de um trabalho de flexibilidade em que se esteja estimulando a concentração e a consciência corporal, ou principalmente durante a relaxação subsequente, a eclosão de exaltações emocionais, que podem vir acompanhadas de choro.

O despertar da consciência corporal, com esse nível de profundidade, é algo percebido apenas por quem já participou de experiências do gênero. No entanto, ainda que o clima, a oportunidade ou os executantes não propiciem que se conduza o processo de concentração e interiorização até um ponto que transcenda o físico e se passe para o campo emocional, é importante que os exercícios de flexibilidade sejam, desde o início, realizados com bastante atenção.

Por meio do trabalho progressivo, pode-se, ao mesmo tempo em que se trabalha a flexibilidade – e, posteriormente a esta, o relaxamento –, levar o sujeito a ir se aprofundando em seu *Self*, até atingir a consciência plena de seu corpo e, a partir daí, tentar passar para descobertas mais sutis.

A percepção da energia que emana do corpo durante a relaxação, após uma série de exercícios de flexibilidade, seguida pela percepção da energia emanada dos corpos de outras pessoas; a capacidade de tocar e ser tocado; a expressão harmônica do sentimento; a redução das tensões psíquicas acumuladas por meio do movimento; essas são metas plausíveis de serem alcançadas com um processo consciente em trabalho de flexionamento-relaxamento. Verifica-se, portanto, aspectos do binômio flexibilidade/relaxação, com benefícios palpáveis no desenvolvimento da flexibilidade, em trabalho mais consciente e interiorizado.

Realizar, portanto, os exercícios de flexibilidade com concentração mental – "sentindo o movimento" em vez de simplesmente executando-o –, com uma respiração profun-

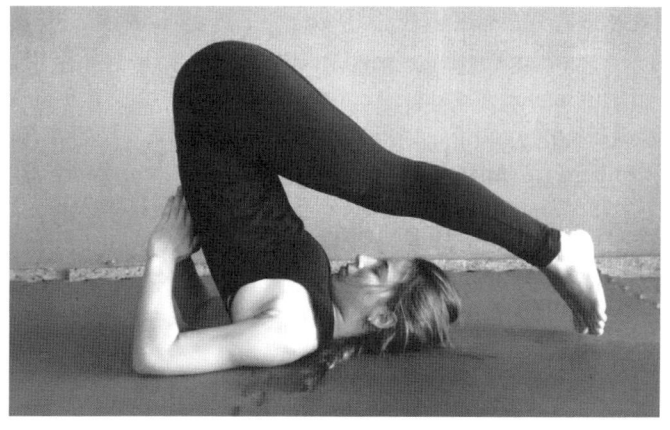

Figura 2.5 A yoga, graças à consciência do movimento, à respiração adequada e ao trabalho pelo método passivo, consegue conferir a seus praticantes uma grande flexibilidade

da e compassada (utilizando a musculatura abdominal e torácica); existem suficientes indícios de que esses fatores são capazes de propiciar a relaxação da musculatura, o que facilita os exercícios de flexibilidade, possibilitando, assim, a aquisição de níveis superiores dessa qualidade física.

Relaxamento

Em um programa de treinamento de flexibilidade, os possíveis benefícios são potencialmente ilimitados. A qualidade e a quantidade desses benefícios são posteriormente determinados por dois fatores. O primeiro está relacionado com os objetivos do indivíduo, cujo contexto pode ser biológico, psicológico, sociológico ou fisiológico. O segundo fator, os meios, são os métodos e técnicas para atingir os objetivos do indivíduo. Se os fins de um indivíduo são puramente emocionais ou psicológicos, ao contrário de biológicos ou fisiológicos, então certas técnicas serão empregadas, e outras, não (Alter 2010).

Um dos benefícios mais importantes de um programa de flexibilidade é a possível promoção do relaxamento. A partir de uma perspectiva puramente fisiológica, o relaxamento é a suspensão da tensão muscular. Altos níveis de tensão muscular no organismo humano resultam em vários efeitos colaterais negativos. A tensão muscular excessiva tende a diminuir a percepção sensorial do mundo e aumentar a pressão sanguínea (Larson e Michelman 1973).

O relaxamento pode ser definido de várias maneiras. Com o enfoque no aprendizado motor, é "a habilidade para controlar a atividade muscular para que os músculos não requeridos especificamente para uma tarefa estejam em repouso e aqueles que são requeridos sejam aquecidos no nível mínimo necessário para atingir os resultados desejados" (Coville 1979). Dessa maneira, o relaxamento "pode ser considerado como uma habilidade motora em si mesmo porque a habilidade para reduzir o aquecimento muscular é tão importante para o controle motor quanto a geração de aquecimento" (Coville 1979).

Relaxamento é consumo econômico de energia e resistência à fadiga, e envolve um gasto mínimo de energia compatível com o resultado desejado (Basmajian 1977).

O relaxamento pode ajudar a reduzir o risco de lesão. Se uma pessoa está relaxada, há um consumo econômico de energia e, dessa forma, resistência à fadiga. Além disso, quando uma pessoa é menos fatigada, ela é menos propensa à lesão, porque movimentos incômodos e tensão psicológica em geral devem aumentar a frequência de acidentes (Maughan 2008).

Os tipos de treinamento de relaxamento e técnicas relacionadas são difíceis de classificar porque eles empregam uma combinação de estratégias e técnicas (Payne e Donaghy, 2010). Entre elas estão:

- a abordagem somática ou física que usa respiração e movimentos especiais, técnicas especiais de alongamento, massagem e acupressão ou ajuste e manipulação;

- modalidades terapêuticas fisiológicas que usam frio, calor, agulhas, laser ou tração;
- técnicas cognitivas, mentais e de controle da mente;
- tecnologia sofisticada, tal como o *biofeedback*;
- drogas ou medicamentos.

Estratégias somáticas ou físicas caem em duas categorias principais: distração passiva e distração ativa. As primeiras estratégias incluem relaxamento progressivo, massagem e determinadas técnicas respiratórias. As últimas estratégias incluem técnicas como yoga (Sarang e Telles 2006), Alexander, Feldenkrais e tai chi chuan.

O relaxamento muscular profundo progressivo (RMPP) foi desenvolvido por Edmund Jacobson (Manzoni, Pagnini et al. 2008). O relaxamento progressivo busca relaxar os músculos esqueléticos voluntários por meio do controle consciente. A técnica é praticada em um local silencioso e com uma atitude passiva: um músculo é muito contraído e depois subitamente relaxado.

Como resultado, o indivíduo torna-se consciente do contraste entre a sensação de tensão e a sensação de relaxamento. Depois, o indivíduo relaxa um grupo muscular de cada vez em uma ordem sistemática do pé até a cabeça ou da cabeça até o pé. Gradativamente, o corpo inteiro é relaxado progressivamente. Com cuidado e processo dedicado, uma pessoa pode ser ensinada a reconhecer as menores contrações e evitá-las, alcançando, assim, o grau de relaxamento mais profundo possível (Bernstein, Carlson et al. 2007).

Quase quarenta anos depois do trabalho pioneiro de Jacobson, outro desenvolvimento ocorreu no campo do relaxamento. A resposta de relaxamento foi descoberta e publicada pelo Dr. Herbert Benson (Manzoni, Pagnini et al. 2008), da Faculdade de Medicina de Harvard.

Baseado em técnicas praticadas por milhares de anos por várias culturas e cultos, Benson identifica quatro componentes básicos necessários para produzir a resposta de relaxamento (Benson & Proctor, 2010).

1. Um ambiente silencioso – permite que a pessoa "desligue" os estímulos internos e as distrações externas, podendo ser comparado a uma câmara de descompressão mental e emocional.
2. Um mecanismo mental ou um objeto para estender-se – isso deve ser um estímulo constante. Pode envolver repetição de palavra (p. ex., relaxe ou alongue), olhar fixamente um objeto (p. ex., procurar alcançar mentalmente os dedos de alguém) ou concentrar-se em um sentimento específico (p. ex., imaginar os músculos "escoando" ou sentindo o tecido conjuntivo desenrolando-se).
3. Uma atitude passiva – na opinião de Benson, essa atitude "parece ser o fator mais essencial para evocar a resposta de relaxamento" e é realizada esvaziando-se todos os pensamentos e distrações da mente de uma pessoa.

4. Uma posição confortável – o objetivo de uma postura confortável é eliminar qualquer "tensão muscular indevida" e permitir que a pessoa permaneça na mesma posição por um longo período de tempo.

FATORES EXÓGENOS INFLUENCIADORES DA FLEXIBILIDADE

A flexibilidade é também influenciada por agentes exógenos, embora estes apresentem uma interferência reversível, que cessa – como é óbvio – ao extinguir-se o fator considerado. Pode-se observar essa influência devido a:

Hora do dia

Ao acordar, todos os componentes plásticos do corpo estão em sua forma original devido às horas em que o organismo esteve deitado, não sendo submetido à ação da gravidade no sentido longitudinal, mas sim no sentido transversal.

Esse fato pode provocar uma resistência aos movimentos de maior amplitude, que, por dependerem de um estiramento da musculatura e da execução de um arco articular expressivo, levam à deformação dos componentes plásticos envolvidos.

Para se contrapor à tendência dos componentes plásticos de resistir ao movimento, recomenda-se a execução de uma série de alongamento imediatamente após o despertar. "De manhã, depois de levantar-se, o limiar de sensibilidade dos fusos musculares está acentuado" (Weineck 2005). Devido a esse fator, qualquer estiramento da musculatura disparará o reflexo miotático. Os exercícios feitos durante a manhã devem, portanto, ser precedidos de um aquecimento de duração e intensidade maiores.

Por volta do meio-dia, tais fatores já foram contornados, e a flexibilidade atinge seus níveis normais.

Temperatura ambiente

O frio reduz a elasticidade muscular, com óbvios reflexos sobre a flexibilidade.

"O estímulo de frio atua sobre o sistema de motoneurônios gama, aumentando o tônus muscular" (Hollmann e Hettinger 2005). Inversamente, a temperatura ambiente alta acarreta a elevação da temperatura corporal, com efeito inibitório sobre os motoneurônios gama e consequente relaxamento da musculatura e aumento da flexibilidade.

Possuem efeitos semelhantes aos das altas temperaturas ambientes sobre o organismo, os mecanismos e processos capazes de elevar a temperatura corporal, tais como banho quente, diatermia, luz infravermelha etc.

Exercício físico

A flexibilidade é poderosamente influenciada pelos exercícios que tanto provocam seu aumento como sua redução, tais como:

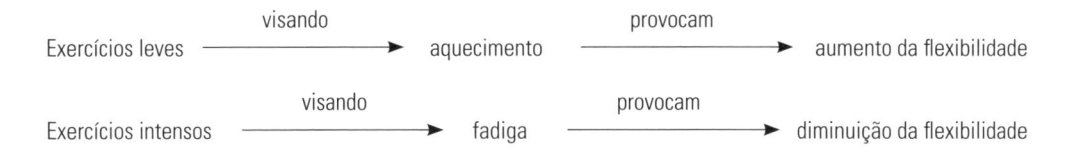

Esses dois efeitos, aparentemente contraditórios, são facilmente explicáveis por sua interpretação à luz da fisiologia humana, da maneira que se segue:

Exercícios de aquecimento

Embora exista uma grande polêmica sobre se o aquecimento possui ou não influência na performance, não há dúvida de que, se realizado corretamente (com a duração de 5 a 20 minutos, consumo energético em torno de 60% do VO_2máx, capaz de provocar uma elevação de 2 a 3ºC na temperatura corporal e os demais efeitos do aquecimento), provocará:

- diminuição da viscosidade dos líquidos orgânicos;
- aumento de 12 a 13% da espessura da cartilagem articular pela penetração de fluido, permitindo o aumento da compressibilidade e a diminuição da pressão por área de superfície articular, reduzindo, portanto, o risco de lesões na região considerada;
- diminuição do tempo de transição entre os estados de contração e relaxação.

Todos esses fatores exercem uma influência benéfica no desenvolvimento da flexibilidade.

Fadiga

A flexibilidade acusa uma dependência em relação ao grau de fadiga. A causa disso consiste, por um lado, em maior sensibilidade dos fusos musculares (fadiga física ou psíquica) e, por outro lado, na diminuição do ATP existente na musculatura. A diminuição da concentração de ATP dificulta o rompimento da ligação actino–miosina ocorrida durante a contração, impedindo a relaxação completa da musculatura (Weineck 2005).

Além disso, a fadiga da musculatura é, normalmente, acompanhada de um edemaciamento dela (hipertrofia sarcoplasmática aguda), que constitui importante fator impeditivo ao estiramento do músculo.

CORRELAÇÃO DAS INFLUÊNCIAS EXÓGENA E ENDÓGENA SOBRE A FLEXIBILIDADE

As influências apontadas nos itens anteriores podem ser bem comprovadas por uma experiência realizada por Ozolin (Cesar, Pernambuco et al. 2006), que consistiu no teste de fletir e alcançar, adaptado do teste de Wells, realizado sob a influência de cada um dos referidos fatores, conforme mostrado na figura 2.6.

Dados colhidos em diversas situações, procurando-se explorar os fatores influenciadores da flexibilidade, obtiveram os resultados mostrados na tabela a seguir, que comprovam a influência da hora do dia, temperatura ambiente e situação pré ou pós-treinamento.

Tabela 2.5 Média das médias obtidas por Ozolin		
Fator	Especificação	Medida
Hora do dia (medidas tomadas a temperatura constante)	8h	- 14 mm
	13h	+ 35 mm
Temperatura (medidas tomadas às 13h)	Despido a uma temperatura de 10°C	- 36 mm
	Despido após passar 10 min na banheira com água a + de 40°C	+ 78 mm
Situação (medidas tomadas às 12h em temperatura constante)	Após 20 min de aquecimento	+ 89 mm
	Após treino forte	- 35 mm

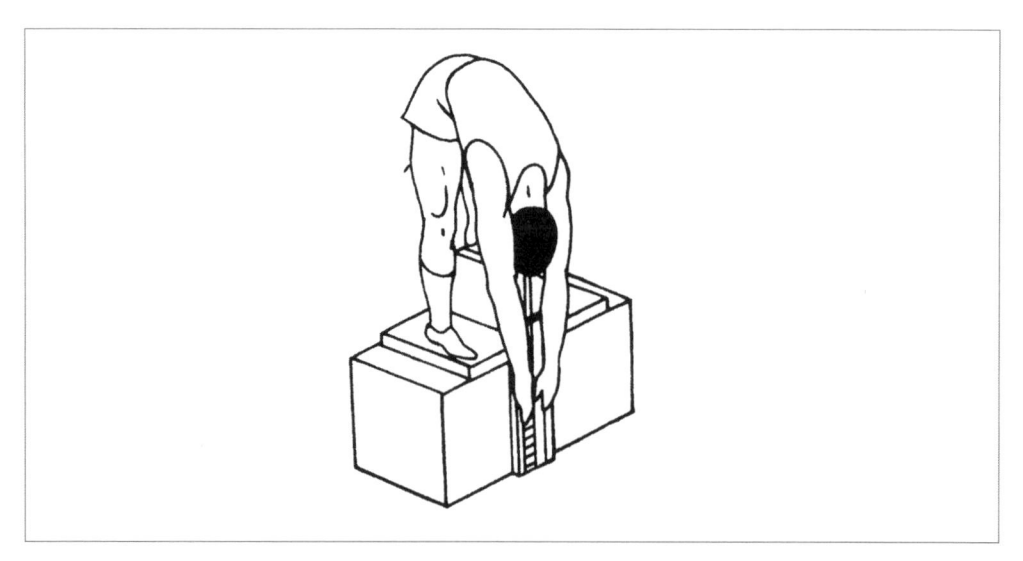

Figura 2.6   Posição de tomada da medida da flexibilidade de flexão do tronco

Grosser (1977) chegou a resultados comparáveis em suas pesquisas. Segundo esse autor, a flexibilidade era aumentada pelos seguintes fatores, classificados em ordem de eficácia (Weineck 2005):

1°) banho quente de 5 minutos a 40°C;

2°) 15 minutos de aquecimento localizado;

3°) 20 minutos de massagem manual;

4°) treinamento mental;

5°) 15 minutos de aquecimento geral;

6°) 15 minutos de aquecimento através de um jogo;

7°) nenhum aquecimento muscular com temperatura a 20°C;

8°) nenhum aquecimento muscular com temperatura a 10°C.

Dessas duas pesquisas, depreende-se que o aquecimento é fator crucial na melhora dos níveis de flexibilidade em curto prazo, sendo, dessa forma, um aspecto preventivo de lesões durante a performance.

IMPORTÂNCIA DA FLEXIBILIDADE

Por seu papel preponderante na capacidade motora do homem, a flexibilidade influencia decisivamente diversos aspectos da motricidade humana, podendo-se ressaltar os apresentados adiante:

APERFEIÇOAMENTO MOTOR

Uma boa flexibilidade permite a realização de arcos articulares mais amplos, possibilitando a execução de movimentos e gestos desportivos que, de outra forma, seriam impossíveis.

Para um ginasta, essa pode ser a diferença entre conseguir ou não realizar um Stalder, um Kippe ou um Tsukahara. Para os demais atletas, pode decidir se um afundo do esgrimista, uma esquiva do boxer, um drible do jogador de futebol ou uma defesa do tenista terão eficácia ou não.

Uma boa flexibilidade é também fator imprescindível para que o bailarino faça movimentos amplos, próximos ao seu limite máximo, com suavidade e graça, sem requerer esforço e tensão muscular, para obter o estiramento da musculatura que possibilita o movimento.

Até para o sedentário, esse aspecto da flexibilidade influencia, permitindo que ele execute, sem ajuda e de forma elegante, gestos cotidianos, como subir em uma motocicleta, vestir um paletó apertado, cortar as unhas dos pés ou entrar em um carro baixo.

EFICIÊNCIA MECÂNICA

Os últimos 10 a 20% do arco articular são caracterizados por apresentarem maior resistência ao movimento devido ao fato de se estar chegando ao limite de distensibilidade dos músculos, ligamentos e tecidos conjuntivos envolvidos.

Assim, cada vez que entra nessa zona de alta resistência (ZAR), a pessoa se vê forçada a realizar um esforço extra, além do normalmente exigido para a execução do movimento, a fim de fazer frente à crescente resistência das citadas estruturas.

A ZAR deve, portanto, ficar além dos arcos articulares utilizados nos gestos desportivos e movimentos executados habitualmente, para evitar o aumento do consumo energético.

Além disso, como o movimento por meio da ZAR é realizado contra resistência, ele depende da geração de força pela musculatura agonista para ser executado, o que implica o recrutamento de maior número de unidades motoras e maiores frequências de estímulos nervosos, fatores que provocam uma sensível perda na leveza do movimento, comprometendo o estilo ou a beleza do gesto.

No caso de ser necessário realizar movimentos de grande amplitude, habitualmente deve-se se certificar de que se dispõe de uma margem de segurança de pelo menos 20% a mais do que o arco articular que vai ser utilizado. Essa precaução reduz o desgaste energético do atleta e permite maior elegância de movimentos ao não atleta.

Na figura a seguir, apresenta-se um esquema explicativo do que foi dito neste tópico.

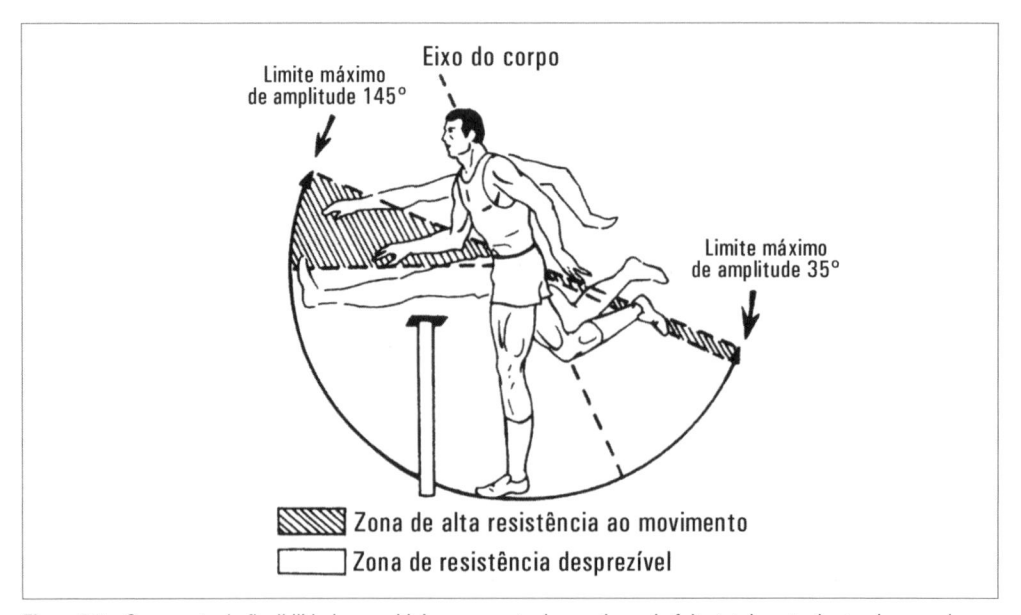

Figura 2.7 O aumento da flexibilidade permitirá que o gesto desportivo seja feito totalmente dentro da zona de baixa resistência

PROFILAXIA DE LESÕES

Este aspecto é ainda um assunto muito controverso: refere-se à diminuição do risco de lesões.

As pessoas envolvidas com a atividade física afirmam que o aumento da flexibilidade reduz o risco de lesões musculoarticulares. Entretanto, a flexibilidade excessiva pode comprometer a estabilidade da articulação e ser indicativa de propensão a lesões, principalmente nos esportes de contato (Dantas, Daoud et al. 2011).

Diversos autores, como Berger (Berger 1982), defendem a tese de ser a flexibilidade um fator preventivo de lesões: com o aumento da flexibilidade e da resistência muscular localizada, os riscos de lesões em algumas articulações diminuem consideravelmente, apesar do aumento da carga de trabalho a que são submetidas em função do progresso do treinamento.

Além dos três efeitos da flexibilidade citados anteriormente: "facilitação do aperfeiçoamento nas técnicas dos desportos; aumento da capacidade mecânica dos músculos e articulações, permitindo um aproveitamento mais econômico de energia; e fator preventivo contra acidentes desportivos (lesões, contusões etc.)", há ainda um quarto efeito, que é o de propiciar "condições para uma melhoria na agilidade, velocidade e força".

As lesões ocorrem quando um membro é forçado além de sua angulação de utilização normal. Assim, o aumento da flexibilidade reduz esse risco (Sharkey 1990).

O cerne da questão é a necessidade de a articulação possuir, ao mesmo tempo, duas qualidades opostas: mobilidade e estabilidade.

As articulações devem ser suficientemente móveis para permitir ao atleta a movimentação necessária, mas não devem possuir mobilidade tão ampla que diminua a estabilidade ou que coloque um membro em condições de maior vulnerabilidade a lesões. Uma excessiva mobilidade é mais comumente um problema do ombro ou do joelho. Isso ocorre porque, tendo importantes ligamentos, demasiadamente longos, essas articulações tornam-se suscetíveis a lesões, principalmente nos esportes de contato. Mobilidade excessiva nos joelhos ou ombros é razão para vetar a prática de esporte de contato. Nas articulações em que o fator limitante não é a amplitude de movimento do músculo, demasiada flexibilidade não provoca instabilidade, mas sim a elasticidade, pelo contrário, evita o risco de lesões musculares (Rodrigues e Dantas 2002).

Da relação dialética estabilidade *versus* mobilidade articular, surge a necessidade de procurar verificar, com cuidado, em cada articulação, em cada movimento, se a preocupação deve ser com a estabilidade da articulação (que impõe menor flexibilidade) ou com a mobilidade.

Um jogador de futebol que não tem boa flexibilidade nos movimentos da articulação coxofemoral, em especial abdução, flexão e extensão, é um candidato certo a lesões musculoarticulares. Por esse motivo, deve ser realizado um trabalho de flexionamento sobre tal articulação.

Por outro lado, se for realizado um treinamento da flexão do joelho – movimento que o jogador nunca utiliza em sua amplitude máxima durante o jogo –, provocar-se-á a diminuição da estabilidade do joelho, com o aumento do risco de lesão.

Conclui-se, portanto, que o treino da flexibilidade não pode ser realizado de forma global em todo o corpo, mas sim avaliando judiciosamente a conveniência ou não de aumentar a amplitude de cada um dos movimentos considerados.

EXPRESSIVIDADE E CONSCIÊNCIA CORPORAL

Embora o desenvolvimento do treinamento da flexibilidade tenha sido obtido graças à motivação do desporto de alto rendimento, é certamente para o não atleta que encontra sua aplicação mais nobre.

Já se afirmou, anteriormente, que uma boa flexibilidade permite a execução de gestos impossíveis para as pessoas que não a possuem, além de permitir a realização de movimentos elegantes, harmônicos e com menor consumo energético.

No entanto, a capacidade de conferir consciência corporal ao seu praticante é uma possibilidade pouco explorada dos exercícios de alongamento e flexionamento.

Até mesmo parado, apenas buscando as sensações de contração e relaxação, pode-se experimentar o "despertar muscular".

O despertar da consciência muscular pode, a bem da verdade, ser obtido por meio de qualquer atividade física, mas de forma bem menos acentuada do que por meio da flexibilidade.

Na prática desportiva, por exemplo, embora o nível subconsciente esteja presente à percepção do movimento, o consciente do praticante, sua atenção está certamente concentrada no objetivo da disputa: na bola, no adversário, no dardo, no peso, na distância a ser percorrida, no sarrafo a ser ultrapassado etc.

Na ginástica de academia, a atenção também está focada em fatores extrínsecos: a música, o professor, a sequência de exercícios, o ritmo da turma etc.

O bombardeamento constante de sensações e informações a que se está submetido na vida urbana, nos dias de hoje, constitui enorme obstáculo para conhecer o próprio corpo e a automotricidade.

Considere-se o contraste entre o estiramento máximo da musculatura e a mobilização extrema das articulações, contraposto à relaxação dessas estruturas. Leve-se em conta, ainda, o auxílio prestado por respiração ampla e compassada, a concentração da atenção no movimento executado. Certamente se está diante da mais poderosa ferramenta para despertar a consciência corporal.

Ao flexionar e estender a articulação do cotovelo, com a atenção concentrada no gesto, a pessoa que trabalha a flexibilidade, prestando atenção em suas próprias sensações, aprenderá como o movimento se desencadeia e as modificações sistêmicas que provoca em toda a musculatura circunvizinha. Reproduzindo esse trabalho nas demais articulações, ela progressivamente irá aprendendo como seu corpo reage à atividade e de que modo se comporta nos extremos de utilização.

A lógica ensina que, "ao conhecer os extremos, se percebe o meio". Quando se conhece, por exemplo, o claro e o escuro, fica fácil imaginar ou reconhecer a penumbra. Ao experimentar os limites máximos de um determinado movimento, a pessoa passa a possuir maior capacidade de realizar e perceber os movimentos intermediários, graças aos seus novos referenciais.

É essa capacidade de intelectualizar o movimento que torna o trabalho de flexibilidade tão precioso ao despertar da consciência corporal; é a possibilidade de envolver na atividade não só o corpo psicomotor, mas também o cognitivo, enriquecendo sensivelmente esse tipo de exercício.

A partir da cognição do movimento, pode-se, paulatinamente, passar para o campo afetivo. É a plenitude da consciência psicomotora, cognitiva e afetiva do movimento que permite utilizar o corpo como um meio de comunicação, expressando, por meio da motricidade, os sentimentos que se experimenta e a vontade de se relacionar com as pessoas, além de revelar as sensações interiores.

Nós distinguimos a expressão na qual o corpo é um apoio na transmissão de uma montagem da expressividade, em que o movimento pode ser nuançado, do mesmo modo que se pode modular uma palavra ou uma frase, a fim de evocar certas sutilezas da língua. As palavras podem ser pronunciadas de maneiras diferentes de acordo com o estado emocional. A linguagem corporal para um mesmo movimento técnico pode exprimir a emoção sentida pela pessoa no momento em que o executa. O apoio rítmico influencia o estado emocional da pessoa e, portanto, a tensão muscular com a qual ela efetua o gesto. Nuances muito sutis, relativas à utilização da energia na execução do movimento, permitem realizar um verdadeiro diálogo corporal. A expressão, em sentido geral, é a manifestação exterior do pensamento ou dos estados físicos, sendo, portanto, uma conduta de comunicação, nascida da vida social. As atitudes e as palavras são suportes para a transmissão de mensagens e têm como razão de ser a produção de uma informação. Mas o corpo expressa-se por intermédio de suas características anatomofisiológicas, e, desse ponto de vista, as situações desagradáveis que atingem diariamente o indivíduo são armazenadas no interior do organismo sob forma de tensão muscular crescente. As situações emocionais aumentam a tonicidade e provocam dificuldade na realização do movimento. Pode-se notar, às vezes, na conduta de alguns indivíduos, os problemas que os preocupam: as atitudes e o andar são sinais reveladores, que não enganam; e desde gestos simples que apoiam um discurso até o medo que paralisa, pode-se conceber um registro particularmente amplo das tensões emocionais e de suas repercussões sobre o organismo. Ora, o estresse é um fenômeno de todos os dias, e as contrariedades de todos os tipos (problemas familiares, filas de espera, trabalho etc.) agem diretamente sobre o corpo, produzindo uma energia que vai deformar o comportamento e, com isso, a expressividade. Uma pessoa tensa terá dificuldade para liberar de maneira harmoniosa e sutil a energia expressiva de um movimento. A flexibilidade possui características fisiológicas e biomecânicas, mas uma pessoa tensa terá muito mais dificuldade para chegar a um relaxamento muscular que outra pessoa mais descontraída. Salientamos que um corpo vivenciado, isto é, aceito sem restrição, é também um corpo controlado; ora, para chegar a essa liberdade, é preciso eliminar as tensões armazenadas nele. Um corpo bem vivenciado é harmonioso porque é flexível e está à disposição do espírito. Pode-se modelá-lo para chegar à beleza plástica considerada satisfatória.

O processo de consciência, desencadeado pelas sessões de treinamento da flexibilidade, pode (e deve) ser mantido no dia a dia. Além de ser uma disciplina praticada em academias por um público informado e motivado que deseja realmente ter maior flexibilidade ou adaptar seu corpo à prática de uma atividade esportiva bem definida, o alongamento vem se tornando uma atividade muito popular, acessível a todos e que ultrapassa largamente o âmbito da academia. Com efeito, é bastante lógico que, em um mundo em que é dada importância crescente ao corpo, graças à dietética, à estética e ao trabalho muscular, as pessoas vivam a plenitude de seu físico até mesmo na rua. Existem momentos privilegiados do dia, quando o corpo pede para viver e quando as sensações são sentidas mais facilmente. Por esse motivo, é conveniente prestar atenção ao próprio organismo e não resistir ao desejo de se espreguiçar, quando, bem cedo, de manhã, um raio de sol vem atingir o corpo ainda imobilizado pelo sono. Por que lutar contra essa necessidade de fazer viver os diferentes grupos musculares por meio de uma série de contrações e relaxamentos lentos e prolongados? Para isso, não será necessário girar freneticamente a bolsa nem o guarda-chuva com um movimento de grande amplitude que atrairá os olhares curiosos de outras pessoas. A atividade de alongamento será, então, o início de um dia de harmonia corporal, considerada em sua plenitude respiratória. Quantos cidadãos têm uma amplitude diafragmática reduzida à parte estritamente funcional e são incapazes de mobilizar voluntariamente e em repouso seu aparelho respiratório de maneira máxima? A utilização de um momento de pausa ou de espera poderá ser ideal para a redescoberta corporal e até mesmo orgânica; por meio da mobilização diafragmática completa em sua amplitude máxima, uma cascata de reações será desencadeada, por exemplo, uma verdadeira massagem aórtica, que tem repercussões notáveis, ou de relaxação do plexo solar, que é, com frequência, o centro de um verdadeiro bloqueio ansioso. A mobilização em uma amplitude limitada das diferentes articulações permite uma verdadeira aprendizagem da função muscular ao nível do aparelho locomotor.

CLASSIFICAÇÃO DA FLEXIBILIDADE

Ao se estudar a flexibilidade, nota-se que ela pode ser classificada sob quatro diferentes perspectivas:

- quanto ao tipo;

- quanto à abrangência;
- quanto ao referencial;
- quanto às articulações envolvidas.

Cada uma delas prioriza um aspecto discriminatório, todos igualmente relevantes.

Quanto ao tipo

Os movimentos por meio dos quais a flexibilidade se manifesta podem ser estudados sob dois diferentes enfoques, ou seja:

Quanto ao agente

- movimento induzido: realizado por outra pessoa ou outro grupo muscular da mesma pessoa;
- movimento autônomo: realizado pelos grupos musculares agonistas.

Quanto à velocidade de execução

- movimento rápido: executado com alta aceleração inicial e exploração posterior da inércia;
- movimento lento: executado sem velocidade ao longo de todo o arco articular.

Da combinação dessas duas formas de enfocar os movimentos, obtém-se o seguinte quadro:

Tabela 2.6 Combinação das duas formas de se enfocar os movimentos		
Quanto à velocidade Quanto ao agente	Rápido	Lento
Induzido	Flexibilidade balística	Flexibilidade estática
Autônomo	Flexibilidade dinâmica	Flexibilidade controlada

Os quatro tipos de flexibilidade obtidos apresentam características totalmente diversas, abordadas a seguir:

Flexibilidade balística

Este tipo de flexibilidade só possui interesse teórico, pois não tem existência prática no dia a dia.

Poderia ser observada em um movimento com as seguintes características: toda a musculatura circundante à articulação empregada no movimento ficaria em estado de relaxamento total, e o segmento corporal seria mobilizado por um agente externo (outro grupo muscular ou outra pessoa) de forma rápida e explosiva (fig. 2.8).

Uma ação com essas características possui uma poderosa influência sobre o fuso muscular, provocando o reflexo miotático, com grandes possibilidades de causar uma lesão muscular devido ao desequilíbrio provocado no mecanismo de propriocepção.

Flexibilidade estática

É o tipo de flexibilidade mais facilmente mensurável. Sua medida pode ser realizada por meio da relaxação de toda a musculatura ao redor da articulação que participa do movimento e mobilização do segmento de forma lenta e gradual por agente externo, buscando alcançar o limite máximo (fig. 2.9).

Flexibilidade dinâmica

É expressa pela máxima amplitude de movimentos obtida por seus músculos motores, volitivamente, de forma rápida: "a oposição ou resistência de uma articulação ao movimento" (Fox, Bowers et al. 1991). É, sem dúvida, a mais utilizada, o tipo de flexibilidade normalmente observado na prática desportiva.

No entanto, devido ao pequeno lapso de tempo em que a máxima amplitude do movimento é mantida, apresenta grande dificuldade para ser avaliada.

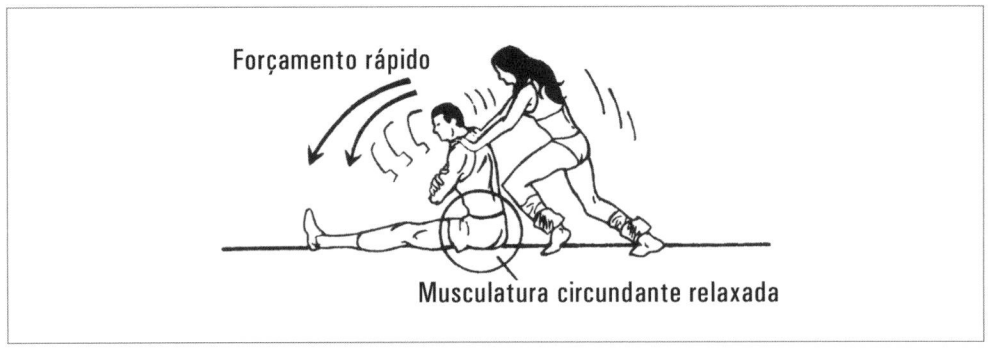

Figura 2.8 Aplicação da flexibilidade balística na flexão do tronco sobre as pernas

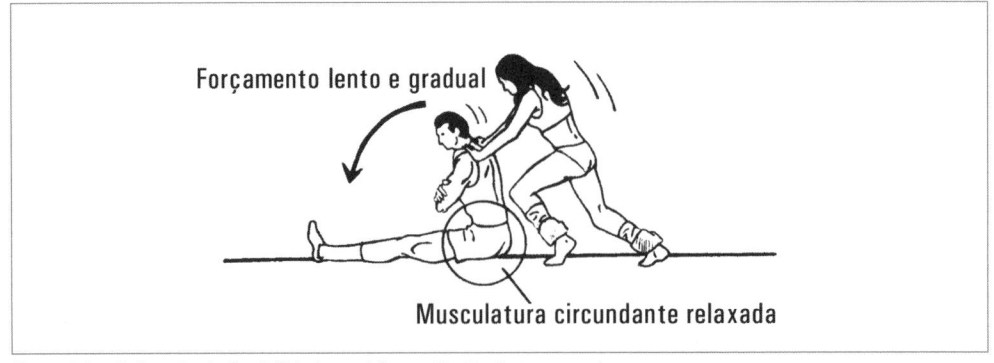

Figura 2.9 Aplicação da flexibilidade estática na flexão do tronco sobre as pernas

Assim, observa-se um paradoxo: o tipo de flexibilidade normalmente observado na prática desportiva ou nas atividades físicas cotidianas é a dinâmica, mas a que é mensurada é a estática.

Geralmente a flexibilidade dinâmica é maior do que a estática (Hollmann e Hettinger 2005).

Flexibilidade controlada

Observável quando se realiza um movimento sob a ação do músculo agonista de forma lenta, até chegar à maior amplitude na qual seja possível realizar uma contração isométrica.

De importância capital para ginastas, dançarinos e fisioculturistas, pois é observável amiúde nas respectivas práticas.

Esse tipo de flexibilidade é o que permite ao praticante de uma atividade sustentar um segmento corporal, em uma contração estática, realizada em um amplo arco articular.

Depende não somente da elasticidade dos antagonistas e da mobilidade da articulação envolvida, mas também da força isométrica do agonista.

Assim, uma pessoa possuidora de um alto grau de flexibilidade dinâmica ou estática poderá apresentar uma pobre performance na flexibilidade controlada se não for dotada de força isométrica nos grupos musculares fixadores do movimento considerado.

Quanto à abrangência

Dependendo dos movimentos considerados, a flexibilidade pode ser de dois tipos: geral e específica.

Flexibilidade geral

É a observada em todos os movimentos de uma pessoa, englobando todas as suas articulações.

Por exemplo: índice obtido no flexiteste pelo atleta "A" (somatório dos conceitos de todos os movimentos).

Flexibilidade específica

É a referente a um ou alguns movimentos realizados em determinadas articulações. Por exemplo: flexibilidade da cintura escapular dos nadadores de uma equipe.

Quanto ao referencial

Sob essa perspectiva, a flexibilidade pode ser relativa ou absoluta. A diferença entre elas é a consideração ou não das medidas antropométricas.

Flexibilidade relativa

Compara o grau de flexibilidade obtido com os comprimentos e dimensões corporais.

Flexibilidade absoluta

Na medida de um movimento específico, leva em conta apenas o arco articular máximo alcançado, sem considerar as medidas antropométricas.

Quanto às articulações envolvidas

Existe uma flexibilidade simples e outra composta (Montenegro 1987):

Flexibilidade simples

Observada em uma determinada ação articular em uma única articulação.

Flexibilidade composta

Quando o movimento envolve mais de uma articulação ou mais de um tipo de ação articular dentro de uma articulação simples.

INTERDEPENDÊNCIA DO TREINAMENTO DA FLEXIBILIDADE

Cada qualidade física, para ser treinada, exige um tipo específico de trabalho, ocasionando, obviamente, uma reação peculiar do organismo.

Ao treinar para um desporto ou na academia de ginástica, a pessoa tem necessidade de trabalhar mais de uma qualidade física por dia, devido à restrição de tempo disponível, que imporá uma adequação dessas valências.

Além disso, nos locais de treinamento de atletas, escutam-se amiúde conselhos para não misturar hipertrofia com corrida, velocidade com flexibilidade, técnica apurada com força, o que, apesar de totalmente falso, é bastante difundido, influenciando, inclusive, a metodologia de trabalho.

Um dos mais arraigados conceitos distorcidos em educação física refere-se à incompatibilidade entre hipertrofia muscular e flexibilidade. Embora saiba-se que o trabalho de musculação pode limitar a flexibilidade, ele não impede – se for bem compensado por exercícios adequados – a coexistência da flexibilidade com a hipertrofia muscular nos mesmos segmentos corporais (Rønnestad e Mujika 2013).

Encerrando uma longa discussão a respeito da hipertrofia, informamos que esse fenômeno ocorreu devido a um maior número de fibras (divisão das fibras), volume das fibras (principalmente as de contração rápida) e miofibrilas musculares; à maior quantidade total de proteínas, a um número maior da quantidade de capilares e a maiores quantidades de tecidos conjuntivos tendinosos e ligamentares. É, no entanto, a fibra muscular que apresenta o maior potencial para o desenvolvimento da flexibilidade.

Fazendo uma simplificação, somente cabível para fins pedagógicos, das propriedades mecânicas do músculo esquelético, pode-se compará-lo (devido a seus componentes elásticos) a um tubo de borracha. Quanto mais espessas forem as paredes do tubo, maior o comprimento que ele poderá atingir se esticado. Por analogia, pode-se entender porque o músculo hipertrofiado é passível de alcançar uma excelente flexibilidade.

Das propriedades mecânicas expostas anteriormente, percebe-se não haver obrigatoriedade da diminuição de flexibilidade pelo aumento da força. O mito do "músculo duro" ou de nodosidade muscular (*muscle bound*) não encontra respaldo na realidade. Na maioria das articulações, a flexibilidade dos atletas é, pelo menos, normal, ou acima da média, principalmente para aqueles em que a força é particularmente importante (arremessadores de peso, ginastas e lutadores). O que ocorre é que, pela observação dos atletas de culturismo de antigamente, herdou-se essa imagem de a pessoa forte ser pouco flexível. No entanto, se ao trabalho de musculação forem associadas técnicas de alongamento e flexionamento, obter-se-á uma musculatura desenvolvida e alongada, capaz de excelentes performances e de soberba aparência estética (Roberts and Azizi 2011).

Aumento da flexibilidade nas mesmas áreas corporais em que se fazia um árduo programa de musculação, baseado em trabalho negativo, e exercícios de força partindo da posição do pré-estiramento, durante uma pesquisa realizada na Academia Militar de West Point, na primavera de 1975 (Marfell-Jones, Olds et al. 2006), demonstram que os mesmos exercícios realizados para a aquisição de força, se executados em toda a sua possível amplitude, são capazes de representar um excelente trabalho de flexibilidade.

Coadjuvando o treinamento de musculação, é necessário, pelo menos, um fator para que não haja a diminuição da flexibilidade:

- medidas tomadas após o trabalho de musculação, para mobilizar os segmentos corporais na total amplitude dos arcos articulares (trabalho de alongamento).

Se a intenção for aumentar a flexibilidade, deve-se:

- executar exercícios de musculação partindo da posição de pré-estiramento, devendo ser realizados em toda a amplitude do movimento;
- incluir, na série de musculação, exercícios de trabalho negativo (contração excêntrica), capazes de mobilizar a articulação em um arco levemente maior que o habitualmente empregado;
- complementar o treinamento com sessões de trabalho, visando a aumentar a flexibilidade (trabalhos de flexionamento).

Como as demais qualidades físicas não interferem diretamente sobre a flexibilidade, não é o caso de abordá-las nesta obra.

REFERÊNCIAS BIBLIOGRÁFICAS

ALTER, M. J. *Science of flexibility*, Human Kinetics, 2004.

ALTER, M. J. *Ciência da flexibilidade*. Porto Alegre, Artmed, 2010.

BASMAJIAN, J. V. "Motor learningand control: A working hypothesis". *Archives of Physical Medicine and Rehabilitation*, 58: 38-41, 1977.

BENSON, H.; PROCTOR, W. Relaxation revolution: the science and genetics of mind body healing. Books.Google.com, 2010.

BERGER, R. A. *Applied exercise physiology*. Lea & Febiger Philadelphia, PA, 1982.

BERNSTEIN, D. A., CARLSON, C. R., and SCHMIDT, J. E. "Progressive relaxation". *Principles and practice of stress management*: 88, 2007.

BLOOMFIELD, H., CAIN, M. P., JAFFE, D. T. *A descoberta da energia interior e o domínio da tensão*. Rio de Janeiro, Nova Fronteira, 1976.

CESAR, E. P., PERNAMBUCO, C. S., VALE, R. G., DANTAS, E. H. M. "The relationship between flexibility levels and the predominant muscle fiber type". *Fitness & Performance Journal* (Online Edition), 5(6): 27-34, 2006.

COVILLE, C. A. "Relaxation in physical education curricula". *The Physical Educator*, 36(4): 176-81, 1979.

DANTAS, E. H. M., DAOUD, R., TROTT, A., NODARI, R. J., CONCEIÇÃO, M. C. S. C. "Flexibility: components, proprioceptive mechanisms and methods". *Biomedical Human Kinetics*, 3(1): 39-43, 2011.

DANTAS, E. H. M., SALOMÃO, P. T., VALE, R. G. S., ACHOUR-JÚNIOR, A., SIMÃO, R., FIGUEIREDO, N. M. A. "Scale of perceived exertion in the flexibility (PERFLEX): a dimensionless tool to evaluate the intensity?" *Fit Perf J.*, 7(5): 289-94, 2008.

DARDEN, E. *The superfliness handbook*. Philadelphia, George F. Sickey, 1980.

DIBENEDETTO, M., INNES, K. E., TAYLOR, A. G., RODEHEAVER, P. F., BOXER, J. A., WRIGHT, H. J., KERRIGAN, D. C. "Effect of a gentle Iyengar yoga program on gait in the elderly: an exploratory study". *Arch Phys Med Rehabil*, 86(9): 1830-7, 2005.

FOX, E., BOWERS, R., FOSS, M. *Bases fisiológicas da educação física e dos desportos*. Rio de Janeiro, Guanabara Koogan, 1991.

HARRELSON, G., SWANN, E. "Yoga, Part I: An introduction". *Athletic Therapy Today*, 8(5): 32-4, 2003.

HERMÓGENES, J. *Saúde plena*: yogaterapia. Rio de Janeiro, Record, 1993.

HERMÓGENES, J. *Saúde na terceira idade*. Rio de Janeiro, Record, 1998.

HERMÓGENES, J. *O que é yoga*. Rio de Janeiro, Record, 2004.

HOLLMANN, W., and HETTINGER, T. *Medicina do esporte*. Barueri, Manole, 2005.

JACOBSON. "Progressive relaxation". *The American Journal of Phychology*, 100(3/4): 522-37, 1987.

JENSEN, C. R., FISCHER, A. G. *Scientific Basis of Athletic Conditioning*. Philadelphia, Lea & Febiger, 1979.

LARSON, L. A., MICHELMAN, H. *International guide to fitness and health*: a world survey of experiments in science and medicine applied to daily living. New York, Crown, 1973.

LEWIT, K. *Manipulative therapy in rehabilitation of the locomotor system*. Oxford, Buttersworth-Heinmann, 1991.

MANZONI, G. M., PAGNINI, F., CASTELNUOVO, G., MOLINARI, E. "Relaxation training for anxiety: a ten-years systematic review with meta-analysis". *BMC psychiatry*, 8(1): 41, 2008.

MARFELL-JONES, M., OLDS, T., STEWART, A., CARTER, L. *International standards for anthropometric assessment*. ISAK: Potchefsroom, South Africa, The International Society for the Advancement of Kim Anthropometric, 2006.

MAUGHAN, R. J. *The encyclopaedia of sports medicine an IOC medical commission publication, nutrition in sport*. Wiley.com, 2008.

MONTENEGRO, E. *A comparação do grau de flexibilidade em crianças do sexo masculino*. UGF, 1987.

PAYNE, R. R. A. DONAGHY, M. Relaxation techniques: A practical handbook for the health care profissional. Books.Google.com, 2010.

PROCTOR, D. N., SINGH, M. A. F., SALEM, G. J., SKINNER, J. S. "Position stand". 2009.

RAUB, J. "Psychophysiologic effects of Hatha Yoga on musculoskeletal and cardiopulmonary function: A literature review". *Journal of Alternative and Complementary Medicine*, 8(6): 797-812, 2003.

ROBERTS, T. J., AZIZI, E. "Flexible mechanisms: the diverse roles of biological springs in vertebrate movement". *The Journal of experimental biology*, 214(3): 353-61, 2011.

RODRIGUES, C. E. C., DANTAS, E. l. H. M. "Effect of force training on flexibility". 2002.

ROMARCO, E., LIMA, C. "Benefícios dos exercícios respiratórios no yoga em mulheres adultas na faixa etá-ria de 40 a 90 anos". *Conexões, Revista da Faculdade de Educação Física da UNICAMP*, 6(3): 78-90, 2008.

RØNNESTAD, B., MUJIKA, I. "Optimizing strength training for running and cycling endurance performan-ce: A review". *Scandinavian journal of medicine & science in sports*, 4(4), 2013.

SARANG, P., TELLES, S. "Effects of two yoga based relaxation techniques on heart rate variability (HRV)". *International Journal of Stress Management*, 13(4): 460, 2006.

SHARKEY, B. J. *Physiology of fitness*. Human Kinetics Books, 1990.

SILVA, J., MIELE, P. *The Silva Mind Control Method*. Simon and Schuster, 1991.

SPERRY, R. W. "Hemisphere deconnection and unity in conscious awareness". *American Psychologist*, 23(10): 723-33, 1968.

ÜLGER, O., YAGLI, N. V. "Effects of yoga on balance and gait properties in women with mulculoskeletal prob-lems: A pilot study". *Complementary Therapies in Clinical Practice*, **17**(1): 13-5, 2011.

WEINECK, J. *Manual de treinamento desportivo*. São Paulo, Manole, 1989.

WEINECK, J. *Biologia do esporte*. Barueri, Manole, 2005.

CAPÍTULO 3

FORMAS DE TREINAMENTO

Mario Cezar de S. C. Conceição

GENERALIDADES

Quando se estuda o treinamento da flexibilidade, verifica-se que, dependendo do grau de amplitude utilizado – máximo ou submáximo –, existem dois resultados absolutamente distintos. Traçando um paralelo com o treinamento de corrida, por exemplo, dependendo da intensidade do treino, pode-se trabalhar a resistência anaeróbica ou a aeróbica.

A tabela a seguir apresenta um resumo de como a exigência máxima ou a submáxima determina tipos diferentes de treinamentos para que se obtenham os resultados desejáveis.

Tabela 3.1 O nível de exigência sobre os parâmetros corporais determinará a busca de trabalhos específicos

Nível de exigência/parâmetro	Submáximo	Máximo
Sistema de transporte de energia	Treinamento aeróbico	Treinamento anaeróbico
Contraposição à resistência ao movimento	Treinamento da resistência muscular localizada	Treinamento da força dinâmica
Rapidez de execução de gestos desportivos	Coordenação motora	Velocidade de movimento
Amplitude de movimento	Utilização plena do arco de movimento existente	Ampliação do arco máximo alcançado

A amplitude de movimento refere-se à quantidade de movimento disponível em um segmento corporal móvel, sendo influenciada por diversos fatores, como a mobilidade da pele e das articulações e a flexibilidade dos músculos e ligamentos. Como a perda de mobilidade, tanto da pele como das articulações, está relacionada a condições patológicas, como queimaduras e lesões tráumato-ortopédicas, este capítulo atentar-se-á à flexibilidade. As condições de perda de mobilidade serão abordadas no Capítulo 7.

Assim, o trabalho submáximo e o máximo, no tocante à amplitude de movimento, diferem entre si em nível conceitual, metodológico e fisiológico, caracterizando uma ampla e profunda diferença entre os dois. Além disso, cada um é, em si, um conjunto harmônico e completo de ideias; esses dois fatos criam a necessidade de serem denominados de forma diversa.

O autor, trabalhando sobre tal problemática, em artigo de 1984 e em livro de 1985, denominou os trabalhos submáximo e máximo, visando a qualidade física (flexibilidade), respectivamente, alongamento e flexibilidade. Como o tema teve ampla divulgação, o assunto chegou ao conhecimento de significativa parcela do segmento da educação física nacional, além de profissionais da área de outros países.

Tais fatores provocaram questionamentos sobre o tema, sendo o mais frequente e mais procedente o que aponta a incongruência existente no fato de atribuir um novo sentido ao vocábulo flexibilidade (como qualidade física). Esse fato compromete a imprescindível precisão da relação semântica existente entre signo e significado, fazendo com que o termo flexibilidade passe a ter agora dois sentidos.

Consultando os especialistas nas áreas de filologia e semântica, verifica-se que um dos pressupostos evolucionários de uma língua preconiza que, sempre que um novo conceito, objeto, ação ou ideia surge, há a criação de um neologismo para designá-lo ou a designação de um novo significado para alguma palavra já existente.

Como no caso citado, a atribuição de duplo sentido à palavra flexibilidade foi questionada pela área de educação física, deve-se, portanto, tomar o outro caminho.

Criar um neologismo não é tão somente inventar uma nova palavra, ele deve possuir ou uma origem bastante forte na cultura popular (gíria), ou uma poderosa correlação com as raízes formadoras da língua.

Pesquisando-se no latim e no grego uma palavra que pudesse ser ressuscitada para atender à necessidade, depara-se com as mesmas utilizadas para indicar algum componente da flexibilidade: elasticidade, maleabilidade, mobilidade etc. quando se vasculha o latim; ou palavras totalmente esdrúxulas: eutrofis, merkatos etc. ao se pesquisar no grego.

No entanto, ao analisar os termos alongamento e flexibilidade, ambos substantivos derivados, verifica-se que o sufixo "'-dade' denota qualidade e indica que a palavra se originou de um adjetivo, ao passo que o sufixo '-mento' existe nos substantivos oriundos de um verbo, significando o resultado de uma ação" (Cunha, 1975, p. 114-5).

Flexibilidade, portanto, se perfeita para designar a qualidade física, é um vocábulo inadequado para representar o resultado da ação de flexionar.

Com base nesses pressupostos, optou-se por manter o vocábulo **alongamento**, para designar o trabalho submáximo, e, ao se referir ao trabalho máximo, utilizar o neologismo **flexionamento**.

Pouco antes de concluir a revisão da 2ª edição, chegou às mãos do autor, durante um curso ministrado na Universidade de Cruz Alta, o regulamento de educação física adotado pelo Estado-Maior do Exército brasileiro em 1934. Esse regulamento introduziu, em nosso País, o método francês, sendo uma tradução integral do regulamento de educação física preconizado pela Escola Superior de Educação Física de Joinville-Le Poin.

No referido documento (p. 96, cap. III), estão citados os exercícios de **flexionamento**, exatamente com a concepção apresentada neste livro.

O maior problema apresentado pela discriminação proposta entre o trabalho submáximo e o máximo de flexibilidade é quase totalmente devido à nomenclatura, e não ao aspecto conceitual. Parece ao autor que se a proposta fosse oriunda de algum profissional estrangeiro, isso não ocorreria.

No entanto, nota-se uma progressiva aceitação da diferenciação entre as duas formas de trabalho. Alter (2010, p. 97), citando Doherty (1971), indica que se pode trabalhar a flexibilidade (*flexibility*) de duas formas: *stretching* (alongamento) e *overstretching* (sobre-alongamento).

Uma nova nomenclatura para identificar trabalhos de intensidade máxima foi utilizada por Torres et al. (2009). Eles utilizaram um termo muito similar ao flexionamento, em português: *flexibilizing*, em inglês.

ALONGAMENTO *VERSUS* FLEXIONAMENTO

Como já foi dito, estes dois trabalhos são diferentes em nível conceitual, fisiológico e metodológico.

A seguir, desenvolver-se-á tal problemática detalhadamente.

Diferenciação conceitual

Os conceitos das duas formas de trabalho são os seguintes:

Alongamento

Forma de trabalho que visa a manutenção dos níveis de flexibilidade obtidos e a realização dos movimentos de amplitude normal com o mínimo de restrição física possível.

Flexionamento

Forma de trabalho que visa a obter a melhora da flexibilidade por meio da viabilização de amplitudes de arcos de movimento articular superiores às originais.

Comparação

Da observação comparativa entre os dois conceitos, verifica-se que o objetivo prático do alongamento é permitir a realização dos movimentos com mais eficácia e com menor gasto energético, ao passo que o do flexionamento é conseguir maiores arcos articulares de movimento.

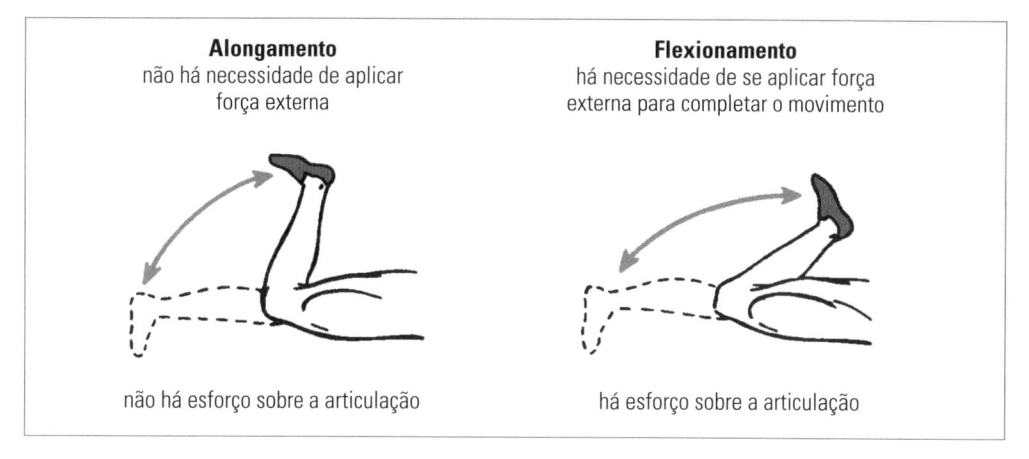

Alongamento
não há necessidade de aplicar
força externa

não há esforço sobre a articulação

Flexionamento
há necessidade de se aplicar força
externa para completar o movimento

há esforço sobre a articulação

Figura 3.1 Comparação entre um trabalho de alongamento e um de flexionamento na flexão da perna

Diferenciação fisiológica

As diferenças em nível fisiológico situam-se nas estruturas envolvidas e na ação sobre o mecanismo de propriocepção.

Estruturas orgânicas envolvidas

Como os trabalhos de alongamento são realizados dentro do arco articular normalmente obtido, não geram efeito de forçamento sobre a articulação. Sua principal atuação, portanto, é sobre os componentes plásticos, por meio do estiramento da musculatura e dos ligamentos.

A ação sobre os componentes plásticos (ligamentos, mitocôndrias, retículos sarcoplasmáticos etc.), deformando-os para uma configuração desejável, possibilita que, nos movimentos subsequentes, a força seja empregada apenas em proveito do movimento, e não para causar as citadas deformações. Assim, se antes da competição um arremessador de dardo fizer um correto alongamento da musculatura do ombro e do braço, no momento da *performance*, toda a energia das contrações musculares será aplicada sobre o dardo, e não para deformar os componentes plásticos do segmento, pois estes já foram deformados.

O alongamento também gera efeitos sobre os componentes elásticos e inextensíveis, mas, devido à sua baixa intensidade, esses efeitos não atingem o limiar da produção de adaptações, sendo, portanto, reversíveis ao cessar o movimento.

Já o flexionamento, por sua maior intensidade, provoca adaptações duradouras nos componentes plásticos, elásticos e inextensíveis, possibilitando o alcance de novos arcos articulares, superiores aos primitivos.

Como trabalha no limite máximo do movimento, a estrutura que suporta prioritariamente a carga aplicada é, via de regra, a articulação, ressalvando-se as regiões anatômicas em que a restrição à flexibilidade ocorre exclusivamente por conta da elasticidade muscular (veja Figura 3.1), ou nas condições em que a perda de amplitude de movimento seja decorrente da perda de mobilidade articular.

Tabela 3.2 Resumo das diferenças em nível fisiológico

Trabalho	Alongamento	Flexionamento
Estrutura biológica	Trabalha sem ser forçada	É forçada ao seu limite máximo
Articulação	São deformadas pelo trabalho	Já se encontram quase totalmente deformadas
Componentes plásticos	Estirados ao nível submáximo	Estirados até o limite máximo
Componentes elásticos	Não são estimulados	São estimulados
Mecanismos de propriocepção	Não são estimulados	Podem ser estimulados nos limites máximos

Ação sobre o mecanismo de propriocepção

O alongamento não tem capacidade, devido às baixas intensidades envolvidas, de estimular as terminações nervosas, disparando a aferência proprioceptiva.

Por outro lado, o flexionamento sempre excita os mecanismos proprioceptivos por estar trabalhando nos limites máximos. Esse efeito é diferenciado em função da velocidade de movimento.

Os exercícios de flexionamento, realizados em velocidade, estimulam o fuso muscular, causando, por meio do reflexo miotático, a contração da musculatura trabalhada. Se tais exercícios forem realizados de forma lenta e gradual, o efeito será sobre o órgão tendinoso de Golgi, ocasionando a inibição dos motoneurônios volitivos (α) (Chalmers 2004).

Por esse fator, o limiar entre o alongamento e o flexionamento pode ser detectado por meio de eletromiografia, como atesta a Academia de Eletromiografia de Puerto Rico (1982, p. 102), relatando que a eletromiografia "possibilita estudos inclusive dos nervos mielinizados aferentes, entre os quais estão incluídas as fibras primárias do fuso muscular (anuloespiralada, grupo Ia), o grupo Ib proveniente dos órgãos tendinosos de Golgi e as fibras secundárias do fuso (grupo II)".

Comparação

Para efetuar a comparação das influências fisiológicas entre alongamento e flexionamento, são utilizados quatro parâmetros:

- hiperflexibilidade: quando o grau de flexibilidade subsequente for superior ao primitivo;
- hipoflexibilidade: quando o grau de flexibilidade subsequente for inferior ao primitivo;
- aguda: refere-se aos efeitos observados imediatamente após a ação e que se extinguem progressivamente com o passar do tempo;
- crônica: significam as adaptações duradouras que surgem progressivamente após cessar a ação.

Temos, então, a Tabela 3.3 a seguir:

Tabela 3.3 O alongamento e suas diferenças em relação ao trabalho de flexionamento

Duração do efeito Tipo de trabalho	Propicia (a curto prazo)	Propicia (a longo prazo)
Flexionamento estático	Não possui efeito significativamente superior ao do alongamento	Hiperflexibilidade crônica
Flexionamento dinâmico	Hipoflexibilidade aguda	Hiperflexibilidade crônica
Alongamento	Hiperflexibilidade aguda	Não possui efeito adaptativo

Da análise da Tabela 3.3, conclui-se que:

- o flexionamento dinâmico diminui a flexibilidade logo após sua realização, mas gera adaptações que irão aumentá-la a longo prazo;
- o flexionamento estático possui efeito semelhante ao do alongamento a curto prazo e do flexionamento dinâmico a longo prazo;
- o alongamento acarreta o aumento da flexibilidade imediatamente após a sua realização, mas esse aumento não é assimilado.

Diferenças metodológicas

A metodologia de emprego do alongamento e do flexionamento é determinada pelos seus efeitos a curto e longo prazo.

Uma vez entendida a principal diferença entre essas duas formas de trabalho, deve-se aprender quando aplicá-las.

Um resumo das diferenças entre o flexionamento e o alongamento em nível metodológico pode ser visto na Tabela 3.4 a seguir:

Tabela 3.4 O alongamento e suas diferenças em relação ao trabalho de flexionamento

Característica	Flexionamento	Alongamento
Utilização no aquecimento antes da competição Execução após exercícios de força	Não	Sim
Risco de distensão	Sim	Não
Aumento da mobilidade articular	Sim	Não
Evita a formação da nodosidade muscular	Sim	Não
Pode ser realizado sem aquecimento	Sim	Sim
Preferencialmente trabalhado em sessão especial	Não	Sim
Pode ser utilizado em idosos	Sim	Não
Pode-se aplicar o princípio da sobrecarga	Não	Sim

Sobre a Tabela 3.4, cabem algumas explicações:

Aquecimento antes da competição

Se o objetivo do aquecimento é obter a melhora das condições físicas para a execução da *performance* no tocante à flexibilidade, o que se deseja é a obtenção do maior arco articular possível, dentro de uma faixa de menor resistência ao movimento que for exequível.

Esse objetivo é atingido tanto pelo alongamento como pelo flexionamento lento. No entanto, se o alongamento não possui contraindicações, o flexionamento apresenta os seguintes efeitos negativos, conforme a velocidade de execução:

- rápido: estimula o fuso muscular, provocando redução da flexibilidade durante a competição;
- lento: por estimular o órgão tendinoso de Golgi, inibe a transmissão neuromuscular e relaxa a musculatura, chegando, em alguns casos, a diminuir a velocidade de reação (Kubo et al., 2001).

Sobre esse assunto, convém relatar o depoimento de Morehouse (1979, p. 153):

Meu escritório na UCLA é no ginásio masculino, do outro lado da rua do campo de esportes. No fim do campo, fica o estádio Drake, onde treinam os times de atletismo e corrida da universidade. Um dia olhei, por acaso, para o estádio e vi quatro indivíduos fazendo aquecimento antes do treino. Estavam fazendo exercícios típicos, como aqueles em que se apõe um calcanhar em cima de um obstáculo de corrida e se lança o corpo em direção ao tornozelo, ou se senta no chão com as pernas abertas uma para frente e outra dobrada para o lado, e se força o tronco para os dois lados com os braços estendidos. Fui até lá no dia seguinte, antes do treino, e disse: "Vocês dispõem de 15 minutos? Gostaria que viessem até o laboratório porque quero verificar uma coisa". Quando chegamos ao laboratório de desempenho humano, medi a flexibilidade de quadris e tronco e pedi: "Agora, façam de novo os exercícios que estavam fazendo ontem no campo". Eles fizeram e os medi novamente. Todos eles tinham perdido flexibilidade. Seus tecidos musculares se encontravam em contratura — justamente o efeito oposto ao aumento de amplitude do movimento que queriam alcançar.

Hurton (1971), citado por Tubino (1979, p. 213), corrobora as afirmativas acima, ao expor: "[...] as sessões de flexibilidade são contraindicadas imediatamente antes ou depois das competições". O que deve ser feito, durante o aquecimento antes das competições, é o **alongamento**.

Após o treino da força

O treinamento de força dinâmica exige a utilização de altas intensidades, que acarretam uma velocidade lenta de execução dos movimentos. Por esse motivo, cresce a componente isométrica do movimento, e esse aumento da tensão do músculo excita os órgãos tendinosos de Golgi, provocando o relaxamento temporário da musculatura.

Pode-se observar esse fenômeno após uma sessão pesada de treino de força, quando, apesar de os músculos estarem edemaciados, túrgidos, devido ao acúmulo de água, de catabólitos e de exsudatos da contração muscular, encontram-se tão relaxados que não se consegue levar um copo de água à boca, pentear o cabelo ou subir uma escada sem sentir falta de firmeza no músculo considerado.

Não se deve, no entanto, confundir treino de força com trabalho de musculação, pois este pode visar ao treino da resistência muscular localizada, qualidade física que, por acarretar menor tensão do músculo, não excita tanto o órgão tendinoso de Golgi.

Se ocorrer a citada relaxação da musculatura, e sobre ela for feito um trabalho de flexionamento, haverá um risco elevado de provocar uma lesão (veja o Cap. 1).

Tubino (1979, p. 212) declara que "deve-se evitar a aplicação, logo após as sessões de musculação, de exercícios de flexibilidade que impliquem estiramentos musculares fortes, pois haverá um grande risco de lesões nas fibras musculares".

O autor pôde verificar pessoalmente a veracidade dessa assertiva no treinamento de atletas, e passou a contraindicar totalmente tal procedimento, principalmente no trabalho na academia de ginástica ou com sedentários.

Risco de distensão durante o treinamento

Como o trabalho de flexionamento exige que se utilizem arcos de movimento maiores, isso faz com que as estruturas musculoconjuntivas envolvidas sejam submetidas a um estiramento extremo, o que sempre traz consigo um razoável risco de distensão.

Já o alongamento trabalha com margens de segurança bem mais confortáveis, fazendo praticamente desaparecer o risco de lesões.

Aumento da mobilidade articular

O alongamento, por explorar apenas os limites já alcançados de amplitude de movimento, não exige que se forcem as articulações além de seus parâmetros de normalidade, não causando, portanto, adaptações a essas estruturas.

Já o flexionamento estimula as articulações a procurarem adaptações que lhes permitam alcançar arcos mais amplos que os originais, provocando o aumento da mobilidade articular.

Nodosidade muscular

A execução de exercícios com pesos sem a utilização completa do arco articular (os chamados exercícios concentrados) provoca um discreto deslizamento do tecido muscular dentro do seu envoltório conjuntivo e o seu acúmulo físico no ventre muscular em detrimento das extremidades proximais e distais.

Esse efeito, embora, a curto prazo, ressalte a aparência da hipertrofia muscular, por alongar os componentes elásticos em série (CES), reduz o comprimento do músculo pas-

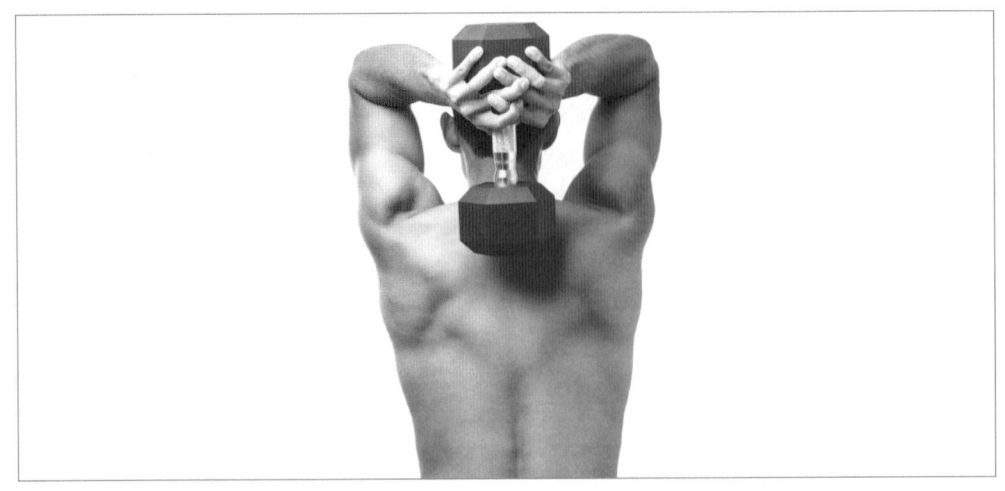

Figura 3.2   A não realização de exercícios de alongamento ou flexionamento secundados pela execução dos movimentos de forma concentrada na musculação propiciarão o surgimento de nodosidades musculares

sível de sofrer hipertrofia, além de causar o amortecimento da aplicação da força muscular sobre uma resistência durante a realização de uma contração. Esse fenômeno pode prejudicar a realização de *performances* que baseiam-se na força explosiva.

O estiramento da musculatura, ao tracionar os envoltórios conjuntivos, contrapõe essa tendência, empurrando o tecido muscular em direção às extremidades, graças ao aumento da pressão exercida no ventre muscular.

Realização sem aquecimento

Já foi visto que o alongamento não apresenta risco de provocar lesões, por isso deve ser realizado previamente ao flexionamento, para evitar que, durante a execução deste último, se distenda o músculo ou se luxe a articulação que estão sendo trabalhados.

Sessão especial

O alongamento deve, metodologicamente, ser empregado durante o aquecimento ou, como técnica de descontração, ser utilizado durante a prática da atividade e manter o que já se possui.

A realização de uma aula de alongamento é, portanto, um total desperdício de tempo.

Já uma de flexionamento, não. Para ser corretamente trabalhado, ele exige uma sessão especialmente para si, durante a qual se dá o treino para ganho de amplitude de movimento.

Aplicação em gerontes

Um dos efeitos do processo de envelhecimento é a desmineralização óssea, que provoca a osteoporose e, consequentemente, a diminuição da resistência óssea.

Como durante o trabalho de flexionamento as tensões exercidas sobre os ossos aumentam muito, em idosos esse tipo de atividade só pode ser executado com muita cautela e preparação prévia.

No alongamento, os problemas descritos previamente não são observados.

Maiores esclarecimentos sobre os procedimentos para o treinamento da flexibilidade em gerontes estão descritos no capítulo "Flexibilidade na maturidade".

Sobrecarga

Dado que o alongamento situa-se em um nível submáximo, a execução de qualquer exercício com sobrecarga transforma-o imediatamente em flexionamento.

Concluindo o explanado até o presente ponto, convém ressaltar que não importa o nome que se dê, o importante é definir a existência de duas formas distintas de se trabalhar a flexibilidade com as características apresentadas na Tabela 3.5 a seguir.

Tabela 3.5 Diferenças entre alongamento e flexionamento

Característica	Alongamento	Flexionamento
Efeito fisiológico	Deformação dos componentes plásticos (mitocôndrias, retículo sarcoplasmático, sistema tubular, ligamentos e discos intervertebrais)	Ação sobre os mecanismos de propriocepção: fuso muscular, no caso de insistência dinâmica, e órgão tendinoso de Golgi, se a insistência for estática
Efeito durante a *performance*	Facilita a execução dos movimentos e aumenta sua eficiência pela pré-deformação desejável dos componentes plásticos	Devido à ação residual da resposta proprioceptiva, provoca contratura, na realização de flexionamento dinâmico, ou diminuição do tônus, no caso de o atleta realizar insistência estática imediatamente antes da prova
Utilização	Durante o aquecimento e na volta à calma	Sessões de treinamento para aumentar a flexibilidade

O flexionamento, como se viu, é, *stricto sensu*, a forma de treinamento da flexibilidade (solicitação máxima). Ele pode ser feito de três formas: por meio de insistências estáticas (método passivo), por meio de insistências dinâmicas ou balísticas (método ativo) e pelos métodos de facilitação neuromuscular proprioceptiva.

É importante enfatizar que o fator diferenciador entre alongamento e flexionamento é exclusivamente a intensidade, e não a velocidade de execução ou a estrutura do aparelho locomotor que é prioritariamente afetada. A Tabela 3.6, a seguir, esquematiza a afirmação da sentença anterior.

Tabela 3.6 Fatores diferenciadores entre alongamento e flexionamento

Quanto à intensidade do trabalho	Quanto ao tipo de insistência	
	Estática	Dinâmica
Submáxima	Alongamento passivo	Alongamento ativo
Máxima	Flexionamento estático	Flexionamento dinâmico
Quanto à estrutura prioritariamente afetada	Articulação e componentes plásticos	Componentes elásticos em série

ALONGAMENTO

Como foi visto no estudo da qualidade física da flexibilidade, ela pode ser trabalhada de duas formas: por meio do alongamento ou do flexionamento.

No caso do primeiro, o objetivo é mobilizar a articulação considerada em toda a sua amplitude, para permitir a utilização de todo o arco articular e alongar a musculatura que esteja edemaciada por água e catabólitos de contração, ou enrijecida pelo repouso, sono ou baixa temperatura. Essas atividades de alongamento, por trabalharem dentro da faixa da normalidade da amplitude do movimento, não provocam riscos aos músculos esqueléticos, tendões ou articulações, mesmo se realizadas após um trabalho de aquisição de força máxima.

Para realizar o alongamento, pode-se lançar mão de três tipos de ação:

Estiramento

É a execução de um determinado movimento à custa da ação do antagonista, de outros grupos musculares ou da ação de terceiros.

O estiramento equivale a um espreguiçamento amplo e completo, devendo-se procurar atingir os arcos de movimentos extremos, com a finalidade de deformar os componentes plásticos de uma forma conveniente a que, em uma próxima execução desse tipo de movimento, os citados componentes não mais se oponham às forças atuantes.

O estiramento pode ser realizado de três formas: estiramento passivo, estiramento ativo e estiramento misto.

O estiramento passivo é realizado por meio da manutenção de posturas de grande amplitude, sem extrapolar o limite máximo do movimento, durante um intervalo de 4 a 6 segundos. Deve-se ressaltar que, embora a amplitude seja submáxima, a permanência por 8 ou mais segundos pode provocar uma ação de estímulo sobre o fuso muscular, descaracterizando o alongamento.

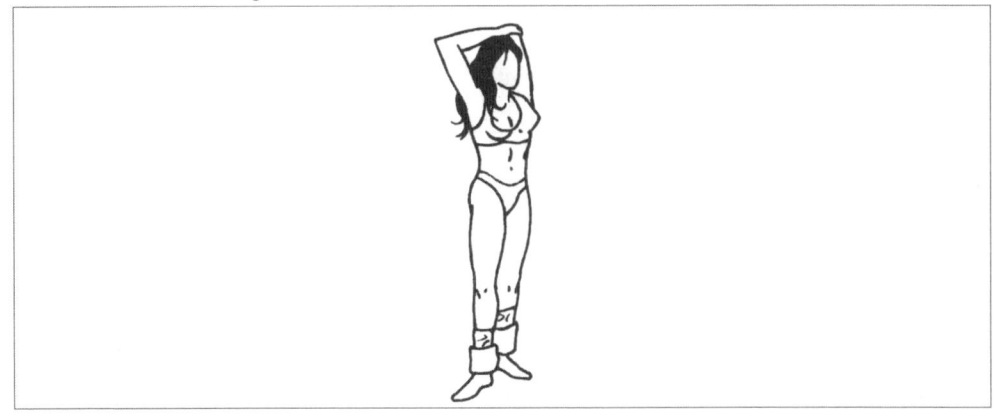

Figura 3.3 O estiramento deforma os componentes plásticos e prepara os músculos para executar movimentos com menor dispêndio de energia

O estiramento ativo consiste de 2 a 3 séries de 3 a 6 repetições de movimento que visem a alcançar o limite máximo da utilização normal do arco articular. Cabe aqui, também, o alerta de que um número excessivo de repetições poderá dar ensejo ao surgimento de um trabalho de flexionamento.

No estiramento misto, utilizam-se duas séries de quatro insistências submáximas e uma permanência de 4 segundos no ponto máximo atingido. Os movimentos de insistência devem ser lentos e realizados apenas no terço final do arco articular, sempre com o cuidado de não transformar o exercício em flexionamento.

Esta forma de alongamento é a mais adequada para ser utilizada no aquecimento.

Suspensão

Neste tipo de alongamento, não há o movimento das articulações. Assim, os ligamentos e os músculos que as circundam são tracionados por meio da ação da gravidade. O próprio comprimento dos ossos age como fator limitador ao estiramento, impedindo o acionamento do mecanismo de propriocepção.

Durante a realização da suspensão, o tracionamento do segmento faz com que os envoltórios de tecido conjuntivo (endomísio, perimísio e epimísio) comprimam as porções dos músculos que respectivamente envolvem, apertando-as e propiciando a saída de água e catabólitos provenientes das contrações musculares.

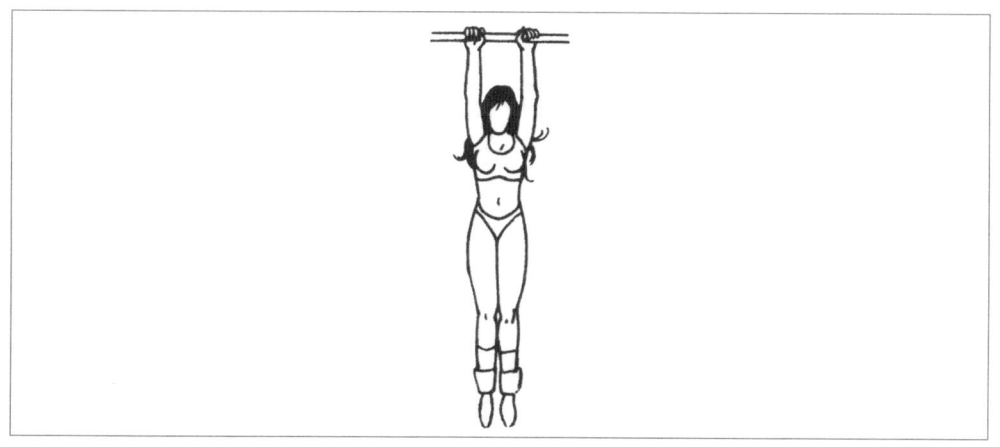

Figura 3.4 A suspensão facilita a desintoxicação da musculatura edemaciada pelos exsudatos da contração muscular

Soltura

Consiste no balanceamento dos membros que, se realizado por outra pessoa, pode ser acompanhado de leve tração.

Possui efeito relaxador sobre o músculo, por provocar a desconexão das ligações de actina-miosina remanescentes, ao facilitar o contato dessas ligações com moléculas de ATP, e por provocar a desativação do fuso muscular.

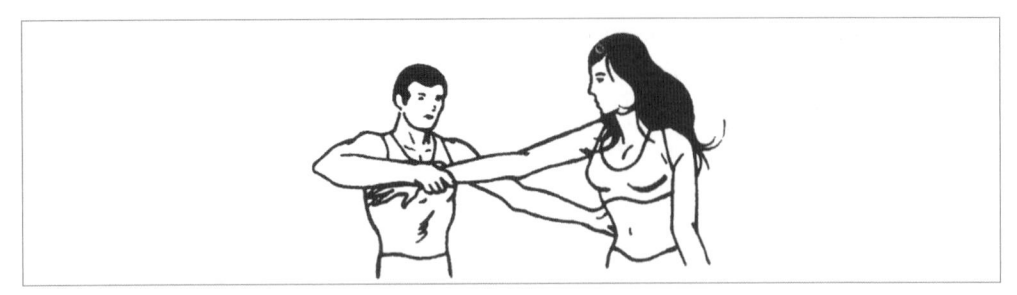

Figura 3.5 A soltura propicia o relaxamento da musculatura na qual se observou uma contração residual

Normalmente é realizada durante a atividade, nos intervalos entre duas sequências ou exercícios.

FLEXIONAMENTO

O trabalho que visa ao aumento da flexibilidade pode ser feito das três maneiras apresentadas a seguir:

Método ativo ou flexionamento dinâmico

Consiste na realização de exercícios dinâmicos, que, devido à inércia do segmento corporal, resulta em um momento de natureza balística, provocando trabalho nas estruturas limitantes do movimento. Cada músculo deve ser submetido a três ou quatro séries de 10 a 20 repetições cada uma alternadas com movimentos de soltura.

A realização de movimentos de amplitude máxima, em velocidade, estimula o fuso muscular, acarretando o reflexo miotático ou reflexo de estiramento. Esse reflexo provoca contração da musculatura que está sendo estirada. Devido a essa reação proprioceptiva nesse tipo de flexionamento, a estrutura limitante ao movimento é, via de regra, a musculatura antagonista e, em especial, os componentes elásticos em série (parte das fáscias de tecido conjuntivo que ficam entre duas fibras musculares e entre estas e o tendão) dos citados grupos musculares. Esses métodos enfatizam, portanto, a **elasticidade muscular**.

No final do século passado, alguns estudiosos russos testaram um novo processo de realização deste método (Issurin et al., 1994), que consistia na estimulação vibratória do músculo (44 Mz., com amplitude de 03 mm.). Os efeitos dessa metodologia, embora superiores à forma clássica de aplicação, são inferiores aos obtidos por meio da facilitação neuromuscular proprioceptiva.

A contraindicação desses métodos se deve às repetidas trações a que são submetidos os componentes elásticos em série e os tendões, capazes de diminuir a sustentação do segmento corporal considerado e até mesmo indicando a possibilidade de minicomprometimento da força explosiva (Taylor et al., 1990; Magnusson et al., 1996).

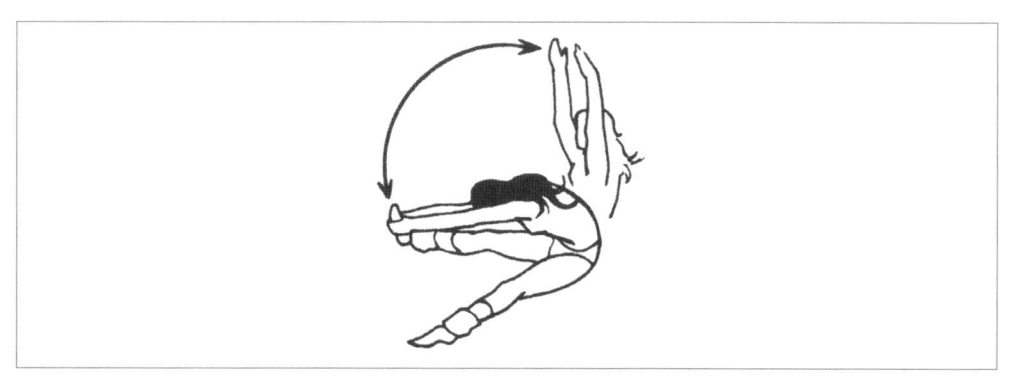

Figura 3.6   Exercício dinâmico para aumentar a flexibilidade da região da cintura pélvica e coluna lombar, juntamente com os músculos paravertebrais, superiores das nádegas, posteriores da coxa e panturrilha, enfatizando os da parte superior das costas

Método passivo ou flexionamento estático

Para empregar este método, deve-se, lentamente, chegar ao limite normal do arco articular do atleta (limiar entre o alongamento e o flexionamento), forçar suavemente além desse limite, aguardar cerca de 6 segundos e realizar novo forçamento suave, procurando alcançar o maior arco de movimento possível. Nesse ponto, o arco articular obtido deve ser mantido por 10 segundos. A rotina deve ser repetida por 3 a 6 vezes, com intervalo de descontração entre elas. O objetivo desse método é o aumento da flexibilidade pelo incremento prioritário sobre a **mobilidade articular**.

Diversos profissionais insistem em recomendar tempos de permanência maiores dos que os indicados, baseados em vagas experiências pessoais, sem o indispensável respaldo teórico. Os cientistas que estudaram o assunto ficam mesmo com os tempos indicados. Borms et al. (1987) indicam como ideal um tempo de insistência de 10 segundos e concluíram que tempos de 20 ou 30 segundos são desnecessários. Já Madding et al. (1987), comparando os efeitos provocados por insistências de 15, 45 e 120 segundos, verificaram não haver qualquer vantagem na utilização de insistências com mais de 15 segundos. No estudo realizado por Roberts & Wilson (1999), a comparação de tempos de insistências de 5 e 15 segundos não apresentou diferenças significativas. Buscando solucionar o problema, Conceição (2008) comparou os tempos de insistências de 10, 20, 40 e 60 segundos, não encontrando diferenças significativas entre eles. O autor indicou 10 segundos como tempo mínimo ideal a ser empregado no flexionamento estático.

Contudo, dois estudos que se opõem ao exposto até aqui foram encontrados. O de autoria de Bandy & Irion (1997) aponta ganhos significativos de flexibilidade, após seis semanas de treinamento, dos grupos que realizaram insistências de 30 ou 60 segundos sobre o grupo que realizou insistências de 15 segundos. No entanto, os autores consideraram o tempo total de insistência, e não a realizada após se atingir o arco máximo de movimento, fato que impõe a não consideração do trabalho.

Já Feland et al. (2001) verificaram, com idosos, tempos de insistência de 15, 30 e 60 segundos e encontraram melhores resultados com tempo de 60 segundos. Entretanto, eles mesmos afirmam que resultados podem diferir dos estudos realizados com populações mais jovens por causa das mudanças fisiológicas relacionadas à idade.

A tensão isométrica provocada pela insistência estática, que se submete ao músculo, atua sobre o órgão tendinoso de Golgi, provocando um relaxamento da musculatura agonista, acarretando que o fator limitante do movimento seja, normalmente, a articulação. Por ser essa estrutura a que suporta a força que se está realizando, ela tende a se adaptar, aumentando a extensibilidade de seus tecidos moles e diminuindo, dessa forma, sua estabilidade. O fenômeno exposto torna contraindicado o método passivo para o treinamento da flexibilidade das articulações sujeitas a choques nos desportos de contato (Mcnair & Stanley 1996).

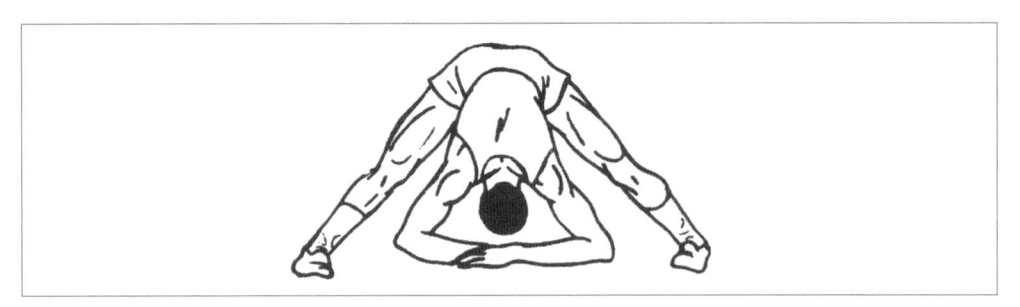

Figura 3.7

O flexionamento estático, que utiliza posturas estáticas, foi inspirado na yoga e é 20% mais eficaz que o método ativo. Segundo Oliveira, este é o método mais indicado e mais utilizado para a obtenção da saúde. O American College of Sports Medicine (1998) recomenda-o como ideal para grupos iniciantes e não atletas, por acreditar ser o mais seguro, com menor risco de lesão e de fácil execução.

Garfield (1980, p. 60-1), posicionando-se sobre o método passivo, ensina que ele é mais adequado por três motivos:

- a possibilidade de dano tecidual é reduzida;
- apresenta um gasto energético menor;
- é capaz de reduzir e/ou prevenir a dor muscular residual.

O mesmo autor continua observando:

Para começar um programa, selecione os segmentos corporais que demandam atenção e assuma as posturas que exijam a tomada de posição de forçamento extremo, inicialmente, durante 15 ou 20 segundos. Repita cada uma das posturas 15 a 20 vezes. Para fazer com que todos os exercícios de flexionamento sejam efetivos, é importante manter o relaxamento geral do corpo, enquanto enfoca sua atenção no músculo específico que está sendo trabalhado. Não prenda sua respiração durante o flexionamento. Isto somente produzirá tensão no corpo, comprometendo o estado de relaxamento obtido. Lembre-se: este tipo de exercício deverá ser realizado de uma forma gradual, lenta, confortável e relaxada. Obviamente, ações de insistência ou balanceamento deverão ser evitadas.

Analisando as palavras de Garfield, vemos que o autor considera que esse posicionamento é extremamente válido; no entanto, para evitar o consumo excessivo de tempo, propõe que se inicie o flexionamento por meio do método passivo, utilizando a permanência de 10 segundos. Por outro lado, considera que cada postura deva ser repetida apenas de 3 a 6 vezes.

A atenção concentrada no movimento que está sendo trabalhado e a respiração compassada e ampla melhoram efetivamente o grau de flexibilidade obtido, além de possibilitar a aquisição de uma mais concreta consciência corporal.

A moderna tecnologia vem desenvolvendo aparelhos capazes de trabalhar o flexionamento passivo com bastante eficácia.

Desses aparelhos, os mais difundidos são os apresentados a seguir.

O desenvolvimento tecnológico certamente propiciará diversos outros tipos de aparelhos em curto espaço de tempo.

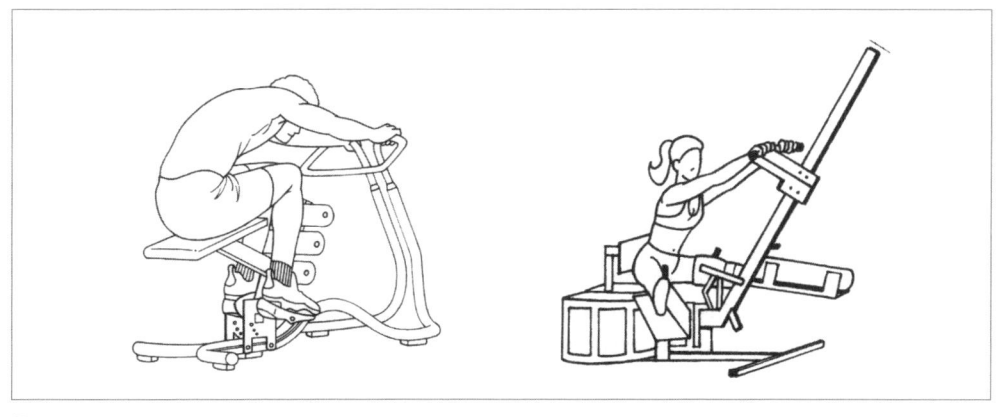

Figura 3.8

Método de facilitação neuromuscular proprioceptiva (FNP)

Este método utiliza a influência recíproca entre o fuso muscular e o órgão tendinoso de Golgi de um músculo entre si e com o fuso muscular e o órgão tendinoso de Golgi do músculo antagonista, para obter maiores amplitudes de movimento.

O FNP foi desenvolvido, inicialmente, por Herman Kabat, em 1952, com fins terapêuticos. A partir de 1967, segundo Tubino (1979, p. 317), Laurence Holtz desenvolveu um processo de flexionamento, baseado no método Kabat, para aplicação em ginastas, nadadores e bailarinos, a que deu o nome de 3S.

A partir daí, diversos outros processos foram desenvolvidos. Atualmente, são os seguintes utilizados:

Scientific stretching for sports

Utilizando-se dos princípios da estimulação proprioceptiva, Holtz desenvolveu um processo denominado *scientific stretching for sports* (3S), que revelou ser a mais eficaz forma de trabalho de flexionamento quando de sua criação. Consistia em três passos:

- 1º passo: mobilização do segmento corporal até o seu limite de amplitude;
- 2º passo: realização de uma contração isométrica máxima durante 8 segundos;
- 3º passo: forçamento do movimento além do limite original, durante o relaxamento da musculatura do atleta após a contração.

Na figura adiante, pode-se visualizar esse processo, que deve ser repetido 3 a 6 vezes em cada articulação.

As figuras utilizam-se da seguinte legenda:

– – – – – – – – – mobilização passiva;

– – – – – –contração isométrica (forçamento estático);

• • • • • contração isotônica (insistência ativa).

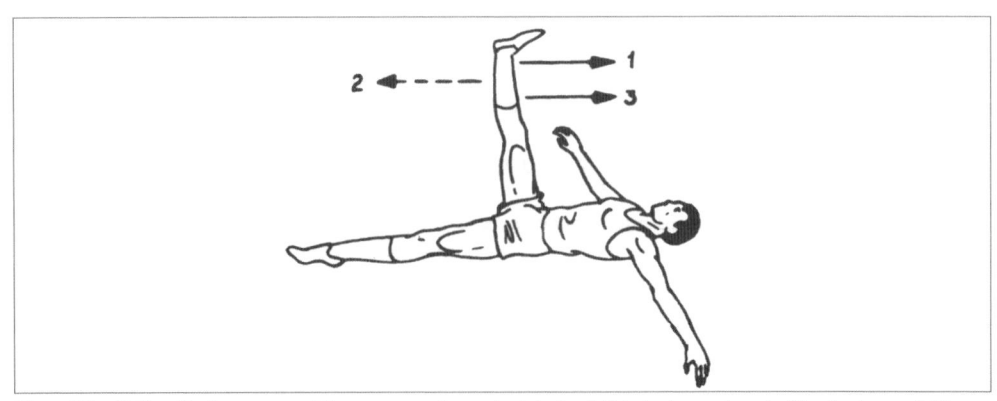

Figura 3.9 Utilização do processo 3S para aumentar o nível de flexibilidade do movimento "flexão do quadril" (elasticidade do bíceps crural e do glúteo).

Diz-se que o processo 3S utiliza a facilitação neuromuscular proprioceptiva porque, durante o primeiro passo, ao aumentar o comprimento do músculo que vai ser trabalhado, estimula o fuso muscular, provocando o disparo do reflexo miotático (contração da musculatura). Ao mesmo tempo em que o reflexo miotático se manifesta, inicia-se o segundo passo, que é uma contração volitiva; a somação dessas duas contrações, sem poder deslocar o segmento corporal, resulta em uma contração isométrica (2º passo). A tensão resultante dessa contração estimula os órgãos tendinosos de Golgi e acarreta um relaxamento reflexo da musculatura, que se somará à terceira fase do relaxamento volitivo, propiciando um forçamento além da amplitude original.

Aproveitando a eficácia do processo 3S e as experiências no campo da fisioterapia, foi desenvolvido um novo sistema de trabalho, chamado *super-stretch*, que, segundo Gordon (1982), consiste em seis etapas:

- 1ª etapa: alongar o músculo a ser trabalhado;
- 2ª etapa: realizar uma contração isométrica progressiva de 8 a 10 segundos;
- 3ª etapa: forçar o músculo até o máximo possível;
- 4ª etapa: repetir os 3 primeiros passos por 3 ou 4 vezes;
- 5ª etapa: alongar e relaxar a musculatura trabalhada;
- 6ª etapa: realizar 15 minutos de forçamento estático.

Em uma sessão de flexionamento, os exercícios devem ser agrupados por articulações e realizados de forma que um exercício seja compensado pelo próximo. Por exemplo, se for trabalhada a flexão da coluna, deve-se, em seguida, fazer a hiperextensão desta.

De acordo com os movimentos utilizados na *performance* que necessitem de flexibilidade, será montada a série de flexionamento.

Processo de sustentação-relaxação

Este processo é baseado na inervação recíproca; foi desenvolvido recentemente, nos Estados Unidos, com o nome de *Hold-Relax*.

Consiste em três passos:

- 1º passo: o sujeito que vai ser treinado relaxa a musculatura a ser trabalhada (antagonista ao movimento), que é estirada passivamente pelo treinador até o limiar de flexionamento;
- 2º passo: contrai o músculo agonista, durante 8 segundos, em uma contração isométrica máxima;
- 3º passo: findos os 8 segundos de contração, o treinador comanda: "Relaxe!", e o sujeito, após relaxar, tem seu segmento conduzido passivamente ao novo limite.

Movimento: flexão da coxofemoral (estiramento da musculatura lombar, de glúteos e posterior da coxa).

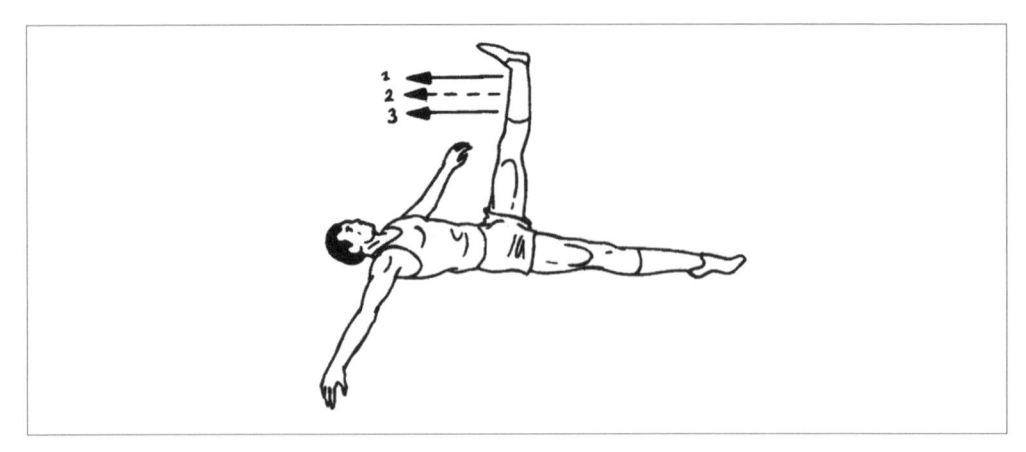

Figura 3.10

Observação: a numeração ao lado das setas indica os passos.

A sequência deve ser repetida três vezes em cada articulação.

Esse processo é o mais eficaz para a melhora da sustentação (flexibilidade controlada), além de apresentar um ponderável efeito sobre a flexibilidade estática.

Processo de contração-relaxação antagonista

Também oriundo dos Estados Unidos, onde é denominado *antagonist contraction-relax* ou *contract relax*, é baseado no princípio da indução sucessiva e consiste em quatro passos:

- 1º passo: o treinador conduz o segmento a ser trabalhado, deixado em estado de relaxamento pelo sujeito, ao limiar de flexionamento;
- 2º passo: o sujeito realiza uma contração submáxima, concêntrica, do músculo antagonista durante 8 segundos. Como o treinador impedirá a realização do movimento, a contração será isométrica. Em seguida, antes do terceiro passo, relaxa durante 3 segundos;
- 3º passo: o sujeito realiza de 8 a 10 contrações isotônicas do músculo agonista, procurando aumentar o arco articular, durante 8 segundos;
- 4º passo: findos os 8 segundos, o sujeito cessa a contração e, durante os próximos 3 segundos, o treinador, puxando o segmento passivamente, procura atingir novos limites.

Na figura a seguir, utilizando a mesma legenda do processo anterior, tem-se o esquema gráfico deste método:

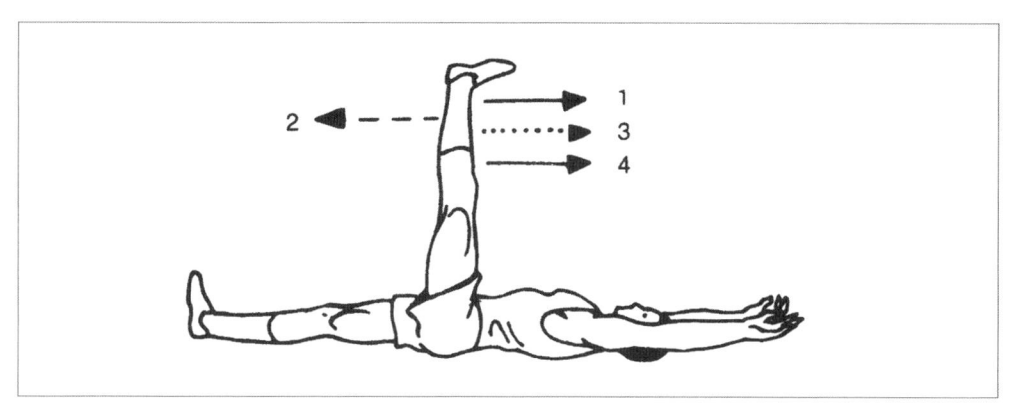

Figura 3.11

A sequência deve ser repetida três vezes para cada movimento.

Este processo estimula a elasticidade muscular e desenvolve a flexibilidade dinâmica.

Processo de reversão lenta

O mais recente dos processos de FNP desenvolvido nos Estados Unidos, onde é conhecido como *slow-reversal-hold/relax*, baseia-se em uma função de dois princípios utilizados nos dois últimos métodos: indução sucessiva e inervação recíproca.

Consiste, também, em quatro passos:

- 1º passo: o sujeito relaxa a musculatura a ser trabalhada, e o segmento é conduzido ao arco articular máximo, passivamente, pelo treinador;
- 2º passo: partindo da posição máxima, o sujeito realiza uma contração do músculo agonista durante 8 segundos. O treinador impede o movimento, caracterizando a contração isométrica;
- 3º passo: sem solução de continuidade, o treinador inverte o ponto de apoio, e o sujeito passa, agora, a realizar uma contração isométrica máxima do antagonista, também durante 8 segundos;
- 4º passo: o treinador comanda: "Relaxe!", e conduz passivamente o segmento a um arco articular mais amplo.

A seguir, apresenta-se o esquema de trabalho deste método:

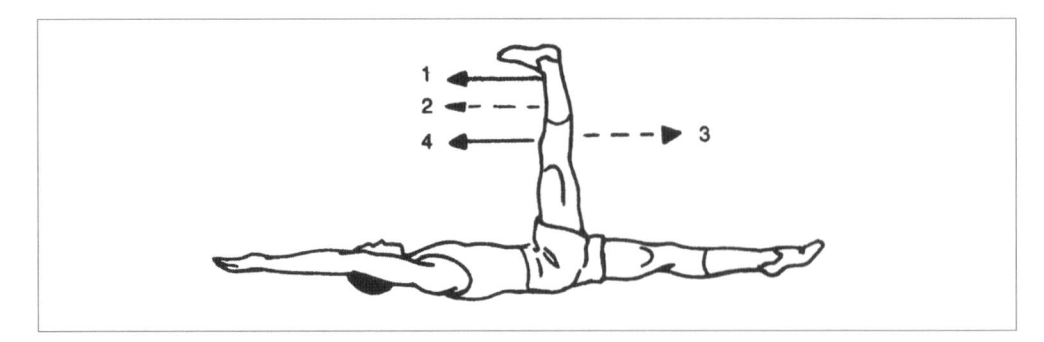

Figura 3.12

Todo o processo deve ser repetido três vezes.

Este processo é excelente para desenvolver a sustentação (flexibilidade controlada) e a amplitude de movimentos (flexibilidade passiva).

Processo completo

Desenvolvido por Santo (1990), a partir dos princípios fisiológicos que embasam o método de facilitação neuromuscular proprioceptiva, consiste na reunião de todos os processos anteriormente explanados na busca de maior eficácia.

Seus passos são os seguintes:

- 1º passo: o sujeito relaxa a musculatura a ser trabalhada, e o segmento é conduzido ao arco articular máximo, passivamente, pelo treinador;
- 2º passo: partindo da posição máxima, o sujeito realiza uma contração do músculo agonista durante 6 segundos. O treinador impede o movimento, caracterizando uma contração isométrica;
- 3º passo: o sujeito realiza movimentos de contração isométrica, lentamente, durante 6 segundos, com a musculatura antagonista, provocando "puxões" suaves sobre a musculatura agonista;
- 4º passo: o sujeito realiza uma contração contínua com o antagonista durante 6 segundos, que, por estar no seu arco articular máximo, não possibilitará movimento, caracterizando-a como isométrica. O treinador força no sentido da contração;
- 5º passo: o sujeito relaxa e, em seguida, realiza duas oscilações pendulares suaves ao longo do terço final do arco articular.

A duração total do processo é de 24 segundos.

Os processos de FNP mais utilizados são os apresentados a seguir:

Tabela 3.7 Efeitos dos principais processos de FNP

Efeito observado principalmente sobre	Processo
Mobilidade articular	Sustentação-relaxação (*hold-relax*), reversão lenta (*slow-reversal-hold-relax*), contração-relaxação (*contract-relax*)
Elasticidade muscular	Contrações repetidas (*repeated contractions*)

Alter,1996, p. 91; Dantas, 1995, p. 81.

Pode-se perceber que cada um dos métodos tem uma especificidade de aplicação, que indica sua utilização em um contexto específico, acarretando problemas de gravidade variável no caso de se tomar a opção errada.

Surburg & Schader (1997), consultando 131 preparadores físicos, constataram que os processos mais utilizados são os de contração-relaxação e de sustentação-relaxação para aplicação no joelho, ombro e quadril. Por sua vez, os processos de contrações repetidas e de sustentação-relaxação-contração vêm sendo utilizados no cotovelo, no quadril e no joelho.

Comparação entre os métodos de flexionamento

Existe muita polêmica sobre qual é o método ou processo de flexionamento mais adequado ou mais eficaz.

Sady et al. (1982), comparando os métodos passivo (estático), ativo (balístico) e de facilitação neuromuscular proprioceptiva (FNP), durante uma pesquisa que durou seis semanas, chegaram à conclusão que "[...] a FNP deve ser a técnica preferida para desenvolver a flexibilidade [...]".

Por outro lado, Nunes (1986) também realizou um estudo que tinha como objetivo verificar qual dos métodos para desenvolvimento da flexibilidade é o mais eficiente. Após onze semanas de treinamento, ele concluiu que todos os métodos estudados apresentavam resultados significativos na melhoria da flexibilidade. Contudo, o método estático e a FNP (3S) apresentaram resultados semelhantes e mais eficientes do que o método dinâmico.

Etnyre & Lee (1987), fazendo uma revisão bibliográfica de dez estudos comparativos entre os métodos de flexibilidade, encontraram nove estudos que apontavam a FNP como o método mais eficaz. Em seguida, analisando a metodologia desses estudos, encontraram falhas nos procedimentos, o que os levou a concluir que "o problema de qual método de flexionamento é mais efetivo ainda não está claramente resolvido".

Recentemente, outra revisão bibliográfica foi realizada por Felappi e Lima (2015). Os autores compararam a FNP com o método estático para aferir qual deles apresenta maiores benefícios para o ganho da flexibilidade. Os resultados indicaram que 28% dos estudos observados tinham melhor efeito no método FNP, 7% encontraram maiores benefícios no método estático e que em 64% dos artigos, *não h*avia diferença significativa entre o método estático e o FNP.

Alguns estudos se contrapuseram a essa afirmação, apontando como sendo de maior eficácia os processos que se utilizam da FNP para o treinamento da flexibilidade (Alter 1988, p. 89; Godges et al. 1989; Massara & Scoppa 1995; Surburg & Schader 1997).

Mas, em vez de se preocupar com qual método é mais eficaz, a preocupação do profissional que treina a flexibilidade deve ser com a escolha da técnica mais adequada a seu caso.

Como já foi visto nos capítulos anteriores, o aumento da amplitude de movimento se dá basicamente pelo incremento da mobilidade articular e da elasticidade muscular. Alguns métodos de flexionamento fazem crescer a flexibilidade prioritariamente pelo aumento da mobilidade articular. Obtém-se esse aumento pela diminuição da estabilidade articular, o que, obviamente, contraindica esses métodos para os desportos de contato. Entretanto, os métodos que aumentam a flexibilidade prioritariamente, graças a uma maior elasticidade muscular, conseguem esse efeito, entre outros fatores, pelo afrouxamento dos componentes elásticos em série (CES), o que provoca, ainda que em pequena escala, a diminuição da força explosiva.

Tabela 3.8   Efeitos dos principais métodos e processos de treinamento da flexibilidade

Efeito enfatizado (aumento)	Métodos e processos
Mobilidade articular	Passivo, FNP (3S, sustentação-relaxação, reversão lenta)
Elasticidade muscular	Ativo, FNP (contração-relaxação antagonista)
Indistinto	Processo completo

Assim, dependendo da característica da atividade ou do segmento corporal considerados, deve-se optar por outra técnica.

Visando a facilitar o processo de escolha, é apresentado, na tabela anterior, um resumo do foco prioritário do efeito dos métodos.

REFERÊNCIAS BIBLIOGRÁFICAS

ACADEMIA DE ELECTRODIAGNÓSTICO Y ELECTROMIOGRAFIA DE PUERTO RICO. *Manual de electromiografia*. Porto Rico, 1982

ACHOUR Jr., A. *Bases para exercícios de alongamento relacionados com a saúde e com o desempenho atlético*. Londrina, Midiograf, 1996.

ALTER, M. J. *Ciência da flexibilidade*. 3.ed. Porto Alegre, Artmed, 2010.

AMERICAN COLLEGE OF SPORTS MEDICINE. "American College of Sports Medicine position stand. Quantity and quality of exercise for developing and maintaining cardiorespiratory, musculoskeletal, and neuromotor fitness in apparently healthy adults: guidance for prescribing exercise". *Medicine and Science in Sport and Exercise*, v. 43(7), p. 1.334-59, 2011.

ANDERSON, B. & BURKE, E.R. "Scientific, medical, and practical aspects of stretching". *Clinics in Sports Medicine*. Philadeiphia, v. 10, i. 1, p. 63-8, 1991.

BANDY, W. D. & IRION, J. M. "The effect of time on static stretch on the flexibility of the hamstring muscle". *Physical Therapy*. v. 74, n. 08, p. 845-50, 1994.

BORMS, J.; VAN ROY, P.; SANTENS, L. & HAENTJENS, A. "Optimal duration of static stretching exercises for improvements of coxofemural flexibility". *Journal of Sports Science*. London, v. 5, i. 1, p. 39-47, 1987.

CHALMERS, G. "Re-examination of the possible role of Golgi tendon organ and muscle spindle reflexes in proprioceptive neuromuscular facilitation muscle stretching". *Sports Biomechanics*. v. 3(1):159-83, 2004.

CONCEIÇÃO, M. C. S. C.; VALE, R. G. S.; BOTTARO, M.; DANTAS, E. H. M.; NOVAES, J. S. "Efeitos de quatro diferentes tempos de insistência de flexionamento estático na flexibilidade de adultos jovens". *Fitness & Performance Journal*. mar-abr; 7(2):88-92, 2008.

EINYRE, B. & LEE, E. "Comments of proprioceptive neuromuscular facilitation stretching techniques". *Research Quaterly for Exercise and Sports*. Vol. 58, n. 2, 184-8, 1987.

FELAND, J. B. et al. "The effect of duration stretching of the hamstring muscle group for increasing range of motion in people aged 65 years or older". *Physical Therapy*. 81(5): p. 1.110-7, 2001.

FELAPPI, C. J.; LIMA, C. S. "Efeitos da prática de alongamento estático e facilitação neuromuscular proprioceptiva na flexibilidade: revisão narrativa". *Revista de Atenção à Saúde*. v. 13, n. 43, jan./mar. p. 61-6, 2015.

FOX, E. & MATTHEWS, D. *Bases fisiológicas da educação física e dos desportos*. 3.ed. Rio de Janeiro, Interamericana, 1989.

GODGES, J. J.; MACRAE, H.; LONGDON, C.; TINBERG, C. & MACRAE, P. "The effects of two stretching procedures on hip range of motion and gait economy". *The Journal of Orthopaedic and Sports Physical Therapy*. Malibu, p. 350-7, March 1989.

GORDON, G. A. "Proprioceptive neuromuscular facilitation: The super stretch". *National Strength & Conditioning Association Journal*. Lincoln, NSCA, 4(2):26-8, 1982

ISSURIN, V.; LIEBERMANN, D. G. & TENENBAUM, G. "Effect of vibratory stimulation on maximai force and flexibility". *Journal of Sports Sciences*. London, v. 12, i. 6,p. 561-6, 1994.

KUBO, K.; KANEHISA, H.; KAWAKAMI, Y.; FUKUNAGA, T. "Influence of static stretching on viscoelastic properties of human tendon structures in vivo". *Journal of Applied Physiology Published*. v.90(2), 520-7, 2001.

MADDING, S. W.; WONG, J. G.; HALLUM, A. & MEDEIROS, J. M. "Effect of duration of passive stretch on hip abduction range of motion". *Journal of Orthopaedic and Sports Physical Therapy*. Baltimore, v. 8, i. 8, p. 409-16, 1987.

MAGNUSSON, S. P.; SIMONSEN, E. B. & KJAER, M. "Biomechanical responses to repeated stretches in human hamstring muscle in vivo". *American Journal of Sports Medicine*. Waitham. v. 24, i. 5, p. 622-8, 1996.

MASSARA, G. & SCOPPA, F. "Proprioceptive muscle stretching". *Journal of the Council for Heafth, Physical Education, Recreation, Sport and Dance*. Reston. v. 31, i. 2, 38-43, 1995.

MCNAIR, P. J. & STANLEY, S. N. "Effect of passive stretching and jogging on the series elastic muscle-stiffness and range of motion of the ankle joint". *British Journal of Sports Medicine*. Oxford, v. 30, i. 4, p. 313-7, 1996.

MOREHOUSE, L. *A forma física total*. São Paulo, Círculo do Livro, 1979.

Nunes, Volmar G. da S. *Estudo da flexibilidade dinâmica, estática e mista (3S) em universitários do sexo masculino*. Dissertação de Mestrado. Santa Maria, UFRS, 1986.

OLIVEIRA, A. L. *Comparação de flexibilidade de ombro e tronco entre praticantes de diferentes atividades físicas em academia*. Dissertação de Mestrado. Rio de Janeiro, UERJ, 2001.

ROBET, J. M.; WILSON, K. "Effect of stretching duration on active and passive range of motion in the lower extremity". *British Journal of Sport Medicine*. 33(4), p. 259-63, 1999.

SADY, S.; WORTMAN, M. & BLANKE, D. "Flexibility training: ballistic, static on proprioceptive neuromuscular facilitation?" *Archives of Physical Medicine or Rehabilitation*. Jun, 63(6):261-3, 1982.

SANTO, M. *Flexibilidad*. Monografia apresentada ao Professorado de Educación Física. José Maria Gagigal, Córdoba, 1990.

SILVA, J. *The Silva mind control method*. Laredo, Kalfs, 1977.

SURBURG, P. R. & SCHRADER, J. W. "Proprioceptive neuromuscular facilitation techniques in sports medicine – a reassessment". *Journal of Athletic Training*, Dallas, v. 32, i. 1, p. 34-9,1997.

TAYLOR, D. C.; DALTON, J. D.; SEABER, A. V. & GARRETT, W. E. "Viscoelastic properties of muscle tendon units. The biomechanical effects of stretching". *American Journal of Sports Medicine*. Columbus, v. 18, i. 3, p. 300-9, 1990.

TUBINO, M. J. G. *Biblioteca de educação física*. Rio de Janeiro, Lisa, 1979.

WEINECK, J. *Biologia do esporte*. São Paulo, Manole, 1991.

CAPÍTULO 4

AVALIAÇÃO BIOQUÍMICA DA FLEXIBILIDADE

Lenita Ferreira Caetano

AVALIAÇÃO BIOQUÍMICA DA FLEXIBILIDADE

A flexibilidade é uma qualidade física responsável pela execução de movimentos de amplitude máxima, dentro dos limites anatômicos, sem o risco de provocar lesões no aparelho locomotor.

O treinamento da flexibilidade pode ser feito de duas formas – conceitual, metodológica, fisiológica e bioquimicamente – distintas entre si: o trabalho submáximo, chamado de alongamento, e o máximo, denominado flexionamento.

Fisiologicamente, a flexibilidade é o resultado de uma ação de coordenação neuromotora. Bioquimicamente, pode ser estudada sob o ponto de vista dos neuromediadores ou, como no caso da abordagem do presente estudo, pela bioquímica das estruturas musculares diretamente envolvidas no processo: o colágeno das fáscias e das proteínas musculares.

TECIDO CONJUNTIVO

O tecido conjuntivo fibroso é o principal componente do tecido muscular que se relaciona com a flexibilidade, envolvendo e circundando cada um dos mais de 660 músculos do corpo em seus vários níveis de organização (McArdle et al., 2003).

O tecido conjuntivo que envolve cada fibra muscular e a separa das fibras vizinhas é denominado endomísio; o que circunda um feixe de até 150 fibras chama-se perimísio; e o que circunda todo o músculo é o epímisio. É formado, entre outros, por fibras elásticas, colágenas e reticulares (Junqueira & Carneiro 1995). As fibras colágenas são muito duras e resistentes à tração, mesmo assim permitem certa flexibilidade, verificando-se que, conforme se vai trabalhando a flexibilidade, os tecidos conjuntivos vão ficando mais alongados (Alter 1999a).

COLÁGENO

O colágeno é uma família das proteínas fibrosas presente em todo organismo multicelular (Lehninger et al. 1995). Juntamente com a elastina, faz parte dos componentes extracelulares do tecido conjuntivo. O colágeno confere força e rigidez ao tecido, para que ele possa oferecer resistência à força mecânica e à deformação, enquanto a elastina é responsável pela elasticidade dos tecidos (Lederman 2001).

A elastina é uma proteína insolúvel semelhante à borracha, presente nas fibras elásticas dos tecidos conjuntivos. Essas fibras podem ser distendidas reversivelmente a várias vezes seu comprimento inicial (Lehninger et al. 1995).

As fibras de elastina e colágeno são entremescladas, e sua proporção no tecido conjuntivo varia nas diversas estruturas musculoesqueléticas. Os tecidos ricos em colágeno geralmente são mais rígidos, ao passo que os ricos em elastina são mais elásticos (Lederman 2001).

O colágeno se destaca por formar fibras insolúveis que têm uma grande força de tensão. É o principal elemento fibroso da pele, do osso, do tendão, da cartilagem, dos vasos sanguíneos e dos dentes (Stryer 1992). No tendão, as fibras de colágeno são organizadas em sentido paralelo, o que confere rigidez e força ao tendão, sob cargas unidirecionais. Nos ligamentos, a organização das fibras é mais frouxa, com o grupo de fibras dispostas em várias direções (Lederman 2001).

No colágeno, a resistência mecânica é aumentada pelo enrolamento helicoidal de múltiplos segmentos em uma super-hélice, de uma forma muito parecida àquela em que cordões são enrolados entre si e sobre si mesmos para formar uma corda mais resistente. O percurso helicoidal da superestrutura é, em sentido oposto ao enrolamento mais apertado possível das múltiplas cadeias polipeptídicas, o que fornece uma grande resistência a forças de tensão, sem nenhuma capacidade para estiramento (Lehninger et al. 1995).

O mesmo autor afirma que defeitos genéticos humanos envolvendo o colágeno ilustram a relação estreita entre a sequência de aminoácidos e a estrutura tridimensional desta proteína. A substituição, por exemplo, de glicina por resíduos de cisteína ou sevina tem efeito catastrófico na função que o colágeno exerce, porque rompe a unidade repetitiva glicina – X – prolina, que dá ao colágeno a sua estrutura helicoidal única.

A resistência dessas estruturas é também aumentada por ligações covalentes entre as cadeias polipeptídicas no interior das cordas multi-helicoidais e entre as que estão adjacentes (Figura 4.1). O caráter rígido e quebradiço do tecido conjuntivo nas pessoas idosas é o resultado do acúmulo, à medida que envelhecemos, de ligações covalentes cruzadas no colágeno.

As moléculas de colágeno agregam-se paralelamente na matriz extracelular para formar microfibrilas e, posteriormente, fibrilas. Esse processo prossegue para dar origem às fibras, que por fim são compactadas para formar as supraestruturas do tecido conjuntivo (tendões, ligamentos, tecidos periarticulares etc). Com o passar do tempo, o colágeno aumenta em solubilidade, tornando-se mais espesso, sofrendo um acréscimo em conteúdo no músculo com consequente diminuição na amplitude do movimento.

Segundo Lee (2001), inúmeras incapacidades funcionais encontradas dentro do sistema musculoesquelético são causadas pela síntese e deposição de tecido cicatricial e pela

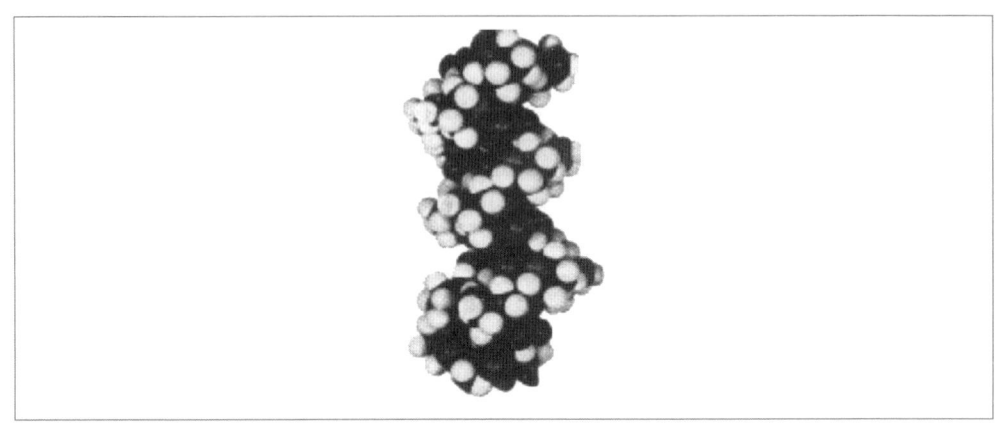

Figura 4.1 Tríplice hélice do colágeno (Stryer 1992)

forma como as propriedades físicas do colágeno diferem das propriedades do tecido íntegro que ele substitui, seja ele tendão, ligamento ou cápsula articular fibrosa.

Kaufmann et al. (2002) afirmam que as investigações acerca das inflamações detectadas por meio de análise laboratorial da urina tornam possível a identificação dos níveis de colágeno presentes nos tecidos cartilaginosos e ósseos. Os mesmos autores, ao discorrerem sobre os aspectos degenerativos do aparelho locomotor, especialmente sobre a artrite reumatoide, inferem que existe uma correlação entre a degradação do colágeno maduro e a patologia referida.

As fibras de colágeno do disco intervertebral normal possibilitam o alongamento fisiológico normal e a recuperação, mas o movimento excessivo e não fisiológico da unidade funcional, especialmente a rotação, lesa as fibras anulares. O rompimento do recipiente anular permite que o núcleo centralmente localizado forme uma hérnia externa por meio das fibras anulares rompidas. Essa herniação é a protuberância externa do núcleo, o qual, em seguida, pode comprimir as terminações nervosas do ligamento longitudinal posterior e o próprio gânglio de raiz dorsal e sua bainha dural no forâmen. O rompimento das fibras anulares libera substâncias nociceptoras da matriz, que se tornam inflamatórias (Caillet 2004).

O mesmo autor acrescenta ainda que o conjunto básico dos vinte aminoácidos pode ser modificado após a síntese de uma cadeia polipeptídica para aumentar suas capacidades. No colágeno recém-sintetizado, muitos radicais de prolina são hidroxilados, formando hidroxiprolina (HP). Os radicais hidroxila adicionados estabilizam a fibra do colágeno. Essa cadeia de aminoácidos é composta de 2/3 de glicina, 1/3 de prolina e hidroxiprolina (Lehninger et al. 1995).

O estudo bioquímico do colágeno é mais convenientemente feito pela análise de seus aminoácidos constituintes: 35% de glicina, 11% de alanina e 21% de prolina e hidroxiprolina. No entanto, algumas características da HP — estar presente em grau muito maior no colágeno do que na maioria das outras proteínas (Lehninger et al. 1995) e o fato de que no colágeno recém-sintetizado muitos radicais de prolina são hidroxilados (Stryer 1992) — fazem com que ela seja a mais conveniente de ser estudada.

As proteínas exercem papéis cruciais em, virtualmente, todos os processos biológicos, sendo constituídas a partir de um repertório de vinte aminoácidos, que são as suas unidades estruturais básicas (Lehninger et al. 1995). A estrutura básica de todos os aminoácidos, conforme pode ser visto na Figura 4.2, consiste em um grupamento amina, um carboxila, um átomo de hidrogênio e um radical R diferenciado, chamado cadeia lateral, ligados a um átomo de carbono (Maughan et al. 2000). Esse átomo de carbono é chamado de carbono α, por ser o adjacente ao grupamento carboxila (Lehninger et al. 1995).

As várias funções exercidas pelas proteínas resultam da diversidade e da versatilidade dos vinte tipos de "blocos de construção" (Stryer 1992). O aminoácido mais simples é a glicínia, que tem só um átomo de hidrogênio como cadeia lateral (Lehninger et al. 1995).

A prolina (Figura 4.3) pode ser formada a partir do glutamato, constituindo um aminoácido não essencial; esta difere dos aminoácidos comuns por ter um grupamento amina secundário (imino) em vez de primário, o que a torna um iminoácido, e uma cadeia ligada tanto ao carbono como ao nitrogênio (Stryer 1992). O grupo amino secundário é mantido em uma conformação rígida que reduz a flexibilidade estrutural nesse ponto da cadeia proteica (Lehninger et al. 1995).

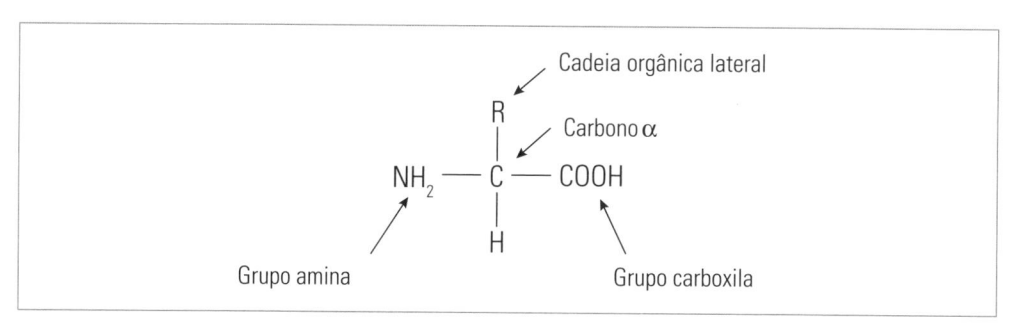

Figura 4.2 Estrutura geral dos aminoácidos

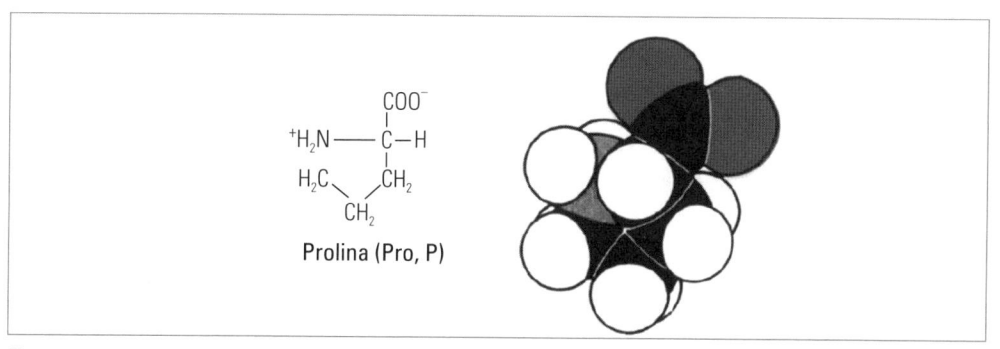

Figura 4.3 Aminoácido prolina

O conjunto básico dos vinte aminoácidos pode ser modificado após a síntese de uma cadeia polipeptídica para aumentar suas capacidades. Isso ocorre no colágeno recém-sintetizado, onde muitos radicais de prolina são hidroxilados, formando hidroxiprolina, essas hidroxilas adicionadas estabilizam a fibra colágena (Stryer 1992) (Figura 4.4).

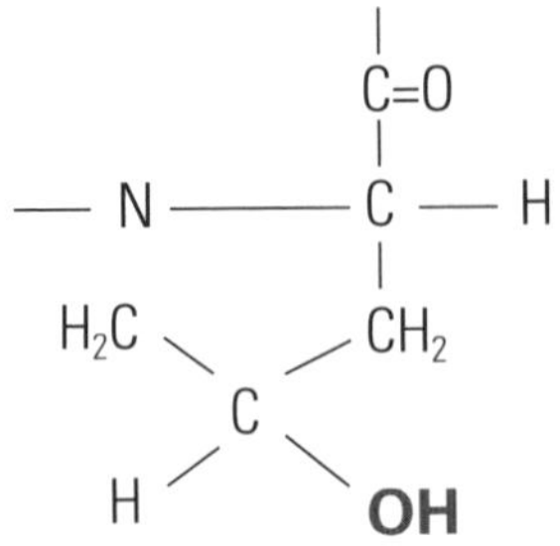

Figura 4.4 Radical prolina hidroxilado formando hidroxiprolina

A presença de prolina e hidroxiprolina mantém o arranjo em forma de corda do colágeno estável e resistente ao alongamento; assim, quanto maior a concentração desses aminoácidos, maior será a resistência de alongamento das moléculas (Alter 1999 b).

É importante salientar que a hidroxiprolina é parte fundamental do colágeno, e na decomposição deste formam-se peptídeos contendo HP, que em parte não sofrem a hidrólise posterior e são eliminados pela urina (Verlag 1982).

RELAÇÃO DA HIDROXIPROLINA COM MICROLESÃO

Os tecidos conjuntivos, incluindo os tendões, podem ser lesionados tanto durante um trabalho de flexionamento como em um trabalho de força que priorize principalmente as contrações excêntricas, causando assim dor muscular de início tardio. Segundo Costill & Wilmore (2001), a dor muscular de início tardio é causada principalmente pela ação excêntrica e está associada a uma lesão muscular real, que poderá se manifestar entre 12 e 48 horas após uma sessão de exercícios extenuante ou em ambos períodos.

Nos exercícios de alongamento, visa-se a realização de movimentos de amplitude normal com o mínimo de restrição física possível, em que as estruturas musculoconjuntivas envolvidas não devem ser submetidas a um estiramento extremo, não devendo provocar danos aos tecidos conjuntivos. No flexionamento, objetiva-se a melhoria da flexibilidade por meio de viabilização de amplitudes de arcos de movimento articular superiores às originais, sendo que as estruturas musculoconjuntivas envolvidas são submetidas a um estiramento extremo, ocorrendo o risco de provocar danos aos tecidos conjuntivos.

A identificação dos níveis de colágeno na excreção urinária relacionada aos componentes bioquímicos é determinante na verificação de danos nos tecidos conjuntivos (Brown et al.1999 e Martin et al. 2002).

Abraham (1977) revela uma significativa correlação positiva entre a excreção urinária de hidroxiprolina e a incidência subjetiva do sofrimento muscular após a realização de exercícios excêntricos.

Estudos revelam que a ação excêntrica resulta em danos temporários na musculatura esquelética, ao contrário da ação concêntrica, que não apresenta mudanças significativas nos marcadores bioquímicos indiretos (HP) da degradação do colágeno em níveis séricos (Brown et al. 1999).

Desde 2003, a equipe do LABIMH/UCB-RJ vem estudando a relação entre HP e flexibilidade, chegando à conclusão de que: o alongamento não possui efeito de aumentar significativamente ($\Delta= 4$ mg/dia; p= 0,139>0,05) a HP 24 horas depois de sua realização (Lorenzini et. al. 2005), embora tanto o flexionamento estático ($\Delta= 12$ mg/dia; p= 0,04<0,05) como o dinâmico ($\Delta= 23,29$ mg/dia; p= 0,004<0,05) tenham essa capacidade; o flexionamento feito no meio terrestre provoca maior aumento na excreção urinária da HP($\Delta= 4,45$ mg/dia; p= 0,04<0,05) do que o realizado no meio líquido (Nascimento et al. 2005); pacientes com lombalgia, tratados por meio de alongamento na hidrocinesioterapia, tiveram redução dos níveis de HP antes/depois ($\Delta= - 21,7$ mg/dia; p= 0,03<0,05), conforme estudo de Mesquita et al. (2005); e que os pacientes com síndrome do impacto no ombro, tratados por flexionamento na cinesioterapia, além de aumento do arco de movimento articular e redução da sensação álgica, apresentaram redução da HP ($\Delta= -15,3$ mg/dia; p= 0,005<0,05), verificado em estudo de Faria et al. (2005).

Outra pesquisa analisou a relação entre exercícios de alongamento e lesões teciduais, utilizando o mesmo marcador bioquímico (HP), verificando não haver alterações entre os níveis de HP antes e 24h após exercícios de alongamento, podendo-se concluir que o alongamento não é suficientemente intenso para provocar um quadro lesional musculoesquelético (Silva et al. 2005).

Já Mesquita (2006), em seu estudo, analisou a relação da hidroxiprolina nos exercícios de flexionamento realizados na água em sujeitos com lombalgia. Foram feitas coletas urinárias antes, na 5ª e na 10ª sessão de flexionamento, e, com base nos resultados, observou-se que o índice de diminuição percentual entre os níveis de hidroxiprolina basal e na 5ª sessão foi de 2,5%; entre a 5ª e a 10ª sessão, foi de um aumento de 13,10% e entre o índice basal e a 10ª sessão, de 10,92%, evidenciando que houve um decréscimo na excreção de HP na 5ª sessão de hidrocinesioterapia e um novo aumento na 10ª sessão.

Os dados analisados em relação aos índices de variação na quebra do colágeno medidos por meio da HP basal-5ª sessão nos faz refletir no que diz respeito à relação desse aminoácido com vários fatores, entre eles: a diminuição de carga compressiva nos discos intervertebrais no corpo imerso no nível do processo xifoide, a diminuição da atividade muscular da musculatura antigravitacional dentro d'água e a facilitação dos exercícios devido à diminuição do peso corporal influenciado pelo empuxo favoreceram uma diminuição de seus níveis de catabolismo na 5ª sessão, interpretando esses dados como uma resposta adaptativa do corpo ao meio aquático.

Porém, ao passo que houve diminuição de excreção de HP na urina, observou-se o aumento da flexibilidade e a diminuição da dor. A diminuição da dor nos sujeitos possibilitou maiores índices de amplitude de movimentos imediatos, conforme já discutido anteriormente. Em contrapartida, ao observarmos os índices de variação dos níveis de dor ocorridos entre a 5ª sessão e o pós-teste (10ª sessão) verificou-se que houve aumento no nível de dor. Esse episódio também foi observado no período compreendido entre o pré e pós-teste, que reforça a ideia de que apesar de o tratamento em imersão diminuir a dor lombar desses sujeitos graças às suas características mais importantes, que são a de diminuição de peso corporal e o alívio do atrito entre as articulações, os efeitos do flexionamento parecem influenciar nessa intensificação do quadro álgico, principalmente após a 5ª sessão, em que foi também observada a excreção aumentada de HP e a diminuição do índice de flexibilidade dos sujeitos, talvez por um mecanismo de proteção do organismo e das estruturas musculares envolvidas na lesão.

Tullson e Armstrong (1968, 1981 *apud* Alter 1999) indicam uma forte ligação entre o sofrimento muscular e o dano nos tecidos conjuntivos associados ao músculo. As investigações de Abraham (1979 *apud* Alter 1999) afirmam essa teoria, pois, por meio de sua pesquisa, revelou-se uma significativa correlação entre a excreção urinária de HP e a incidência subjetiva de sofrimento muscular e a irritação ou dano do tecido conjuntivo.

Ou seja, apesar de todos os indivíduos participantes serem portadores de lombalgia crônica, a diminuição da HP observada na excreção urinária parece não ter ligação direta com o estágio da lesão pura e simplesmente, até porque Peacock (1984), nos seus achados, concluiu que embora o conteúdo de colágeno permaneça constante ou aumente após o estágio de fibroplasia, a lesão continua a adquirir força tensiva. Essa força adquirida decorre de dois fatores: do entrelaçamento intramolecular/intermolecular das fibras colágenas e do remodelamento da lesão pela dissolução e reforma das fibras colágenas com a finalidade de formar uma trama mais forte. Nessa fase, a quantidade de colágeno é constante, o que sofre alteração é a organização. Esse processo de remodelamento pode levar de 6 a 12 meses para ser concluído.

Porém, Lee (2001), ao afirmar que exercícios vigorosos ou mobilizações passivas agressivas impedem a revascularização do tendão e retardam o processo de cicatrização, leva-nos a crer que o aumento urinário de HP na 10ª em relação à 5ª sessão e, principalmente, em relação ao pré-teste poderia ter sido causado pelo flexionamento.

A mesma autora acrescenta que, como o entrelaçamento intramolecular ou mesmo intermolecular das fibras colágenas é mínimo, esticar a lesão ou aplicar força sobre o local é contraindicado. A estrutura pode estar restaurada e oferecer uma grande resistência às forças tensivas, mas a função pode estar completamente devastada. Já nos ligamentos, se for permitido o desenvolvimento de uma aderência de restrição, ocorrerão microrrupturas crônicas. O mais comum é a ocorrência de uma nova ruptura que desencadeia outra reação inflamatória.

Acrescentando esta teoria, Dantas (2005) afirma que é possível inferir que os tecidos conjuntivos, incluindo os tendões, são passíveis de sofrer lesão tanto em um trabalho de força como em um flexionamento, como também exercícios que causam tensão e exercícios de flexibilidade fortalecem os tendões, os ligamentos e os músculos, permitindo, assim, uma boa amplitude articular.

Fox (1989) também afirma que exercícios de flexionamento que impliquem estiramentos musculares fortes podem levar a danos nos tecidos conjuntivos, que podem ser verificados por meio dos níveis de hidroxiprolina excretados na urina. Os exercícios de alongamento não provocam esses danos e podem aliviar a dor muscular quando presente.

O acréscimo de HP no pós-teste apontou suspeitas de uma nova lesão, ou, melhor dizendo, uma "agudização" na lombalgia crônica. A respeito dessa afirmativa, Martin et al. (2005) nos lembram que ocorre na literatura um consenso no que se refere à identificação dos níveis de colágeno relacionados aos componentes bioquímicos, que, por sua vez, são determinantes na regeneração de lesões pelo aumento da bioatividade molecular. Ou seja, a regeneração que estava sendo observada por meio dos níveis de HP até a 5ª sessão se interrompeu devido à intensidade do exercício oferecido aos sujeitos. Tal fato se refletiu no aumento de dor e diminuição de flexibilidade no pós-teste, conforme será discutido a seguir.

As contribuições literárias de Whiting (2001) esclarecem ainda que se a carga ou estresse nas fibras colágenas for maior que a sua capacidade de sustentação, pode haver uma laceração parcial, que pode induzir uma resposta inflamatória, com a cicatrização subsequente acabando por formar um tecido cicatricial. Principalmente, se atentarmos ao fato de que, segundo os apontamentos de Frank (1996), na meia idade, os pontos de inserção de ligamentos e tendões começam a enfraquecer, a viscosidade começa a declinar e o colágeno adquire uma quantidade muito maior de ligações cruzadas e se torna menos complacente. Exelby (2001) acrescenta que, após a terceira década de vida, ocorre um gradual e definitivo decréscimo na mobilidade e aumento na rigidez do disco como resultado de mudanças bioquímicas.

Kääpä et al. (1994), ao acreditarem que a força mecânica depende das fibras de colágeno, desenvolveram um estudo com o objetivo de investigar as reações do metabolismo do colágeno após uma lesão induzida do disco intervertebral de cinco porcos domésticos. Os porcos foram submetidos a uma incisão na parte anterior do anel fibroso do disco de L4-L5. Os animais foram sacrificados três meses depois. E os discos lesados e os saudáveis (controle) dos animais foram removidos para análise química. A concentração total de colágeno (HYP) entre outras substâncias foram estudadas. Em todos os discos experimentais, a morfologia mudou consideravelmente. O núcleo pulposo estava menor, fibroso e amarelado. O anel lamelar foi parcialmente destruído e substituído por tecido granular na região da lesão. Grandes osteófitos foram formados nas extremidades ventrais do corpo vertebral. No núcleo pulposo, a concentração de hidroxiprolina foi significantemente aumentada, apesar de ter havido uma diminuição de água.

O estudo de Coelho et al. (2005) mensurou a variação nos níveis de HP excretados na urina de treze soldados do tiro de guerra de Viçosa/MG, submetidos a exercícios de alongamento, com coletas urinárias antes e 24 horas após o alongamento. Os resultados indicaram que não existe diferença significativa entre as concentrações de HP basal e nas coletas antes de e após 24 horas, concluindo que exercícios de alongamento não são suficientemente intensos para provocar um quadro lesional musculoesquelético e que a ausência de uma elevação significativa de HP após 24 horas de um treinamento de alongamento reforça a ideia de que esse tipo de atividade apresenta baixa intensidade, podendo ser realizada por um grupo populacional sem risco lesional.

Kosaki et al. (2005) acrescentam que o envolvimento de outras enzimas proteolíticas em diferentes fases das lesões de coluna deve ser investigado para ajudar no controle da degradação em fases relativamente iniciais de degeneração discal antes das manifestações clínicas da doença.

A INFLUÊNCIA DA TITINA NA FLEXIBILIDADE

Entre as proteínas musculares, certamente a menos estudada e a mais importante para a flexibilidade é a titina. A titina constitui aproximadamente 10% da massa muscular e representa a terceira proteína mais abundante no músculo, depois da actina e da miosina (Sela et al. 2002). As moléculas dessa proteína localizam-se desde a linha Z (o final do sarcômero) até a linha M (centro do sarcômero) (Alter 1999; Trinick & Tskhovrebova 1999; Labeit 1997; Wiemmann et al. 2000).

O efeito do treinamento de flexibilidade sobre a titina foi estudado em uma intervenção de dezesseis semanas, realizada sobre três grupos de dezessete sujeitos adultos ativos, cada um deles submetido a, respectivamente, alongamento (GA), flexionamento estático (GE) e flexionamento dinâmico (GD). Por goniometria, foi mensurado o ganho observado no grau de flexibilidade em cada um dos grupos. A biópsia muscular realizada em cada um dos sujeitos, antes e após a intervenção, permitiu verificar: a participação percentual das porções T_1 (localizada na banda I) e T_2 (PEVK – entre a linha Z e a miosina) da titina e sua mobilidade relativa (T_{1Rf} e T_{2Rf}), observando-se que o flexionamento passivo pode provocar maior ganho de flexibilidade, apresentando aumento da porção T_2 (Δ_{GE-GD} = 2,7%; p <0,05 e Δ_{GE-GA} = 6,6 %; p= <0,05) e, consequentemente, diminuição da T_1. Por outro lado, como o flexionamento dinâmico é o que mais atua sobre a elasticidade muscular, provoca aumento da T_{1Rf} (Δ_{GE-GD} = 0,09 ; p <0,05 e Δ_{GE-GA} = 0,12; p= <0,05).

É evidente que o esclarecimento profundo das interações bioquímicas envolvendo hidroxiprolina e titina não poderá ser feito somente com as abordagens propostas neste capítulo, mas acreditamos que os dados relatados deverão contribuir para tal entendimento. A caracterização funcional dessas inter-relações poderá ser um grande passo para uma futura construção de modelos práticos para o melhor entendimento das relações bioquímicas/flexibilidade. Outro avanço com potencial é a possibilidade de proporcionar o entendimento minucioso necessário para as intervenções clínicas e a possibilidade de identificação de substratos relacionados a sistemas de treinamento da flexibilidade que definam risco aumentado da incidência de microlesões, entre outros. Finalmente, concluímos a importância do entendimento da avaliação dos eventos bioquímicos na flexibilidade como sendo determinante nas condutas a serem administradas pelos profissionais da área e, ainda, que seja esse o motivo para estimular a todos a continuar pesquisando os melhores indicadores e substratos bioquímicos associados às práticas da flexibilidade com importância clínica de nossos pacientes.

REFERÊNCIAS BIBLIOGRÁFICAS

ABRAHAM, W. M. "Exercise-induced muscular soreness". *The Physician and Sportsmedicine*, 7(10), 57-60, 1979.

ALTER, M. J. *Ciência da flexibilidade*. Porto Alegre, ArtMed, 1999.

ARMSTRONG, R. B., WARREN, G. L., WARREN, J. A. "Mechanisms of exercise-induced muscle fibre injury". *Sports Medicine,*12:184-207,1991.

BROWN, S.; DAY, S. e DONNELLY, A. "Indirect evidence of human skeletal muscle damage and collagen breakdown after eccentric muscle actios". *Journal of Sports Sciences*, n. 17, p. 397-402, 1999.

CAILLIET, R. *Síndrome da dor lombar*. 5.ed. Porto Alegre, Artmed, 2004.

COELHO, R. A. P.; Silva, K. L. G. L.; Marins, J. C. B. & Dantas, E. H. M. "Variação da hidroxiprolina basal e 24 horas após o alongamento em atiradores do tiro de guerra de Viçosa". *Revista Brasileira de Ciências e Movimento*, v. 13, n. 04, p. 118, 2005.

COSTILL, D. L. & WILMORE, J. H. *Fisiologia do esporte e do exercício*. 2.ed. São Paulo, Manole, 2001.

DANTAS, E. H. M. *Flexibilidade*: alongamento e flexionamento. Rio de Janeiro, Shape, 2005.

DANTAS, E. H. M. *A prática da preparação física*. 5.ed. Rio de Janeiro, Shape, 1995.

FOX, E.; BOWERS, R. & FOSS, M. *Bases fisiológicas da educação física e dos desportos*. 4.ed. Rio de Janeiro, Guanabara Koogan, 1991.

KAUFMANN, J. et al. "Hydroxypyridinium collagen crosslinks in serum, urine, synovial fluid and synovial tissue in patients with rheumatoid arthritis compared with osteoarthritis". *Rheumatology*, v. 42, p. 314-20, 2003.

LERDEMAN, E. *Fundamentos da terapia manual*. São Paulo, Manole, 2001.

LEHNINGER, A. L.; Nelson, D. L.; Cox, M. M. *Princípios da bioquímica*. São Paulo, Sarvier, 1995.

MARTIN, R. et al. "The epithelial mitogen keratinocyte growth factor binds to collagens via the consensus sequence glycine-proline-hydroxiproline". Disponível em: http://www.jbc.org. Acesso em: 22 fev. 2004.

McARDLE, William D.; KATCH, Frank, I & KATCH, Victor L. *Fisiologia do exercício*: energia, nutrição e desempenho humano. 3.ed. Rio de Janeiro, Guanabara Koogan, 2016.

NASCIMENTO, V. *Níveis de hidroxiprolina em adultos submetidos ao flexionamento dinâmico nos meios líquido e terrestre*. Dissertação (mestrado em Ciência da Motricidade Humana). Universidade Castelo Branco, Rio de Janeiro, 2004.

SILVA, K. L. G. L.; Coelho, R. A. P.; Marins, J. C. B. & Dantas, E. H. M. "Efeitos do alongamento sobre os níveis de hidroxiprolina em atiradores do tiro de guerra". *Fitness & Performance Journal*, v. 04 n. 06, p. 348-51, nov./dez. 2005.

STRYER, Lubert. *Bioquímica*. 4.ed. Rio de Janeiro, Guanabara Koogan, 1996.

VERLAG, G. T. *Patobioquímica*. Rio de Janeiro, Guanabara Koogan, 1982.

CAPÍTULO 5

AVALIAÇÃO DA FLEXIBILIDADE

Elisangela Silva Piza
Wagner Zeferino de Freitas

INTRODUÇÃO

O conhecimento científico de um fato passa por uma avaliação. Sempre que possível, esse processo basear-se-á na mensuração de seus atributos, visando a possibilitar o mapeamento dos padrões e relações existentes entre eles.

A busca da quantificação do fenômeno é capaz de ressaltar princípios generalizadores, leis e tendências de comportamento.

A desejável tendência de aprofundamento do conhecimento das ocorrências físicas, por sua quantificação, apresenta níveis bastante distintos de concretização, especialmente no campo das manifestações motoras do homem. Nessa área de conhecimento, ao se estudar as qualidades físicas, pode-se destacar uma em especial, na qual essa heterogeneidade está bastante acentuada: a flexibilidade.

A avaliação da flexibilidade é condicionada, segundo Dantas (2005, p. 123), por alguns óbices:

- grande número de fatores endógenos e exógenos intervenientes;
- possibilidade de se medir a flexibilidade estática, mas necessidade de se utilizar a flexibilidade dinâmica;
- carência de procedimentos de medida padronizados, exequíveis e validados.

López (2003), completando essas restrições, relata ser muito complicado medir a amplitude de somente um movimento articular sem envolver outras articulações circunvizinhas, sendo difícil estabelecer até que ponto umas interferem nas outras.

Marins e Giannichi (2003) ensinam:

> Os testes existentes para a medição e avaliação da flexibilidade podem ser divididos em três grandes grupos:
> **Testes angulares:** aqueles que possuem resultados expressos em ângulos (formados entre dois segmentos que se opõem na articulação).

Testes lineares: [...] os que se caracterizam por expressarem os seus resultados em uma escala de distância. [...].

Testes adimensionais: [...] constituem-se na interpretação dos movimentos articulares, comparando-os com uma folha de gabarito [...]. (p. 127-8)

TESTES LINEARES

Os testes lineares são os mais difundidos devido ao fato de prescindirem de instrumentos específicos para serem realizados. São testes que apresentam resultados expressos em uma escala de distância (Dantas 2005), ou seja, uma escala métrica para avaliar, indiretamente, a mobilidade articular (Araújo 2000). Destes, segundo os mesmos autores (p. 128-30), destacam-se os elaborados por Johnson e Nelson (1979), apresentados da seguinte forma:

Sentar e alcançar – *Seat and reach test* (Johnson; Nelson 1979)

Objetivo: medir a flexibilidade do quadril, do dorso e dos músculos posteriores dos membros inferiores.

Idade: dos 6 anos até a idade universitária.

Sexo: satisfatório para ambos os sexos.

Fidedignidade: um "r" de 0,94 foi encontrado quando a melhor das três tentativas executadas foi correlacionada em diferentes testagens.

Objetividade: um "r" de 0,99 foi encontrado quando os resultados de um testador experimentado foi correlacionado com os resultados obtidos por um testador sem experiência.

Validade: validade evidente foi aceita para este teste.

Jackson e Bader (1986 *apud* López 2003) demonstram existir uma correlação de r= 0,64 entre o teste e a flexibilidade dos músculos isquiotibiais, r= 0,70 em relação a toda a musculatura da região dorsal, em relação à parte superior da região dorsal apresentou um r= 0,16 e na região lombar, um r= 0,28.

Equipamento: flexômetro.

Direções: assumir a posição assentada, pés apoiados no flexômetro; o testador deve segurar os joelhos do testando, evitando que este se flexione; flexionar o quadril vagarosamente à frente, empurrando o instrumento de medida à frente o máximo que puder, utilizando a ponta dos dedos das mãos.

Resultado: é computada a melhor das três tentativas executadas pelo testando.

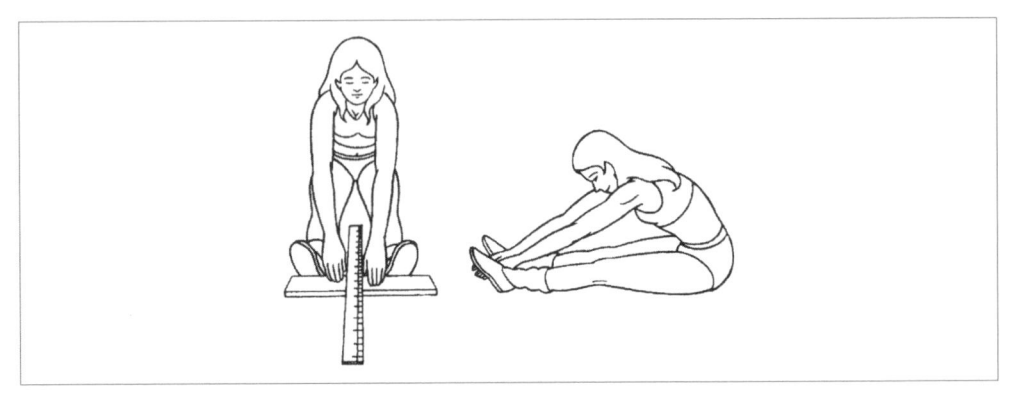

Figura 5.1 Ilustração do teste sentar e alcançar

Extensão de tronco e pescoço – *Trunk-and-neck extension test* (Johnson; Nelson 1979)

Objetivo: medir a capacidade de extensão do tronco e do pescoço.

Idade: dos 6 anos até a idade universitária.

Sexo: satisfatório para ambos os sexos.

Fidedignidade: um "r" de 0,90 foi encontrado quando o melhor dos resultados, de três tentativas executadas, foi correlacionado em diferentes testagens.

Objetividade: um "r" de 0,99 foi encontrado quando os resultados obtidos por um testador experimentado foram correlacionados com os dos testadores inexperientes.

Validade: validade evidente foi aceita para este teste.

Equipamento: flexômetro.

Direções: medir o comprimento do tronco e pescoço. Para essa medida, o testando deve estar na posição assentada no chão e pernas em afastamento lateral. A medida é tomada da base do queixo até o chão. O testando deve estar com as costas retas. Antes de efetuar essa medida, o testador deve se certificar, por meio do flexômetro, se a ponta do nariz e o chão formam um ângulo reto. O flexômetro deve ser colocado entre as pernas do testando; depois de efetuada essa medida, o testando se coloca na posição em decúbito ventral, com as mãos às costas, tocando-se na altura do quadril. O testador deve estar atento, verificando se o quadril do testando não perde o contato com o solo no momento da testagem; o teste consiste na elevação do tronco o mais alto possível em relação ao solo. A medida é efetuada com o flexômetro, medindo-se a distância entre o solo e a base do nariz.

Resultado: o melhor resultado das três tentativas executadas é subtraído da medida do comprimento do tronco e pescoço, obtendo-se, dessa forma, o resultado final do teste. Sendo assim, quanto mais próxima estiver a medida de elevação do tronco da medida do comprimento do tronco e pescoço, melhor será o resultado, ou seja, o resultado igual a 0 seria o ideal.

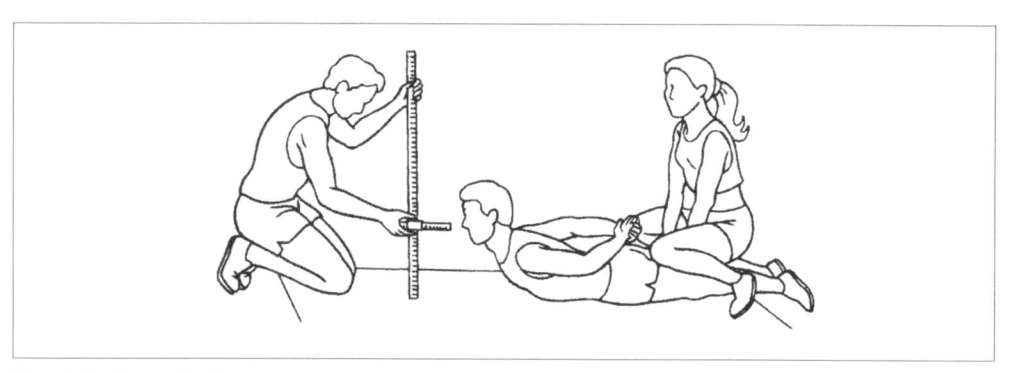

Figura 5.2 Ilustração do teste extensão de tronco e pescoço

Teste de rotação de ombro – citado por Tritschler (2003, p. 342-3) (Johnson; Nelson 1986)

Objetivo: medir a rotação do ombro.

Idade: idade universitária.

Sexo: satisfatório para ambos os sexos.

Fidedignidade: um "r" de 0,97 foi encontrado quando a melhor das três tentativas foi correlacionada em diferentes testagens.

Objetividade: "r" de 0,99.

Validade: validade evidente foi aceita para este teste.

Equipamento: corda de aproximadamente 150 cm de comprimento.

Direções: segurar a corda com a mão esquerda em uma ponta e com a direita alguns centímetros distante. A pessoa estende ambas as mãos na frente do peito com os polegares unidos e lentamente gira a corda por cima da cabeça. Conforme começa a resistência do ombro, deve-se permitir que a corda seja abaixada até tocar as costas. Mantendo os braços travados, o testando retoma o caminho da rotação dos ombros, retornando os braços para a posição inicial; meça a corda entre os polegares; repita mais duas vezes; meça a largura dos ombros, de deltoide a deltoide, medida por trás do indivíduo testado; registre com arredondamento para o meio centímetro mais próximo.

Resultado: é a diferença entre o comprimento da corda na melhor tentativa e a largura dos ombros.

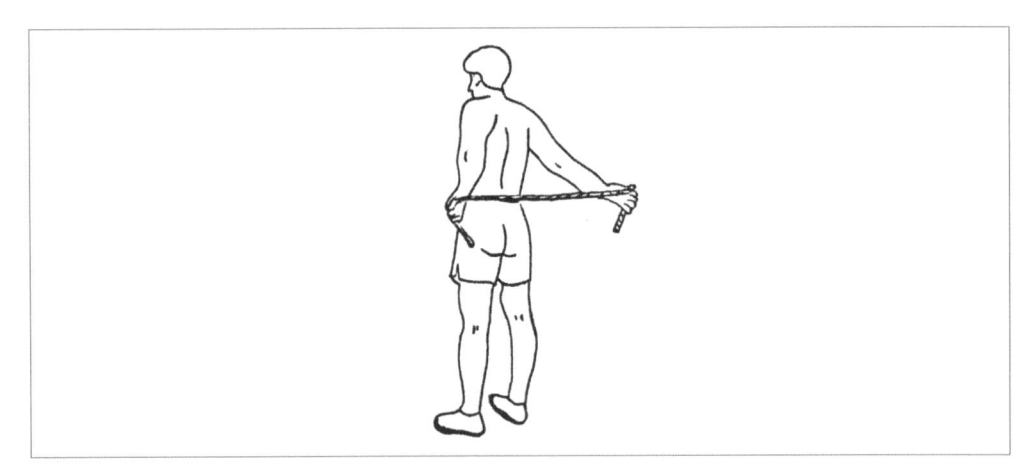

Figura 5.3 Ilustração do teste de rotação de ombro

Afastamento lateral dos membros inferiores – *Side split test* (Johnson; Nelson 1979)

Objetivo: medir a amplitude do afastamento lateral dos membros inferiores.

Idade: dos 10 anos até a idade universitária.

Sexo: satisfatório para ambos os sexos.

Fidedignidade: um "r" de 0,92 foi encontrado quando a melhor das três tentativas foi correlacionada em diferentes testagens.

Objetividade: um "r" de 0,99 foi encontrado quando os resultados de um testador experimentado foram correlacionados com os resultados obtidos por um avaliador sem experiência.

Validade: validade evidente foi aceita para este teste.

Equipamento: flexômetro.

Direções: partindo da posição em pé, afastar os membros inferiores lateralmente, aproximando o quadril o máximo possível do solo. Essa movimentação deve ser executada vagarosamente; tanto a cabeça como o tronco do testando devem permanecer na posição ereta; quando o testando atingir o ponto mais baixo do quadril em relação ao solo, o testador deverá colocar o flexômetro para que seja realizada a leitura; o flexômetro é colocado entre os membros inferiores do testando, formando um ângulo reto com o solo.

Resultado: é computado o melhor resultado das três tentativas executadas.

Pontos adicionais: os membros inferiores devem permanecer estendidos durante a movimentação; para manter o equilíbrio, é permitido ao testando encostar a região dorsal na parede; o quadril do testando deve permanecer na posição vertical durante a leitura no flexômetro pelo avaliador.

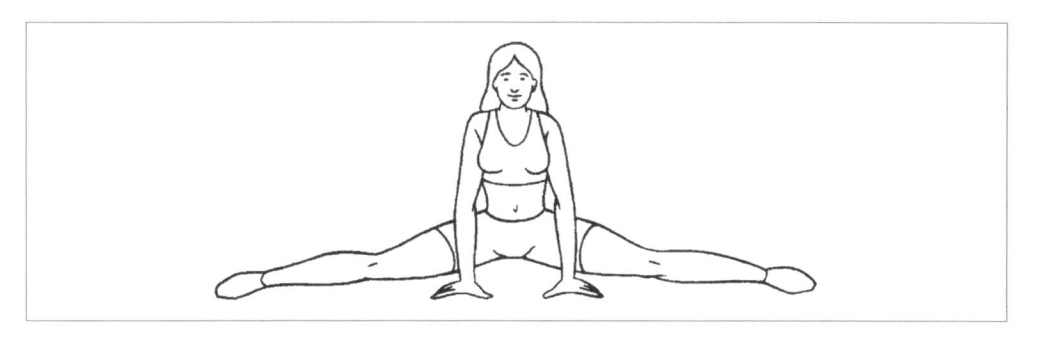

Figura 5.4   Ilustração do teste afastamento lateral dos membros inferiores

Como cada um desses testes aferem apenas um arco de movimento, não se consideram instrumentos hábeis para se indicar o grau de flexibilidade de uma pessoa. Além disso, o estudo de Cornbleet e Woolsey (1996) ressalta serem suas medidas influenciadas por fatores antropométricos, capazes de introduzirem imprecisões no resultado, tornando os estudos comparativos entre sujeitos e grupos de sujeitos, não muito confiáveis, exceto nos casos de grande homogeneidade antropométrica entre os testados (López 2003).

TESTES ADIMENSIONAIS

Os **testes adimensionais** são bastante difundidos em nosso país por sua praticidade. Sua principal característica é a interpretação dos movimentos articulares comparando-os com uma folha de gabarito (Marins; Giannichi 2003). Esse tipo de teste, portanto, não utiliza nenhum tipo de equipamento, apenas mapas com ilustrações dos movimentos, em que o avaliador observa o avaliado e compara-o com desenhos (Queiroga 2005).

O mais utilizado no Brasil é o flexiteste, de Araújo e Pavel (1987). Marins e Giannichi (2003, p. 131-2) explanam da seguinte forma a execução desse protocolo:

Flexiteste

O flexiteste constitui um método de avaliação passiva máxima de vinte movimentos articulares corporais (36 se considerados bilateralmente). O método estuda o movimento nas articulações do tornozelo, quadril, tronco, punho, cotovelo e ombro. Oito movimentos são feitos em membros inferiores, três no tronco, sendo os nove restantes nos membros superiores.

Cada um dos movimentos é medido em uma escala crescente de números inteiros que varia de 0 a 4, perfazendo um total de cinco valores possíveis. A medida é feita por meio de comparação entre os mapas de avaliação e a amplitude do movimento articular obtida pelo avaliador, no testando. Para a realização da medida, compara-se amplitude passiva máxima obtida com as figuras dos mapas de avaliação do flexiteste (conforme o apresentado no Anexo II).

A atribuição dos valores numéricos se dá sempre que a amplitude alcançada é igual à existente no mapa de avaliação. Exemplificando, o valor 1 para a abdução do quadril (ou qualquer outro dos vinte movimentos) é obtido quando o movimento iniciado na posição 0, atinge a amplitude equivalente à da figura de valor 1, e assim sucessivamente, até o valor 4. Amplitudes menores do que as do valor 1 são medidas como 0, e os movimentos cuja amplitude exceda o valor 4, são medidas como 4. Deve-se enfatizar que posições intermediárias entre dois valores quaisquer são medidas pelo menor resultado. Assim, um movimento cuja amplitude se situa entre os valores 2 e 3 é medido como 2. Portanto, a medida não é feita pelo valor que mais se aproxima da amplitude obtida. Pela natureza da escala de medidas, deve-se esperar uma tendência central de resultados de valor 2 para populações de indivíduos sadios e não atletas.

Os resultados obtidos nos vinte movimentos isolados, ao serem somados, resultarão no índice global da flexibilidade, denominado flexíndice, cuja escala de classificação está contida na tabela a seguir.

Tabela 5.1 Classificação do flexíndice

Classificação	Somatório dos vinte movimentos
Deficiente	≤ 20
Fraco	21 a 30
Médio (-)	31 a 40
Médio (+)	41 a 50
Bom	51 a 60
Excelente	> 60

Fonte: Araújo, 1987.

Na tentativa de atender aos objetivos específicos da avaliação dos índices de flexibilidade, segundo Guedes e Guedes (2006), o protocolo do flexiteste pode ser adaptado, reduzindo o número de movimentos executados pelo avaliado para apenas oito: flexão do quadril, extensão do quadril, abdução de quadril, flexão de tronco, flexão lateral de tronco, adução posterior do ombro, extensão + abdução posterior do ombro e extensão posterior do ombro.

Tabela 5.2 Classificação do flexíndice (avaliação adaptada)

Classificação	Somatório dos vinte movimentos
Deficiente	≤ 8
Fraco	9 a 12
Médio (-)	13 a 16
Médio (+)	17 a 20
Bom	21 a 24
Excelente	>25

Fonte: Guedes e Guedes, 2006.

Para a realização do flexiteste, é conveniente que o avaliador tenha pelo menos o mesmo peso corporal do testando, de forma a facilitar a execução de movimentos, principalmente na execução dos movimentos de tronco.

Quando o avaliador é experiente e ele próprio registra suas observações, o tempo médio para a execução dos movimentos é de aproximadamente 5 a 6 minutos.

Recomenda-se que os movimentos sejam feitos de forma lenta, a partir da posição demonstrada na figura base (usualmente a figura de valor 0), indo até o ponto de surgimento de dor ou de grande restrição mecânica ao movimento. Finalmente, deve-se enfatizar que não se deve fazer nenhum aquecimento para a realização do teste.

Porém, apesar de sua extrema praticidade, o fato de expressar o grau de flexibilidade por intermédio de uma categoria ou variável discreta (variando de 0 a 4), e não por meio de variável contínua, prejudica sua utilização em estudos que requeiram maior grau de precisão (Safrit; Wood 1989, p. 15). Para alguns atletas, como os de ginástica olímpica, que são dotados de flexibilidade extrema, esse tipo de teste carece do grau de discriminação necessária, o que contraindica seu emprego. Outro aspecto digno de nota é o fato de que a variação interavaliador (objetividade), nos testes de estimação visual, torna-se significativamente menor que nas medidas angulares (Youdas; Bogard; Suman 1993; Watkins; Riddle; Lamb; Personius 1991).

Normalflex

É um teste indicado para grandes grupos de indivíduos e/ou pequenos períodos de tempo para a realização dos testes. Para tanto, são utilizados movimentos relacionados às atividades de destreza cotidiana, refletindo primariamente a autonomia e a independência do indivíduo, como os que possibilitam pentear os cabelos, vestir um casaco, lavar as costas, colocar um calçado, entre outros.

O resultado do normalflex se estabelece pelo somatório dos resultados observados em cinco movimentos distintos. Cada movimento possui uma variação de valores, que podem ser descritos em uma escala numérica (de 1 a 4) para interpretação dos resultados de forma qualitativa, como requisito meramente ilustrativo, apresentado na figura a seguir.

> Insuficiente – 1
> Regular – 2
> Bom – 3
> Muito bom – 4

Figura 5.5   Escala por movimento da classificação Normalflex.

Com o somatório dos movimentos, tem-se a possibilidade de encontrar valores entre 4 e 20, o que poderia nos fornecer um índice global de flexibilidade.

TESTES ANGULARES

Restariam como opção os **testes angulares**, que, segundo Moras (1992 *apud* Arregui; Martinez 2001), são os mais recomendados por não serem afetados pelos segmentos corporais, e seus resultados podem ser comparados entre os sujeitos e com ele mesmo. Esses testes são divididos em dois grupos: os invasivos e os não invasivos. Ao primeiro grupo pertencem as medidas angulares realizadas sobre radiografias ou imagens de ressonância magnética (IRM). Essa é a forma aceita como o padrão de referência na medida do arco máximo de movimento (Frobin; Brickmann; Leivseth; Biggemann; Reikeras 1996; Herrmann 1990; Samo; Chen; Crampton; Chen; Conrad; Egan; Mitton 1997; Saur; Ensink; Frese; Seeger; Hildebrandt 1996; Sprigle; Flinn; Wootten; McCorry 2003; Tousignant; Duclos; Laflèche; Mayer; Tousignant-Laflamme; Brosseu, O'Sullivan 2002; Weretenberg; Nemeth; Lamontagne; Ludin 1996 e outros). O segundo grupo é composto pelas medidas angulares efetuadas por meio de goniômetros, clinômetros (ou inclinômetros), flexômetros e flexímetros.

A fleximetria é um método utilizado para medida da flexibilidade que tem suas medidas tomadas em graus. Seus instrumentos mais conhecidos são: o flexômetro e o flexímetro (Kiss 2003). Funcionam pela ação gravitacional a partir do momento em que um movimento é realizado. O instrumento é colocado no seguimento corporal a ser testado, e a ponta da ponteira e o ponto 0 do mostrador coincidem. Ao se realizar o movimento, a ponteira de gravidade se move na escala de medida.

A goniometria (e em menor grau, a clinometria) vem sendo bastante estudada, segundo Neves e Santos (2003), devido ao seu baixo custo e acurados resultados. Os trabalhos existentes (Brosseau; Balmer; Tousignant; O'Sullivan; Goudreault, C.; Groudreault, M.; Gringras 2001; Brosseau; Tousignant; Chartier; Duciaume; Plamondon; O'Sullivan; O'Donoghue; Balmer 1997; Bucchholtz; Wellman 1997; Chen, S.; Samo; Chen, E.; Crampton; Conrad; Egan; Milton 1997; Crowell; Cummings; Walker; Tillman 1994; Fisch; Wingate 1985; Hoshizake; Bell 1984; Low 1976; Norkin; White 1995; Rome; Cowieson 1996 e outros) estabeleceram a validade desse método para encontrar a medida da flexibilidade de diversos movimentos do corpo humano.

Para se determinar a cientificidade de um protocolo de testagem, segundo Kiss (1987, p. 23-4), faz-se necessária a observância dos seguintes critérios: "validade, fidedignidade, objetividade, padronização de instruções e, preferencialmente, padrões".

A validade é o grau no qual um teste realmente mede o que se destina a medir (Morrow; Jackson; Disch; Mood 1995, p. 90).

A fidedignidade é o grau de consistência do teste. Reflete o grau em que a medida é livre de erros intra-avaliação (Thomas; Nelson 1990, p. 349). É determinada quando o mesmo avaliador realiza um reteste, em idênticas condições do teste inicial, no mesmo grupo de 3 a 15 dias depois.

A objetividade é o grau de reprodutibilidade do teste por diversos aplicadores diferentes. Reflete o nível em que a medida pode ser afetada por erros interavaliadores (Morrow; Jackson; Disch; Mood 1995, p. 78).

A padronização de instruções ou protocolo, segundo Kiss (1987), caracteriza-se pela seguinte forma:

> Envolve a descrição do teste, com sua fonte de referência original, sua validade, fidedignidade para o grupo e objetividade, bem como detalhes do objetivo, da descrição e das condições de realização do teste, incluindo local, vestimenta, formas de motivação para obtenção de resultados reais, cuidados a serem tomados e os erros mais frequentes a serem evitados. (p. 26)

Por fim, os "padrões" ou parâmetros de normalidade são, conforme a mesma autora, "valores obtidos através de amostras específicas da população", variando de acordo com idade e sexo. A finalidade dos parâmetros de normalidade está em possibilitar a avaliação dos resultados aferidos no teste em função da distribuição normal dos escores.

Goniometria

A goniometria é amplamente aceita, conforme as referências já apresentadas, como a forma mais precisa de se medir a amplitude máxima de movimentos. No entanto, seu uso não se difundiu muito por ser deficiente o acesso dos profissionais da área às informações técnicas pertinentes.

Este trabalho procura iniciar o caminho à solução do problema aqui exposto, tornando disponível aos profissionais da área de biociências um protocolo completo, acessível e cientificamente preciso para medir a flexibilidade, baseado na goniometria não invasiva.

Busca-se popularizar uma nova opção de mensuração da flexibilidade, que fuja tanto dos procedimentos invasivos, nem sempre exequíveis devido à carência de recursos ou impossibilidade de utilização na amostra (por exemplo, em estudos com gestantes), como das técnicas baseadas na estimação visual, devido aos óbices apresentados.

Conforme se explanou na Introdução, um teste, a fim de ser considerado possuidor de um nível adequado de cientificidade, deve apresentar: validade, fidedignidade, objetividade, padronização de instruções e, preferencialmente, padrões.

Desde 1992, a equipe do Laboratório de Biometria e Fisiologia do Esforço (LABIFIE), da Universidade Federal Rural do Rio de Janeiro, já se utiliza de um protocolo de goniometria (Dantas; Carvalho; Fonseca 1997), constituído pelas medidas padronizadas de dezessete movimentos com resultados plenamente satisfatórios. Os movimentos foram escolhidos pela frequência com que eram indicados por técnicos e preparadores físicos ao solicitarem os testes que deveriam integrar a "bateria" a que seriam submetidos seus atletas.

O modelo de goniometria apresentado é o citado protocolo.

Validade, fidedignidade e objetividade

Estes parâmetros, essenciais para o estabelecimento do grau de confiabilidade científica de um teste, podem ser verificados na tabela a seguir.

Tabela 5.3   Valores de "r" para validade, fidedignidade e objetividade das medidas goniométricas, por articulação

Articulação	Validade	Fidedignidade	Objetividade
Ombro	< 0,90	0,94 - 0,98	0,88 - 0,90
Cotovelo		< 0,90	< 0,90
Punho		0,90	0,89 - 0,93
Quadril		0,75 - 0,85	0,55 - 0,74
Joelho		0,97 - 0,98	0,86 - 0,90
Tornozelo		0,92 - 0,96	–
Coluna cervical	–	0,76 - 0,93	0,80 - 0,91
Coluna lombar e torácica	0,75 - 0,97	0,91	0,88 - 1,0

Adaptado de Norkin e White, 1995.
Obs.: a diversidade no valor "r" é definida aos diferentes movimentos e estudos considerados.

Instrumento de medida

O protocolo LABIFIE de goniometria utiliza o goniômetro universal como instrumento para realização de suas medidas. Segundo NorKin e White (1997), esse goniômetro foi chamado por Moore (1942) de "universal" devido à sua versatilidade. Normalmente, eles são constituídos de um corpo, que se assemelha a um transferidor, e duas hastes, uma móvel e outra fixa. As escalas de medidas estão localizadas no corpo do goniômetro, apresentando-se de 0-180 graus e de 180-0 graus, ou de 0-360 graus e 360-0 graus em goniômetros de círculo completo e de 0-180 graus e de 180-0 graus em instrumentos de meio círculo.

Em relação a suas hastes, podemos descrever a haste fixa como parte da estrutura do corpo do goniômetro, enquanto a móvel é a haste que se move livremente, acompanhando o segmento corporal na realização do movimento avaliado. Seu comprimento varia e deve ser considerado no momento da seleção do goniômetro que será utilizado durante o teste. Os goniômetros universais com hastes longas deverão ser utilizados para medir o movimento de grandes articulações, como a flexão e extensão de quadril, joelho, entre outros, enquanto os instrumentos com hastes pequenas deverão ser utilizados para medir o movimento de pequenas articulações, como a extensão e a flexão do punho.

Atualmente encontramos os goniômetros eletrônicos, que apresentam um mostrador digital, facilitando a leitura da medida, além de armazenarem os dados obtidos, transferindo-os posteriormente para um computador, possibilitando, assim, a redução do tempo gasto no teste.

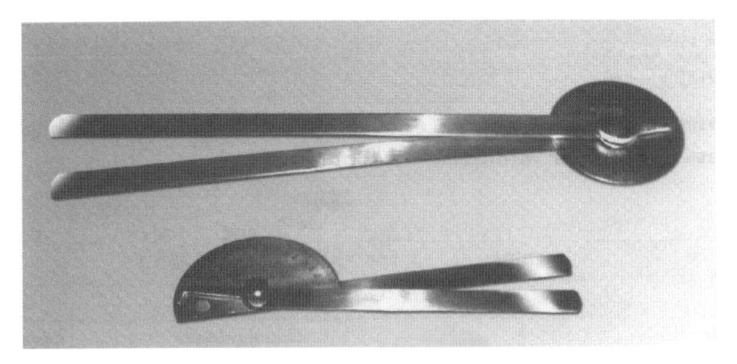

Figura 5.6   Goniômetro

Registro da goniometria

As medidas goniométricas obtidas após a aplicação do protocolo de LABIFIE poderão ser registradas em uma tabela numérica ou ficha de avaliação que forneça informações suficientes que permitam interpretar a medida (como a apresentada no Anexo III). Essa tabela deverá conter nome, idade e gênero do testado; nome do avaliador; informações sobre a fabricação e o tipo do goniômetro usado; articulação e movimento que estão sendo medidos; no caso dos membros, informar qual lado está sendo testado; toda e qualquer informação subjetiva, tal como desconforto ou dor, referida pelo sujeito durante o teste.

A coluna central da ficha de avaliação apresentada no Anexo III contém os movimentos articulares utilizados no protocolo de LABIFIE. Os espaços à esquerda e à direita da coluna central são reservados, respectivamente, para as medidas realizadas do lado esquerdo e direito do corpo do sujeito. O nome do avaliador e as datas dos testes devem ser anotados no topo das colunas de medidas.

Normatização de instruções

Para a realização da goniometria, deve-se observar as seguintes precauções:

- tomar as medidas sempre à mesma hora do dia;
- o testado não deverá ter realizado atividade física na hora anterior ao teste;
- o testado deverá estar com a pele limpa e seca;
- previamente, o testado deverá ser informado sobre os procedimentos que serão executados, ser solicitado a remover o máximo de roupa possível e a prender os cabelos;
- os pontos de reparo utilizados deverão ser marcados com lápis dermatográfico;
- o avaliado deverá manter-se calmo, procurando permanecer o mais relaxado possível;
- as medidas serão tomadas sempre no lado direito, exceto as dos membros, que serão bilaterais;

- o goniômetro deverá ser seguro firmemente por suas hastes, para que o eixo não saia do ponto marcado;
- cada movimento deverá ser levado até o final do arco articular, no momento antes da dor, sem ajuda ou resistência por parte do avaliado.

A seguir, mostra-se a técnica para a medida da flexibilidade em cada articulação.

PADRONIZAÇÃO DAS MEDIDAS

a. Rotação da coluna cervical

Ponto utilizado: vértex.

Posição inicial: o testado deverá estar de pé na posição ortostática, ou sentado, com a cabeça no plano de Frankfurt.

Técnica: o goniômetro deverá ser colocado com o seu eixo central sobre o vértex. As hastes deverão estar alinhadas sobre uma linha imaginária, traçada do vértex até o ponto acromial (Figura 5.7). Em seguida, o testado deverá realizar a rotação da coluna cervical, sem que sua cabeça sofra uma inclinação. Ao término do movimento, uma das hastes deverá ser deslocada e alinhada com a linha do nariz, e a outra deverá permanecer alinhada com o ponto acromial (Figura 5.8).

Leitura do aparelho[1]: o resultado do ângulo articular deste movimento será obtido pela diferença do ângulo de 90°, isto é, pela angulação proveniente do ponto neutro até a linha do nariz, no final do movimento.

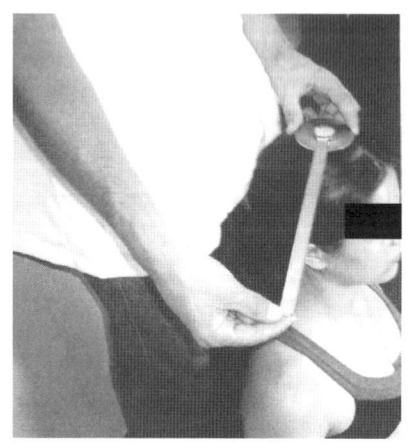

Figura 5.7

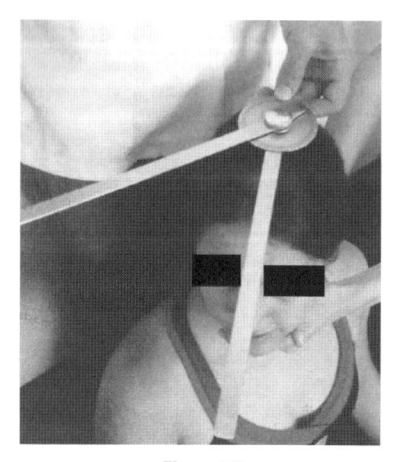

Figura 5.8

---

1   Goniômetro de 14 polegadas fabricado por *Lafayette Instruments*. **Obs.:** o avaliador deverá encontrar-se em um plano mais alto do que o do testado, para que possa obter uma visão superior deste movimento.

b. Flexão horizontal da articulação do ombro

Ponto utilizado: acromial.

Posição inicial: o testado deverá estar sentado, os joelhos estendidos e a coluna ereta, o braço direito abduzido formando um ângulo de 90° com o tronco, o cotovelo estendido com a palma da mão voltada para baixo.

Técnica: o goniômetro deverá ser posto com o seu eixo central sobre o ponto acromial, uma das hastes fixa nas costas do avaliado, no sentido transversal, sobre uma linha traçada entre os pontos acromiais, e a outra, na face externa do braço, sobre uma linha traçada do ponto acromial até o ponto radial (Figura 5.9), e, em seguida, far-se-á a flexão horizontal da articulação do ombro (Figura 5.10).

Leitura do aparelho[2]: o resultado do ângulo articular desse movimento será obtido pela diferença do ângulo de 180° e o valor obtido na leitura do goniômetro ao final da máxima flexão horizontal da articulação do ombro.

Exemplo: após uma avaliação desse movimento, verificou-se na leitura do goniômetro o valor de 75°. Utilizando a regra aqui citada, obteremos o seguinte resultado: 180° - 75°= 105°, que representa a máxima flexão horizontal da articulação do ombro.

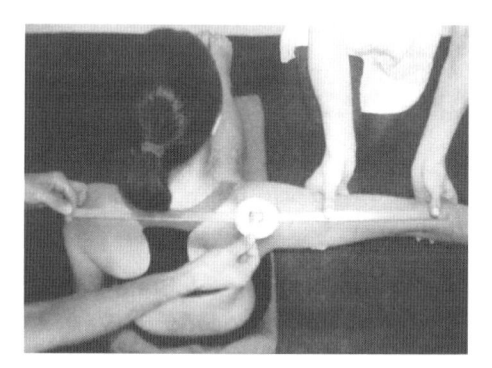

Figura 5.9

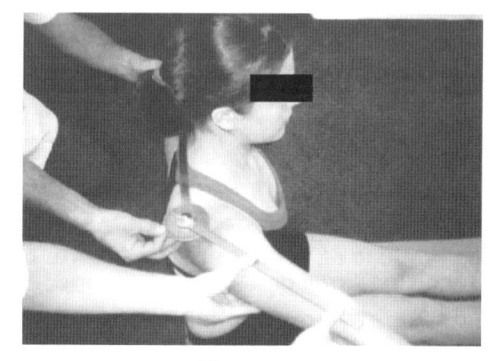

Figura 5.10

c. Extensão horizontal da articulação do ombro

Ponto utilizado: acromial.

Posição inicial: o testado deverá estar sentado, as pernas estendidas, formando um ângulo de 90° com o tronco, o braço direito abduzido também em um ângulo de 90° em relação ao tronco, o cotovelo estendido e a palma da mão voltada para baixo (Figura 5.9).

---

2   Goniômetro de 14 polegadas fabricado por *Lafayette Instruments*.

Técnica: a colocação do goniômetro é idêntica à da flexão horizontal da articulação do ombro, exceto pelo motivo de o movimento avaliado ser o de extensão horizontal da articulação do ombro (Figura 5.11).

Leitura do aparelho[3]: o resultado do ângulo articular desse movimento será obtido pela diferença do ângulo de 180° e o valor obtido na leitura do goniômetro ao final da máxima extensão horizontal da articulação do ombro.

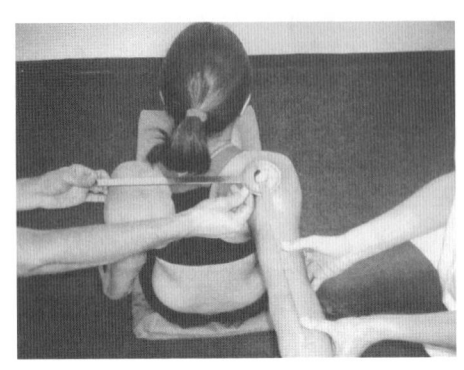

Figura 5.11

Cuidados a serem tomados:

- não deixar que a coluna do testado fique curvada ou inclinada;
- as pernas do testado, por padronização, devem estar estendidas;
- na flexão horizontal, o testado deve erguer o queixo para que não atrapalhe o movimento.

d. Abdução da articulação do ombro

Ponto utilizado: acromial.

Posição inicial: o testado deverá estar de pé ou sentado, com o braço direito ao longo do tronco, o cotovelo estendido.

Técnica: o goniômetro deverá ser colocado tendo o seu eixo central alinhado com o ponto acromial na face posterior do braço; uma das hastes se fixará na parte posterior do braço sobre uma linha traçada do ponto acromial até o processo olecraniano; a outra estará fixada nas costas do avaliado, no sentido transversal, sobre a linha traçada entre os pontos acromiais (Figura 5.12). Depois basta realizar o movimento (Figura 5.13).

Leitura do aparelho[4]: o resultado do ângulo articular deste movimento será obtido pela diferença do ângulo de 270° e o valor obtido na leitura do goniômetro ao final da máxima abdução da articulação do ombro.

---

3   Goniômetro de 14 polegadas fabricado por *Lafayette Instruments*.
4   Goniômetro de 14 polegadas fabricado por *Lafayette Instruments*.

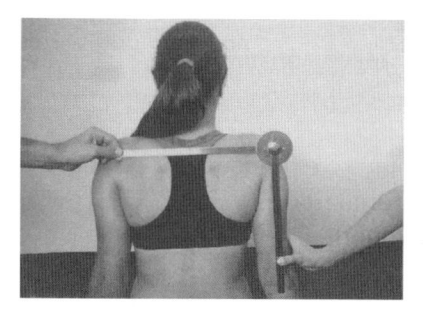

Figura 5.12

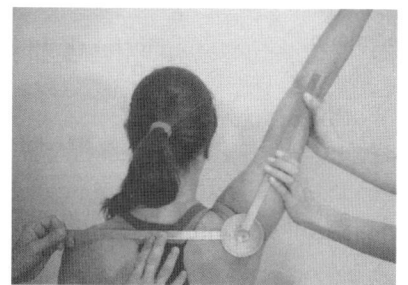

Figura 5.13

e. Flexão da articulação do ombro

Ponto utilizado: acromial.

Posição inicial: o testado deverá estar de pé, com o braço direito ao longo do tronco e com o cotovelo estendido.

Técnica: o goniômetro deverá ser posicionado na face externa do braço, com seu eixo principal sobre o ponto acromial (Figura 5.14); em seguida, realiza-se o movimento, ficando uma das hastes fixa no braço, e a outra na direção da linha axilar (Figura 5.15).

Leitura do aparelho[5]: o resultado do ângulo articular deste movimento será obtido pela angulação proveniente da posição inicial até a máxima flexão da articulação do ombro, ou seja, até o final do movimento. Caso o movimento ultrapasse o valor final de 180°, o resultado será obtido pela diferença do ângulo de 180° e o resultado obtido na leitura do goniômetro ao final da máxima flexão da articulação do ombro, devendo-se acrescentar 180° ao resultado obtido dessa diferença.

Exemplo: durante essa medida, verificou-se que o movimento ultrapassou os 180°, e o valor obtido na leitura do goniômetro foi de 160°. Utilizando a regra citada, obteremos o seguinte resultado: 180° - 160°= 20°, acrescidos de 180°, teremos: 200° como resultado final da máxima flexão da articulação do ombro.

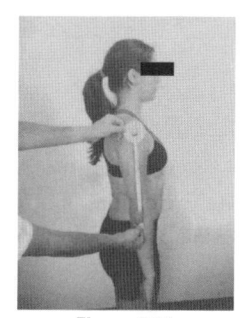
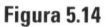

Figura 5.14

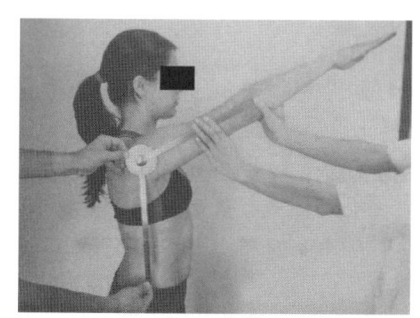

Figura 5.15

5   Goniômetro de 14 polegadas fabricado por *Lafayette Instruments*.

f. Rotação interna e rotação externa da articulação do ombro

Ponto utilizado: processo olecraniano.

Posição inicial: o testado deverá estar deitado em decúbito dorsal, com o braço direito abduzido, produzindo um ângulo de 90° como tronco, e com o cotovelo flexionado; o antebraço formando um ângulo de 90° com o braço; a palma da mão estará voltada para a frente, perpendicular ao solo.

Técnica: o goniômetro deverá ser colocado com seu eixo central sobre o processo olecraniano e com as hastes frouxas; uma delas estará sobre uma linha traçada do Stylon até o processo olecraniano e a outra, solta e perpendicular ao solo, sofrendo a ação da gravidade, ou sobre uma reta já traçada previamente (Figura 5.16); em seguida, realizar-se-á a rotação interna (Figura 5.17) e externa (Figura 5.18) da articulação glenoumeral.

Leitura do aparelho[6]: o resultado do ângulo articular destes movimentos será obtido pela diferença do ângulo de 180° e o valor obtido na leitura do goniômetro ao final da máxima rotação interna ou externa da articulação do ombro.

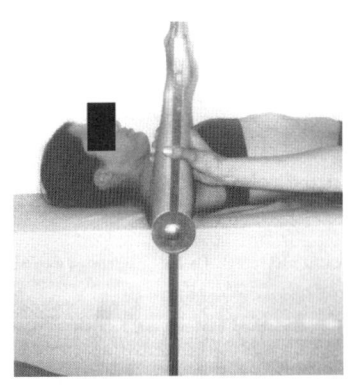

Figura 5.16

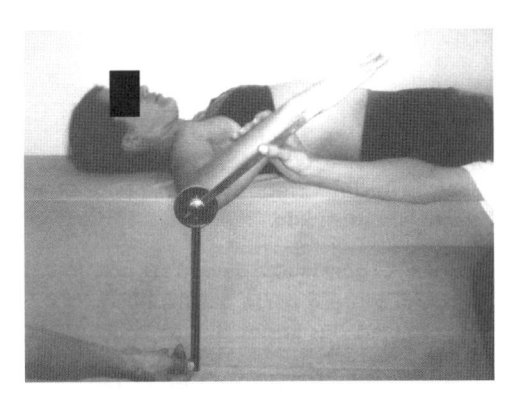

Figura 5.17

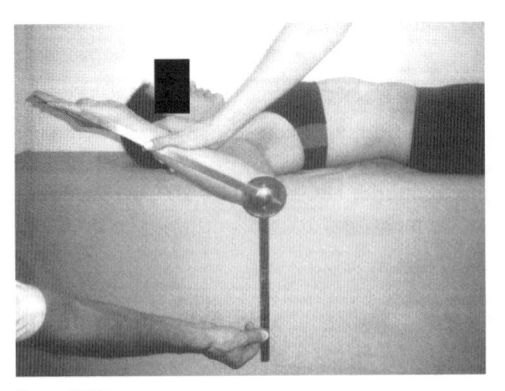

Figura 5.18

---

6   Goniômetro de 14 polegadas fabricado por *Lafayette Instruments*.

g. Flexão da articulação do cotovelo

Ponto utilizado: radial.

Posição inicial: o testado deverá estar deitado em decúbito dorsal, com as pernas estendidas, os braços ao longo do tronco e os cotovelos estendidos.

Técnica: o goniômetro deverá colocar-se com o seu eixo central sobre o ponto radial, uma das hastes fixada no antebraço sobre uma linha traçada do ponto radial até o Stylon (Figura 5.19); a outra, fixada no braço na sua face externa sobre uma linha traçada do ponto radial até o ponto acromial; far-se-á em seguida a flexão da articulação do cotovelo (Figura 5.20).

Leitura do aparelho[7]: o resultado do ângulo articular deste movimento será obtido pela diferença do ângulo de 180° e o valor obtido na leitura do goniômetro ao final da máxima flexão da articulação do cotovelo.

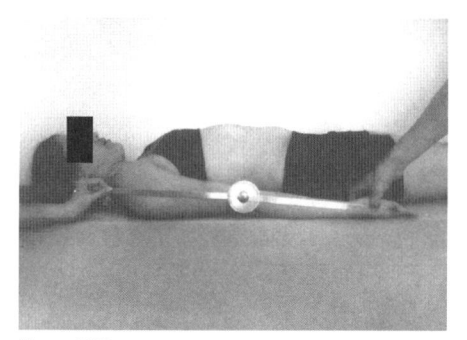

Figura 5.19

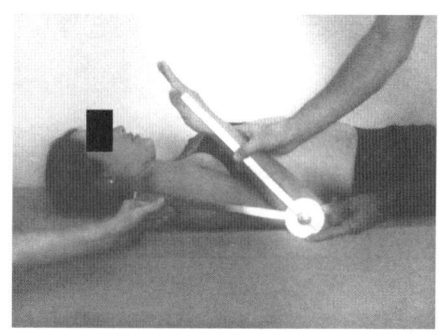

Figura 5.20

h. Flexão e extensão da articulação do punho

Ponto utilizado: Stylon.

Posição inicial: o testado deverá manter o antebraço apoiado e imóvel em uma mesa ou similar, a mão formando um ângulo de 180° com o antebraço.

Técnica: o goniômetro deverá ser posto com o seu eixo central sobre o ponto Stylon, uma das hastes sobre uma linha traçada do Stylon até o ponto radial e a outra, fixada na face lateral da mão sobre o 5º metacarpo (Figura 5.21), realizando-se, em seguida, a flexão (Figura 5.22) e a extensão da articulação do punho (Figura 5.23).

Leitura do aparelho: para obtenção dessas medidas dever-se-á utilizar um goniômetro de 8 polegadas, graduado de 0°-180°. O resultado do ângulo articular desses movimentos será o valor obtido na leitura do goniômetro ao final da máxima flexão e/ou extensão da articulação do punho.

---

7   Goniômetro de 14 polegadas fabricado por *Lafayette Instruments*.

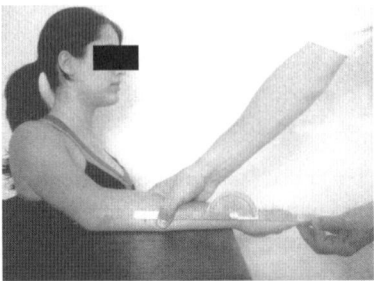
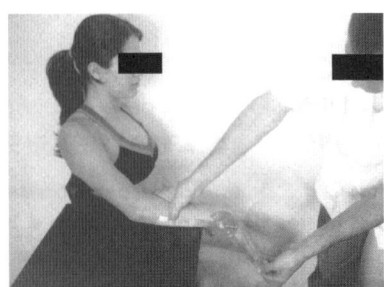

Figura 5.21   Figura 5.22

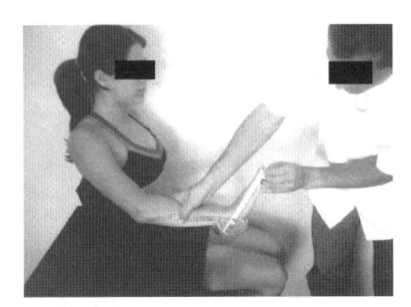

Figura 5.23

i. Flexão da coluna lombar

Ponto utilizado: trocantérico.

Posição inicial: o testado deverá estar sentado, com as pernas estendidas formando um ângulo de 90° com o tronco e os braços relaxados ao lado do mesmo.

Técnica: o eixo central do goniômetro deverá posicionar-se sobre o ponto trocantérico, com uma das hastes fixada na parte lateral do tronco sobre o prolongamento da linha axilar e a outra, na parte lateral da coxa, em seu prolongamento (Figura 5.24); em seguida, efetuar-se-á a flexão da coluna lombar (Figura 5.25).

Obs.: o avaliador deverá estar atento para que não haja uma anteroversão da cintura pélvica do avaliado durante o movimento.

Leitura do aparelho[8]: O resultado do ângulo articular deste movimento será obtido pela diferença do ângulo de 90° e o valor obtido na leitura do goniômetro ao final da máxima flexão da coluna lombar.

---

8   Goniômetro de 14 polegadas fabricado por *Lafayette Instruments*.

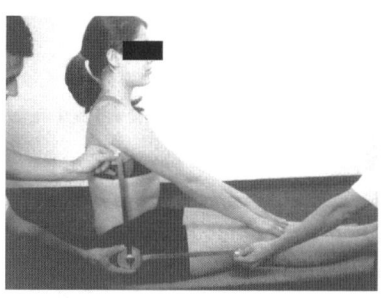

Figura 5.24

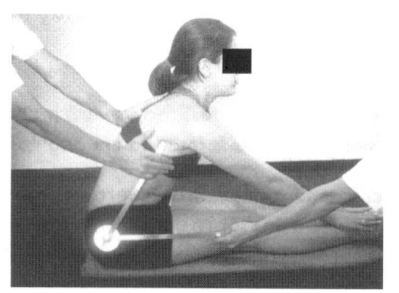

Figura 5.25

j. Flexão da articulação do quadril

Ponto utilizado: trocantérico.

Posição inicial: o testado deverá estar deitado em decúbito dorsal, com as pernas estendidas.

Técnica: o goniômetro deverá colocar-se com o seu eixo central sobre o ponto trocantérico, com uma das hastes fixada na parte lateral do tronco, sobre o prolongamento da linha axilar, e a outra na face externa da coxa em sua linha mediana (Figura 5.26); em seguida, realizar-se-á a flexão da articulação do quadril (Figura 5.27).

Obs.: este movimento poderá ser aferido com o joelho do segmento corporal referente, estendido ou flexionado, de acordo com o protocolo utilizado.

Leitura do aparelho[9]: o resultado do ângulo articular deste movimento será obtido pela diferença do ângulo de 180°, e o valor obtido na leitura do goniômetro ao final da máxima flexão da articulação do quadril.

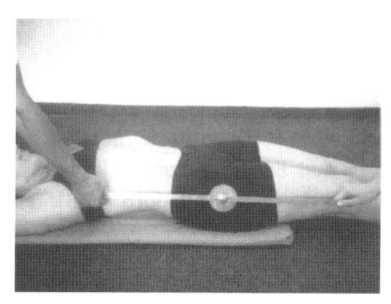

Figura 5.26

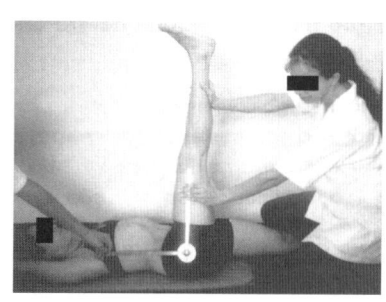

Figura 5.27

---

l. Extensão da articulação do quadril

Ponto utilizado: trocantérico.

Posição inicial: o testado deverá estar deitado em decúbito ventral, com as pernas estendidas.

Técnica: o goniômetro deverá ser posto com o seu eixo central sobre o ponto trocantérico, com uma das hastes fixada na parte lateral do tronco, no prolongamento da linha axilar, e a outra, na face externa da coxa, em sua linha mediana (Figura 5.28); em seguida, realizar-se-á a extensão da articulação do quadril (Figura 5.29).

Leitura do aparelho[10]: o resultado do ângulo articular deste movimento será obtido pela diferença do ângulo de 180° e o valor obtido na leitura do goniômetro ao final da máxima extensão da articulação do quadril.

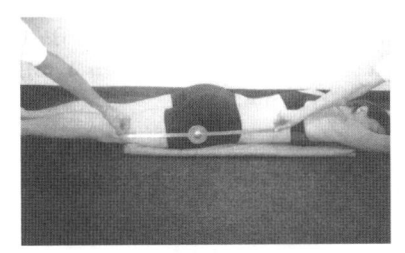 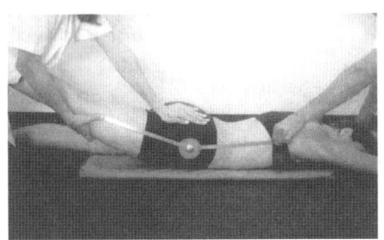

Figura 5.28   Figura 5.29

Cuidados a serem tomados:

- não deixar que as articulações dos joelhos se flexionem na execução da flexão da coluna lombar;
- na flexão da articulação do quadril, a articulação do joelho da perna que está fixa no solo não poderá se flexionar;
- evitar que a cintura pélvica realize uma anteroversão durante o movimento de extensão da articulação do quadril.

m. Abdução de membros inferiores

1ª Variante

Ponto utilizado: crista ilíaca.

Posição inicial: o testado deverá estar deitado em decúbito dorsal.

---

10   Goniômetro de 14 polegadas fabricado por *Lafayette Instruments*.

Técnica: uma das hastes do goniômetro deverá posicionar-se sobre uma linha traçada entre as duas cristas ilíacas, e a outra, sobre a face anterior da coxa em sua linha mediana (Figura 5.30); em seguida, realizar-se-á o movimento de abdução do quadril, com a haste fixada na coxa (Figura 5.31).

Leitura do aparelho[11]**:** o resultado do ângulo articular deste movimento será obtido pela diferença do valor resultante da leitura do goniômetro e o ângulo de 90° ao final da máxima abdução da articulação do quadril. Caso o valor obtido na leitura do goniômetro ultrapasse os 180°, o resultado será dado pela diferença do ângulo de 180° e o resultado obtido na leitura do goniômetro ao final da máxima abdução da articulação do quadril, acrescidos de 90°.

Exemplo: durante esta medida, verificou-se que o movimento ultrapassou os 180°, e o valor obtido na leitura do goniômetro foi de 170°. Utilizando a regra citada, obteremos o seguinte resultado: 180° - 170°= 10°, acrescidos de 90°, teremos: 100° como resultado final da máxima abdução da articulação do quadril.

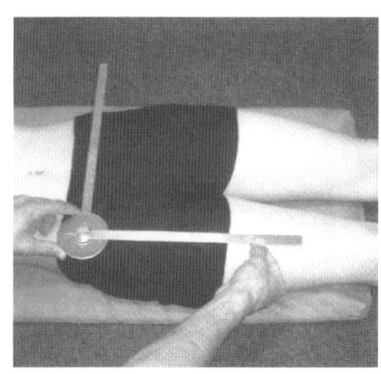 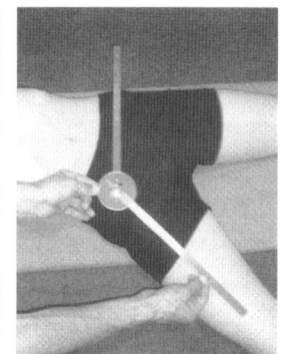

Figura 5.30   **Figura 5.31**

2ª Variante

Ponto utilizado: cóccix.

Posição inicial: o testado deverá estar deitado em decúbito ventral.

Técnica: o goniômetro deverá posicionar seu eixo central sobre o cóccix com as hastes paralelas e sobre um plano traçado a partir do prolongamento do eixo longitudinal da coluna vertebral (Figura 5.32); em seguida, realizar-se-á o movimento de abdução dos membros inferiores; ao término desse movimento, as hastes deverão ser colocadas sobre a linha mediana das coxas (Figura 5.33).

---

11 Goniômetro de 14 polegadas fabricado por *Lafayette Instruments*.

Leitura[12]: o resultado do ângulo articular deste movimento será o valor obtido na leitura do goniômetro ao final máxima abdução dos membros inferiores, ou seja, até o final do movimento.

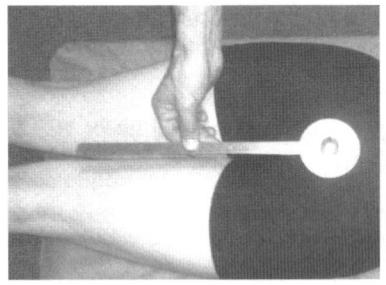 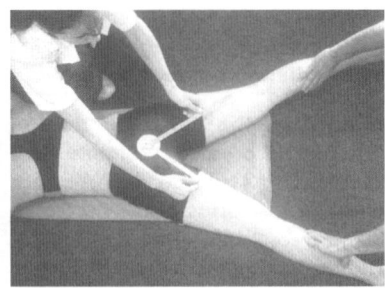

Figura 5.32   **Figura 5.33**

n. Flexão da articulação do joelho

Ponto utilizado: tibial lateral.

Posição inicial: o testado deverá estar deitado em decúbito ventral, com as pernas estendidas.

Técnica: o goniômetro deverá colocar-se com seu eixo central sobre o ponto tibial lateral, com uma das hastes fixada na face externa da coxa sobre uma linha traçada do ponto trocantérico até o ponto tibial e a outra, na face externa da perna sobre uma linha traçada do ponto tibial até o ponto Sphirion (Figura 5.34); em seguida, realizar-se-á o movimento de flexão da articulação do joelho (Figura 5.35).

Leitura do aparelho[13]: o resultado do ângulo articular deste movimento será obtido pela diferença do ângulo de 180° e o valor obtido na leitura do goniômetro ao final da máxima flexão da articulação do joelho.

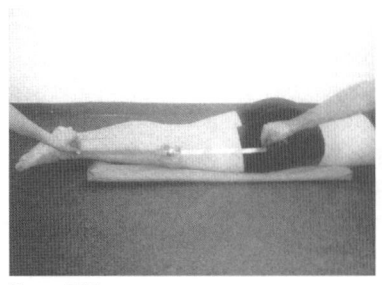 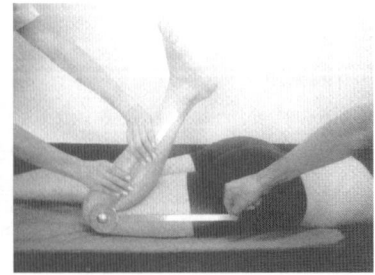

Figura 5.34   **Figura 5.35**

---

12   Goniômetro de 14 polegadas fabricado por *Lafayette Instruments*.
13   Goniômetro de 14 polegadas fabricado por *Lafayette Instruments*.

o. Flexão plantar e flexão dorsal da articulação do tornozelo

Ponto utilizado: Sphirion.

Posição inicial: o avaliado deverá sentar-se com as pernas e os pés relaxados.

Técnica: o goniômetro deverá posicionar-se com seu eixo central sobre o ponto Sphirion, uma das hastes fixa na face externa da perna sobre uma linha traçada do ponto Sphirion até o ponto tibial e a outra, sobre uma linha traçada no prolongamento do 4º metatarso (Figura 5.36), formando um ângulo de 90°; em seguida, realizar-se-á o movimento de flexão plantar (Figura 5.37) e de flexão dorsal (Figura 5.38) da articulação do tornozelo.

Leitura do aparelho: para obtenção dessas medidas, deve-se utilizar um goniômetro de 8 polegadas, graduado de 0°-180°. O resultado do ângulo articular destes movimentos será obtido pela diferença do ângulo de 90° e o valor obtido na leitura do goniômetro ao final da máxima flexão plantar ou dorsal da articulação do tornozelo.

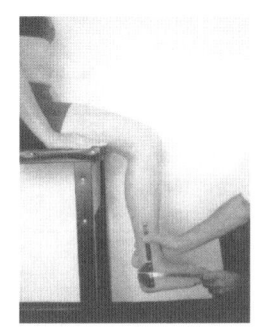
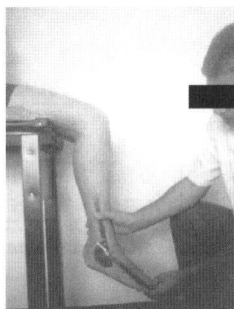
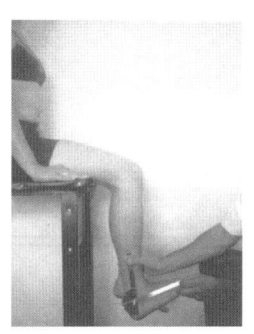

| **Figura 5.36** | **Figura 5.37** | **Figura 5.38** |

Sugere-se, para realização do protocolo LABIFIE de goniometria, que se estabeleça uma sequência de movimentos como segue: "a", "b", "c", "d", "e", "i", "g", "j", "n", "l", "m", "f", "h" e "o". No caso da necessidade de se alterar a sequência sugerida, evitar que o testado mude sua posição constantemente. Ou seja, promover a mínima mudança de posição do testado.

Obs.: encontra-se no Anexo IV um quadro resumido contendo as explicações pertinentes à leitura do goniômetro em todos os movimentos do protocolo LABIFIE.

PADRÕES

Embora haja ainda poucos dados disponíveis referentes aos padrões de normalidade na população brasileira, apresentamos a seguir um estudo realizado de acordo com o protocolo de LABIFIE (1997) de goniometria com indivíduos dos sexos masculino e feminino divididos em dois grupos dentro das faixas etárias da "idade adulta jovem (15 a 30 anos)" e da "idade madura (31 a 45 anos)", segundo a classificação da OMS, citada por Weineck (1991, p. 330).

Tabela 5.4   Amplitudes médias em graus de movimentos articulares. Brasileiras do sexo feminino com idades entre 15 e 30 anos e entre 31 e 45 anos

Articulação	Movimentos	Suficiente		Regular		Bom		Muito bom	
		15-30	31-45	15-30	31-45	15-30	31-45	15-30	31-45
Ombro	Extensão horizontal	≤ 62	≤ 42	62-95	42-75	95-122	75-98	> 122	> 98
	Abdução	≤ 188	≤ 140	188-212	140-186	212-232	186-213	> 232	> 113
Quadril	Flexão	≤ 70	≤ 65	70-95	65-81	95-121	81-104	> 121	> 104
	Abdução (2ª variante)	≤ 93	≤ 82	93-104	82-95	104-117	95-106	> 117	> 106

Fonte: Silva; Freitas e Dantas 2004.

Tabela 5.5   Amplitudes médias em graus de movimentos articulares. Brasileiros do sexo masculino com idades entre 15 e 30 anos e entre 31 e 45 anos

Articulação	Movimentos	Suficiente		Regular		Bom		Muito bom	
		15-30	31-45	15-30	31-45	15-30	31-45	15-30	31-45
Ombro	Extensão horizontal	≤ 71	≤ 62	71-98	62-80	98-120	80-107	> 120	> 107
	Abdução	≤ 190	≤ 149	190-213	149-171	213-234	171-191	> 234	> 191
Quadril	Flexão	≤ 58	≤ 70	58-83	70-92	83-108	92-110	> 108	> 101
	Abdução (2ª variante)	≤ 98	≤ 82	98-109	82-100	109-123	100-118	> 123	> 118

Fonte: Silva; Freitas e Dantas 2004.

Na tabela a seguir, apresentam-se alguns padrões internacionais para esse tipo de protocolo de medida.

Tabela 5.6   Amplitudes médias em graus de movimentos articulares

Articulação	Movimento	American Academy of Orthopaedic Surgeons	Kendall & McCreary	Hoppenfeld	American Medical
Ombro	Flexão	0-180	0-180	0-90	0-150
	Extensão	0-60	0-54	0-45	0-50
	Abdução	0-180	0-180	0-180	0-180
	Rotação medial	0-70	0-70	0-55	0-90
	Rotação lateral	0-90	0-90	0-45	0-90
Cotovelo	Flexão	0-150	0-154	0-150	0-140
Antebraço	Pronação	0-80	0-90	0-90	0-80
	Supinação	0-80	0-90	0-90	0-80

(continua)

Tabela 5.6	Amplitudes médias em graus de movimentos articulares (continuação)				
Articulação	Movimento	American Academy of Orthopaedic Surgeons	Kendall & McCreary	Hoppenfeld	American Medical
Punho	Extensão	0-70	0-70	0-70	0-60
	Flexão	0-80	0-80	0-80	0-60
	Desvio radial	0-20	0-20	0-20	0-20
	Desvio ulnar	0-30	0-35	0-30	0-30
Quadril	Flexão	0-120	0-125	0-135	0-100
	Extensão	0-30	0-10	0-30	0-30
	Abdução	0-45	0-45	0-50	0-40
	Adução	0-30	0-10	0-30	0-20
	Rotação lateral	0-45	0-45	0-45	0-40
	Rotação medial	0-45	0-45	0-35	0-50
Joelho	Flexão	0-135	0-140	0-135	0-150
Tornozelo	Flexão dorsal	0-20	0-20	0-20	0-20
	Flexão plantar	0-50	0-45	0-50	0-40
	Inversão	0-30	0-30	--	0-50
	Eversão	0-15	0-20	--	0-20
Coluna cervical	Flexão	0-45	0-45	Queixo toca o peito	0-60
	Extensão	0-45	0-45	Olhar o teto	0-75
	Flexão lateral	0-60	--	0-45	0-80
	Rotação	--	Queixo alinhado com os ombros		--
Coluna lombar e torácica	Flexão	0-80	--	--	--
	Extensão	0-25	--	--	--
	Flexão lateral	0-45	--	--	--

Adaptado de Norkim e White 1997.

Obs.: o primeiro valor apresentado na Tabela 5.6 como padrão de normalidade para cada movimento refere-se à posição inicial, e o segundo refere-se à posição final, ou seja, a amplitude total do movimento.

REFERÊNCIAS BIBLIOGRÁFICAS

ALTER, M. J. *Science of stretching* . 2.ed. Campaign, Human Kinetics, 1996.
ANDERSON, B.; BURKE, E. R. "Scientific, medical, and practical aspects of stretching". *Clinics in Sports Medicine*, Philadelphia, v. 10, n. 1, p. 63-8, Jan. 1991.
ARAUJO, C. G. S. "Correlação entre diferentes métodos lineares e adimensionais de avaliação da mobilidade articular". *Rev. Bras. Ciên. e Mov.* 8 (2): 27-34, 2000.

ARAÚJO, C. G. S. *Medida e avaliação da flexibilidade da teoria à prática*. 220 f. Tese de Doutorado – Programa de Pós-graduação do Instituto de Biofísica. Faculdade de Educação Física da Universidade Federal do Rio de Janeiro, Rio de Janeiro, 1987.

BALOGUN, J. A. et al. "Inter-and intratester reliability of measuring neck motions with tape measure and myrin gravity - reference goniometer". *Journal of Orthopaedics & Sports Physical Therapy*, Baltimore, v. 10, n. 7, p. 248-53, July 1996.

BRANCH, T. P. et al. "The role of glenohumeral capsular ligaments in internal and external rotation of the humerus". *American Journal of Sports Medicine*, Waltham, v. 23, n. 5, p. 632-7, Sep./Oct. 1995.

BROSSEAU, L. et al. "Intra-and intertester reliability and criterion validity of the parallelogram and universal goniometers for measuring maximum active knee flexion and extension of patients with knee restrictions". *Archives of physical medicine and rehabilitation*, Chicago, v. 82, n. 3, p. 396-402, Mar. 2001.

BROSSEAU, L. et al. "Intratester and intertester reliability and criterion validity of the parallelogram and universal goniometers for active knee flexion in healthy subjects". *Physiotherapy research international*, Londres, v. 2, n. 3, p. 150-66, July/Sept. 1997.

BUCHHOLZ, B.; WELLMAN, H. "Practical operation of a biaxial goniometer at the wrist join". *Spots Sciences & Medicine*, Santa Monica, v. 39, n. 1, p. 119-29, Mar. 1997.

CHEN, S. P. C. et al. "Assessment of hamstring muscle length in school-aged children using the sit-and-reach test and the inclinometer measure of hip-joint angle". *Sports Science & Medicine*, Alexandria, v. 76, n. 8, p. 850-5, Aug. 1996.

CROWELL, R. D. et al. "Intratester and intertester realiability and validity of measures of innominate bone inclination". *The Journal of Orthopaedic & Sports Physical Therapy*, Baltimore, v. 20, n. 2, p. 88-97, Feb. 1994.

DANTAS, E. H. M. *Flexibilidade, alongamento e flexionamento*. 5.ed. Rio de Janeiro, Shape, 2005.

DANTAS, E. H. M.; CARVALHO, J. L. T.; FONSECA, R. M. "O protocolo LABIFIE de goniometria". *Revista Treinamento Desportivo*, São Paulo, v. 2, n. 3, p. 21-34, jul./dez. 1997.

ELLENBECKER, T. S. et al. "Glenohumeral joint internal and external rotation range of motion in elite junior tennis players". *Sports Science & Medicine*, Baltimore, v. 24, n. 6, p. 336-41, Dec. 1996.

ENSINK, F. B. M et al. "Lumbar range of motion-influence of time of day and individual factors on measurements". *Sports Science & Medicine*, Philadelphia, v. 21, n. 11, p. 1.339-43, Jun. 1996.

FISH, D. R.; WINGATE, L. "Sources of goniometric error at the elbow". *Physical Therapy*, New York, v. 65, n. 11, p. 1.666-70, Nov. 1985.

FROBIN, W. et al. "Precision-measurement of segmental motion from flexion-extension radiographs of the lumbar spine". *Sports Science & Medicine*, England, v. 11, n. 8, p. 457-65, Dec. 1996.

GUEDES, D. P.; GUEDES, J. E. R. P. *Manual prático para avaliação em educação física*. Barueri, Manole, 2006.

HERRMANN, D. B. "Validity study of head and neck flexion-extension motion comparing measurements of pendulum goniometer and roentgenograms". *Journal of Orthopaedics and Physical Therapy*, Baltimore, v. 11, n. 9, p. 414-8, Sept. 1990.

HOSHIZAKE, T. B.; BELL, R. D. "Factor analysis of seventeen joint flexibility measures". *Journal of Sports Sciences*, London, v. 2, n. 3, p. 97-103, Feb. 1984.

JOHNSON, L. "Patterns of shoulder flexibility among college baseball players". *Journal of Athletic Training*, Dallas, v.27, n. 1, p. 44-5, 48-9, Jan./Mar. 1992.

JOHNSON, B. L.; NELSON, J. K. *Practical measurement for evaluation in physical education*. 4.ed. Edina, Burgess, 1996.

KISS, M. A. P. *Avaliação em educação física*. São Paulo, Manole, 1987.

KISS, M. A. P. *Esporte e exercício*: avaliação e prescrição. São Paulo, Roca, 2003.

LÓPEZ, E. J. M. "La flexibilidad. Pruebas aplicables en educación secundaria. Grado de utilización del profesorado". *Efdeportes*, Buenos Aires, v. 8, n. 58, mar. 2003. Disponível em: http://www.efdeportes.com/efd58/flex.htm. Acesso em: 19 jun. 2003.

LOW, J. L. "The reliability of joint measurement". *Physiotherapy*, London, v. 62, n. 7, p. 227-9, June 1976.

MARINS, J. C. B.; GIANNICHI, R. S. *Avaliação & prescrição de atividade física*: guia prático. 3.ed. Rio de Janeiro, Shape, 2003.

MILTTON, J. "Reliability of 3 lumbar sagittal motion measurements methods – surface inclinometers". *Sports Science & Medicine*, Baltimore, v. 39, n. 3, p. 217-23, Mar. 1997.

MORINI, S. et al. "Functional anatomy of the shoulder: first reliefs with polyarticular goniometer". *Journal of Sports Medicine and Physical Fitness*, Torino, v. 31, n. 4, p. 632-8, Dec. 1991.

MORROW Jr., J. R. et al. *Measurement and evaluation in human performance*. Champaign, Human Kinetics, 1995.

NEVES, C. E. B.; SANTOS, E. L. *Avaliação funcional.* Rio de Janeiro, Sprint, 2003.

NILSSON, N.; HARTVIGSEN, J.; CHRISTENSEN, H. W. "Normal ranges of passive cervical motion for women and men 20-60 years old". *Journal Manipulative Physiological Therapy,* Odense, v. 19, n. 5, p. 306-9, June 1996.

NORKIN, C. C.; WHITE, J. D. *Measurement of joint motion:* a guide to goniometry. 2.ed. Philadelphia, F.A. Davies, 1995.

QUEIROGA, M. R. *Testes e medidas para avaliação da aptidão física relacionada à saúde em adultos.* Rio de Janeiro, Guanabara Koogan, 2005.

ROME, K.; COWIESON, F. "A reliability study of the universal goniometer, fluid goniometer, and electrogoniometer for the measurement of ankle dorsiflexion". *Sports Science & Medicine,* Baltimore, v.17, n. 1, p. 28-32, Jan. 1996.

ROUKIS, T. S.; SCHERER, P. R.; ANDERSON, C. F. "Position of the first ray and motion of the first metatarsophalangeal joint". *Journal of American Pediatric Medic Association,* San Francisco, v. 86, n. 11, p. 538-46, Nov. 1996.

SAFRIT, M. J.; WOOD, T. M. *Measurement concepts in physical education and exercise science.* Champaign, Human Kinetics, 1989.

SAMO, D. G. et al. "Validity of 3 lumbar sagittal motion measurement methods – surface inclinometers compared with radiographs". *Sports Science & Medicine,* Baltimore, v.39, n. 3, p. 209- 16, Mar. 1997.

SAUR, P. M. M. et al. "Lumbar range of motion: reliability and validity of inclinometer technique in the clinical measurement of trunk flexibility". *Sports Science & Medicine,* Philadelphia, v. 21, n. 11, p. 1.332-8, June 1996.

SOLVEBORN, S.; OLERUD, C. "Radical epicondylalgia (tennis elbow): measurement of range of motion of the wrist and the elbow". *TheJournal of Orthopaedics & SportsPhysical Therapy,* Uppsala, v. 23, n. 4, p. 251-7, Apr. 1996.

SPRIGLE, S. et al. "Development and testing of a pelvic goniometer designed to measure pelvic tilt and hip flexion". *Clinical Biomechanics,* Oxford, v. 18, n. 5, p. 462-5, June 2003.

THOMAS, J. R.; NELSON, J. K. *Research methods in physical activity.* 2.ed. Champaign, Human Kinetics, 1990.

TOUSIGNANT, M. et al. "Validity study for the cervical range of motion device used for lateral flexion in patients with neck pain". *Spine,* Hagerstown, v. 27, n. 8, p. 812-7, Apr. 2002.

TRISTSCHER, K. *Medida e avaliação em educação física e esportes:* de Barrow & McGee. 5.ed. Barueri, Manole, 2003.

WATKINS, M. A. et al. "Reliability of goniometric measurements and visual estimates of knee range of motion obtained in a clinical setting". *Physical Therapy,* Alexandria, v. 71, n. 2, p. 90-6, Feb. 1991.

WEINECK, J. *Biologia do esporte.* São Paulo, Manole, 1991.

WILLEMS, J. M.; JULL, G. A; NG, J. K. F. "An in-vivo study of the primary and coupled rotations of the thoracic spine". *Sports Science & Medicine,* England, v. 11, n. 6, p. 311-6, Sept. 1996.

WRETENBERG, P. "Passive knee muscle movement arms measured in-vivo with MRI". *Clinical Biomechanics,* Oxford, v. 11, n. 8, p. 439-46, Aug. 1996.

YOUDAS, J. W.; BOGARD, C. L.; SUMAN, V. J. "Reliability of goniometric measurements and visual estimates of ankle joint active range of motion obtained in a clinical setting". *Archives of Physical Medicine and Rehabilitation,* Philadelphia, v. 74, n. 10, p. 1.113-8, Oct. 1993.

CAPÍTULO 6

FLEXIBILIDADE E DESPORTO

Erik Salum De Godoy
Rafaella Bauerfeldt Lopes

FLEXIBILIDADE E DESPORTO

A flexibilidade foi definida por Holland (1986), citado por Alter (1988, p. 3) como a qualidade física responsável pela "[...] amplitude de movimento disponível em uma articulação ou conjunto de articulações". Essa definição poderia ser complementada e enunciada como: "Qualidade física responsável pela execução voluntária de um movimento de amplitude angular máxima, por uma articulação ou conjunto de articulações, dentro dos limites morfológicos, sem o risco de provocar lesão" (Dantas 1999, p. 57).

Falar em flexibilidade é, portanto, referir-se aos maiores arcos de movimentos possíveis nas articulações envolvidas. Como a prática desportiva exige a utilização completa dos arcos articulares especificamente envolvidos nos gestos desportivos, fica muito difícil, se não impossível, a *performance* de alto rendimento sem dispor de um bom nível de flexibilidade nos segmentos musculares empenhados.

Segundo Bompa (2002), a capacidade de executar com sucesso vários movimentos e habilidades depende da amplitude de movimento, que precisa ser maior do que a exigida pelas habilidades do esporte.

Quanto mais alta for a exigência de *performance*, mais atenção deve ser dada à flexibilidade. Ressalte-se que isso não significa alcançar o máximo possível de mobilidade. A flexibilidade, diferentemente de todas as outras qualidades físicas, não é melhor quanto maior for. Existe um nível ótimo de flexibilidade para cada desporto e para cada pessoa, em função das exigências que a prática exercerá sobre o aparelho locomotor e a estrutura dos seus componentes (ligamentos, articulações, músculos e outras estruturas envolvidas).

Somente com um bom nível de flexibilidade dos segmentos musculares envolvidos ocorrerá a utilização completa do arco de movimento (Dantas & Soares 2001).

Porém, deve ser ressaltado que durante a prática de atividades esportivas, seja em treinos ou em competições, diversos fatores, como a fadiga, podem promover alterações no nível adequado de flexibilidade para reagir à estimulação imposta pelo esforço exercido (Dutto & Smith 2002).

Um nível de flexibilidade acima do desejado, além de não acarretar melhora da *performance* nem diminuição do risco de distensão muscular, propiciará aumento da possibilidade de luxações (Dantas 1995, p. 51; Krivickas & Feinberg 1996 e Twellaar et al. 1997). Em atividades de caráter cíclico, como a corrida, o aumento da amplitude de determinado movimento pode implicar o aumento do risco de ocorrência de lesões por esforço repetitivo (Dutto & Smith 2002).

Sobre o assunto, Bompa (2002) relata que a maioria dos esportes que envolvem movimentos repetitivos, quase sempre em uma amplitude de movimento limitada, como a corrida, pode levar à tensão muscular e a possíveis rupturas e distensões musculares. Um programa imediato e minucioso para o aumento progressivo de flexibilidade alongará os músculos, aliviando a tensão muscular e auxiliando na prevenção de lesões. Desenvolver flexibilidade, portanto, significa não só atender às necessidades do esporte, mas também exceder a amplitude de movimento normalmente exigida por ele e desenvolver uma reserva de flexibilidade para prevenir lesões.

Jones (2002) demonstra que, sob determinados aspectos, um nível mais elevado de flexibilidade pode estar negativamente relacionado às condições ideais para a *performance*, por exemplo, quando a musculatura demasiadamente alongada perde a capacidade de pleno aproveitamento da energia potencial elástica das estruturas musculares, acarretando efeitos prejudiciais sobre a *performance*.

Ainda em relação à influência da flexibilidade sobre o risco de ocorrência de lesões durante a prática de atividades esportivas de alto rendimento, existem evidências de que a redução na ocorrência de lesões não se restringe ao grau de amplitude do movimento, embora, consensualmente, este seja um aspecto relevante, mas também engloba diversas e distintas adaptações nos componentes osteomioarticulares decorrentes do treinamento específico dessa qualidade física (Dubravcic-Simunjak 2003; Kibler & Chandler 2003; Trainor & Trainor 2004; Witvrouw et al. 2003).

A influência da flexibilidade no esporte e no desempenho atlético é dependente mais provável do esporte e da posição. Por exemplo, um grau elevado de flexibilidade é necessário para ser bem sucedido na ginástica e na natação, visto que os graus diferentes de flexibilidade são vistos entre posições no futebol e baseball. Embora a flexibilidade aumentada possa ser importante para o desempenho em alguns esportes e atividades, a flexibilidade diminuída pode também melhorar a economia e o desempenho em outras atividades (Blum & Beaudoin 2000).

Farinatti (2000) garante que o nível de flexibilidade está diretamente relacionado a uma boa qualidade de vida, e para um bom nível, são necessários valores mínimos de amplitude articular.

Achour Jr. (1996) cita a necessidade de um nível ótimo de flexibilidade, pois esta é importante para a melhora da qualidade do movimento sem risco de lesões musculoarticulares. Quando a flexibilidade é trabalhada acima do desejado, a possibilidade de luxações fica aumentada (Dantas 2003; Farinatti 2000; Krivickas & Feinberg 1996; Twellaar, Verstappen Huson & Vanmechelen, 1997). Ao contrário do que muitos imaginam, esse trabalho exagerado não representa uma melhora de *performance* nem tão pouco uma diminuição do risco de distensão muscular.

Os dois extremos da flexibilidade são indesejáveis. Pouca flexibilidade pode aumentar os riscos de lesão nas estruturas musculares e tendíneas, ao passo que a hiperflexibilidade pode aumentar a lesão nas cartilagens e nos ligamentos (Achour Júnior 2004).

O treino de alto rendimento se fundamenta nos Princípios Científicos do Treinamento Desportivo (Dantas 2003, p. 46-61). Com a flexibilidade não poderia ser diferente. O texto dos parágrafos precedentes apenas destaca a necessidade de serem levados em conta os preceitos dos citados Princípios:

- individualidade biológica;
- adaptação;
- sobrecarga;
- interdependência volume-intensidade;
- continuidade;
- especificidade.

Para trabalhar a flexibilidade do atleta de alto rendimento, visando obter o máximo de resultados com o mínimo de riscos, será necessário um conhecimento bastante amplo dos três fatores envolvidos: as características biológicas do atleta, as exigências específicas do desporto e os fundamentos fisiológicos e metodológicos da flexibilidade.

PRINCÍPIOS CIENTÍFICOS DO TREINAMENTO DESPORTIVO

No treinamento da flexibilidade, como no de qualquer outra qualidade física, é imprescindível o respeito aos princípios científicos para assegurar a eficácia. Esse respeito é concretizado de acordo com os princípios que se seguem:

Princípio da individualidade biológica

Cada pessoa possui um elenco de características absolutamente individuais, resultante de seu genótipo (aspectos conferidos pela carga genética), acrescido de seu fenótipo (tudo o que foi modificado ou adquirido após a geração).

Esse fator faz com que cada pessoa possua uma flexibilidade específica (em cada segmento e movimento), que se combina em uma flexibilidade geral (somatório das diversas flexibilidades específicas), também absolutamente individual.

Como as pessoas possuem uma amplitude específica para cada movimento, ao tomar um mesmo movimento em diversas pessoas, pode-se, obviamente, ter diferentes amplitudes máximas.

Assim, a amplitude de um exercício que caracteriza um trabalho de alongamento em uma pessoa pode, para outra, ser flexionamento.

Por exemplo, uma flexão da articulação coxofemoral de 135° pode, para pessoas diferentes, ser alongamento ou flexionamento, dependendo da amplitude máxima de movimento que caracteriza essa flexão como máxima ou submáxima.

Princípio da adaptação

Este princípio é o de que qualquer estímulo, para produzir adaptações, deve ter uma intensidade adequada, mas que, se for insuficiente, apenas provocará excitação, ao passo que, se for excessiva, provocará dano.

Tabela 6.1 Respostas de diferentes níveis de intensidade

Intensidade do estímulo	Respostas
Débil	Não acarretam consequências
Média	Apenas excitam
Forte	Provocam adaptações
Muito forte	Provocam danos

Os parâmetros de intensidade são quantificados sempre em função da possibilidade máxima; no caso da flexibilidade, o arco máximo de amplitude de movimento.

Traçando um paralelo com o treinamento cardiopulmonar, têm-se os seguintes parâmetros:

Limiar de alongamento

É o ponto a partir do qual se inicia uma deformação ponderável dos componentes plásticos. Coincide com o início da zona de alta resistência (ZAR).

Limiar de flexionamento

É o ponto a partir do qual se submetem as estruturas corporais a estímulos que acarretam adaptações duráveis nelas, capazes de provocar hiperflexibilidade crônica.

Segundo Achour Júnior (2004), a hiperflexibilidade pode ser benigna ou maligna. Será considerada benigna se não houver o sintoma de dor.

Limite máximo

Materializa o ponto a partir do qual se pode provocar lesões nas estruturas corporais.

Quantificação

É importante ressaltar que esses pontos – respeitando o princípio da individualidade biológica – são específicos para cada pessoa.

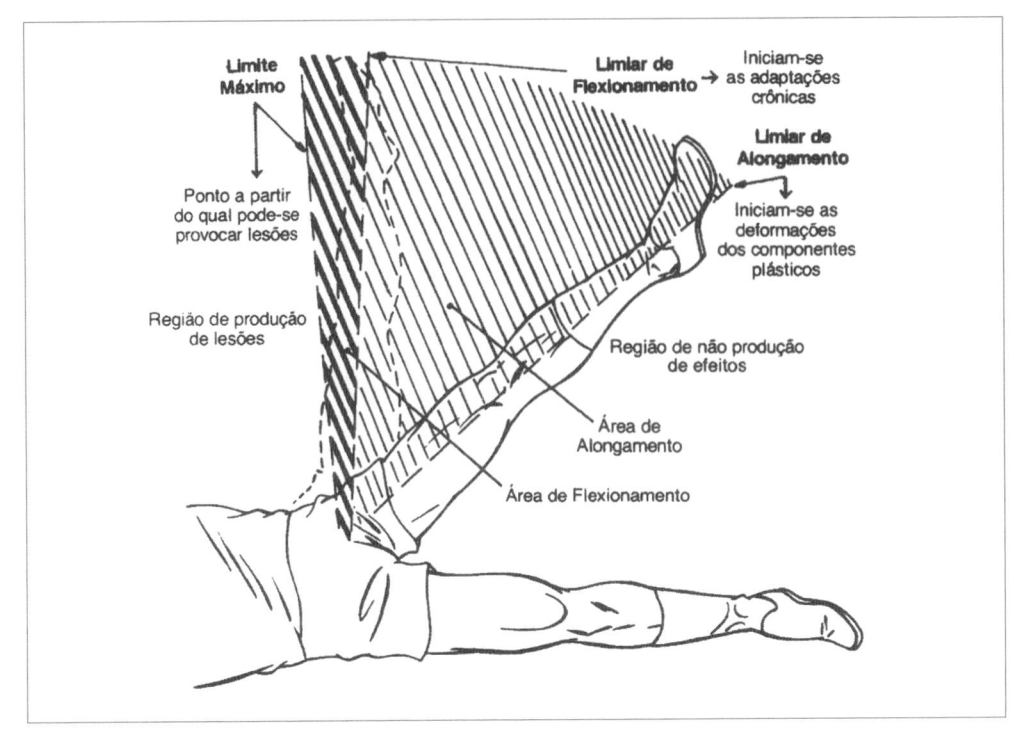

Figura 6.1 Conforme o grau de amplitude do movimento utilizado, observa-se o alongamento e o flexionamento ou a lesão

A adaptação ocorre se os limites são atingidos durante a realização do trabalho de treinamento de flexibilidade, respeitados os limites de segurança.

Assim, o fator primordial de sucesso na aplicação dos princípios da adaptação e da individualidade biológica é a **determinação exata de onde se situam esses pontos para cada pessoa trabalhada.**

Além disso, o esforço do treinamento de alto rendimento expõe os atletas a uma maior predisposição à ocorrência de microlesões nas estruturas esqueléticas. A cicatrização, as aderências e as contraturas fibróticas resultantes desses traumatismos podem impor limitações na amplitude de movimento articular e/ou na elasticidade muscular (Andrew, Harrelson, Wilk 2000, p. 196), possivelmente alterando os limiares de alongamento, de flexionamento e o limite máximo ao longo de um ciclo de treinamento, tornando ainda mais complexa a tarefa de conhecer os processos envolvidos na elaboração e implementação de programas de treinamento destinados a aprimorar a flexibilidade.

Convém esclarecer que a bibliografia consultada não traz nenhuma sugestão de como esse procedimento pode ser realizado.

Princípio da sobrecarga

Este princípio, como já foi visto, só pode ser aplicado no flexionamento, pois, se for aplicado no alongamento, será transformado no primeiro.

Consiste na utilização de arcos de amplitude de movimento progressivamente maiores, conforme a flexibilidade passiva vá crescendo. Para a obtenção desses aumentos, faz-se crescer o tempo de permanência da posição, o número de repetições ou o arco de movimento alcançado.

Princípio da interdependência volume–intensidade

Devido à quase absoluta preponderância, durante a *performance*, do parâmetro intensidade (no caso, a amplitude do arco articular), cabe ao volume (tempo em que se permanece na posição e número de repetições) um papel secundário, significativo apenas para a quantificação do treinamento.

Embora saiba-se que quanto maior o tempo de permanência no exercício de alongamento, maior é o desenvolvimento da flexibilidade (Achour Jr. 1999), é importante definir qual o menor tempo de insistência capaz de produzir o ganho de flexibilidade.

Sobre o assunto, Weineck (2000) descreve como tempo de insistência a duração de 10 a 60 segundos, podendo variar conforme o método utilizado. Essa duração é bastante extensa para definição de um valor ideal, e por esse motivo é possível encontrar autores que defendem outros valores.

Cabe citar os tempos de insistência indicados por alguns órgãos consultores na prescrição da atividade física. O Colégio Americano de Medicina do Esporte (ACMS 1999) indica de 10 a 30 segundos como tempo de duração da insistência. Já a Sociedade Brasileira de Medicina do Esporte (SBME 1999) indica de 10 a 20 segundos. Verificando ainda outros autores, fica cada vez mais evidenciada a divergência com relação ao tempo de insistência que deve ser utilizado. Achour Jr. (1999) afirma que exercícios de alongamento entre 30 e 60 segundos são os mais indicados para desenvolver a flexibilidade. Ele ainda relata que "é consenso que quanto maior o tempo em permanência no exercício de alongamento tanto maior é o desenvolvimento da Flexibilidade" (Achour 1999, p. 139).

A partir de 10 segundos de insistência, todos os tempos são capazes de produzir a melhora da flexibilidade (Conceição 2004).

Normalmente, aplica-se o princípio anterior (o da sobrecarga) primeiro sobre o volume e depois sobre a intensidade.

Princípio da continuidade

Existe uma frequência semanal mínima e uma duração contínua do programa, para que se observem melhoras da flexibilidade.

Fox et al. (1989, p. 139) mencionam que "programas regularmente esquematizados (dois dias por semana, 30 minutos por dia) aprimorarão a flexibilidade dentro de cinco semanas".

Segundo Rubley (2001), benefícios na flexibilidade são retidos por pelo menos três semanas após um programa de treinamento específico.

A experiência pessoal do autor leva-o a recomendar três sessões de cinquenta minutos por semana, obtendo resultados em três semanas.

Princípio da especificidade

Uma abordagem metodológica para estudar o princípio da especificidade como fator interveniente no tipo de flexibilidade necessária para as diferentes *performances* desportivas, é analisá-la sob a ótica das classificações dessa qualidade física.

Como foi visto no Capítulo 2, a flexibilidade pode ser classificada sob quatro diferentes perspectivas: quanto às articulações envolvidas, quanto ao referencial, quanto à abrangência e quanto ao tipo.

As duas perspectivas iniciais não permitem que se estabeleça uma discriminação entre a flexibilidade observada em desportos distintos, pois em todas as modalidades desportivas observa-se o seguinte panorama:

- quanto ao referencial: como na prática desportiva o importante é a *performance* obtida, as dimensões corporais do atleta podem representar um *handcap* negativo ou um positivo, mas, de qualquer forma, influenciam, caracterizando a predominância da flexibilidade relativa sobre a absoluta;
- quanto às articulações envolvidas: os gestos desportivos são normalmente complexos e necessitam de movimentos conexos de apoio, o que acarreta a preponderância da flexibilidade composta sobre a flexibilidade simples.

Já para as duas últimas perspectivas de classificação da flexibilidade, o quadro modifica-se bastante. Ambas são bastante discriminativas e possibilitam uma boa orientação ao técnico envolvido no treinamento desportivo.

Inicialmente, por sua importância, merece ser verificado como se comporta a flexibilidade no desporto sob a ótica da abrangência.

Como foi visto no Capítulo 2, sob o ponto de vista da abrangência, pode-se classificar a flexibilidade em geral e específica; a primeira é a observada em todos os movimentos de uma pessoa, englobando todas as suas articulações, ao passo que a segunda refere-se a um ou a alguns movimentos realizados em determinadas articulações.

A flexibilidade é uma qualidade física muito importante para diversas modalidades; no entanto, pode-se observar extrema variação na articulação ou movimento no qual é observada.

Na tabela a seguir, apresenta-se uma comparação sobre a região anatômica em que a flexibilidade se manifesta em diversos desportos e como esta se classifica segundo a abrangência.

Tabela 6.2 Graduação da flexibilidade em diferentes segmentos corporais de diferentes desportos

Desporto	Flexibilidade específica			Flexibilidade geral
	Membros sup. e cintura escapular	Membros inf. e cintura escapular	Coluna vertebral	
Atletismo – corridas de velocidade	--	IP	--	IP
Atletismo – corridas com barreiras	--	IM	IP	--
Atletismo – saltos	--	IM	IP	IP
Atletismo – arremessos	--	--	IP	--
Ciclismo	--	P	IP	IP
Esgrima	S	P	S	--
Ginástica artística	--	--	--	IM
Tênis de quadra	--	--	IP	--
Futebol	--	IP	--	S
Voleibol	--	--	--	IP
Basquetebol	--	--	--	S
Natação	IM	--	S	--
Polo aquático	IP	--	--	--
Remo	--	--	IP	--
Saltos ornamentais	--	--	--	IM

IM: imprescindível; IP: importante; S: secundária.

Finalmente, sob o ponto de vista da classificação quanto ao tipo, pode-se notar que a flexibilidade mais observável na prática desportiva é a flexibilidade dinâmica, embora existam gestos específicos que se enquadram em outros tipos de flexibilidade.

A distribuição dos tipos de flexibilidade pelas modalidades desportivas é apresentada na tabela a seguir.

Tabela 6.3 Características dos diferentes tipos de flexibilidade

Tipo	Características do gesto desportivo	Modalidades desportivas
Flexibilidade balística	Normalmente observada quando o praticante recebe o impacto de uma força externa sobre um segmento corporal relaxado	Artes marciais de impacto (boxe, caratê, taekwondo) Artes marciais de submissão (judô, *wrestling*, jiu-jitsu)
Flexibilidade estática	Observada nas modalidades que exigem a tomada de posições com amplitudes extremas de movimentos	Ginástica artística Ginástica rítmica desportiva Esqui (salto) Natação sincronizada

(continua)

Tabela 6.3 Características dos diferentes tipos de flexibilidade (*continuação*)

Tipo	Características do gesto desportivo	Modalidades desportivas
Flexibilidade dinâmica	É a mais comumente observada no contexto desportivo na execução de gestos voluntários de grande amplitude	Atletismo (barreiras e saltos) Esgrima Artes marciais Remo
Flexibilidade controlada	Existente nos movimentos de grande amplitude em que há necessidade de sustentação do segmento	Ginástica artística Ginástica rítmica

METODOLOGIA DO TREINAMENTO DA FLEXIBILIDADE

Treinar a flexibilidade é uma necessidade encontrada praticamente por todos os preparadores físicos, devido à extrema importância que essa qualidade física apresenta para os desportos. Achour Jr. (1996, p. 103) ensina sobre o assunto: "A flexibilidade é importante para o atleta melhorar a qualidade do movimento, para realizar habilidades atléticas com grandes amplitudes de movimento e reduzir os riscos de lesões musculoarticulares".

A intensidade utilizada no treinamento estabelecerá diferentes níveis de exigência sobre os parâmetros corporais, provocando efeitos distintos. Assim, ao se variar a intensidade do estímulo, alterar-se-á tanto a forma de trabalho como o efeito observado sobre o organismo.

Como foi visto no Capítulo 3, a lógica da diferenciação das formas de trabalho em função dos diferentes níveis de intensidade acarreta a necessidade de se estabelecer diferenças entre as formas máxima e submáxima de treinamento da flexibilidade. Assim, o trabalho submáximo foi denominado alongamento e o máximo, flexionamento.

O flexionamento é, *stricto sensu*, a forma de solicitação máxima do treinamento da flexibilidade. Ele pode ser feito de três formas: por meio de insistências estáticas (método passivo), de insistências dinâmicas ou balísticas (método ativo) e dos métodos de facilitação neuromuscular proprioceptiva.

Bompa (2002) afirma que a maneira mais eficaz de melhorar a flexibilidade é por meio de exercícios específicos. Há três métodos para desempenhá-los: estaticamente, balisticamente e usando a facilitação neuromuscular proprioceptiva.

É importante enfatizar que o fator diferenciador entre alongamento e flexionamento é exclusivamente a intensidade, e não a velocidade de execução ou a estrutura do aparelho locomotor que está sendo, prioritariamente, afetada.

FLEXIBILIDADE E PERIODIZAÇÃO

O principal fator determinante na escolha do método de flexionamento utilizado será, conforme foi explanado, a necessidade do aumento da flexibilidade. Esse efeito será obtido, prioritariamente, em razão do aumento da mobilidade articular ou da elasticidade muscular.

As articulações sujeitas a choques nos desportos de contato devem ter preservada sua estabilidade pela ênfase no aumento da elasticidade muscular em detrimento da atuação sobre a mobilidade articular. O efeito inverso é desejável para o treinamento da flexibilidade dos grupos musculares que necessitam realizar sustentação de um segmento corporal ou que apresentam contrações explosivas durante a *performance*.

Respeitando-se esses postulados básicos, chega-se à conclusão de que o treino da flexibilidade de um atleta empregará métodos distintos para cada segmento corporal considerado, conforme o tipo de esporte que se está treinando.

A escolha do método adequado de treinamento de flexibilidade também será diretamente influenciada pela época da periodização que se esteja considerando. Como se sabe, o macrociclo será dividido, para fins de treinamento, em três períodos: o de preparação, o de competição e o de transição.

Período preparatório

É neste período que se adquire os níveis das qualidades físicas, técnicas e psicológicas necessários durante a *performance* realizada no momento das competições.

No tocante à flexibilidade, também este é o período em que se obtém as amplitudes de movimento necessárias à execução dos gestos desportivos exigidos. Essa aquisição acontece de forma bem distinta, conforme a fase considerada básica ou específica.

Fase básica

Esta fase caracteriza-se pelo caráter geral do treinamento e pelo predomínio do volume sobre a intensidade.

No caso da flexibilidade, o trabalho deve abranger todas as principais articulações, além das utilizadas diretamente na modalidade considerada.

O método utilizado deve ser o passivo, que, embora não possibilite a aquisição de flexibilidade de forma brusca, o faz de modo gradual, mas com maior capacidade de permanência.

Normalmente, nesta fase, utiliza-se uma sessão específica para o trabalho de flexibilidade, executada em todos os dias ou pelo menos três vezes por semana. O horário escolhido é, de preferência, logo após o treino técnico ou imediatamente antes da preparação física; em qualquer dos casos, com a duração em torno de sessenta minutos.

Os motivos para a realização do treino nesses períodos são os seguintes:

- no início da preparação física: o flexionamento serve como um complemento do aquecimento em virtude de o método utilizado propiciar uma hiperflexibilidade aguda;

- no término da preparação técnica: se realizado antes, a influência que o flexionamento possui sobre os mecanismos de propriocepção pode afetar a precisão dos gestos desportivos; além disso, após a preparação técnica, serve como elemento de volta à calma.

Nesta fase, enfatizam-se a consciência corporal e a concentração da atenção no movimento que se está executando. Deve-se criar o hábito de realizar os exercícios de flexionamento ou os de alongamento de modo absolutamente concentrado no que acontece com as estruturas corporais envolvidas.

O atleta deve ser incentivado a realizar seu flexionamento não apenas durante o treino, mas também nas demais oportunidades em que isso for possível: ao acordar, no trabalho ou estudo, no banho, antes de dormir etc.

Antes das sessões de treinamento em que não houver a previsão de realizar flexionamento no seu início, o atleta deve executar uma série de alongamentos específicos para o desporto, tal como são apresentados no final deste capítulo.

Fase específica

Quando o treinamento se situa nesta fase, adquire características peculiares: o componente específico do treino passa a preponderar sobre o geral. Essa substituição de uma característica predominante por outra também se observa no tocante à intensidade, que sobrepuja o volume.

Como o treinamento da flexibilidade tem de acompanhar as imposições da periodização, para não se tornar um fator desestabilizante da harmonia dos componentes do treino, ele deve, cada vez mais, abandonar o aspecto geral que o caracterizava durante a fase básica e ir se especializando nas articulações e movimentos necessários à *performance*.

Como foi visto, juntamente com a preponderância do componente específico do treinamento, a intensidade sobrepuja o volume. Assim, o método passivo é substituído pelo método de FNP, que possibilita a obtenção de arcos muito maiores de amplitude de movimento, apesar de, por sua alta intensidade, apresentar algum risco se aplicado em pessoa não treinada.

Os horários adequados ao treinamento da citada qualidade física são os mesmos que os utilizados na fase básica. No entanto, como o volume utilizado diminui em decorrência do aumento da intensidade (princípio da interdependência volume–intensidade), passa-se a utilizar sessões de 20 a 40 minutos, três vezes por semana, para o flexionamento.

A manutenção da flexibilidade obtida por meio do trabalho de alongamento, que já era realizado na fase básica, assume, nesta fase, caráter de maior importância em razão das maiores amplitudes de movimentos já obtidas, frutos do esforço desenvolvido desde o início do treino, bem como à existência de períodos ou mesmo dias de treino nos quais não é prevista a realização de flexionamento.

Como já foi dito no item anterior, uma sugestão para a sequência de posições utilizadas no alongamento pode ser vista no final deste capítulo.

Período de competição

O objetivo básico deste período é aperfeiçoar as qualidades físicas obtidas no período preparatório, ajustando-as conforme as necessidades da *performance*.

O treino da flexibilidade sofre a mesma influência que todas as demais qualidades físicas, tendo seu volume ainda mais reduzido em decorrência do aumento da carga horária da preparação técnico-tática. Pode vir mesmo a ser completamente suspenso o treino dessa qualidade física.

Ao mesmo tempo que a tendência observada desde a fase básica diminui a carga horária de flexionamento, aumenta de importância – para a manutenção dos níveis de flexibilidade alcançados – o alongamento realizado durante o aquecimento antes dos treinamentos.

Uma alternativa para a manutenção dos níveis de flexibilidade é o emprego do princípio do alongamento prolongado, citado por Andrew, Harrelson & Wilk (2000) e utilizado nas técnicas de reabilitação de lesões, se exercícios de musculação e/ou treinamento com pesos ainda forem utilizados nesta fase.

Este princípio preconiza o emprego de sobrecargas sobre os segmentos corporais, em movimentos com a maior amplitude possível, para se obter ganhos na amplitude do movimento. As referências sobre este princípio se concentram na área de reabilitação, mas alguns treinadores relatam terem observado o mesmo efeito na prática do treinamento contrarresistência, desde que os exercícios sejam realizados em sua amplitude máxima.

Nesse período, em que ocorrem as principais competições do macrociclo, razão de ser do processo de treinamento, cresce a importância do alongamento realizado antes, durante e após essas competições.

Dantas (1998, p. 228), sobre o assunto, cita a existência de dois tipos básicos de aquecimento: um passivo, com a utilização de massagens, banhos quentes, diatermia etc.; e outro ativo, empregando exercícios muito mais adequados à prática desportiva.

Um resumo esquemático dos tipos de aquecimento pode ser visto a seguir:

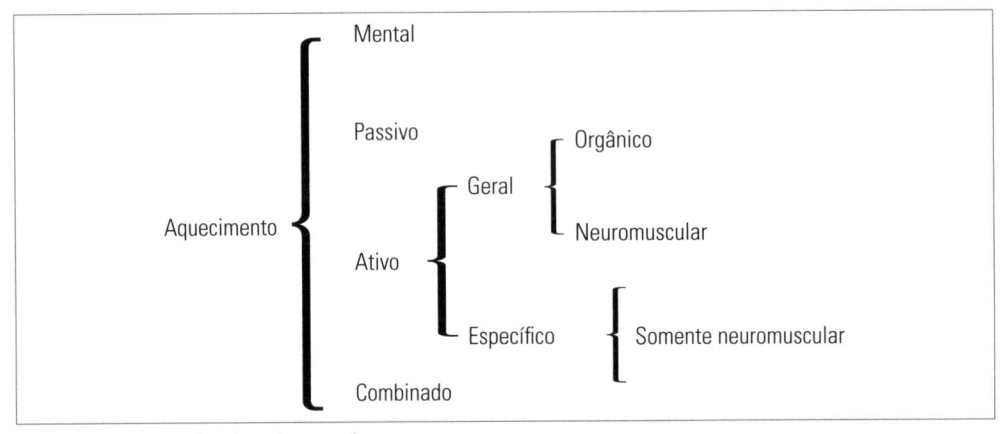

Figura 6.2   Resumo dos tipos de aquecimento

É importante lembrar as recomendações e explanações dos Capítulos 2 e 3 no tocante à contraindicação dos trabalhos de flexionamento ativo e de FNP antes da competição, bem como da inutilidade (em nível fisiológico) de se usar o método passivo durante o aquecimento para obter maiores amplitudes de movimento durante a *performance*.

O método passivo pode ser utilizado no aquecimento antes de competições exclusivamente por exigências psicológicas, já que o ganho de flexibilidade que possibilita em nível agudo é quase nada superior ao do alongamento.

No aquecimento antes da competição, portanto, como já foi visto, recomenda-se utilizar o estiramento.

Recentemente, tem sido divulgada a orientação de incluir na rotina de aquecimento exercícios com padrões de movimento semelhantes aos que serão realizados durante a *performance*, de forma a obter um maior nível de prevenção no risco de ocorrência de lesões (Best Practices Quarterly 2002). Portanto, esse aspecto deve ser considerado na elaboração da rotina de exercícios de alongamentos utilizados no aquecimento pré-competitivo.

Recomenda-se que os exercícios estáticos que duram dez minutos para um grupo muscular sejam evitados antes de todos os desempenhos que requeiram o esforço máximo da resistência da força (Kokkonen, Nelson, Arnall 2001).

Deve-se orientar o atleta para, durante a competição, manter sempre ampla sua mobilidade articular, além de facilitar a relaxação muscular por meio da soltura e, logo após a conclusão da atividade, realizar uma correta volta à calma, que inclua o alongamento por meio da suspensão e do estiramento, além da relaxação total das estruturas musculoneurais (veja tabela seguinte).

Tabela 6.4 Características dos diferentes tipos de componentes treináveis

Componente	Tipo	Categoria	Características
Fisiológico	Neuromuscular	Geral	É o alongamento da musculatura circunvizinha a todas as articulações que poderão vir a ser utilizadas na *performance*. Não é necessário chegar ao nível de flexionamento, mas, se isso for realizado por imposição psicológica, utilizar exclusivamente o método passivo
		Específica	Consiste na realização dos gestos desportivos que serão empregados na *performance*; visa a ativação engramática e neuromotora. Os movimentos devem ser realizados com velocidade, explosão e precisão, sem objetivarem ganhos de flexibilidade
	Cardiopulmonar	-	Realizado após o aquecimento neuromuscular geral e antes do específico, utiliza-se de movimentos cíclicos que empreguem grandes grupos musculares, por exemplo, corrida, natação, pular corda, polichinelo ou outros exercícios gerais. Visa elevar o rendimento cardiopulmonar até torná-lo capaz de suportar as exigências que advirão da *performance*
Psicológico		-	Necessário ao aquecimento de atletas apenas antes de competições, visa ajustar os níveis de ansiedade e ativação emocional deturpados em consequência da síndrome pré-agonística. Corrige os efeitos causados pela descompensação dos parâmetros psicológicos por meio da modulagem do aquecimento fisiológico

Caso o atleta já esteja acostumado a realizar, durante o aquecimento, trabalhos de flexionamento ativo e, devido à desinformação original, acreditar que esse tipo de exercício aumenta sua flexibilidade durante a prova, além de prevenir lesões, a suspensão brusca desses exercícios é contraindicada em nível psicológico.

Período de transição

Neste período, o principal objetivo é a recuperação orgânica e psicológica visando ao próximo macrociclo.

Devido à brusca queda dos níveis de intensidade observada neste período, não se deve utilizar o flexionamento, o que acarreta forçosamente o não incremento da flexibilidade.

Se, durante o período de transição, o nível de flexibilidade alcançado no macrociclo anterior não aumenta, é imprescindível que ele não decresça antes do início do treino da próxima temporada. Por esse motivo é tão valorizada a execução do alongamento.

Nesta fase, também podem ser empregadas técnicas que promovam o relaxamento dos nódulos musculares e a regeneração das aderências decorrentes do esforço, uma vez que esses fatores podem promover limitações na amplitude do movimento articular e da elasticidade muscular, além de quadros álgicos que incomodam o atleta.

Uma dessas técnicas é a mobilização neural (Greenman 2001). Em uma descrição resumida, pode ser dito que na mobilização neural são aplicados exercícios de alongamento passivo balístico, mas de forma bem suave e gradativa, aumentando-se a amplitude do movimento somente quando se observar a soltura das estruturas trabalhadas.

Uma vez que também se visa a recuperação psicológica, pode-se optar por atividades alternativas, como o tai chi chuan ou aulas com Swiss Ball (Chin Lan; Jin-Shin Lai; Ssu--Yuan Chen 2002; Li, J. X.; Hong, Y.; Chan, K. M. 2001; Wilson 2002), que promovem, além da flexibilidade, estimulação moderada em diversos parâmetros fisiológicos e, consequentemente, a manutenção de um nível satisfatório de aptidão para esta fase.

Resumindo o apresentado até aqui, pode-se ordenar a sequência do treinamento da flexibilidade ao longo do macrociclo conforme apresentado na tabela a seguir.

Para determinar quais os movimentos que necessitam de maior amplitude e quanto de flexibilidade o atleta deve possuir em cada um deles, o preparador físico, juntamente com a comissão técnica, na fase de anteprojeto de treinamento do período de pré-preparação, determina em quais gestos desportivos a qualidade física flexibilidade se faz presente e qual a amplitude máxima necessária a uma *performance* ótima.

É importante ressaltar que, durante o treinamento, deve-se procurar dotar o atleta de um arco articular cerca de 20% maior que sua necessidade de *performance* para que possa realizar cada um dos gestos desportivos específicos do desporto sem esforço muscular desnecessário.

Tabela 6.5 Métodos de treinamento da flexibilidade a serem utilizados ao longo da periodização

Período	Fase	Método	Finalidade
Preparação	Básica	Flexionamento ativo	Ênfase na elasticidade muscular, nas articulações que necessitam preservar sua estabilidade
		Flexionamento passivo	Ênfase na mobilidade articular, na musculatura que necessita potência ou sustentação
	Específica	Flexionamento FNP	Obtenção do arco de movimento necessário para a *performance*
Competição	–	Alongamento	Manutenção da flexibilidade obtida sem risco de provocar lesão
Transição	–	Flexionamento passivo Alongamento balístico (mobilização neural)	Aumento do nível geral de flexibilidade, relaxamento, recuperação das aderências decorrentes do esforço

Tal fato pode ser compreendido com a explanação de Dantas (1995):

Os últimos 10 a 20% do arco articular são caracterizados por apresentarem uma maior resistência ao movimento devido ao fato de se estar chegando ao limite de distensibilidade dos músculos, ligamentos e outros tecidos conjuntivos envolvidos. Assim, cada vez que se entra nesta Zona de Alta Resistência (ZAR), a pessoa se vê compelida a realizar um esforço extra, além do normalmente exigido para a execução do movimento. No caso de ser necessário realizar movimentos de grande amplitude, deve-se certificar de que se dispõe de uma margem de segurança de cerca de 20% a mais do que o arco articular que vai ser utilizado. Esta precaução reduzirá o desgaste energético do atleta. (p. 48)

ROTINAS DE ALONGAMENTO

Uma vez determinados os movimentos que necessitam de um boa flexibilidade, os métodos que serão utilizados para seu treinamento e a amplitude adequada para cada um desses arcos, o preparador físico montará uma "rotina" de exercícios que será utilizada cotidianamente, possibilitando sua memorização pelo atleta, para que, nos momentos psicologicamente desgastantes do período pré-agonístico, ele possa executar o procedimento correto de alongamento de forma automatizada.

Tranquiliza o profissional envolvido com o treinamento desportivo de jovens saber que o treinamento da flexibilidade não terá efeitos nefastos posteriores, pelo menos na coluna vertebral, conforme afirmam os estudos de Raty et al. (1997).

É importante relembrar que a flexibilidade, embora não seja uma qualidade física de importância prioritária na *performance*, se comparada com a força, a velocidade ou a resistência, está presente em quase todos o desportos. Por isso também causa surpresa constatar que talvez seja ela a qualidade física menos estudada. Esse fato pode fazer com que seu treinamento seja mais influenciado por crenças e costumes do que por conhecimentos científicos.

O princípio da especificidade faz com que o trabalho de flexionamento, ou de alongamento, realizado com atletas combine o componente geral com as exigências específicas de cada desporto. Isso faz com que, na prática, cada modalidade possua um tipo específico de sequência de exercícios adequados.

Apresentam-se a partir de agora as rotinas de exercícios das principais modalidades desportivas.

Desportos terrestres individuais em movimentos cíclicos

Corridas (sequência sugerida por Anderson, 2010, p. 143-4)

1. Antes de correr

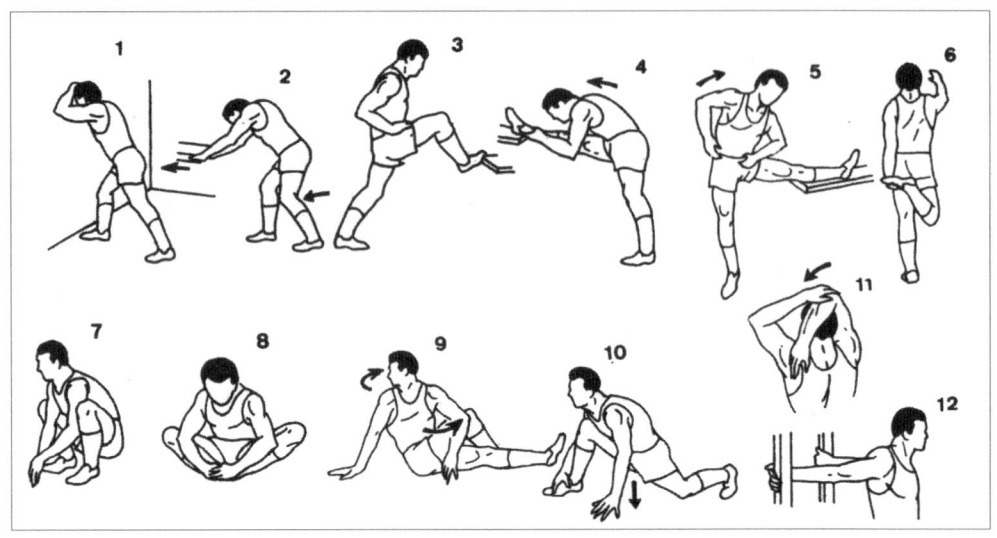

Figura 6.3

2. Depois de correr

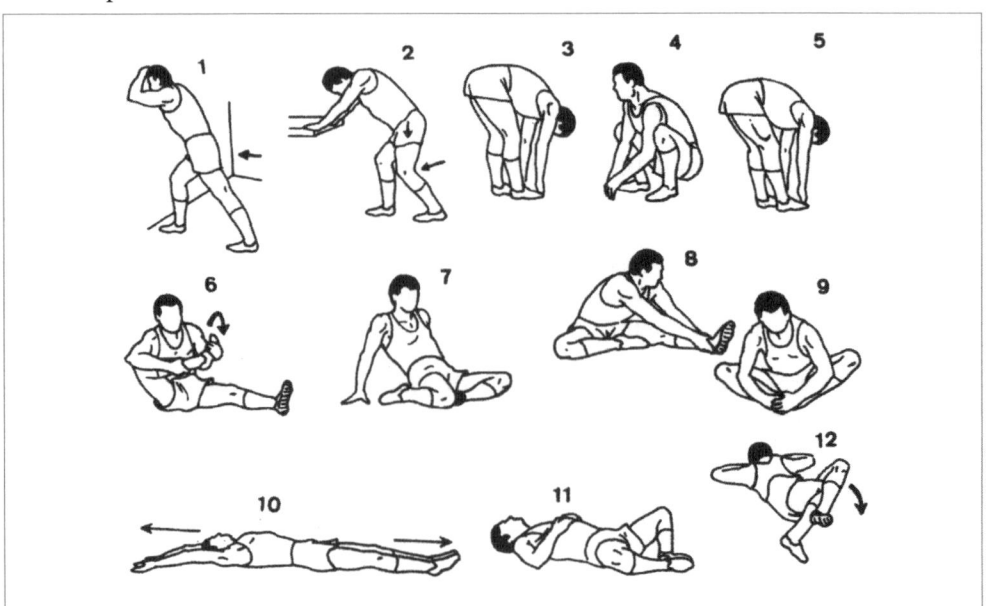

Figura 6.4

Ciclismo (sequência sugerida por Anderson, 2010, p. 154)

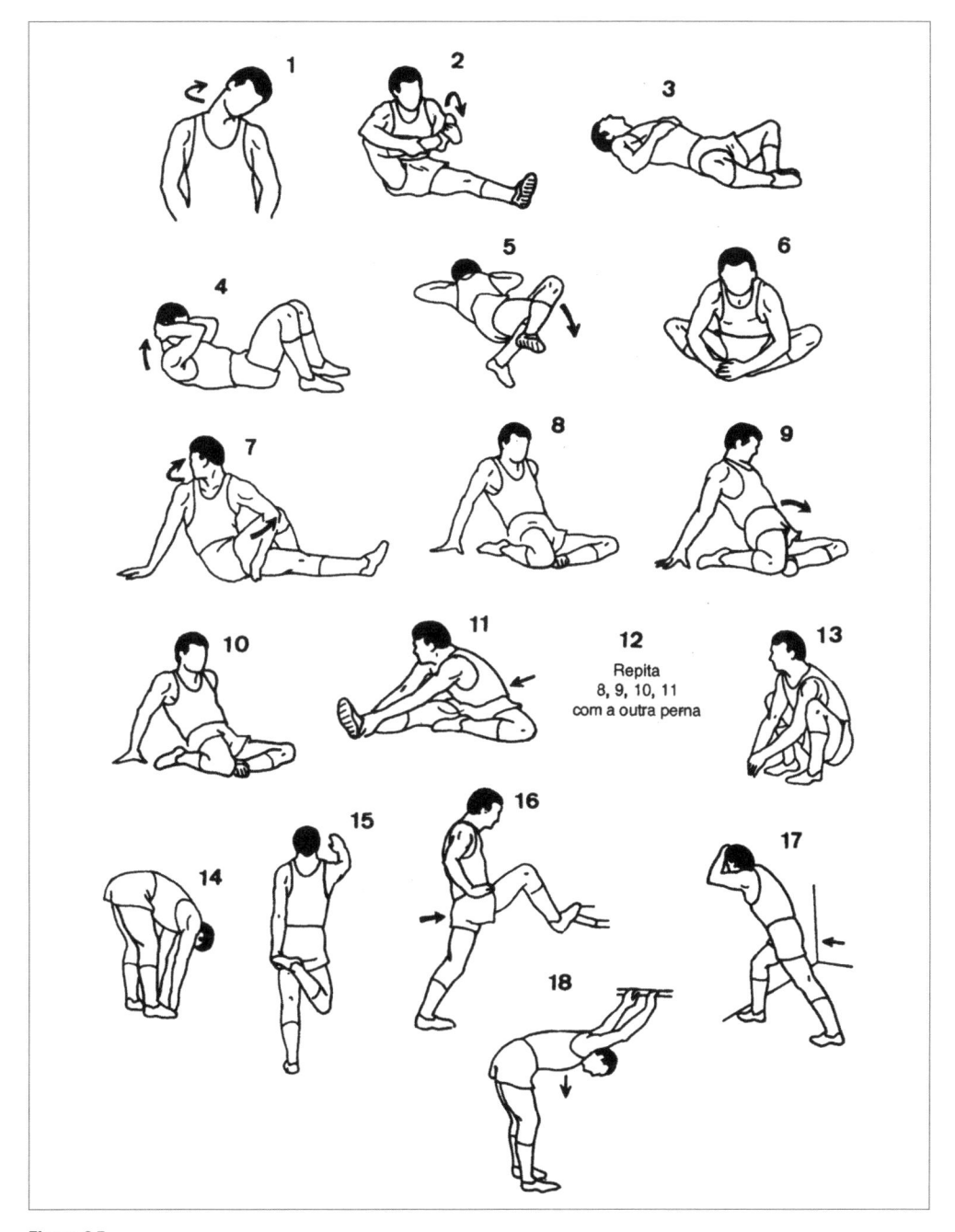

Figura 6.5

Desportos terrestres individuais de movimentos acíclicos de confronto

Artes marciais (sequência sugerida por Anderson, 2010, p. 174)

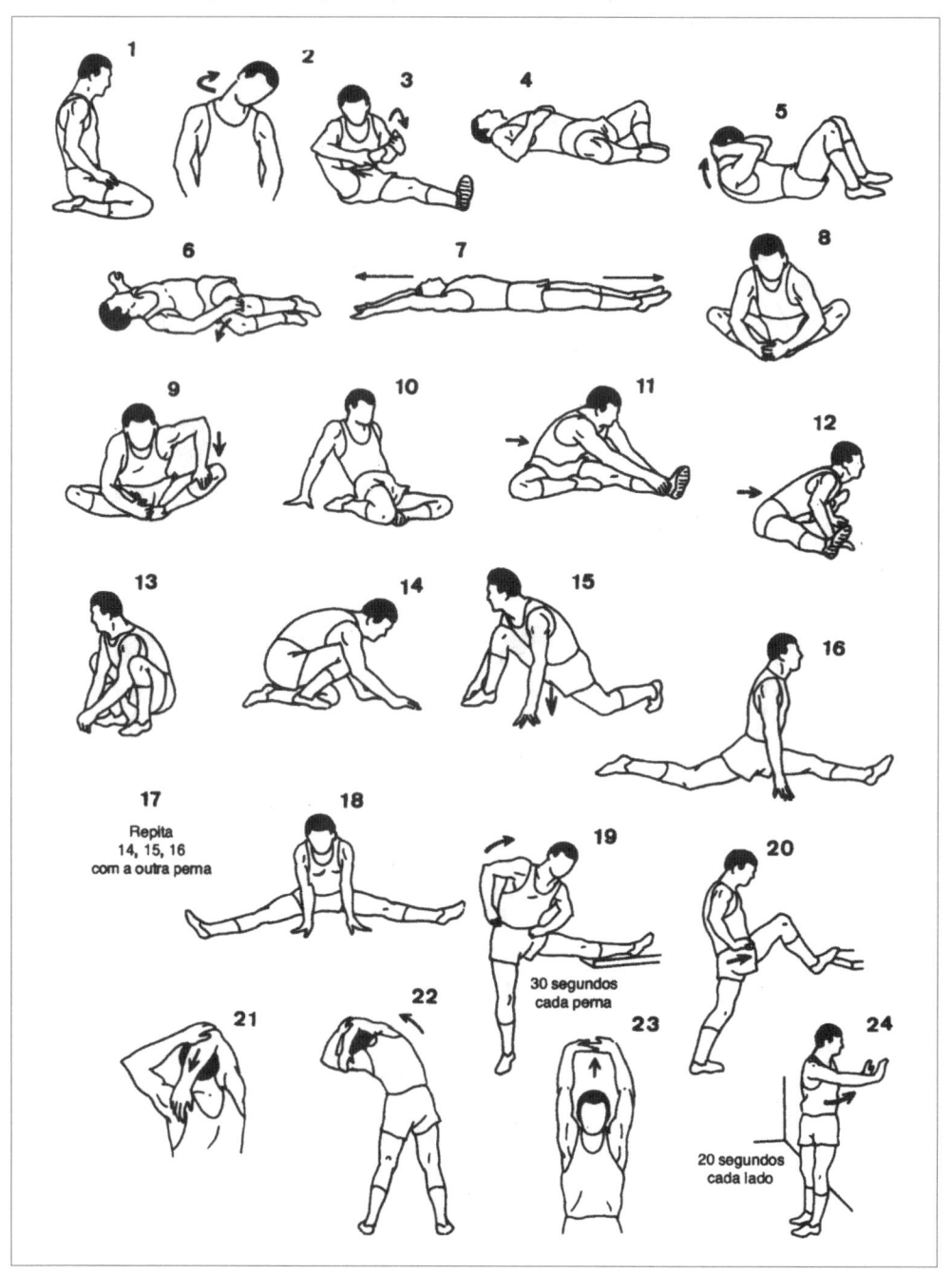

Figura 6.6

Esgrima

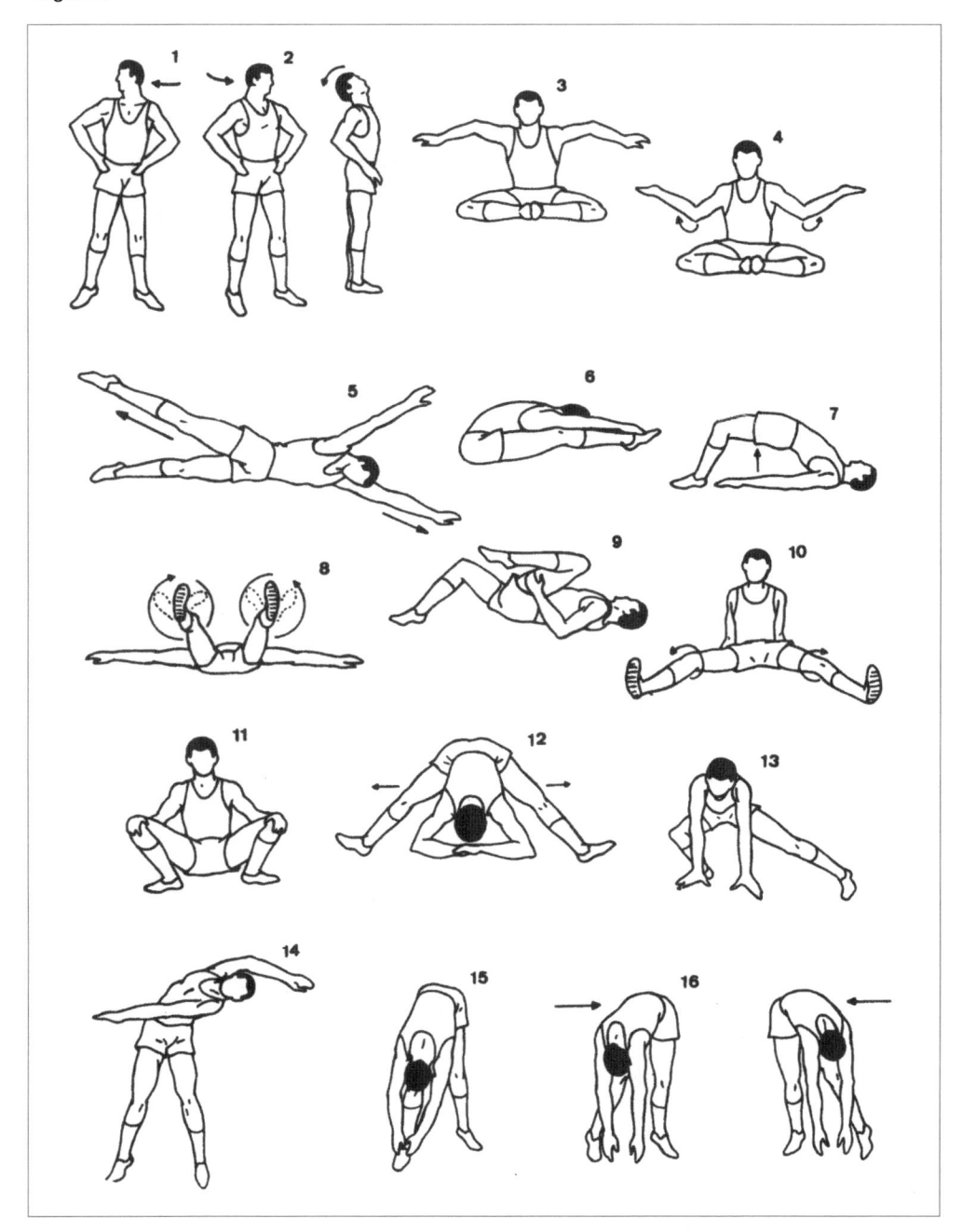

Figura 6.7

Desportos terrestres individuais de movimentos acíclicos de avaliação

Ginástica olímpica (sequência sugerida por Anderson, 2010, p. 164)

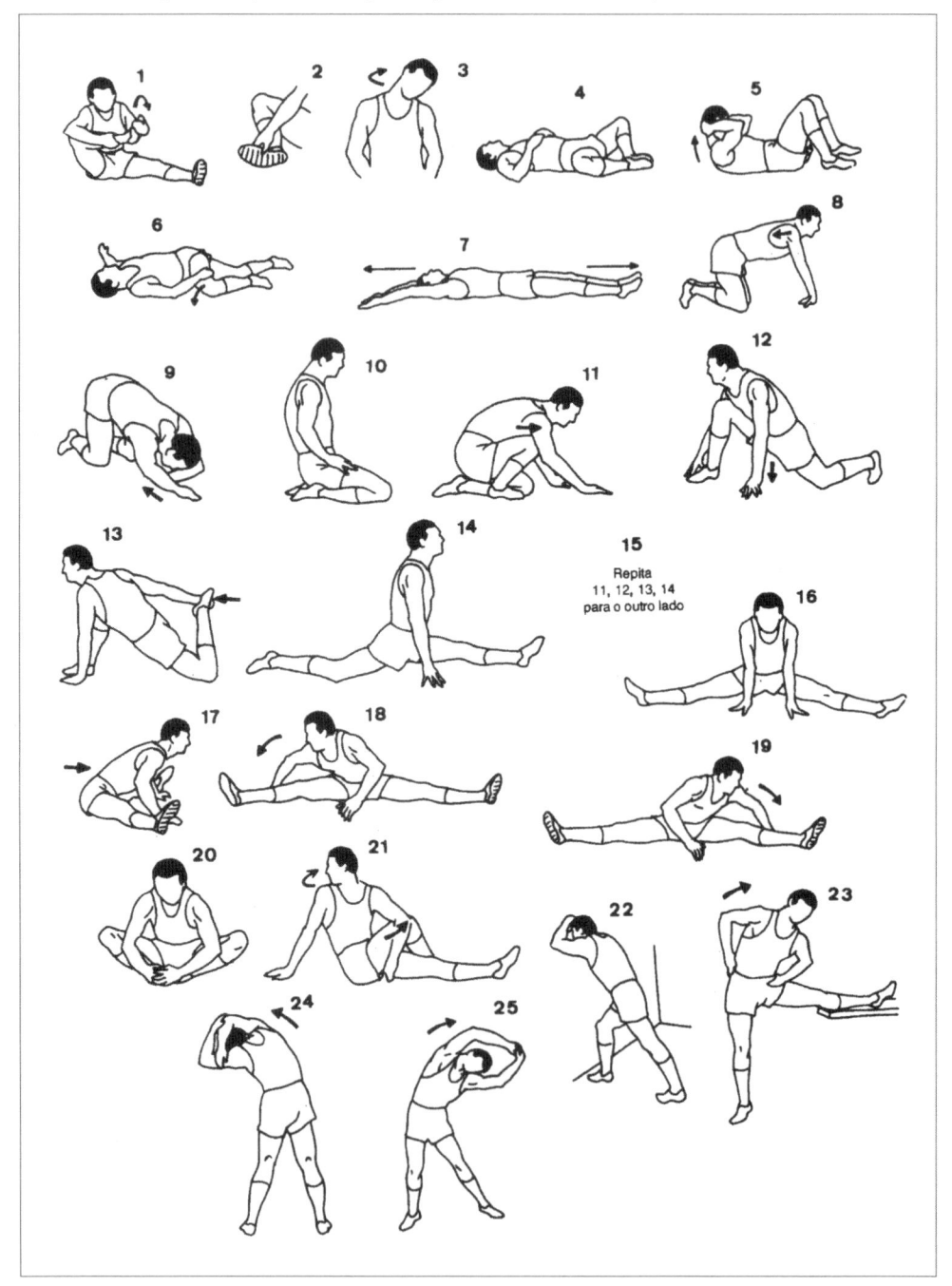

Figura 6.8

Desportos terrestres individuais de movimentos acíclicos de *performance*

Halterofilismo (sequência sugerida por Anderson, 2010, p. 210)

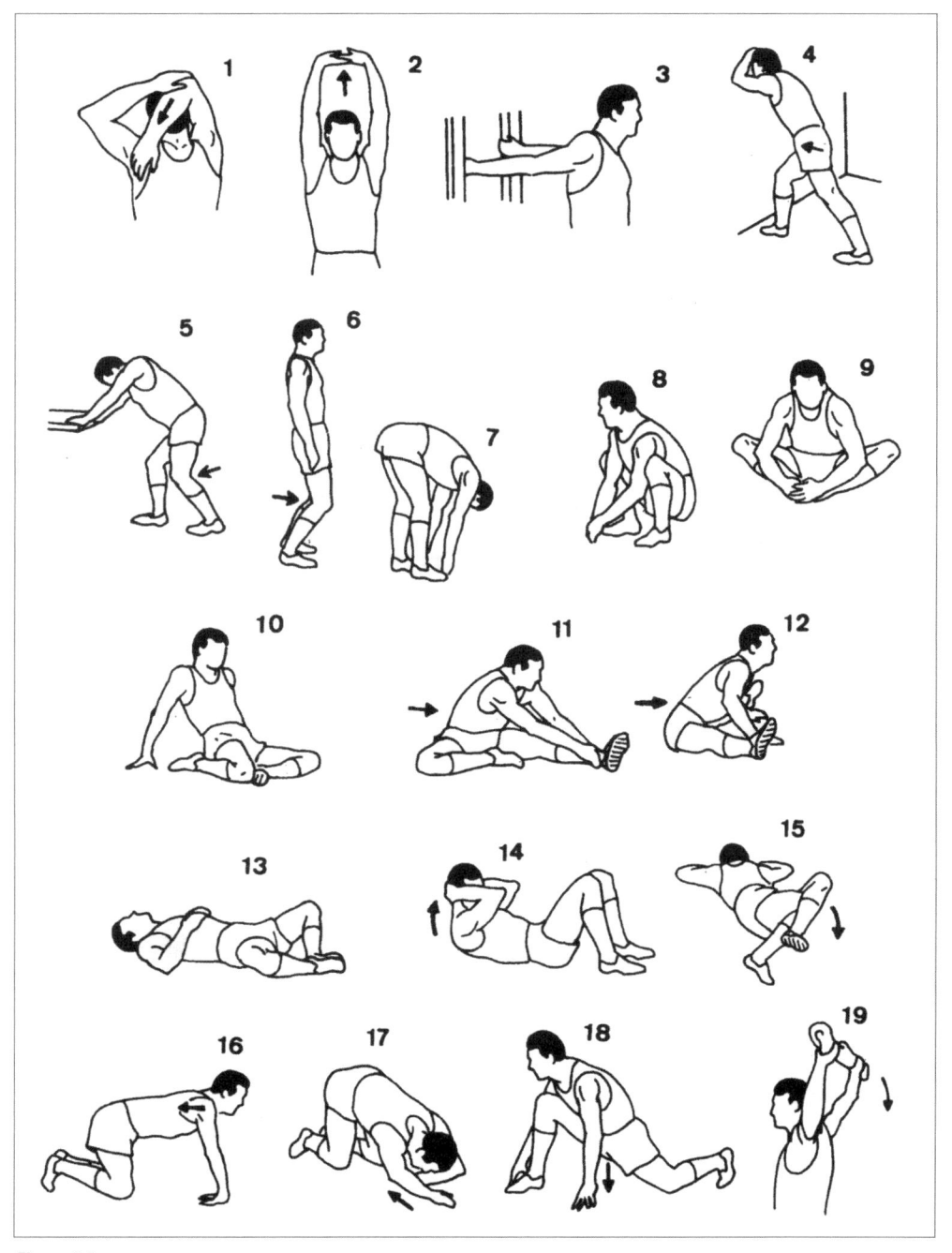

Figura 6.9

Atletismo – saltos

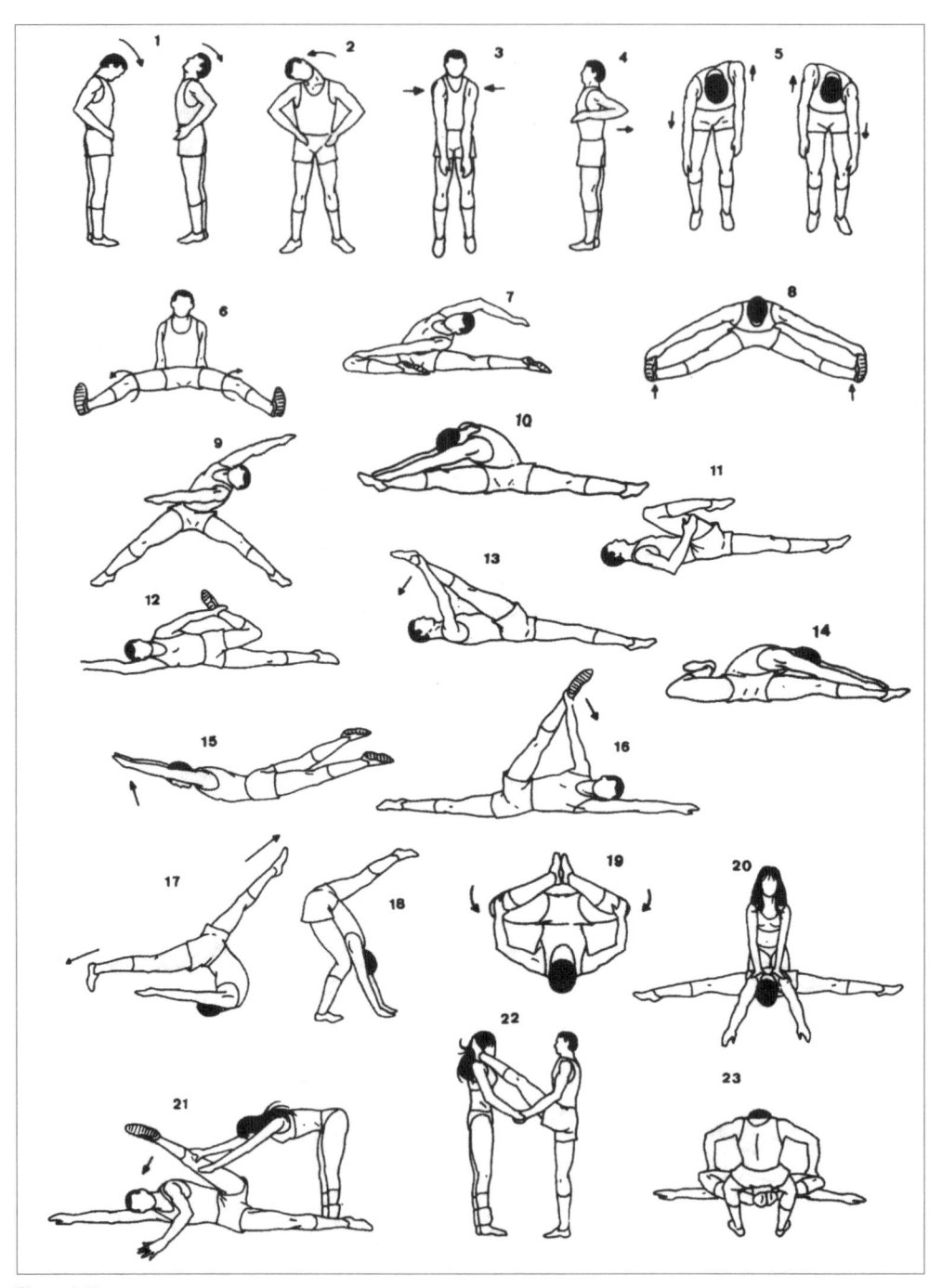

Figura 6.10

Atletismo – arremesso

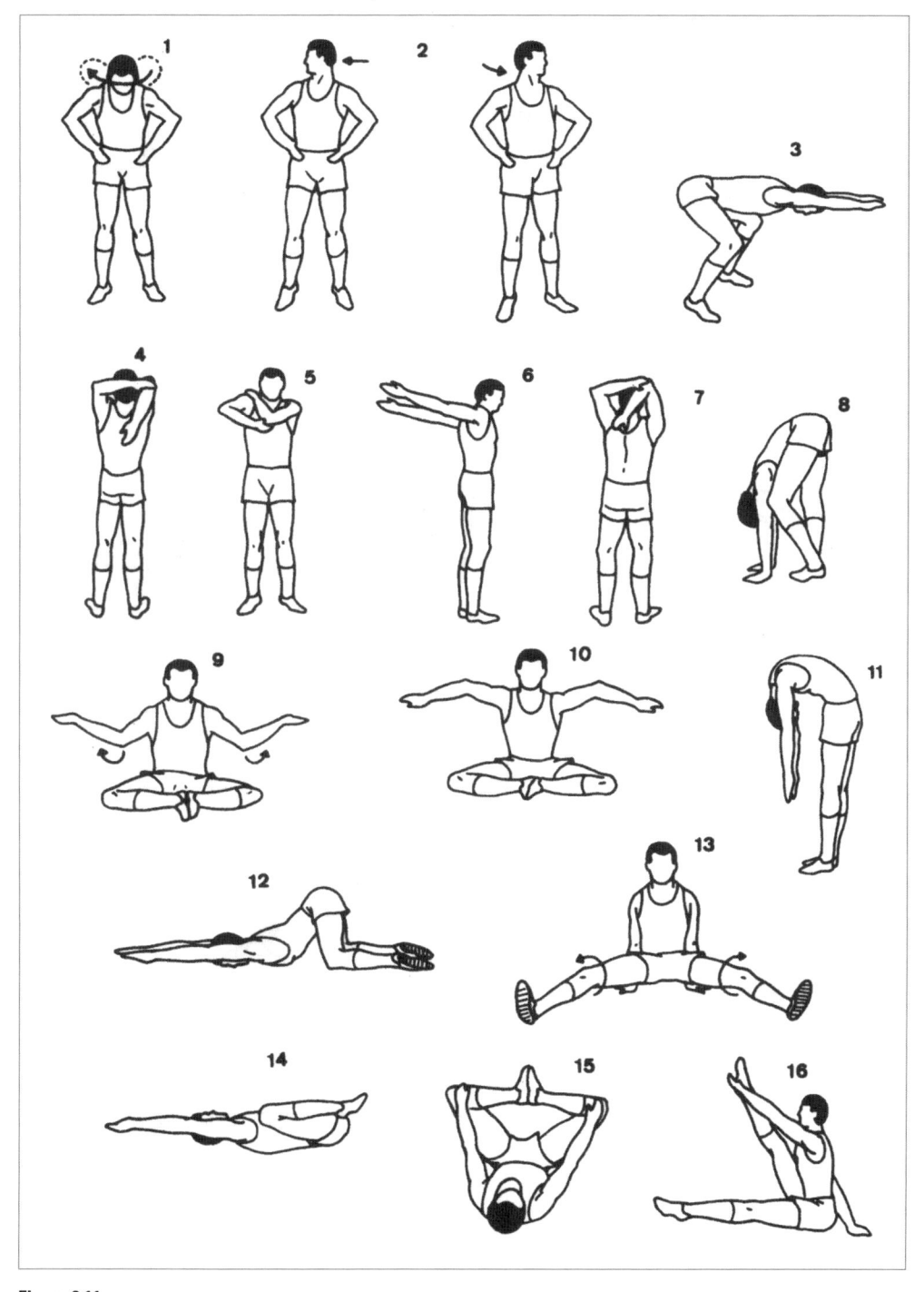

Figura 6.11

Atletismo – barreiras

Além dos exercícios indicados para as corridas, acrescentam-se os que se seguem:

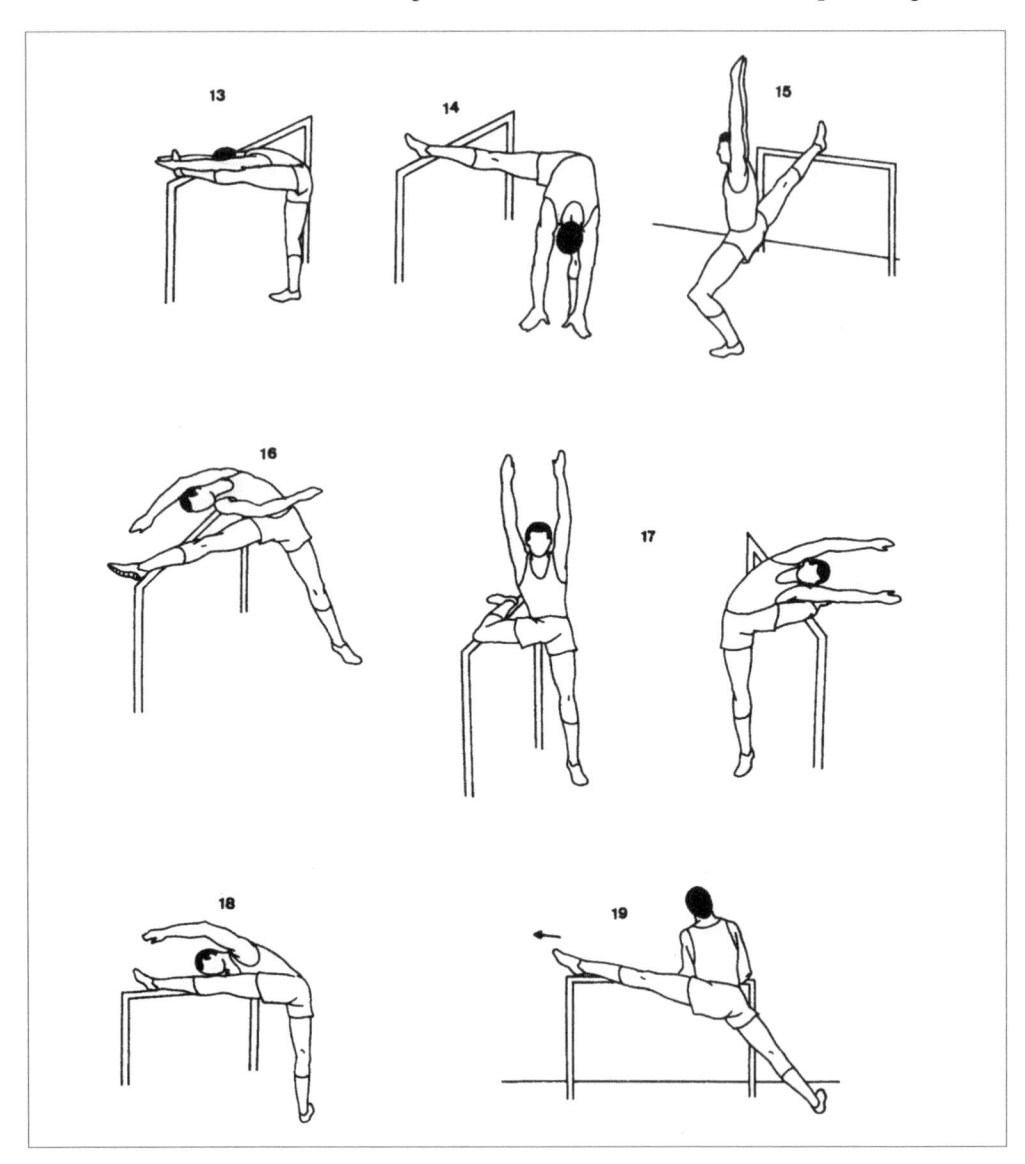

Figura 6.12

Desportos terrestres individuais de movimentos acíclicos com bola

Tênis, *squash* e frescobol (sequência sugerida por Anderson, 2010, p. 180)

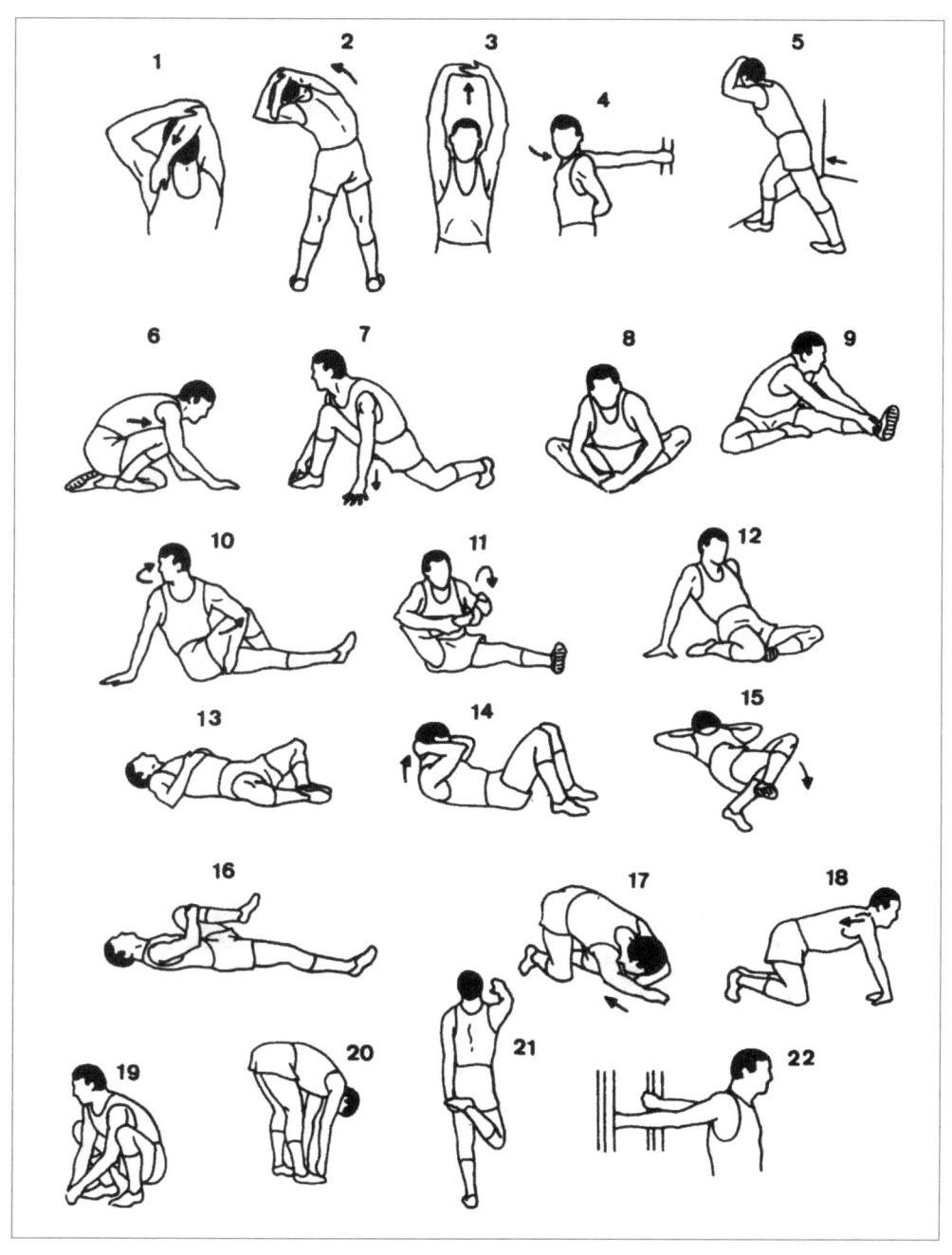

Figura 6.13

Golfe (sequência sugerida por Anderson, 2010, p. 162)

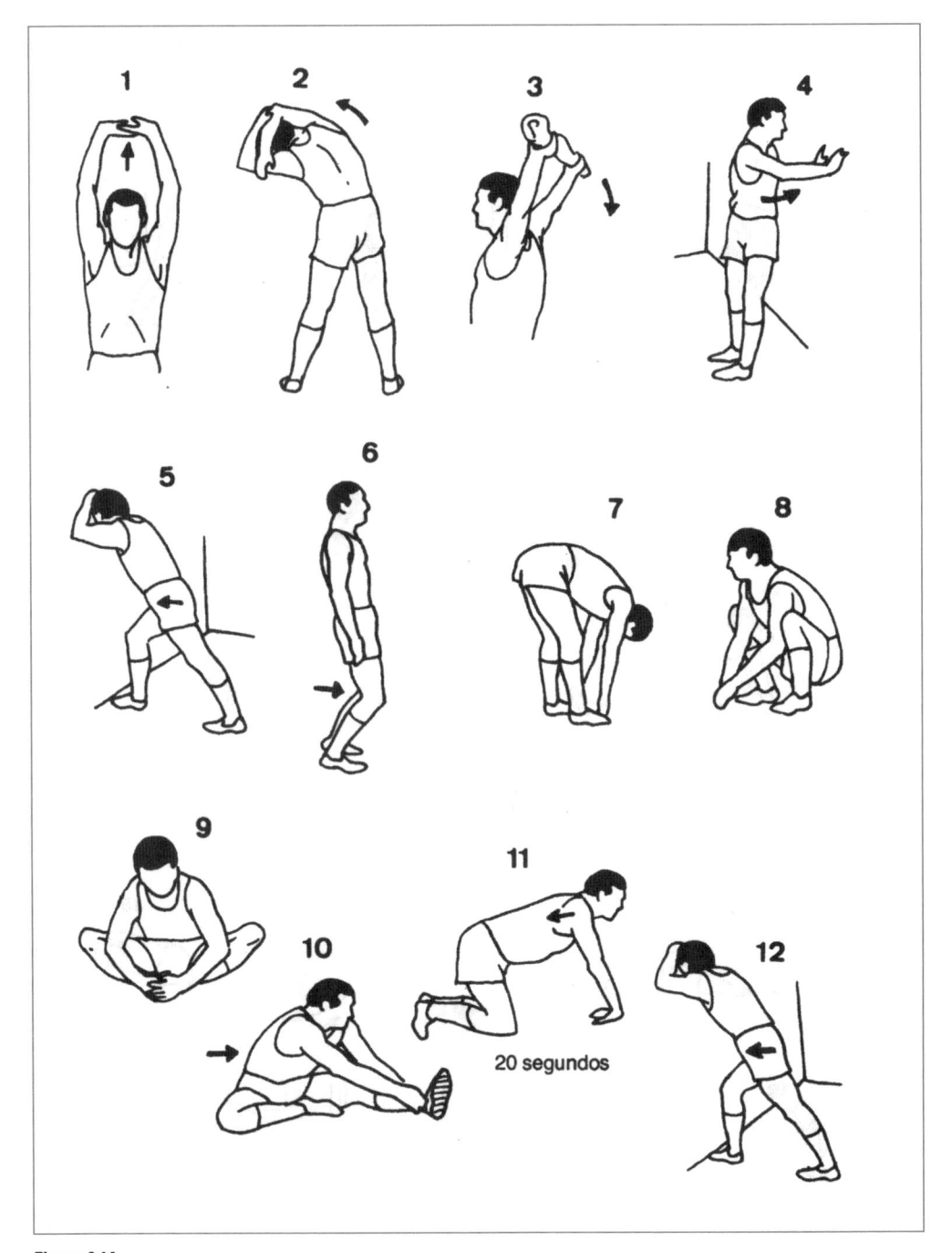

Figura 6.14

Desportos terrestres coletivos

Basquetebol (sequência sugerida por Anderson, 2010, p. 150-1)

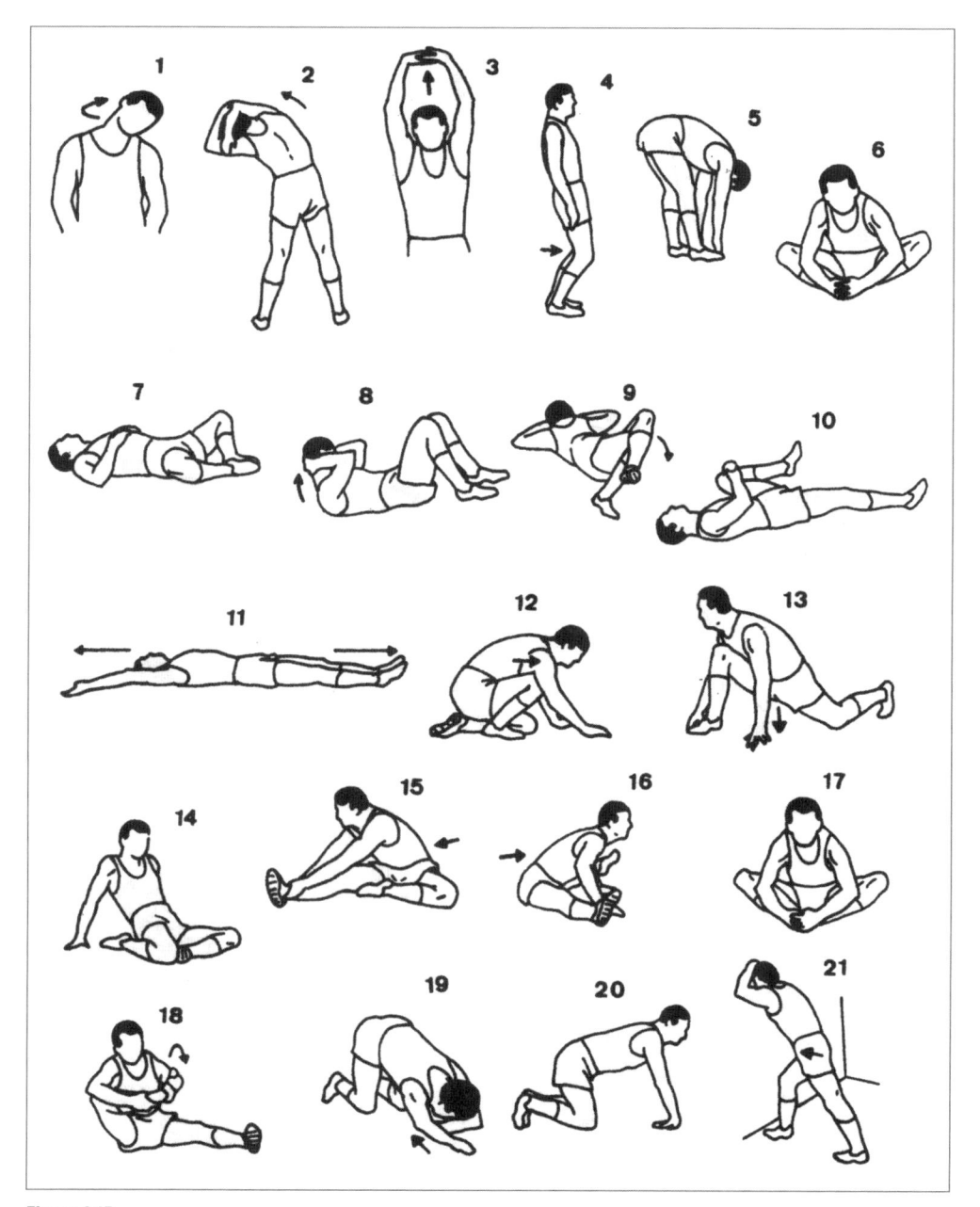

Figura 6.15

Futebol

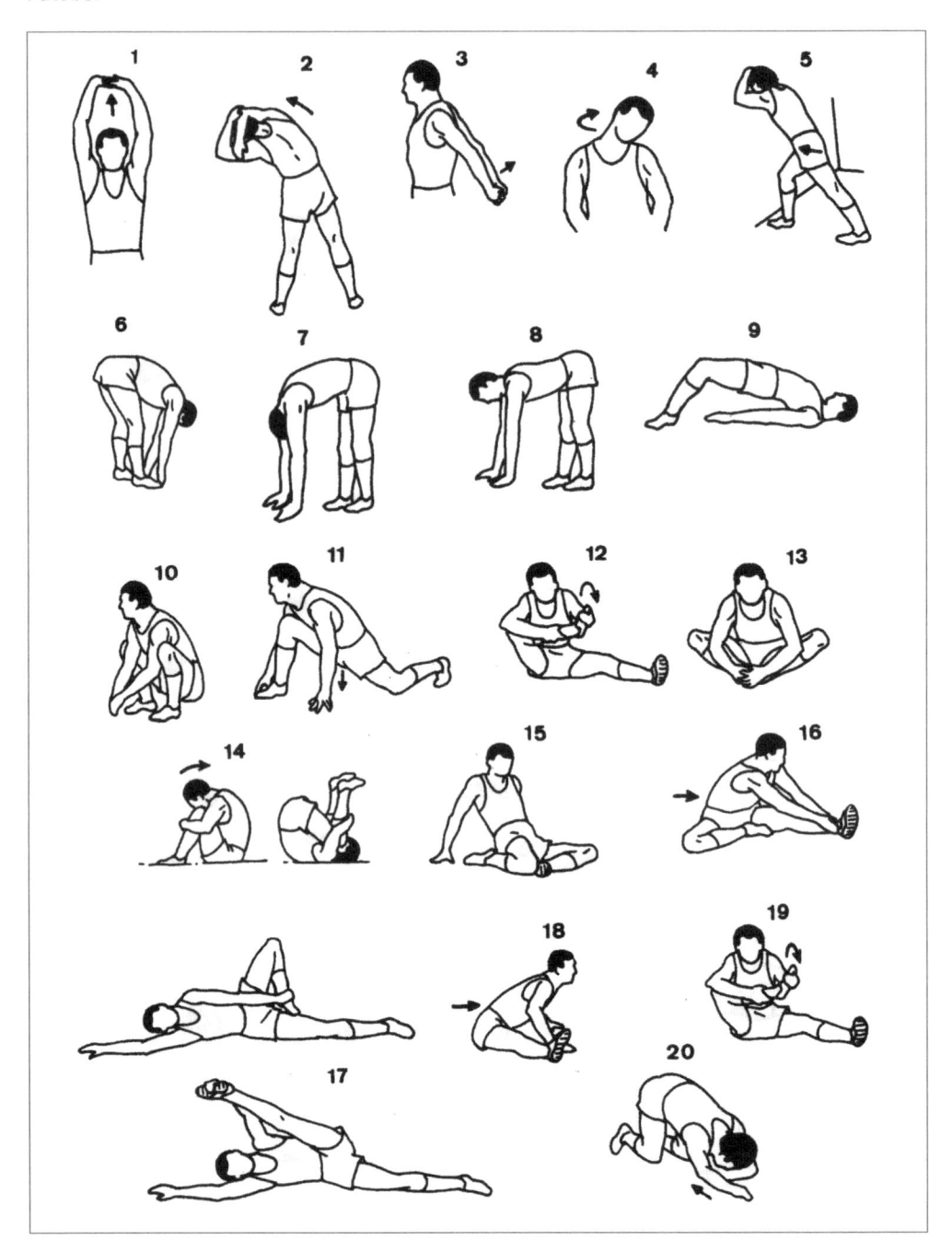

Figura 6.16

Voleibol (sequência sugerida por Anderson, 2010, p. 208)

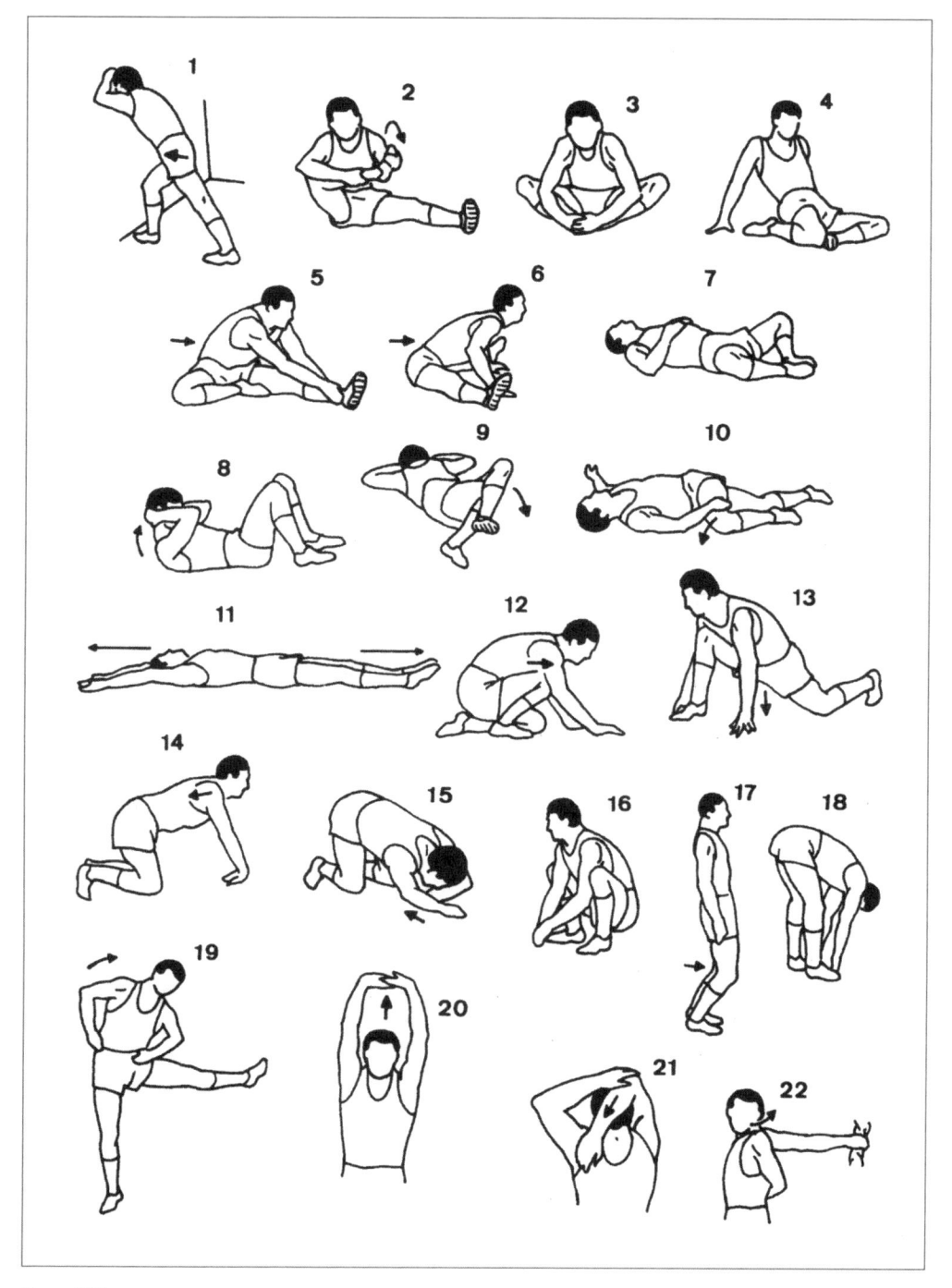

Figura 6.17

Handebol (sequência sugerida por Anderson, 2010, p. 180)

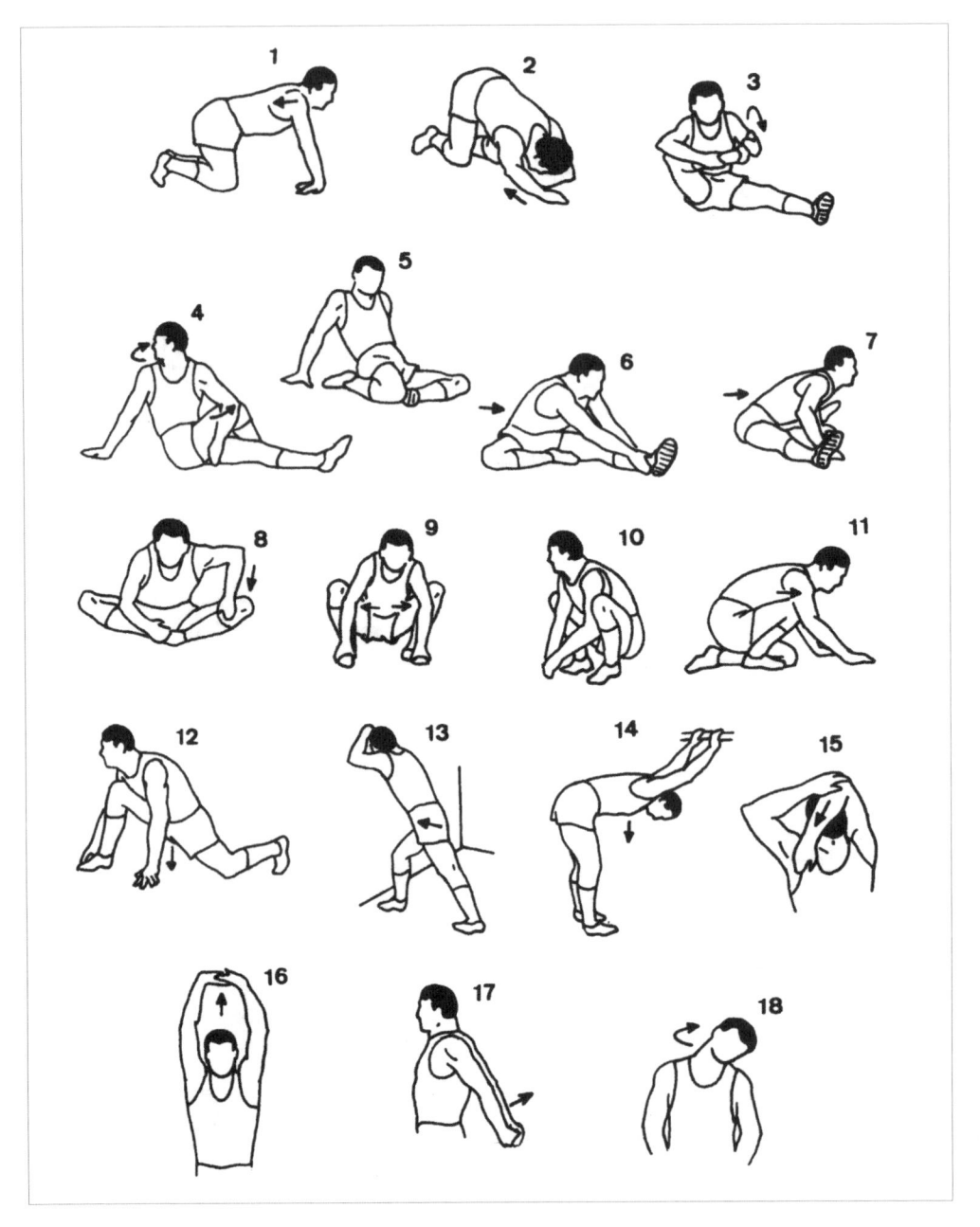

Figura 6.18

Desportos aquáticos de movimentos cíclicos

Natação (sequência sugerida por Anderson, 2010, p. 198)

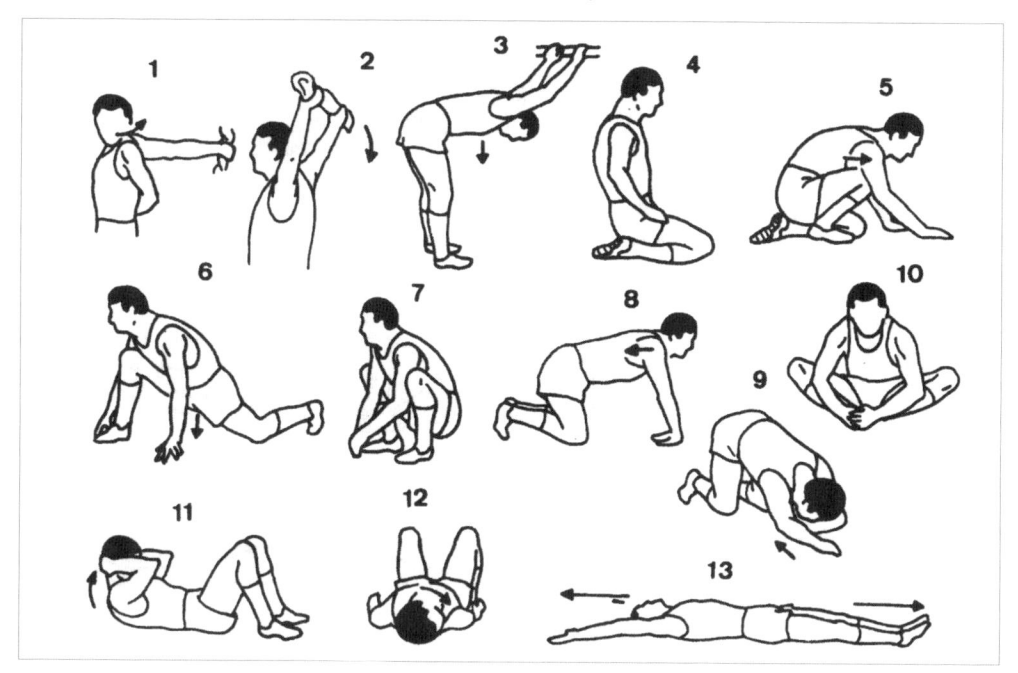

Figura 6.19

Remo

Utilize a mesma sequência apresentada no item "Atletismo – arremessos".

Desportos aquáticos de movimentos acíclicos

Polo aquático

Acrescente à sequência apresentada para natação, os seguintes exercícios:

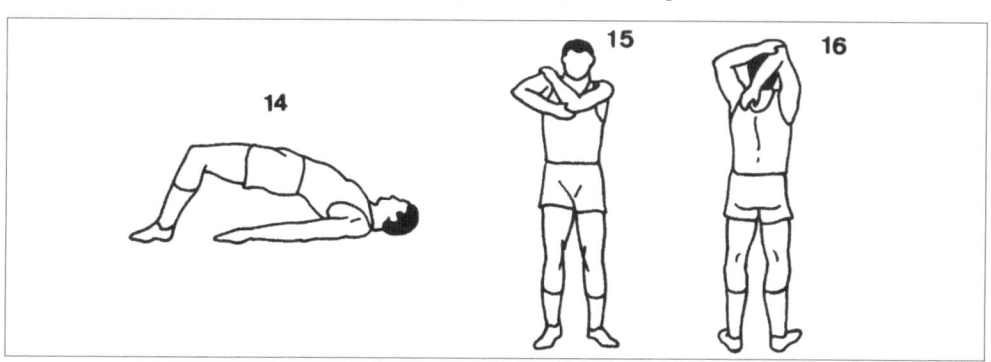

Figura 6.20

Esqui aquático (sequência sugerida por Anderson, 2010, p. 192)

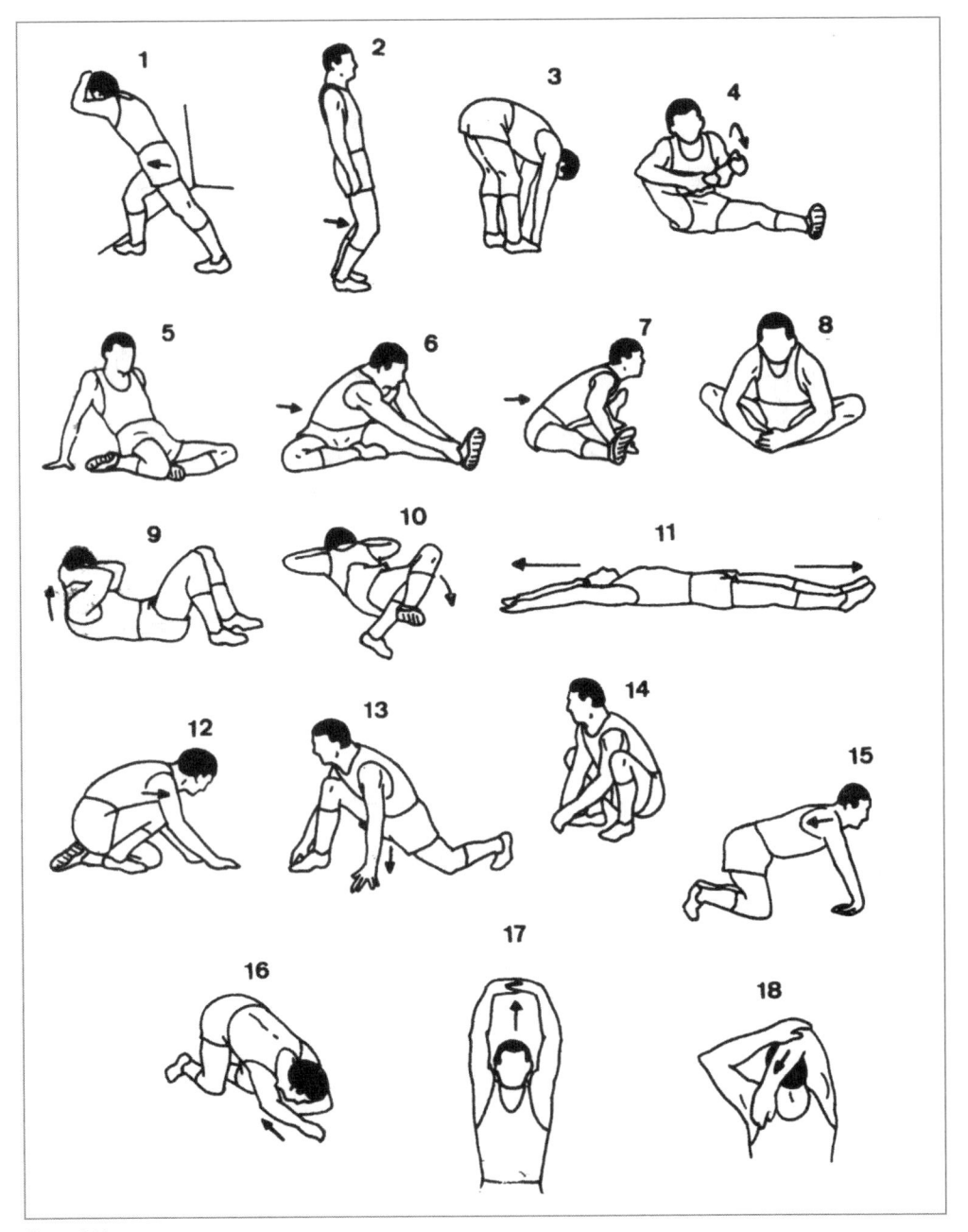

Figura 6.21

Saltos ornamentais

A mesma sequência apresentada no item "Ginástica olímpica".

Surfe (sequência sugerida por Anderson, 2010, p. 196)

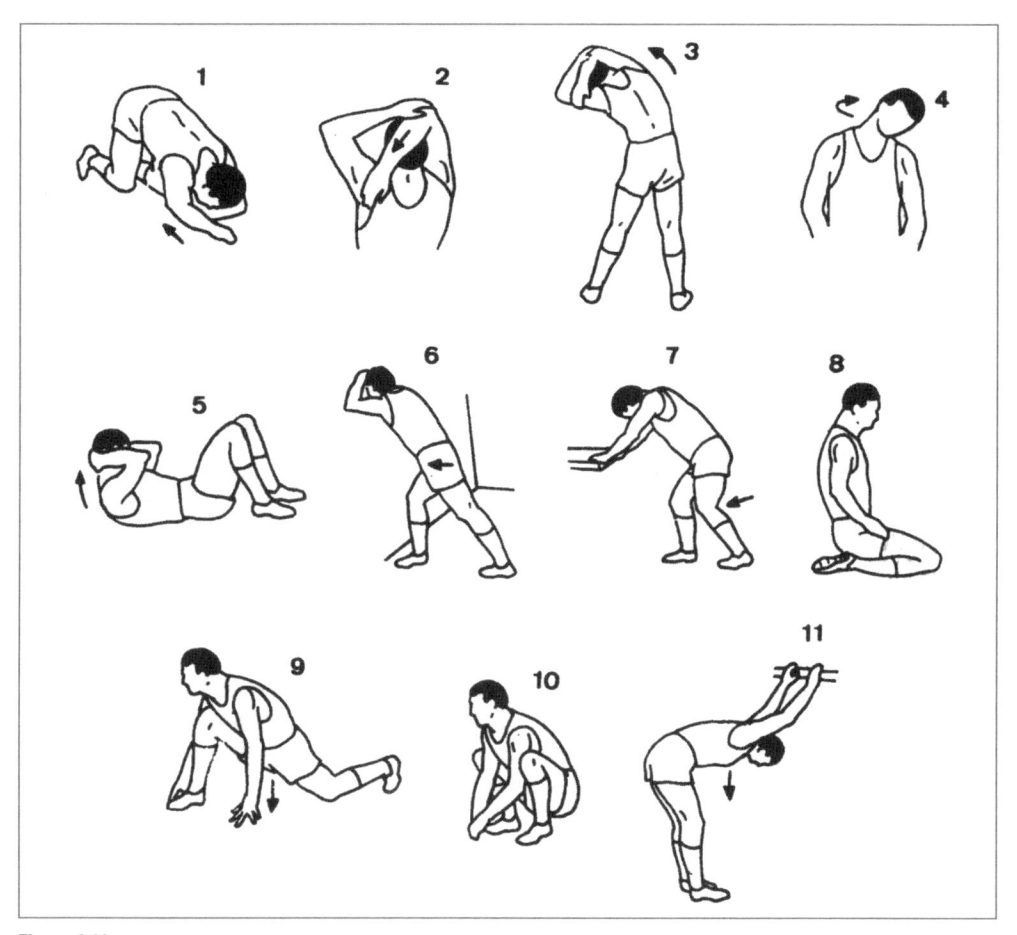

Figura 6.22

FLEXIBILIDADE E REABILITAÇÃO DAS LESÕES ESPORTIVAS

Com a mercantilização e profissionalização do desporto, os atletas de alto rendimento passaram a participar de um maior número de eventos. Essa maior exigência de *performances* ao longo de uma temporada acarretou, entre outras coisas, maior exposição ao risco de ocorrência de lesões, principalmente as que incidem sobre as estruturas esqueléticas.

Atualmente, no tratamento das lesões mais sérias, aquelas que promovem limitações e/ou a interrupção temporária da prática esportiva, observa-se a preocupação em evitar ao máximo a imobilidade dos segmentos corporais lesionados, visto que em apenas quatro dias já se manifestam efeitos deletérios, como uma fibrose acentuada, que podem prolongar significativamente o período de afastamento das atividades atléticas.

A aplicação de técnicas terapêuticas visando a manutenção da mobilidade articular atenua, ou mesmo previne, o estabelecimento de condições prejudiciais, como a formação de cicatrizes exageradas, aderências e contraturas fibróticas, contribuindo para um retorno mais rápido às atividades esportivas, uma vez que as reduções na força, na massa muscular e na própria flexibilidade são menos drásticas (Andrews, Harrelson, Wilk 2000).

Tais procedimentos terapêuticos empregam, em sua ampla maioria, metodologias estáticas e de facilitação neuromuscular proprioceptiva semelhantes às aplicadas em indivíduos sãos.

Porém, em algumas situações, a aplicação dessas metodologias de alongamento ou flexionamento torna-se contraindicada, por exemplo:

- nas limitações da mobilidade articular causadas por bloqueio ósseo;
- nas fraturas recentes;
- nas evidências de processo inflamatório ou infeccioso agudo (calor e tumefação) nas articulações e adjacências;
- na ocorrência de dor intensa e aguda durante a estimulação com o movimento;
- nas evidências de hematomas e/ou outras indicações de traumatismo tecidual.

FLEXIBILIDADE E TREINAMENTO DE ATLETAS PARAOLÍMPICOS

Apesar do crescente movimento de integração das pessoas portadoras de necessidades especiais, no qual se inclui os Jogos Paraolímpicos, ainda são escassas, na literatura científica, as referências sobre a avaliação, prescrição de exercícios físicos e controle de treinamento para essa população específica.

O crescimento dos Jogos Paraolímpicos, contando com um número cada vez maior de participantes e passando a atrair, ainda que timidamente, a atenção da mídia, tem contribuído para despertar o interesse no conhecimento e no desenvolvimento das potencialidades dos indivíduos portadores de necessidades especiais, visando não só a *performance* atlética, mas também a melhora do nível de qualidade de vida dos atletas.

Os atletas paraolímpicos são padronizadamente classificados de acordo com as limitações apresentadas (mentais ou físicas), com o nível e com a etiologia destas. Os aspectos dessa classificação também devem ser considerados na prescrição e aplicação do treinamento.

Dec, Sparrow & McKeag (2000), baseados em dados obtidos com a equipe paraolímpica britânica que participou das Paraolimpíadas de Barcelona, comentam que as lesões e os problemas apresentados por esses atletas, em decorrência da participação em atividades atléticas, são, essencialmente, os mesmos apresentados pelos atletas que não necessitam de cuidados especiais. Portanto, presume-se que a aplicação de exercícios de alongamento e flexionamento pode exercer o mesmo efeito de prevenção de lesões nessa população.

Para os atletas com limitações físicas, a elaboração do programa de treinamento deve ser individualizada e considerar tanto a atividade esportiva como o nível de limitação individual. Deve ser observada a necessidade de assistência na execução dos exercícios, pois, havendo determinados comprometimentos, o atleta pode apresentar a incapacidade de retornar à posição inicial. Para ilustração, apresenta-se na sequência abaixo, alguns exercícios que podem ser aplicados em cadeirantes (usuários de cadeira de rodas).

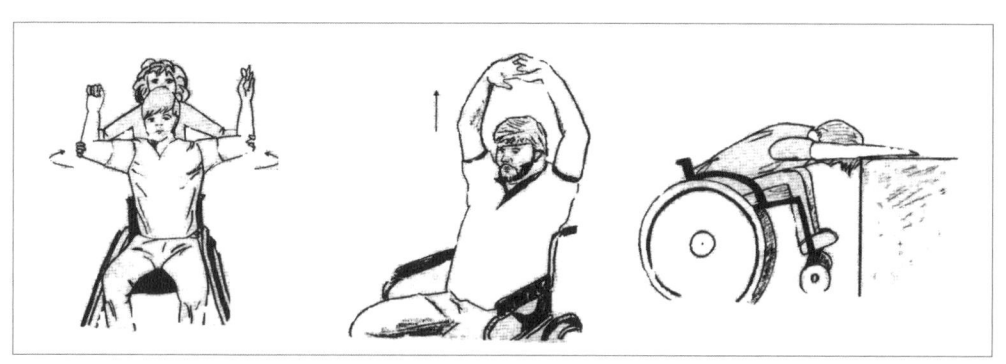

Figura 6.23   Fonte: Dec, Sparrow & McKeag (2000).

Stopka et al. (2002) investigaram a aplicação de distintos métodos de treinamento da flexibilidade (estáticos e FNP) em atletas paraolímpicos com limitações mentais, comparando os resultados com os de indivíduos que não apresentam tais limitações, verificando que não houve diferenças significativas entre os grupos e que, em ambos, o método da FNP apresentou resultados mais expressivos. Concluiu-se então que a aplicação de um programa de treinamento da flexibilidade em atletas com limitações mentais promove resultados similares aos obtidos com atletas sem tais limitações, devendo apenas haver o cuidado de fornecer instruções adequadas à capacidade cognitiva dos atletas paraolímpicos e assegurar-se de sua compreensão, evitando assim a ocorrência de lesões durante a prática do treinamento.

A relativa recenticidade da participação de portadores de limitações, quer mentais e/ou físicas, em atividades esportivas sistemáticas explica, ao menos parcialmente, a escassez de informações. Porém as investigações realizadas até o momento indicam que a aplicação de programas de treinamento, mais especificamente do treinamento da flexibilidade, nessa população requer uma abordagem ainda mais individualizada do que a empregada em atletas ditos normais (Dec, Sparrow & McKeag 2000; Kocina 1997; Noreau & Shepard 1995; Stopka et al. 2002; Woodard & Buswell 2002).

Além dos conhecidos efeitos promovidos pelo treinamento da flexibilidade, as evidências apresentadas por alguns autores (Dec, Sparrow & McKeag 2000; Kocina 1997; Noreau & Shepard 1995; Stopka et al. 2002; Woodard & Buswell 2002) indicam que a participação de indivíduos portadores de necessidades especiais, atletas ou não, em um programa de treinamento dessa natureza contribui para:

- redução das pressões dolorosas, principalmente nos cadeirantes;
- redução no nível de dependência funcional;
- melhora da mobilidade;
- melhora do nível de qualidade de vida adaptada;
- melhora das condições psicológicas e psicossomáticas;
- melhora na esquematização corporal, principalmente nos portadores de limitações mentais;
- melhor adaptação do esquema corporal às limitações físicas apresentadas.

REFERÊNCIAS BIBLIOGRÁFICAS

ACHOUR JR., A. *Flexibilidade*: teoria e prática. Londrina, Atividade Física e Saúde, 1999.

ACHOUR JR., A. *Flexibilidade e alongamento*: saúde e bem estar. Barueri, Manole, 2004.

ACMS. *Programa de Condicionamento Físico da ACMS*. 2.ed. São Paulo, Manole, 1999.

ANDREW, J. R.; HARRELSON, G. L.; WILK, K. E. *Reabilitação física das lesões esportivas*. 2.ed. Rio de Janeiro, Guanabara Koogan, 2000.

BLUM, J. W.; BEAUDOIN, C. M. "Does flexibility affect sport injury and performance?".*Parks & Recreation*, Oct. 2000, v. 35, n. 10, p. 40.

BOMPA, T. O. *Treinamento total para jovens campeões*. Barueri, Manole, 2002.

CHIN LAN; JIN-SHIN LAI; SSU-YUAN CHEN. "Tai Chi Chuan an ancient wisdom on exercise and health promotion". *Sports Medicine* 32 (4), 2002.

DANTAS, E. H. M.; SOARES, J. S. "Flexibilidade aplicada ao *personal training*". *Fitness & Performance Journal*. Rio de Janeiro, v. 1, n. 0, p. 7-12, 2001.

DEC, K. L.; SPARROW, K. J.; McKEAG, D. B. "The physically-challenged athlete: medical issues and assessment". *Sports Medicine*, Apr. 29(4), 2000.

DUBRAVCIC-SIMUNJAK, S.; PECINA, M.; KUIPERS, H.; MORAN, J.; HASPL, M. "The incidence of injuries in elite junior figure skaters". *American Journal of Sports Medicine*, 31(4), Jul.-Aug. 2003.

DUTTO, D. J.; SMITH G. A. "Changes in spring-mass characteristics during treadmill running exhaustion". *Medicine & Science in Sports & Exercise*, 34(8), 2002.

GREENMAN, P. E. *Princípios da medicina manual*. Barueri, Manole, 2001.

JONES, A. M. "Running economy is negatively related to sit-and-reach test performance in international-standard distance runners (L'economie de course est en relation negative avec la performance au test de souplesse 'sit and reach' chez des coureurs de fond de niveau international)". *International Journal of Sports Medicine* (Stuttgart) 23(1), Jan. 2002.

KIBLER, W. B.; CHANDLER, T. J. "Range of motion in junior tennis players participating in an injury risk modification program". *Journal of Science and Medicine in Sports* 6(1), Mar. 2003.

KOCINA, P. "Body composition of spinal cord injured adults". *Sports Medicine* 23 (1), 1997.

KOKKONEM, J.; NELSON, A. G.; ARNALL, D. A. "Acute stretching inhibits strength endurance performance". *The American College of Sports Medicine*, 2001, v. 33, p. 11.

LI, J. X.; HONG, Y.; CHAN, K. M. "Tai chi: physiological characteristics and beneficial effects on health (Tai chi: caracteristiques physiologiques et effets benefiques sur la sante)". *British Journal of Sports Medicine* 35(3), Jun. 2001.

NOREAU, L.; SHEPARD, R. "Spinal cord injury, physical activity and quality of life". *Sports Medicine* 20(4), 1995.

RUBLEY, M. D. et al. "Flexibility retention 3 weeks after a 5 day training regime". *Journal of Sport Rehabilitation Champaign*, III, v. 10, n. 2, p. 105-12, May 2001.

SOCIEDADE BRASILEIRA DE MEDICINA DO ESPORTE. "Posição oficial: atividade física e saúde". *Jornal de Medicina do Exercício*, SBME, Rio de Janeiro, n. 23, p. 3-4, 1999.

STOPKA, C.; MORLEY, K.; SIDERS, R.; SCHUTTE J.; HOUCK, A. "Strecthing techniques to improve flexibility in special olympic athletes and theirs coaches". *Journal of Sport Rehabilitation* 11(1), Feb. 2002, p. 22-34.

STRETCHING BEFORE EXERCISE/SPORTS. *Best practices quarterly*-(Burnaby, B. C.) 18(4), 2002.

TRAINOR, T. J.; TRAINOR, M. A. "Etiology of low back pain in athletes". *Current Sports Medicine Report* 3 (1), Feb. 2004.

WEINECK, J. *Biologia do esporte*. São Paulo, Manole, 2000.

WILSON, B. "Balls are best". *Women's Fitness and Health* 8(7), 2002.

WITVROUW, E.; DANNEELS, L.; ASSELMAN, P.; D'HAVE, T.; CAMBIER, D. "Muscle flexibility as a risk factor for developing muscle injuries in male professional soccer players. A prospective study". *American Journal of Sports Medicine* 31(1), Jan.-Feb. 2003.

WOODARD, R. J.; BUSWELL, D. J. "Improving flexibility of special olympic athletes and coaches". *Adapted Physical Activity Quarterly* 19(4), 2002, 514.

CAPÍTULO 7

ALONGAMENTO E FLEXIONAMENTO NA FISIOTERAPIA

Lenita Ferreira Caetano
Michelle Guiot Mesquita
Anna Paula Guimarães Faria Souza
Karina Oliveira Martinho
Renato Ramos Coelho

INTRODUÇÃO

Dentro de um programa de tratamento fisioterapêutico, além das preocupações em diminuir o quadro álgico e de se reabilitar as sequelas oriundas das diversas patologias, não se deve esquecer da necessidade de recuperar a flexibilidade dos tecidos envolvidos nas lesões.

Os componentes musculares e articulares geralmente se apresentam comprometidos nos quadros lesionais de diversas patologias. Tanto nas patologias tráumato-ortopédicas como nas reumatológicas, neurológicas e geriátricas seu comprometimento está evidente.

Os componentes plásticos e elásticos, como também os inextensíveis, embora estes com seu grau de comprometimento ainda mais difícil, tornam-se encurtados após um quadro lesional ou patológico. Esse encurtamento tende a piorar sempre que há necessidade de imobilização mais prolongada ou no caso de uma lesão maior das citadas estruturas.

Nesses casos, o trabalho de alongamento deve apresentar-se como um dos principais objetivos na reabilitação.

A literatura nos traz variedades de alongamentos e ressalta o seu trabalho com dois tipos diferentes de intensidades, porém sem muita clareza.

Autores como Kisner e Colby (2001) nomeiam as intensidades do alongamento de alongamento e hiperalongamento; o primeiro trabalha dentro do limite articular e o segundo, além da amplitude de movimento.

Alter (2010) nomeia esse mesmo trabalho de alongamento e superalongamento, sempre ressaltando sua diferença de acordo com as intensidades que são aplicadas sobre o arco de movimento.

Dantas (2005) vai mais longe e define com mais clareza esses dois tipos de trabalho. Ele nomeia o alongamento como um trabalho submáximo, executado dentro do limite articular de movimento, sem causar desconforto e traz o flexionamento como um trabalho máximo, ultrapassando o limite articular já com uma sensação subjetiva de dor.

Esses dois tipos de trabalho sempre foram muito utilizados na fisioterapia, porém com poucos parâmetros de conhecimento. É muito importante para o profissional de fisioterapia ter plena consciência de quando utilizar um desses trabalhos e com qual objetivo será ministrado.

Aplicar o alongamento e o flexionamento em um programa de tratamento fisioterapêutico será agora uma escolha mais judiciosa e com um pouco mais de segurança.

Mas é nesse ponto importante que a fisioterapia ainda se contradiz. Afinal, qual tipo de trabalho deve ser feito para o ganho da flexibilidade e melhora da amplitude articular e qual tempo mínimo de insistência será suficiente para alcançar esse objetivo?

No trabalho de reabilitação, são sempre utilizados recursos pré-cinéticos que favoreçam o ganho da flexibilidade, como a crioterapia ou a termoterapia.

Knight (2000) ressalta a aplicação do gelo associada a técnicas de alongamento estático e ao flexionamento por meio da facilitação neuromuscular proprioceptiva (FNP) como um recurso favorável para o ganho da flexibilidade.

Segundo Koury (2000), o aquecimento térmico antes de um trabalho de flexibilidade aumenta a elasticidade dos tecidos moles e diminui a viscosidade da fibra muscular, facilitando assim o seu desempenho.

Stanish e McVigar (1993), também citados por Achour Jr. (2004), ressaltam que a combinação do calor com o alongamento é ótima para promover a deformação plástica do tecido.

Segundo Alter (2010), os recursos que promovem o calor profundo são capazes de penetrar nas camadas mais profundas dos tecidos.

A utilização do alongamento na fisioterapia dentro de um programa de reabilitação, de um modo geral, tem como finalidade a manutenção do arco normal de movimento, mobilização de toda a articulação e o alongamento das musculaturas que estejam rígidas por desuso, edemaciadas e noduladas.

Os alongamentos estáticos, muito utilizados na fisioterapia, podem ser de forma passiva, ativa ou mista. Todos devem ser realizados com pouca ou nenhuma velocidade, e o paciente deve ser mantido na posição de alongamento por alguns segundos. Ele deve experimentar a sensação de tração ou rigidez da musculatura que está sendo alongada, e não a de dor (Kisner e Colby 2001).

No alongamento passivo, não se deve explorar o limite máximo da amplitude de movimento e deve-se tomar cuidado para não ultrapassar o limite de 4 a 6 segundos de insistência para não descaracterizar o alongamento (Dantas 2005).

Cyphers (1991), citado por Koury (2000), relata que o alongamento ativo requer uma contração muscular ao longo da amplitude de movimento e tende a promover com isso o fortalecimento muscular associado.

Sua execução consiste em 2 a 3 séries de 3 a 6 repetições de movimento que visem alcançar o limite máximo do arco de movimento. Devemos alertar também para não ultrapassar os limites de alongamento e não explorar o flexionamento.

Já o alongamento misto, pouco conhecido na fisioterapia, abrange as duas formas de trabalho. Utiliza duas séries de quatro insistências de alongamento ativo e uma permanência do alongamento passivo no limite máximo alcançado de quatro segundos. Não esquecendo que esse trabalho deve ser sempre suave, respeitando o limite articular individual de cada paciente.

Todo esse trabalho de alongamento, por atuar dentro da faixa de normalidade da amplitude de movimento, pode ser tranquilamente utilizado na fisioterapia, por não acarretar risco às estruturas musculares ou articulações e por ter a função de manutenção do arco articular (Dantas 2005).

O flexionamento, por sua vez, é utilizado na fisioterapia já com outro composto de objetivos. Diferentemente do alongamento, trabalha além do limite articular de movimento e deve ser utilizado toda vez que o objetivo fisioterapêutico for o de ganho de arco de movimento articular.

Achour Jr. (1996) cita a necessidade de um nível ótimo de flexibilidade, pois esta é importante para a melhora da qualidade do movimento sem risco de lesões musculoarticulares. Embora se saiba que quanto maior o tempo de permanência no exercício de alongamento, maior é o desenvolvimento da flexibilidade (Achour Jr. 1999), é importante definir qual o menor tempo de insistência capaz de produzir o ganho de flexibilidade.

Na fisioterapia, o flexionamento sempre foi conhecido por meio do método "Kabat", criado por Herman Kabat em 1952 já com objetivos terapêuticos. Esse trabalho consiste em desenvolver as técnicas de facilitação neuromuscular proprioceptiva (FNP), tendendo a utilizar a reciprocidade entre o fuso muscular e o órgão tendinoso de Golgi de um músculo e o seu antagonista com o objetivo de se adquirir maior amplitude de movimento.

As técnicas de FNP mais utilizadas na fisioterapia são as seguintes: o contrair-relaxar, sustentar-relaxar e reversão lenta. Todas têm como objetivo principal na reabilitação o ganho da amplitude articular, além da melhora da flexibilidade. As sequências dessas técnicas podem ser repetidas até três vezes em cada articulação, com um tempo de contração de 8 a 10 segundos com 3 segundos de relaxamento (Dantas 1999).

Conceição (2008), baseando-se nos resultados estatísticos de seu estudo, verificou que todos os tempos de insistências testados por ele, 10, 20, 40 e 60 segundos, produziram melhorada flexibilidade. Isso o levou a concluir que a partir de 10 segundos de insistência, todos os tempos são capazes de produzir a melhora da flexibilidade por meio da técnica de flexionamento.

Koury (2000) lembra que em alguns casos essas técnicas podem ser utilizadas com o objetivo de fortalecimento muscular associado.

Como todo trabalho executado de forma máxima apresenta um risco muito grande de lesão, o FNP não se faz diferente dos demais.

O desenvolvimento dessas técnicas de FNP pode ser contraindicado em alguns casos na fisioterapia. Pacientes com resposta inflamatória aguda ou processo infeccioso articular, fraturas em processo de consolidação, dor aguda, deslocamento da fixação cirúrgica ou trauma tecidual com hematoma agudo devem ser afastados desse tipo de tratamento (Kisner e Colby 2001).

Todo esse trabalho deve sempre partir de uma avaliação fisioterapêutica prévia minuciosa para que se possa visualizar melhor o objetivo de cada tratamento e incluir no programa de reabilitação técnicas de alongamento e de flexionamento com mais segurança e com menos risco de lesão ao paciente, procurando assim alcançar os objetivos predeterminados.

FATORES QUE INFLUENCIAM NA DIMINUIÇÃO DA FLEXIBILIDADE DOS PACIENTES ENCAMINHADOS À FISIOTERAPIA

Na reabilitação, são vários os fatores que podem influenciar a perda da flexibilidade. Além das patogenias apresentadas nos setores de fisioterapia, fatores como: imobilização segmentar; desequilíbrio muscular; fraqueza muscular; envelhecimento muscular e desordem do tecido conjuntivo podem também contribuir com a diminuição da flexibilidade de um paciente.

Imobilização segmentar

Vários motivos podem levar a perda da flexibilidade de um segmento imobilizado. Na reabilitação, é frequente haver pacientes com perda da flexibilidade após o tratamento conservador com aparelhos de imobilização.

Durante a imobilização de um segmento, geralmente em posição encurtada, ocorrem mudanças nos elementos do tecido conjuntivo, como cápsulas articulares, ligamentos, tendões, músculos e fáscias (Alter 2010).

Baseados em estudos anteriores, Williams et al. (1988) relatam que a alteração muscular ocorrida em um músculo imobilizado em posição encurtada se dá em razão da perda de sarcômeros em série e da rigidez muscular proporcionada pela sua imobilização.

Após a imobilização, as articulações se apresentam rígidas devido à sua inatividade; alterações como a diminuição do líquido sinovial são fatores influenciadores na perda da flexibilidade.

Por meio dessa imobilização, os tecidos conjuntivos também sofrem mudanças químicas em suas estruturas, acarretando a formação de ligações cruzadas anormais de colágeno e consequentemente o acúmulo de tecido conjuntivo.

Segundo Akeson, Amiel, Woo (1980), citados por Alter (1999), a imobilização articular acarreta a diminuição de glicosaminoglicano (GAG) e de água nas estruturas, resultando na redução da distância crítica entre as fibras de colágeno.

O resultado dessas mudanças estruturais associadas acarretará a diminuição do arco de movimento e a perda da flexibilidade desses pacientes.

O objetivo imediato da fisioterapia nesses casos deverá ser o ganho de amplitude de movimento, diminuição de edema e alívio do quadro álgico, facilitando assim a melhora da flexibilidade.

Desequilíbrio muscular

Na visão de um fisioterapeuta, um paciente é sempre trabalhado de forma global. Todo trabalho de reabilitação é feito sobre cadeias musculares de acordo com o segmento a ser reabilitado.

Os músculos devem estar sempre em equilíbrio estrutural. As forças dos músculos agonistas e antagonistas devem estar em sincronismo para um trabalho adequado. Um músculo mais fraco ou mais forte em um dos lados acaba favorecendo esse desequilíbrio.

O desequilíbrio dessas forças pode afetar a amplitude de movimento, causar deformidades estruturais e acarretar a diminuição da flexibilidade.

Esse desarmonia muscular se deve muitas vezes a fraquezas musculares, hipertonia muscular e deformidades posturais.

Na reabilitação, esses pacientes devem ser trabalhados com o objetivo de se alcançar o equilíbrio entre as forças dos músculos agonistas e antagonistas, por meio do alongamento do músculo encurtado e fortalecimento do músculo enfraquecido.

Fraqueza muscular

O músculo é o tecido que mais sofre encurtamento, mas não é o único. Em determinadas patologias, os pacientes se apresentam com um défice de força muscular generalizado. Alguns segmentos corporais se apresentam com pouco ou nenhum movimento.

Esses tipos de sequelas acabam acarretando a ausência de movimentos ou a falta do equilíbrio e coordenação para executá-los com precisão; com isso, a flexibilidade nessas situações poderá estar comprometida.

Envelhecimento muscular

Quando tratamos de um paciente geriátrico, devemos saber que o envelhecimento muscular traz complicações que estão relacionadas à diminuição de força, agilidade e flexibilidade. Essas complicações naturais da idade geralmente vêm acompanhadas por lesões ou doenças que podem comprometer ainda mais as funções musculoarticulares.

A perda da flexibilidade no geronto se dá em razão da atrofia das fibras musculares, que são reposicionadas por tecido adiposo e fibroso (colágeno). Com o aumento de colágeno no tecido conjuntivo, o músculo se torna mais rígido e com isso, menos flexível.

O corpo perde tecido magro, observa-se a redução concomitante com seus níveis metabólicos basal e de repouso, os ossos perdem força em consequência da perda de matriz óssea e dos sais minerais.

Visto isso devemos ter cautela quando for objetivado o ganho de amplitude articular durante a reabilitação de um geronto, pois a consciência dos limites fisiológicos impostos pela idade devem ser sempre ressaltados para não exceder o trabalho fisioterapêutico. Por esses e outros fatores, usamos o alongamento como o recurso terapêutico mais indicado nas patologias geriátricas.

Desordem do tecido conjuntivo

O tecido conjuntivo aparece na maioria das vezes como um dos principais responsáveis pela diminuição da flexibilidade. Sua estrutura, composta de proteína de colágeno, apresenta-se com a função de sustentação e grande força de tração.

Lederman (2001) afirma que o colágeno e a elastina formam a matriz extracelular e se complementam funcionalmente. O colágeno confere força e rigidez ao tecido, para que ele possa oferecer resistência à força mecânica e à deformação. A elastina fornece propriedades elásticas aos tecidos, permitindo que ele se recupere da deformação. Essas fibras são entremescladas, e sua proporção no tecido conjuntivo varia nas diversas estruturas musculoesqueléticas. A diferença na proporção dessas fibras desempenha um papel importante nas propriedades mecânicas globais do tecido. Tecidos ricos em elastina possuem propriedades elásticas, ao passo que tecidos com alto teor de colágeno geralmente são mais rígidos.

Após uma lesão, a homeostase do tecido conjuntivo pode ser normalizada por meio de exercícios e manipulação. Forças tensivas do alongamento, por exemplo, contribuem para uma maior aglomeração de colágeno, resultando em um tecido mais forte e rígido. A compressão faz o efeito inverso, resultando em um tecido mais fino e de baixa qualidade mecânica. Isso ocorre porque, durante o processo de reparo e remodelagem, as forças tensivas do alongamento, flexionamento ou da tração provocam o aumento da aglomeração de colágeno.

No colágeno recém-formado, as ligações cruzadas são relativamente poucas e podem facilmente ser rompidas. Com o tempo, tornam-se mais fortes. Em vista disso, não se pode aplicar força excessiva no tratamento, pois isso poderá danificar as ligações cruzadas e levar à fraqueza mecânica do tecido. Na imobilização, por exemplo, o colágeno recém-formado é depositado aleatoriamente, reduzindo assim a força tensiva global do tecido. Acredita-se que a redução da mobilidade geral do tecido não se deve ao volume de colágeno depositado e sim à área em que foi depositado.

PATOLOGIAS ASSOCIADAS À DIMINUIÇÃO DA FLEXIBILIDADE

Patologias traumato-ortopédicas

Existem várias condições que implicam a diminuição da amplitude de movimento articular. Essas condições envolvem patologias traumato-ortopédicas, reumatológicas, geriátricas e neurológicas. Todas elas podem ser agudas, em consequência imediata a um evento, ou crônicas, caracterizadas pela superposição de lesões que não cicatrizaram corretamente ou pela sequela de lesões irreversíveis.

Além disso, é importante definir o que ocasionou a perda da amplitude de movimento, uma vez que ela pode ser decorrente da perda de mobilidade articular ou da pele ou da perda de flexibilidade muscular. A avaliação criteriosa permite descobrir a origem dessa perda de amplitude e é o ponto chave para o tratamento fisioterapêutico.

A perda de mobilidade da pele costuma ser decorrente de cicatrizes e queimaduras visíveis. A perda de mobilidade articular pode ocorrer por dor, edema ou hemorragia intra-articular, processo inflamatório ou infeccioso associado ou não à degeneração articular. A perda da flexibilidade muscular, por sua vez, pode ser decorrente de espasmos, contraturas ou encurtamento muscular.

A sensação de final de movimento, que é avaliada ao levar-se a articulação à sua amplitude máxima passivamente, é a forma de se avaliar o que está impedindo que a articulação chegue à sua amplitude máxima (Magee 2010). A Tabela 7.1 traz a caracterização da sensação de final de movimento fisiológica e patológica, relacionando-as a exemplos.

Tabela 7.1 Caracterização das sensações de final de movimento

Sensação de final de movimento		Caracterização	Exemplo
Fisiológico	Aproximação de tecido	Ocorre quando o encontro das estruturas anatômicas adjacentes à articulação limita sua amplitude	Flexão de cotovelo limitada pelo encontro do antebraço com o braço
	Osso com osso	Ocorre quando o encontro de duas proeminências ósseas limita a amplitude articular	Extensão de cotovelo limitada pelo choque do olécrano na fossa do olécrano
	Alongamento de tecido	Ocorre quando o limite da amplitude de movimento articular se dá em função do alongamento máximo de um músculo, cápsula ou ligamento	Extensão de metacarpofalangeana limitada pelo comprimento dos músculos flexores de punho e dedos

(continua)

Tabela 7.1 Caracterização das sensações de final de movimento (continuação)			
Sensação de final de movimento		Caracterização	Exemplo
Patológico	Capsular	Ocorre quando a amplitude de movimento articular é limitada por uma sensação similar à do alongamento de tecido mas fora da amplitude esperada	Encurtamento muscular adaptativo
	Parada brusca	Ocorre quando a amplitude de movimento articular é limitada por uma sensação similar à do osso com osso mas fora da amplitude esperada	Travamento ou rigidez articular. Exemplo é o joelho travado em semiflexão em função de lesão de menisco
	Vazio	Ocorre quando a amplitude de movimento articular é limitada por dor ou espasmo muscular	Comum em pessoas com espasmos musculares decorrentes de lesões neurológicas. Dor decorrente de hérnia de disco

Observa-se que a sensação de final de movimento patológica relacionada à perda de flexibilidade muscular é, na maioria dos casos, capsular. A de parada brusca e a de vazio estão relacionadas a perda de mobilidade articular. A perda de mobilidade da pele é causada, na maioria das vezes, por uma cicatriz visível.

Sequelas patológicas traumato-ortopédicas

As sequelas patológicas traumato-ortopédicas são as de maior incidência nos centros de reabilitação e as que mais se associam com a perda da amplitude de movimento, seja pela diminuição da mobilidade da pele e articulações, seja pela diminuição da flexibilidade muscular. Tanto em um tratamento cirúrgico como no conservador, os segmentos articulares são imobilizados ou permanecem em desuso por um período necessário para a sua cicatrização ou reparação.

A imobilização, além da redução da amplitude de movimento, também leva ao enfraquecimento da musculatura que atua sobre a articulação envolvida. Tudo isso está associado a alterações como dor, edema, encurtamento muscular, rigidez articular, que também fazem parte do quadro clínico de uma patologia de natureza tráumato-ortopédica.

A fisioterapia, nesses casos, visa proteger a articulação e o músculo das sequelas imediatas. No longo prazo, visa o restabelecimento da função muscular e articular, por meio da propriocepção, fortalecimento muscular e restabelecimento da amplitude de movimento perdida.

Assim, restaurar a amplitude de movimento deverá ser um dos objetivos fisioterapêuticos seguintes à fase aguda da lesão. As técnicas associadas a esse objetivo envolvem a mobilização articular, a mobilização cicatricial e o trabalho de flexibilidade muscular.

Assim, é importante a compreensão de todo o processo que envolve lesões dessa natureza, para que se determine a melhor forma de abordá-las. Inicialmente, deve-se pensar na prevenção, uma vez que há um alto índice de lesões musculares que decorrem de aquecimento e alongamento muscular inapropriado durante a prática esportiva. O aquecimento tem por principal objetivo prevenir lesões, em razão de sua gama de efeitos fisiológicos. A realização do alongamento tem por finalidade evitar o encurtamento muscular, mas, se ele for realizado diariamente e por um longo período, favorece o aumento do número de sarcômeros e, consequentemente, proporciona o ganho de comprimento muscular (Di Alencar e Matias 2010). Por outro lado, esse ganho de comprimento muscular, com consequente melhoria da flexibilidade, pode ser potencializado com a prática do flexionamento, que difere do alongamento por trabalhar a partir da amplitude máxima.

Assim, a prática regular do flexionamento, até que a sensação de final de movimento torne-se fisiológica, faz parte de um protocolo de prevenção de lesões musculares e ligamentares, principalmente as distensões. Por outro lado, caso a lesão venha a ocorrer, a sua reabilitação conservadora requer maior cuidado no que diz respeito ao programa de mobilização e flexibilidade. Respeitar as fases de recuperação tecidual nesses tipos de lesões é de importância fundamental para um bom desempenho da fisioterapia.

Ressalta-se que qualquer lesão de tecidos moles possui três fases, que estão descritas na Tabela 7.2. Entender em qual das fases encontra-se a lesão é fundamental para a prevenção de lesões de repetição e para orientar o trabalho de reabilitação (Oakes 1981).

Tabela 7.2 Fases da lesão do tecido mole

Fases de lesão	Classificação
Fase 1	Fase inflamatória aguda
Fase 2	Fase de reparo
Fase 3	Fase de remodelagem

Durante a fase inflamatória, que pode perdurar por até 72 horas, dependendo da intensidade da lesão (Alter 1999), a fisioterapia deverá atuar com o objetivo de diminuir o quadro álgico e o edema. Para isso, adota-se o protocolo de gelo, repouso relativo, compressão e elevação (PRICE). Esse protocolo envolve procedimentos como a retirada do imobilizador para a aplicação do gelo local, por vinte minutos, em posição de drenagem (com o membro afetado elevado), e o reposicionamento do imobilizador com a orientação de repouso relativo da área lesada. Oakes (1981) menciona a contraindicação absoluta do calor nessa fase, uma vez que ele promove a vasodilatação e aumenta a possibilidade de formação de edema.

Após a fase inflamatória, a fase de reparo tecidual pode perdurar de 48 horas a 6 semanas, de acordo com o tamanho da lesão e a capacidade de cicatrização de cada pessoa. Nessa fase, o colágeno será reparado, e um trabalho fisioterapêutico sobre o segmento acometido contribuirá e favorecerá esse reparo.

É nessa fase que as ligações cruzadas de colágeno ainda estão imaturas e frágeis. Assim, essa proteína encontra-se distribuída aleatoriamente, com cicatriz aderente, volumosa e inextensível. Como nessa fase a dor está diminuída e o tecido é frágil, há de se ter cuidado com a ansiedade do paciente em retornar precocemente às suas atividades, o que pode levá-lo a lesões repetitivas e, com isso, prolongar a reabilitação.

A fase de remodelagem pode perdurar de 3 semanas até 1 ano ou mais, de acordo com o tamanho da lesão e a capacidade individual de cicatrização. Nela o colágeno passa a remodelar aumentando as suas ligações cruzadas, o que o torna cada vez mais forte e aumenta a capacidade de suportar o estresse mecânico imposto a ele. No entanto, há dificuldade em saber em que momento há transição entre as fases de reparo e remodelagem, de forma que se torna necessária a atenção do fisioterapeuta para que a carga adicional de mobilização tecidual dessa fase não seja aplicada precocemente.

Cummings e Tillman (1992) preconizam que a mobilização tecidual do segmento estimula o alinhamento mais funcional do colágeno, facilitando e promovendo a reparação e minimizando o desenvolvimento de aderências do tecido cicatricial. Um dos mecanismos dessa melhora está na diminuição de pontes cruzadas entre as moléculas de colágeno, o que acelera seu ritmo de renovação (Shepard 1982).

Assim, como nas fases de reparo e remodelação, o interesse do fisioterapeuta é a remodelação do colágeno, sem interesse no aumento do número de sarcômeros em série dos músculos. Dessa forma, o alongamento é o exercício preconizado, uma vez que ele não causa lesões, aumentando a eficácia para o êxito da reabilitação.

O músculo esquelético tem a propriedade de adaptar-se a diferentes estímulos, alterando o número de sarcômeros em série de acordo com o comprimento a que está submetido. Menon et al. (2007) utilizaram três séries de alongamento com duração de 30 segundos a cada 48 horas no músculo sóleo de ratos Wistar, imobilizados por 21 dias. Esse alongamento durante a imobilização preservou o comprimento muscular e a quantidade de sarcômeros em série, mas não evitou a perda do peso muscular. Esse achado indica a importância do fortalecimento muscular concomitante ao ganho de comprimento muscular.

Caso a restrição da amplitude de movimento seja de origem articular, como a decorrente de uma imobilização pós-fratura, o tratamento preferencial é a mobilização articular dentro de um de seus quatro graus, podendo ser necessária, até mesmo, a manipulação, que é um trabalho supramáximo (Maitland et al. 2007).

Após passadas essas fases, o programa de exercício terapêutico poderá ser alterado se necessário, evoluindo a partir de uma reavaliação prévia, respeitando a individualidade de cada paciente. De acordo com o tratamento, observa-se a aplicabilidade do alongamento e do flexionamento.

Importante frisar que a mobilidade articular e a flexibilidade muscular são importantes para o desempenho de atividades da vida diária, entretanto, níveis altos dessa qualidade física podem desproteger as articulações, levando a lesões como luxações e frouxidões ligamentares. A síndrome de hiperlassidão ocorre em pessoas que apresentam um grau acima do normal de flexibilidade e merece também atenção do fisioterapeuta (Simpson

2006). O tratamento dessa condição normalmente envolve o fortalecimento muscular com exercícios feitos em pequenas amplitudes de movimento.

Patologias reumatológicas e geriátricas

É muito comum a presença de pacientes com patologias reumatológicas e geriátricas ocasionadas por patogenias sistêmicas ou por estresse e sobrecarga do sistema osteoarticular, que são características da vida moderna. Tanto as patologias reumatológicas como as geriátricas estão envolvidas com a perda de mobilidade e flexibilidade.

As patologias reumatológicas, geralmente sistêmicas, apresentam-se com quadros inflamatórios que afetam as estruturas articulares e musculares, causando quadros álgicos intensos e limitação de movimentos. Seu tratamento terapêutico não pode alterar o processo inflamatório das diversas patologias reumatológicas, mas se for administrado cuidadosamente, pode ajudar a prevenir, retardar ou corrigir limitações mecânicas (Kisner e Colby 2001).

Ao mesmo tempo que a mobilização do segmento para prevenir deformidades e a perda de mobilidade e flexibilidade são indicadas em um programa de reabilitação, a fisioterapia deve atuar com precaução, pois um trabalho máximo durante a fase inflamatória pode agravar os sintomas da patologia.

O aumento da proporção de idosos na população mundial traz à tona a discussão a respeito de eventos incapacitantes nessa faixa etária. Em destaque, encontra-se a ocorrência de quedas, que se relacionam diretamente com a redução da flexibilidade e da força muscular e da mobilidade articular. Como consequência da queda, tem-se complicações secundárias, entre as quais as mais comuns são as fraturas (Coutinho 2008). Em decorrência desses défices, há limitações das atividades de vida diária (AVDs) e da qualidade de vida dos idosos.

Para verificar a influência do treinamento de força e de flexibilidade muscular sobre o equilíbrio corporal em idosas, Albino et al. (2012) constataram que os dois treinamentos produziram melhoras nos índices de equilíbrio corporal de idosas, o que provavelmente poderia influenciar na redução da incidência de quedas e da perda da independência física, assim como na obtenção de melhor qualidade de vida.

A deterioração da visão, uso simultâneo de medicamentos (especialmente diuréticos e psicoativos) e flexibilidade reduzida (quadril e tornozelos) são fatores que se associam com a frequência de quedas. Esses fatores devem ser considerados em programas para prevenção desse evento em idosos (Guimarães e Farinatti 2005).

A reabilitação nas patologias geriátricas deve atentar para todas as preocupações em pertinentes a quadros álgicos e inflamatórios, sendo ainda mais agravantes por se tratar de fatores do envelhecimento. Como já mencionados anteriormente, esses fatores estarão acompanhados por patologias associadas a perdas acentuadas de densidade óssea e desgastes osteoarticulares severos. Os riscos de fraturas e derrames articulares não podem ser descartados e devem servir de alerta para o desenvolvimento de um trabalho fisioterapêutico mais direcionado.

A reabilitação, tanto nas patologias reumatológicas como nas geriátricas, deve apresentar-se de forma cautelosa e suave, sempre sendo direcionada de acordo com a especificidade de cada quadro patológico. Em algumas circunstâncias, como a artrite reumatoide agudizada, até mesmo a mobilização nos graus I e II de Maitland é contraindicada, dada a fragilidade das estruturas articulares (Coelho et al. 2005). Assim, o trabalho de mobilização e alongamento deve ser ministrado de forma gradativa, apenas com o objetivo de manutenção da amplitude de movimento. Já as técnicas de manipulação e flexionamento devem ser contraindicadas na maioria dos casos.

Patologias neurológicas

As patologias neurológicas e suas manifestações estão associadas a alterações motoras, cognitivas, comportamentais e emocionais dos pacientes.

A diminuição da flexibilidade em patologias neurológicas geralmente é decorrente da espasticidade, que é uma das principais características da síndrome do neurônio motor superior. Essa síndrome apresenta sintomas como hipertonia, hiper-reflexia, sinal de Babinski e clônus, que provocam a diminuição da flexibilidade, permitindo a instalação lenta e progressiva de encurtamentos musculares que limitam a amplitude de movimento (Freitas, Silva et al. 2009).

O tratamento com a utilização de talas de gesso ou termoplásticos tem sido relatado em tornozelos de crianças com paralisia cerebral ou de adultos hemiplégicos, principalmente em uma fase do tratamento que procede a administração de toxina botulínica ou outros fármacos. Entretanto, os estudos que obtiveram resultados positivos permaneceram com a tala por um período prolongado, o que prejudica a força muscular. Portanto, o mais indicado para a manutenção da flexibilidade e alinhamento segmentar em pacientes neurológicos é o uso de órteses, mesmo que isso implique perda de força muscular (Coelho 2008).

Recuperar a flexibilidade nesses casos é preservar a funcionalidade por meio do aumento ou manutenção da amplitude de movimento, às vezes sendo necessário um treinamento compensatório do sistema neuromuscular para a preservação das funções.

A reabilitação deverá ser considerada completa apenas quando o paciente e seus familiares estiverem preparados para os ajustamentos sociais, emocionais e sexuais, quanto ao retorno do paciente ao seu domicílio e em sua comunidade. Dessa forma, ao se avaliar um paciente neurológico, essa complexidade não pode ficar de lado, pois a aceitação da manifestação clínica pode ser rápida ou prolongada, adaptativa ou não, passar por estágios de negação, depressão e raiva, durante todo o período de tratamento.

Visando esse objetivo, o alongamento e/ou flexionamento são de importância preponderante no processo de reabilitação e podem ser aplicados como será visto, no quadro de tratamento neurológico.

RECURSOS PRÉ-CINÉTICOS QUE FACILITAM O GANHO DA FLEXIBILIDADE

Dentro de um programa de tratamento fisioterapêutico, são utilizados recursos que antecedem a cinesioterapia. Esses recursos têm como objetivo o preparo da área a ser trabalhada.

Os recursos pré-cinéticos são utilizados principalmente com o objetivo de analgesia e relaxamento. Os mais comuns são a crioterapia e a termoterapia.

Crioterapia

A crioterapia é um recurso que tem a utilização do frio como facilitador do tratamento. Este provoca a diminuição do espasmo muscular, pelo relaxamento produzido pela redução da excitação dos nervos sensoriais. Com isso, pode haver influência direta ou indireta nas propriedades físicas das fibras musculares, como força e flexibilidade (Mortari, Mânica et al. 2009).

Alguns autores ressaltam que a utilização do gelo durante o alongamento e o flexionamento, chamado de crioalongamento, produz maior aumento de flexibilidade (Mortari, Mânica et al. 2009)

O crioalongamento é uma técnica que visa a aplicação do gelo associada às técnicas de alongamento e flexionamento para facilitar o ganho da flexibilidade sem dor. Esse trabalho é utilizado para promover a diminuição da tensão ou espasmo muscular de baixo grau dos tecidos envolvidos em lesões e gerar a hipoestesia da área do corpo a ser tratada (Gama Filho et al. 2002).

A aplicação do gelo é realizada por cerca de 10 a 20 minutos no máximo, até promover a hipoestesia local; logo após, devem ser adotadas as técnicas de alongamento estático e de facilitação neuromuscular proprioceptiva (FNP), de acordo com o objetivo a ser alcançado.

Algumas vantagens adicionais da crioterapia mencionadas por Alter (1999) incluem a diminuição da inflamação e do edema local, analgesia da área de lesão a ser tratada e o aumento do fluxo sanguíneo subsequente.

Gama Filho e colaboradores (2002) verificaram que tanto o calor como a crioterapia facilitam o processo de ganho de flexibilidade de isquiotibiais, quando associados a alongamentos, em atletas jovens de futebol. Esse ganho foi verificado após doze semanas, e, como não foi avaliado o flexionamento, pode ser que esses resultados tivessem sido atingidos em um prazo menor.

Brasileiro e colaboradores (Brasileiro, Faria et al. 2007) analisaram os efeitos do resfriamento e do aquecimento sobre a flexibilidade dos músculos isquiotibiais, observando os efeitos agudos e crônicos. Concluíram que sessões de alongamento, aplicadas diariamente, aumentaram significativamente a flexibilidade dos músculos isquiotibiais. Os efeitos agudos foram maiores no grupo submetido ao resfriamento, quando comparado aos grupos somente alongados ou aquecidos. Os efeitos crônicos não foram influenciados pelo aquecimento nem pelo resfriamento.

Termoterapia

O aquecimento do tecido mole realizado antes do alongamento permitirá aumentar a extensibilidade dos tecidos encurtados. Músculos aquecidos relaxam e alongam-se mais facilmente, tornando o alongamento mais confortável para o paciente (Coelho 2008).

A aplicação do calor como recurso pré-cinético pode variar do calor superficial com as compressas quentes até o mais profundo, ou diatermia, com a utilização de ondas curtas, micro-ondas ou ultrassom.

Achour Jr. (1996) sugere a aplicação do calor superficial por meio de bolsas térmicas durante o alongamento ou flexionamento, para promover o aquecimento e relaxamento local, por cerca de 8 a 10 minutos, próximo à região proximal ou distal à unidade musculotendínea. Sugere ainda que a combinação do calor e o alongamento é ótima para promover a deformação plástica do tecido.

Gama Filho e colaboradores (2002) obtiveram o mesmo resultado com crioterapia e aquecimento superficial, provido com compressas de parafina, por vinte minutos, para o ganho de flexibilidade de isquiotibiais em atletas jovens de futebol com o uso de técnicas de alongamento.

Os recursos que promovem o calor profundo são capazes de penetrar nas camadas mais profundas dos tecidos. A utilização do ultrassom em pesquisas realizadas como as citadas por Alter (1999) demonstra que o alongamento estático da musculatura tríceps sural, associado à aplicação do ultrassom, promoveu um ganho da amplitude de movimento significativamente maior que aquele realizado com o alongamento estático sozinho.

Outros efeitos benéficos do calor profundo são de extrema importância na reabilitação do paciente com pouca flexibilidade. O aumento do fluxo sanguíneo, a elevação inicial do metabolismo tecidual, a diminuição da sensibilidade do fuso muscular para o alongamento e a facilidade do relaxamento muscular ajudam no ganho da amplitude articular.

Entretanto, o estudo de Deyne (2001), que teve como objetivo analisar o efeito da associação da crioterapia e termoterapia ao alongamento, concluiu que o alongamento muscular foi efetivo e que a associação de recursos térmicos à técnica de alongamento piorou os efeitos do alongamento na amplitude de movimento e na área de secção transversa das fibras do músculo sóleo, previamente submetido a encurtamento. Corroborando, Silva e colaboradores concluíram que a aplicação de gelo e cinesioterapia foi eficaz para analgesia, mas não houve relação com o ganho de amplitude, flexibilidade e força associado à termoterapia (Silva, Imoto et al. 2007).

A FLEXIBILIDADE NA FISIOTERAPIA PREVENTIVA

O trabalho da flexibilidade é um dos objetivos principais na abordagem da fisioterapia preventiva. O uso de alongamento e flexionamento, para manutenção e ganho da flexibilidade respectivamente, contribui para o aumento da extensibilidade muscular e ligamentar e melhoram o ganho de amplitude de movimento, o que facilita as ações da vida diária e melhora da qualidade de vida do indivíduo (Junior e Barros 2004).

AVALIAÇÃO FISIOTERAPÊUTICA

A avaliação fisioterapêutica não difere das demais e deverá avaliar o paciente como um todo, levando em consideração suas queixas e atividades, com a finalidade de identificar o problema para melhor conduzir o tratamento e/ou a prevenção. Portanto, os itens que devem constar são os seguintes:

- queixa principal do paciente; história da doença atual;
- história patológica pregressa;
- história familiar e social;
- exame físico (movimentação ativa; movimentação passiva, incluindo sensação de final de movimento; força e resistência muscular; análise postural e da marcha; e todos os testes específicos à disfunção em questão);
- exames complementares ao diagnóstico (raio-X, eletroneuromiografia, densitometria óssea, tomografia computadorizada, ressonância magnética).

RECURSOS DE TRATAMENTO FISIOTERAPÊUTICO

Cinesioterapia

A cinesioterapia ativa é a parte da fisioterapia que utiliza o movimento provocado pela atividade muscular do paciente com uma finalidade precisamente terapêutica. Esse tipo de tratamento, há algum tempo, se chamava ginástica médica, em oposição à ginástica em geral. Para reassumir a função, é necessário avaliar quais componentes do movimento não estão funcionando adequadamente e decidir se podem ser atingidos os objetivos propostos pelo fisioterapeuta. O programa de reabilitação tem de levar em conta a atividade que o paciente vai retomar.

Às vezes, não é possível obter um nível normal de um ou mais componentes de um movimento por causa da natureza da doença ou da lesão, e o fisioterapeuta terá de decidir sobre o grau de função e independência que pode ser obtido (Coelho 2008).

O fisioterapeuta, portanto, deverá saber analisar todos os parâmetros anormais de movimento do paciente com base na anatomofisiopatologia, biomecânica e psicomotricidade, por meio da avaliação fisioterapêutica, para enfim poder traçar um programa de reabilitação, que poderá incluir ou não a cinesioterapia.

As técnicas de movimento da cinesioterapia compreendem os movimentos passivos, ativos-assistidos, ativos-livres e ativos-resistidos e devem ser desempenhadas na posição correta, que seja a mais adequada para os objetivos traçados e o mais confortável possível tanto para o paciente como para o fisioterapeuta.

Movimentos passivos

São produzidos em uma pessoa por meio de uma força externa que atua sobre o corpo. Eles podem ser inofensivos e fazerem parte de qualquer atividade normal. Um movimento passivo também pode ser produzido por uma força externa violenta e causar lesão, por exemplo, uma lesão em chicote do pescoço. O fisioterapeuta se utiliza dessa técnica quando mobiliza parte do corpo de seu paciente, seja porque seus músculos estão paralisados, seja para fins de relaxamento, para aumento do arco de movimento, melhora na flexibilidade muscular, alívio da dor ou como incentivo à contração muscular.

Experimentos com cultura de tecido salientam a importância da tensão e do movimento no processo de reparo do colágeno. O alongamento passivo do músculo ativa os mecanismos intracelulares que produzem hipertrofia da célula muscular. As células musculares lisas alongadas ciclicamente apresentam maior síntese de prolina, que é um aminoácido importante do colágeno (Lederman 2001).

Quando o paciente apresenta dificuldade em usar o corpo de forma ativa, a reabilitação terá de ser iniciada com técnicas passivas. Logo que o paciente demonstrar maior capacidade de se movimentar ativamente, o tratamento deverá passar a empregar técnicas ativas.

Movimentos ativos-assistidos

Quando um paciente necessita de auxílio para realizar um movimento, essa técnica se faz muito eficaz e pode ser realizada pelo fisioterapeuta, por polias, molas e até mesmo por meio de recursos hidrocinesioterapêuticos. Essa técnica deve ser supervisionada pelo profissional, que, ao perceber qualquer progresso do paciente em relação ao movimento desejado, diminui a assistência para encorajar o paciente a realizá-la de forma ativa-livre.

Em geral, a orientação é útil durante o estágio corretivo, mas assim que o paciente recuperar a capacidade de movimentação ativa em todo o arco de movimento, ela deverá ser reduzida ou eliminada totalmente, e o paciente deve ser estimulado a assumir o processo de reabilitação, pois o prolongamento da orientação pode fazer com que ele fique com excesso de confiança. A longo prazo, isso tem um efeito prejudicial na reabilitação motora (Lederman 2001).

Movimentos ativos-livres

São os movimentos realizados pelo paciente sem auxílio de força externa ou de resistência. Esses movimentos são aliados a outras técnicas de tratamento e podem ser usados com outros recursos fisioterapêuticos.

O movimento ativo, assim como o passivo, aumenta o fluxo linfático. Além disso, produz drenagem, afetando tanto os tecidos profundos como os superficiais. O movimento pode ser comparado a uma drenagem tridimensional.

Estudos realizados com animais revelaram que a flexão da articulação metacarpofalangeana produz um aumento do fluxo linfático comparável ao da massagem na pele. A contração muscular rítmica também influenciará o fluxo linfático no interior do músculo que está se contraindo e pode ser utilizada como técnica de bombeamento ativo (Albino, Freitas et al. 2012).

Além de estimularem a formação paralela de tecido muscular com seus elementos de tecido conjuntivo, os movimentos passivos e ativos ajudam a reduzir o edema e a estase. Técnicas ativas estimulam a regeneração da fibra muscular, um índice normal de músculo no tecido conjuntivo e o desenvolvimento de conexões neuromusculares (Coelho 2008).

Movimentos ativos-resistidos

Na orientação resistida, o terapeuta resiste ao movimento, em um padrão estático ou dinâmico. Os movimentos também podem ser gerados pela aplicação de uma resistência mecânica por meio de pesos, polias, molas e até mesmo na hidrocinesioterapia, em que a viscosidade da água e o empuxo poderão ser meios de resistência muscular muito eficazes.

Há diversos métodos de se aplicar resistência e o fisioterapeuta precisa escolher um apropriado, dependendo da avaliação e das necessidades de cada paciente.

Terapia manual

A terapia manual tem como principal recurso a mobilização. Esta é utilizada para a reabilitação de pacientes com restrições de mobilidade articular, presentes não apenas em problemas ortopédicos, mas também reumatológicos, neurológicos, posturais e em reabilitação pós-operatória. Sempre que necessário, a cinesioterapia é associada à terapia manual.

Clinicamente, a mobilização é utilizada com frequência para restabelecer as propriedades estruturais e funcionais do tecido articular e periarticular, por exemplo, aumentar a mobilidade e força tênsil desses tecidos (Rosário, Sousa et al. 2008).

A seguir, algumas informações sobre as principais técnicas de terapia manual utilizadas.

Maitland

O Conceito Maitland foi criado pelo fisioterapeuta australiano Geoff Maitland na década de 1960. Essa terapia baseia-se em observações clínicas dos sinais e sintomas do paciente e na avaliação dos efeitos que as técnicas de tratamento têm sobre ele. Para tal, utiliza-se uma avaliação manual dos movimentos fisiológicos (osteocinemáticos) e acessórios (artrocinemáticos) articulares.

Os graus de mobilização estabelecidos por Maitland variam de I a IV. A mobilização caracteriza-se como a execução passiva de movimentos de translação entre os ossos que compõem a articulação. A manipulação, por sua vez, é uma atividade supramáxima, tida como um movimento de pequena amplitude realizado em alta velocidade, além do limite da amplitude de movimento articular disponível (Maitland et al. 2007).

A Tabela 7.3 apresenta o objetivo dos diferentes graus de mobilização de Maitland, suas indicações e relação com os termos alongamento e flexionamento.

Tabela 7.3 Mobilização de Maitland

Grau	Caracterização	Objetivo e indicação	Relação com alongamento e flexionamento
I	Translação dos ossos da articulação até 25% da amplitude disponível	Diminuição da dor. Indicado para sensação de final de movimento vazia	Submáximo: alongamento
II	Translação dos ossos da articulação até 50% da amplitude disponível	Diminuição da dor, reabsorção de edema. Indicado para sensação de final de movimento vazia	Submáximo: alongamento
III	Translação dos ossos da articulação de 50 a 75% da amplitude disponível	Ganho de amplitude de movimento. Indicado em sensação de final de movimento parada brusca ou capsular	Máximo: flexionamento
IV	Translação dos ossos da articulação de 75% ao total da amplitude disponível	Ganho de amplitude de movimento. Indicado em sensação de final de movimento parada brusca ou capsular	Máximo: flexionamento
Manipulação	Movimento de pequena amplitude realizado em alta velocidade, no limite da amplitude de movimento articular disponível	Indicada para dor residual persistente com leve perda de amplitude de movimento	Supramáximo

Mulligan

O Conceito Mulligan foi criado pelo fisioterapeuta neozelandês Brian Mulligan no início da década de 1970. Mulligan contou com a colaboração dos principais expoentes internacionais da terapia manual, tais como Maitland, Cyriax, Elvey, McKenzie. Essa técnica consiste na aplicação de movimentos acessórios na coluna vertebral, livres de dor. Quando os movimentos acessórios são associados a movimentos ativos-livres, são denominados SNAGS (traduzido como deslizamentos apofisários naturais mantidos). Quando são apenas movimentos acessórios, são denominados NAGS (traduzido como deslizamentos apofisários naturais). Tanto os SNAGS como os NAGS são aplicados somente à coluna. Os movimentos aplicados nas extremidades são denominados MWM – traduzido como mobilização com movimentos (Silva, Martins et al. 2011).

Em condições tendíneas crônicas, como a epicondilite lateral, que respondem positivamente a exercícios de fortalecimento excêntricos e ao flexionamento, as técnicas de Mulligan são um poderoso coadjuvante (Amro et al. 2010).

Essa técnica também mostrou-se eficaz para mobilização cervical com resultados a curto prazo, aumentando a amplitude de movimento cervical e a abertura da boca, além de diminuir a dor na articulação temporomandibular (ATM) e na coluna cervical (Silva, Martins et al. 2011).

Mobilização neural

A mobilização neural é uma técnica que tem sido bastante estudada e diversos pesquisadores têm divulgado dados clínicos e científicos sobre sua eficácia. Visa, principalmente, liberar aderências que impeçam o movimento e o deslizamento adequados dos nervos espinais em todo o seu trajeto, inclusive o forame intervertebral, podendo ser fonte de dores locais e referidas. Dados indicam que grande parte dos pacientes ortopédicos apresenta problemas na mobilidade neural (Vasconcelos, Lins et al. 2011).

Em uma pesquisa realizada por Vasconcelos e colaboradores (2011), verificou-se que a mobilização neural foi capaz de melhorar a amplitude de movimento de extensão do cotovelo em sessenta indivíduos com tensão neural adversa do nervo mediano.

Fricção transversa

Técnica que envolve massagem intensa perpendicular à direção das fibras do tendão alvo. Seu objetivo é agudizar processos inflamatórios crônicos, para que eles possam ser tratados dentro de sua evolução natural, podendo ser aplicada em tendinites ou em pontos gatilho (Peñas et al. 2006).

McKenzie

O método McKenzie é uma técnica de mobilização articular ativa, ou seja, feita pelo próprio paciente, baseada em uma avaliação que busca um diagnóstico mecânico preciso, que determina o tratamento específico, adequado a ele. Pode ser aplicada tanto à coluna vertebral como às articulações periféricas (McKenzie 1997).

Método Kabat

O método Kabat não está incluído no grupo das terapias manuais, embora seja realizado também por meio de mobilizações. A base desse método baseia-se na facilitação neuromuscular proprioceptiva (FNP), desenvolvido pelos norte-americanos Herman Kabat, médico, e Margaret Knott, fisioterapeuta, entre 1946 e 1951. Trata-se de um recurso terapêutico cinético que utiliza o estímulo da sensibilidade proprioceptiva para aumentar a força, flexibilidade e coordenação, melhorando a qualidade do movimento. Nessa técnica da fisioterapia, enfatiza-se a reeducação seletiva dos elementos motores individuais por meio do desenvolvimento neuromuscular, da estabilidade articular e da mobilidade coordenada. Os objetivos do método são, portanto, aumentar ou recuperar a flexibilidade e potência muscular, aumentar a velocidade de execução do movimento, melhorar a precisão do movimento e recuperar ou melhorar a função estabilizadora (Coelho 2007).

Reeducação postural global – RPG

A técnica de reeducação postural global, conhecida por RPG, foi criada pelo fisioterapeuta Philippe Souchard em 1981, na França. Esse método baseia-se na revalorização da função estática dos músculos para corrigir ou prevenir posturas inadequadas. Para isso, visa o alongamento global do indivíduo.

No estudo de Rosário e colaboradores (2008), foram utilizados os exercícios de alongamento segmentar e o global pela técnica do RPG para avaliar o ganho de amplitude de movimento e força muscular de cada técnica. Nesse estudo, pode-se concluir que ambas as técnicas de alongamento foram igualmente eficientes no aumento da flexibilidade, amplitude de movimento e força muscular.

Hidrocinesioterapia

A hidrocinesioterapia é um dos recursos fisioterapêuticos mais abrangentes na reabilitação. Ele consegue associar a cinesioterapia aos efeitos da imersão em água aquecida, reunindo os trabalhos pré e pós-cinético em um só recurso.

Os exercícios aquáticos proporcionam ao paciente bem-estar físico e mental, contribuindo para o bom desenvolvimento do tratamento.

Cada programa de tratamento é organizado levando em consideração as fases de aquecimento, alongamento, resistência e força muscular e relaxamento.

O aquecimento deve ser gradativo, proporcionando um primeiro contato do paciente com o meio aquático. Ele prepara os músculos a serem alongados ou fortalecidos aumentando a sua temperatura, facilitando assim a sua flexibilidade e reduzindo as chances de lesões (Bates 2000).

Exercícios de alongamento em água aquecida parecem ser adequados para favorecer o relaxamento e o desenvolvimento da flexibilidade. Na piscina, o flexionamento se torna menos doloroso, e a flutuação assiste à amplitude de movimento (Koury 2000).

As temperaturas em torno de 35°C afetam o fluxo sanguíneo, aumentam a elasticidade do colágeno, diminuem a rigidez articular e o quadro álgico. O alongamento na água aquecida pode ser usado na fase de reabilitação de uma lesão e na presença de rigidez muscular, sendo recomendado como um meio de contribuir na supressão do encurtamento muscular (Achour Jr. 2004). A água é um ótimo condutor de calor em comparação com o ar. Quando o alongamento é realizado de forma leve e com o auxílio da força de flutuação, ele se torna bastante eficaz, uma vez que essa força age de forma oposta à gravidade, com uma força criada pelo volume de água deslocado. Outra forma de realizar o alongamento e o flexionamento consiste em utilizar manobras passivas com o paciente de pé, sentado ou em flutuação de forma passiva, ativa ou mista, e ainda utilizar a técnica de FNP. Segundo Whitlatch e Adema (1996), citados por Achour Jr. (2004), os efeitos da água aquecida na flexibilidade foram constatados em um programa de duração de doze semanas e 24 sessões, com pessoas entre 42 e 94 anos. A flexibilidade aumentou em 19% na adução de ombro, 17% na extensão de ombro e 15% na flexão de quadril. Esses resultados foram bastante significativos nas seis primeiras semanas de treino. Além do trabalho de alongamento e flexionamento, a hidrocinesioterapia proporciona o aumento de força e resistência muscular, por meio dos princípios físicos da água, como o empuxo e a viscosidade. O relaxamento em um programa hidrocinesioterapêutico também tem um papel muito importante na reabilitação. A tensão muscular produzida fisiologicamente após uma série de exercícios e a ansiedade do paciente em obter melhoras fazem com que a sessão de hidrocinesioterapia, em alguns casos, seja finalizada com técnicas de relaxamento local ou global. A água aquecida em uma piscina terapêutica promoverá relaxamento muscular, aumentará a circulação, reduzirá os espasmos e efetivamente o quadro álgico. Esses efeitos interromperão progressivamente o ciclo de dor (Bates 2000). Cada programa de tratamento dura aproximadamente uma hora e é organizado em fases que requerem uma porcentagem específica de tempo correspondente.

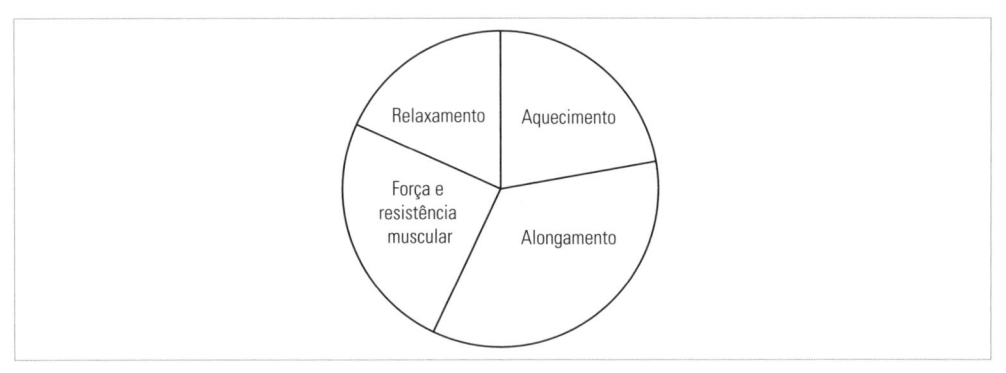

Figura 7.1   Proposta das etapas de uma sessão de trabalho
Fonte: Bates e Hanson, 2000.

INDICAÇÕES DO ALONGAMENTO E FLEXIONAMENTO NO PROGRAMA DE TRATAMENTO FISIOTERAPÊUTICO

Para condições fisiológicas e de saúde ideais, é essencial a existência de uma função musculoesquelética sadia, claro que levando em consideração que poucas pessoas morrem em decorrência de falta de força e de falta de flexibilidade. Mas existe um número significativo de indivíduos que se não fosse por esses problemas, seriam considerados sadios (Coelho 2008).

É difícil para nós, fisioterapeutas, afirmarmos quando se deve aplicar o alongamento e/ou flexionamento como conduta terapêutica nas diversas patologias com que nos deparamos no consultório. Primeiro, pela variabilidade de sinais e sintomas provenientes de lesão total ou parcial, definitiva ou provisória, aguda ou crônica, dos vários sistemas que compõem o corpo humano. Como se não bastasse, a individualidade de cada paciente é um fato altamente relevante, já que a mesma patologia pode se manifestar de maneiras diferentes devido a essa característica. Por isso, o bom senso e os conhecimentos profissionais devem caminhar juntos.

As Tabelas 7.4, 7.5 e 7.6, apresentadas neste capítulo, podem e devem ser modificadas de acordo com a manifestação patológica dos pacientes que encontramos em nosso cotidiano.

Tabela 7.4 Patologias traumato-ortopédicas

Patologia	Alongamento	Flexionamento	Terapia manual
Tendinites	Estiramento	Flexionamento estático e dinâmico	Mulligan, fricção transversa
Capsulites adesivas	Estiramento	FNP, flexionamento estático e dinâmico	Mobilização Maitland
Fraturas consolidadas com diminuição de arco de movimento	Estiramento	FNP, flexionamento estático e dinâmico.	Mobilização Maitland
Fraturas consolidadas com manutenção do arco de movimento	Estiramento	Flexionamento dinâmico	Ausente
Artroplastias	Estiramento	FNP, flexionamento estático e dinâmico	Ausente
Entorses	Estiramento	Ausente	Ausente
Distensões e rupturas musculares	Estiramento	Flexionamento dinâmico	Fricção transversa quando causam contratura
Luxações	Estiramento	Ausente	Ausente
Lombalgias	Estiramento	FNP, flexionamento estático e dinâmico	Mobilização Maitland, Mulligan, McKenzie
Amputações recentes	Estiramento	Ausente	Ausente
Amputações com cotos em posições viciosas	Estiramento	Flexionamento dinâmico	Ausente
Lombalgia e cervicalgia aguda com ou sem deformidades	Estiramento	Ausente	Mobilização Maitland, Mulligan, McKenzie, manipulação para dor residual persistente
Torcicolo agudo	Estiramento	Ausente	Manipulação

Tabela 7.5 Patologias reumatológicas e geriátricas

Patologia	Alongamento	Flexionamento	Terapia manual
Osteoporose	Estiramento	Ausente	Ausente
Artrite reumatoide	Estiramento	Ausente	Ausente em fase aguda
Espondilite anquilosante	Estiramento	Ausente	Ausente em fase aguda
Osteoartrose	Estiramento	Ausente	Mobilização Maitland
Artrite crônica juvenil	Estiramento	Ausente	Ausente em fase aguda
Fibromialgia	Estiramento	Ausente	Fricção transversa

Tabela 7.6   Patologias neurológicas

Patologia	Alongamento	Flexionamento	Mobilização
Distúrbios da circulação do líquido cefalorraquidiano, incluindo-se a hidrocefalia e as reações meníngeas	Estiramento	Flexionamento estático	Ausente
Neoplasias intracranianas	Estiramento	Flexionamento estático	Ausente
Infecções virais do sistema nervoso	Estiramento	Flexionamento estático	Ausente
Doenças cerebrovasculares	Estiramento	FNP	Mobilização Maitland, Mulligan, McKenzie
Traumatismo cranioencefálico	Estiramento	Flexionamento estático	Ausente
Esclerose múltipla e doenças desmielinizantes correlatas	Estiramento	Flexionamento estático	Mobilização Maitland, Mulligan, McKenzie
Distúrbios metabólicos adquiridos do sistema nervoso	Estiramento	FNP, flexionamento estático e dinâmico	Mobilização Maitland, Mulligan, McKenzie
Doenças degenerativas do sistema nervoso	Estiramento	FNP	Mobilização Maitland, Mulligan, McKenzie
Doenças do desenvolvimento do sistema nervoso	Estiramento	FNP	Mobilização Maitland, Mulligan, McKenzie
Doenças da medula espinal	Estiramento	FNP, flexionamento estático	Mobilização Maitland, Mulligan, McKenzie
Doenças dos nervos periféricos	Estiramento	FNP, flexionamento estático	Mobilização Maitland, Mulligan
Doenças dos nervos cranianos	Estiramento, soltura	FNP, flexionamento estático	Mulligan
Poliomiosites e outras paralisias miopáticas agudas e subagudas	Estiramento, soltura	Flexionamento estático	Fricção transversa, Mulligan
Distrofias musculares	Estiramento, soltura, suspensão	Flexionamento estático	Mobilização Maitland, Mulligan, McKenzie
Miopatias metabólicas	Estiramento, soltura, suspensão	Flexionamento estático	Mobilização Maitland, Mulligan, McKenzie
Distúrbios neuromusculares congênitos	Estiramento	FNP, flexionamento estático	Mobilização Maitland, Mulligan, McKenzie
Miastenia grave e formas episódicas de fraqueza muscular	Estiramento	Flexionamento estático	Mobilização Maitland, Mulligan, McKenzie
Distúrbios dos músculos, caracterizados por câimbras, espasmos, dor e massas localizadas	Estiramento, suspensão	Flexionamento estático e dinâmico	Mobilização Maitland, Mulligan, McKenzie

REFERÊNCIAS BIBLIOGRÁFICAS

ACHOUR JR. *Flexibilidade e alongamento*. São Paulo, 1996.

ALBINO, I. L. R., FREITAS, C. d. l. R., TEIXEIRA, A. R., GONÇALVES, A. K., SANTOS, A. M. P. V. d. e BÓS, Â. J. G. "Influência do treinamento de força muscular e de flexibilidade articular sobre o equilíbrio corporal em idosas". *Revista Brasileira de Geriatria e Gerontologia*, 15:17-25, 2012.

ALTER, M. J. *Ciência da flexibilidade*. 3.ed. Porto Alegre, Artmed, 2010.

ALTER, M. J. *Ciência da flexibilidade*. São Paulo, 1999.

BRASILEIRO, J., FARIA, A. e QUEIROZ, L. "Influência do resfriamento e do aquecimento local na flexibilidade dos músculos isquiotibiais". *Revista Brasileira de Fisioterapia*, 11:57-61, 2007.

COELHO, L. F. d. S. "O treino da flexibilidade muscular e o aumento da amplitude de movimento: uma revisão crítica da literatura". *Revista de Desporto e Saúde da Fundação Técnica e Científica do Desporto*, 4(4):59-70, 2007.

COELHO, L. F. d. S. "O treino da flexibilidade muscular e o aumento da amplitude de movimento: uma revisão crítica da literatura". *Motricidade*, 4:61-72, 2008.

CONCEIÇÃO, M. C. S. C., Vale, R. G. S., Bottaro, M., Dantas, E. H. M., Novaes, J. S. "Efeito de quatro diferentes tempos e insistência em adultos jovens". *Fitness & Performance Journal*, 7(2):88-92, 2008.

COUTINHO, E. "Risk factors for falls with severe fracture in elderly people living in a middle-income country: a case control study". *BMC Geriatrics*, 8(21), 2008.

CUMMINGS, G. S. e Tillman, L. J. "Remodeling of dense connective tissue in normal adult tissues". *Dynamic of human biologic tissues*. CURRIER, D. P. e Nelson, R. M. Philadelphia, Davis: 45-73, 1992.

DANTAS, E. H. M. *Alongamento e flexionamento*. 5.ed. Rio de Janeiro, Shape, 2005.

DEYNE, P. "Application of passive stretch and its implications for muscle fibers". *Rev. Physical Therapy*, 81(2), 2001.

DI ALENCAR, T. A. M. e Matias, K. F. d. S. "Princípios fisiológicos do aquecimento e alongamento muscular na atividade esportiva". *Revista Brasileira de Medicina do Esporte*, 16:230-4, 2010.

FREITAS, S. T., SILVA, J. A., COELHO, A. C. S., SILVA, A. S., e SANTOS, C. A. "Análise de dois testes utilizados na avaliação da flexibilidade de hemiplégicos espásticos". *Omnia Saúde*, 6(1):34-42, 2009.

GUIMARÃES, J. M. N. e FARINATTI, P. d. T. V. "Análise descritiva de variáveis teoricamente associadas ao risco de quedas em mulheres idosas". *Revista Brasileira de Medicina do Esporte*, 11:299-305, 2005.

JUNIOR, J. C. F. e Barros, M. V. G. "Flexibilidade e aptidão física relacionada à saúde". *Revista Ciência e Saúde Coletiva*, 9(4), 2004.

KISNER, C. e COLBY, L. A. *Exercícios terapêuticos*: fundamentos e técnicas. São Paulo, 2001.

LEDERMAN, E. *Fundamentos da terapia manual*: fisiologia, neurologia, psicologia. Barueri, 2001.

MORTARI, D. M., Mânica, A. P. e PIMENTEL, G. L. "Efeitos da crioterapia e facilitação neuromuscular proprioceptiva sobre a força muscular nas musculaturas flexora e extensora de joelho". *Fisioterapia e Pesquisa*, 16:329-34, 2009.

ROSÁRIO, J. L. P. d., SOUSA, A. d., CABRAL, C. M. N., JOÃO, S. M. A. e MARQUES, A. P. "Reeducação postural global e alongamento estático segmentar na melhora da flexibilidade, força muscular e amplitude de movimento: um estudo comparativo". *Fisioterapia e Pesquisa*, 15:12-8, 2008.

SILVA, A. L. P., IMOTO, D. M. e CROCI, A. T. "Estudo comparativo entre a aplicação de crioterapia, cinesioterapia e ondas curtas no tratamento da osteoartrite de joelho". *Acta Ortopédica Brasileira*, 15:204-9, 2007.

SILVA, G. R. d., MARTINS, P. R., GOMES, K. A., MAMBRO, T. R. D. e ABREU, N. d. S. "O efeito de técnicas de terapias manuais nas disfunções craniomandibular". *Rev Bras Cien Med Saúde*, 1(1):17-22, 2011.

SIMPSON, M. "Benign joint hypermobility syndrome: evaluation, diagnosis and management". *JAOA*, 106(9), 2006.

VASCONCELOS, D. d. A., LINS, L. C. R. F. e DANTAS, E. H. M. "Avaliação da mobilização neural sobre o ganho de amplitude de movimento". *Fisioterapia em movimento*, 24:665-72, 2011.

CAPÍTULO 8

A CRIANÇA, O ADOLESCENTE E A FLEXIBILIDADE

Maria de Nazaré Portal

INTRODUÇÃO

Como foi visto nos capítulos anteriores, a criança possui muito maior capacidade de adquirir e manter altos graus de flexibilidade do que o adulto.

Um sério problema para o estudo da flexibilidade é a quantidade de fatores, às vezes muito complexos, que a afetam. Assim, concorrem nela, em primeiro lugar, a capacidade das unidades musculotendinosas para alongar e as restrições físicas de cada articulação (Hubley, Hozey 1995). Há mais fatores que incidem e que são estudados, como o sexo, a idade, o nível do crescimento, a prática desportiva e o destreinamento.

Além disso, a aquisição da flexibilidade, pela exploração dos arcos extremos de mobilidade, possibilita maior noção dos limites do corpo, facilitando alcançar a consciência corporal, o que tanto mais benéfico se torna quanto mais precocemente ela for obtida.

Os índices potenciais da flexibilidade a diferenciam das outras capacidades, sendo determinados em grande parte por fatores de caráter morfofuncionais e biomecânicos, ainda que alguns autores sustentem hipóteses diferentes, condicionando o desenvolvimento da flexibilidade a elementos de desenvolvimento do homem, o meio social e natural.

Outras teorias dão relevância ao meio natural ou geográfico em que se desenvolve o indivíduo. Todas essas teorias são interessantes e devem ser objetos de investigações posteriores, pois entendemos que os fatores fundamentais que influem na flexibilidade são três: aspectos morfofuncionais, aspectos biomecânicos, aspectos metodológicos.

Com a idade e o desenvolvimento da flexibilidade durante o transcurso da vida, ocorrem trocas significativas na magnitude da superfície articular, na elasticidade dos músculos e nos segmentos dos discos vertebrais, o que condiciona as mudanças no nível de desenvolvimento da flexibilidade. A maior mobilidade das articulações se observa entre 10 e 14 anos; nessa idade, o trabalho sobre a flexibilidade resulta duas vezes mais efetivo que em idades maiores.

Os estudos apresentados ressaltam a fase pré-pubertária como a ideal para iniciar um trabalho sistemático de treinamento da flexibilidade, embora se possa estimular as estruturas corporais a adquirir elevado grau de mobilidade desde a mais tenra idade.

Obviamente, o tipo de atividade realizada ao longo da infância e da adolescência variará, adequando-se à capacidade do infante.

Segundo Settineri, a idade ideal para o aperfeiçoamento da flexibilidade da coluna vertebral situa-se entre os 11 e 14 anos nos rapazes e entre 9 e 12 anos nas moças. Essa idade ideal dependerá principalmente das fases sensíveis (Malina, Bouchard 2002).

As fases sensíveis são períodos do desenvolvimento do ser humano nos quais ele está mais suscetível a responder a estímulos de ordem motriz, conseguindo alcançar níveis bastante elevados de desenvolvimento das capacidades físicas e coordenativas. Nessa fase, os indivíduos reagem a certos estímulos, adaptando-se com muito mais intensidade do que em qualquer outra fase da vida.

Nesses períodos, a relação dos fatores genéticos com o meio ambiente é mais intensa. Ao conhecer-se os períodos críticos e as doses ótimas de influência, pode-se controlar arbitrariamente as várias capacidades do organismo nas fases antogênicas e controlar o programa individual de desenvolvimento.

Sabe-se que aos 6-7 meses de idade, a criança já consegue ficar de quatro e engatinhar; aos 6-8 meses, sentar-se; aos 12-15 meses, caminhar; aos 22-24 meses, pode subir escadas apoiando-se em cada degrau somente em pé. Nessa fase, inicia-se o terceiro ano de vida; ao saber saltar, inicia-se o quarto ano de vida. No quinto ano, a criança pode permanecer alguns minutos apoiada somente em um pé. Se essas zonas temporais de desenvolvimento não forem plenamente aproveitadas, e os pais tentarem fazer com que os filhos "saltem" etapas, acabam-se perdendo as capacidades potenciais do organismo e, posteriormente, perde-se um tempo consideravelmente maior para se desenvolverem tais hábitos locomotores (Filin, Volkov 1998).

A flexibilidade pode ser desenvolvida em qualquer idade, desde que haja treinamento apropriado, contudo, o ritmo de melhora não será o mesmo em todas as idades, nem o potencial para melhora (Alter 1999). A flexibilidade possui sua fase crítica, que deve ser aproveitada tanto por atletas em busca de *performances* máximas como por não atletas em busca de um desenvolvimento eficaz e harmonioso.

Para se chegar a uma faixa etária ou um período maturacional em que possa ser desenvolvida com o máximo de eficácia, a flexibilidade como um todo pode nos levar a cometer um erro metodológico, uma vez que a qualidade física flexibilidade não se desenvolve de maneira uniforme em todas as articulações. De acordo com o período do desenvolvimento antogênico, uma articulação se encontra mais sensível que outra. Durante o desenvolvimento do organismo, a flexibilidade da coluna modifica-se de forma irregular. Assim, a mobilidade da coluna (extensão) eleva-se notavelmente dos 7 aos 14 anos nos meninos e, nas meninas, dos 7 aos 12 anos. Nas idades posteriores, a flexibilidade diminui. A mobilidade da coluna vertebral (flexão) aumenta sensivelmente dos 7 aos 10 anos e reduz-se dos 11 aos 13 (meninos e meninas). Altos índices de flexibilidade registram-se nos meninos aos 15 anos, e nas meninas aos 14 anos. Nas articulações do úmero, a mobilidade nas flexões e extensões aumenta até os 12-13 anos. Na articulação coxofemoral, a mobilidade chega ao máximo entre os 7 e os 10 anos. Posteriormente, o desenvolvimento da flexibilidade ocorre de forma lenta, chegando aos 13-14 anos próximo aos índices da idade adulta (Filin, Volkov 1998).

O trabalho nas fases sensíveis tanto da flexibilidade como das outras capacidades físicas e coordenativas deve ser acompanhado da determinação da idade cronológica e do período maturacional em que o indivíduo se encontra em virtude de haver diferenças entre os estágios maturacionais e idades cronológicas em crianças e jovens com a mesma idade cronológica. O conceito de maturação relaciona o tempo biológico ao tempo do calendário. O crescimento e a maturação biológica de uma criança não ocorrem, necessariamente, em sincronia com a idade cronológica. Assim, dentro de um grupo de crianças do mesmo sexo e idade cronológica, haverá variações na idade biológica ou no nível de maturação biológica atingido (Malina e Bouchard 2002).

Sobre o problema criança *versus* adolescente, diversos autores manifestaram-se. Entre os trabalhos, Montenegro (1987) selecionou os que se seguem:

Estudos de Ozolin e de Sermiéjey reforçaram Piorek (1971), tendo verificado que os melhores resultados no treinamento da flexibilidade ocorrem na faixa etária dos 10 aos 16 anos;

Leighton avaliou meninos de 6 a 10 anos, constatando que os melhores índices ocorrem aos 10 anos;

Krahenbuhl indica haver um decréscimo na flexibilidade no período da adolescência, iniciando tal declínio por volta dos 10 anos para os meninos e 12 anos de idade para as meninas;

Buzton e outros verificaram que o sexo feminino é mais flexível que o masculino e que os 12 anos representam a idade de maior flexibilidade para ambos os sexos. Obviamente, o tipo de atividade realizada ao longo da infância e da adolescência variará, adequando-se à capacidade do infante.

Krahenbuhl e Maryen (1977) encontraram que a flexibilidade nos adolescentes (10 a 14 anos) diminui quando a superfície do corpo aumenta, especialmente a flexibilidade dos joelhos.

Gurewitsch e O'neil, citados por Alter (1999), realizaram um dos primeiros estudos e descobriram declínios graduais na flexibilidade, nas idades de 6 a 12 anos, depois, aumento até a idade de 18 anos.

Clarke (1975), citado por Alter (1999), registrou a diminuição de flexibilidade iniciando na idade de 10 anos para os meninos e 12 anos para as meninas.

Krahenbuhl e Martin (1977), citados por Alter (1999), descobriram uma diminuição na flexibilidade do ombro, do joelho e do quadril entre 10 e 14 anos.

PRIMEIRA INFÂNCIA

Do nascimento até os 3 anos de idade, o trabalho de flexibilidade deve ser o mais natural e o menos forçado possível. Não se deve impor à criança posturas ou movimentos, visando a aumentar seus arcos articulares, mas sim estimulá-la a assumir naturalmente posições que possibilitem alcançar esse objetivo.

Sobre o assunto, Weineck (1999) relata:

> Nesta idade, os aparelhos motores ativo e passivo apresentam uma alta flexibilidade (*vide* Fomin-Filin, 1975), e os sistemas ósseo e articular ainda não se encontram consolidados (Bringmann, 1973). A flexibilidade na idade pré-escolar é tão boa que quase não são necessários exercícios específicos para o aumento da flexibilidade (Meinel, 1976). A instrução da flexibilidade é incluída como um componente do desempenho físico em um treinamento mais amplo. (p. 508)

A contraindicação de um treinamento da flexibilidade utilizando-se exercícios que forcem as estruturas musculoarticulares das crianças nessa faixa etária é facilmente compreensível em razão da fragilidade dos componentes envolvidos.

Porém, se o forçamento não natural é fator de risco, a tomada de posições corporais que empreguem amplos arcos articulares de forma espontânea deve ser estimulada para aperfeiçoar o grau de flexibilidade encontrado.

Todas as atividades que a criança realiza desde a mais tenra idade podem servir de propósito para desenvolver a flexibilidade. Para atingir esse objetivo, basta manter em mente a necessidade de estimular a criança a realizar movimentos amplos e o mais próximo possível do arco articular máximo.

Deixar o recém-nascido procurar o seio em vez de chegar o seio à sua boca, obrigá-lo a estender um braço para alcançar um brinquedo ou um objeto em vez de colocá-lo diretamente em suas mãos, fazê-lo sentar-se sobre os joelhos flexionados ou com a perna em abdução total são formas seguras de aumentar o grau de flexibilidade da criança.

Por meio de movimentos naturais, durante suas atividades cotidianas, a criança deverá ser levada a treinar sua flexibilidade.

As crianças recém-nascidas, devido ao insuficiente desenvolvimento do sistema nervoso central, não possuem a capacidade do movimento volitivo, e por esse motivo, podem ser trabalhadas passivamente por meio de manipulação externa.

Alguns lembretes devem estar sempre presentes no trabalho executado com essa faixa etária:

- o incompleto desenvolvimento morfológico de ligamentos, músculos, ossos e tendões torna suas estruturas corporais frágeis e sujeitas a lesões;
- se estiver sendo realizada mobilização passiva por manipulação externa, a pessoa que estiver realizando a manipulação deverá ter extremo cuidado com os limites de segurança;
- trabalhar principalmente a flexão do tronco sobre as pernas (sentado), abdução e flexão da coxofemoral, flexão do joelho, movimentos da cintura escapular e flexão de cotovelo;
- evitar as tensões excessivas e rotações sobre a coluna vertebral;

- associar o trabalho à estimulação psicomotora;
- fazer com que cada gesto seja um carinho, e não uma agressão;
- conversar e brincar com a criança ao longo da atividade, tornando-a agradável;
- observar a iniciativa da criança, aproveitando os movimentos espontâneos que possam ser úteis ao objetivo;
- realizar o trabalho, pelo menos, três vezes por semana;
- trabalhar em nível de alongamento, mas, caso se faça flexionamento, utilizar o método ativo, sem chegar aos limites extremos.

SEGUNDA INFÂNCIA

Nesta faixa etária, que se prolonga dos 3 até os 6 ou 7 anos, já se pode falar em treinamento específico de flexibilidade utilizando alguns dos métodos apresentados no Capítulo 3.

A forma mais conveniente de realizar o trabalho é inserir exercícios de flexionamento em pequenos jogos ou sessões de ginástica utilitária com alto componente lúdico.

Um exemplo de movimentos bastante explorados nesse contexto são os exercícios apresentados nas figuras a seguir:

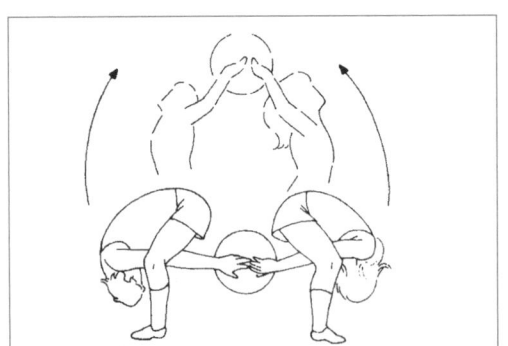 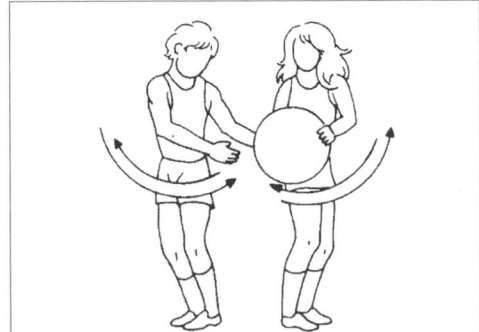

Figura 8.1 Exercício em dupla, com bola, para o trabalho da flexibilidade com extensão e flexão da coluna

Figura 8.2 Exercício em dupla, com bola, para o trabalho da capacidade de rotação da coluna vertebral

Weineck (1999) posiciona-se sobre o tema da seguinte forma:

> O desenvolvimento da flexibilidade apresenta tendências contraditórias nesta faixa etária. Se por um lado há o aumento da capacidade de flexão do quadril, dos ombros e da coluna (cuja flexibilidade é observada entre os oito ou nove anos de idade (Fomin-Filin, 1975), por outro lado, há redução da capacidade de extensão da perna com a articulação pélvica a das articulações dorsais dos ombros. Em razão disto, deve-se incluir no treinamento de flexibilidade exercícios de alongamento específicos para a melhoria da capacidade de extensão da articulação pélvica e da articulação dos ombros. Um treinamento for-

çado de flexibilidade durante uma mudança de estatura e de crescimento das extremidades (entre cinco e seis anos) representa um perigo para o aparelho motor passivo (aparelho de sustentação) e ativo (músculos). (p. 508)

Para obter sucesso, o trabalho com a criança na segunda infância deverá se apoiar nas características psicológicas principais dessa faixa etária: extrema curiosidade, dificuldade de fixar a atenção por longos períodos de tempo, tendência à imitação, experimentação de novas sensações, imaginação etc.

Até os 6 anos, aproximadamente, a criança normalmente não consegue manter-se interessada em uma aula de educação física que dure mais que 20 a 30 minutos. Esse, portanto, deve ser o limite para as sessões de treinamento da flexibilidade.

Ceas et al. (1987, p. 163), com muita propriedade, posicionam-se sobre o assunto da seguinte forma:

> Os exercícios deverão ser variados e atraentes, isto é, deverão apresentar diferenças claras entre si e dar lugar a uma apresentação lúdica da atividade. Eles deverão ser enunciados de maneira figurada; a técnica deve ser ilustrada e motivadora. Por este motivo, o vocábulo empregado deverá levar em conta o nível das crianças e as noções abstratas que o termo pode englobar. Palavras simples e claras serão utilizadas para evitar toda confusão em uma primeira etapa, a fim de facilitar a inclusão de termos técnicos.

Prosseguem os mesmos autores (p. 164) com as seguintes indicações:

- Busca-se o desenvolvimento do ritmo nos alunos com auxílio de músicas simples, que promovam uma sequência de movimentos que utilizem segmentos corporais: pés, mãos, etc.
- Os alunos podem marcar o ritmo ao mesmo tempo que o professor.
- Utilizar um vocábulo com terminologia cheia de imagens.
- As sessões podem dar lugar ao desenrolar de uma história tendo como tema o mar, os animais, as plantas, as estações, as estrelas etc. Por exemplo: acordar dos animais que se espreguiçam; vento-tempestade, movimento amplo das árvores; galho que quebra e cai; onda do mar lenta e suave; a noite, hora do sono.
- Os exercícios podem ser utilizados por dois, por quatro alunos (eles se separam e se reencontram).
- Mudar os exercícios com frequência.

TERCEIRA INFÂNCIA

Nessa faixa etária, pode-se iniciar o treinamento da flexibilidade com finalidade desportiva. Desportos que exijam elevado grau de desenvolvimento dessa qualidade física, como a ginástica artística, a ginástica rítmica desportiva, a esgrima, os saltos ornamentais, o nado sincronizado e a natação, necessitam, no seu treinamento, que o trabalho de flexionamento seja realizado o mais precocemente possível.

O treinamento com finalidade desportiva exige a realização de exercícios específicos, conforme a modalidade considerada, que necessariamente serão incluídos no trabalho executado; no entanto, deve-se atentar para o fato de que o caráter geral do treinamento deve preponderar sobre a vocação específica de alguns exercícios. Não permitir que o trabalho se torne muito específico é a melhor forma de prevenir riscos de deformações do perfil do grau de flexibilidade geral.

Pode-se enfatizar, nesta fase, as seguintes prescrições:

- realizar alongamento antes de todas as atividades físicas;
- pelo menos duas vezes por semana, realizar uma sessão de flexionamento ou incluir, em pelo menos três sessões de educação física semanais, alguns exercícios de flexionamento;
- preferencialmente, utilizar-se do método ativo para não sobrecarregar as estruturas corporais;
- não incluir mais do que 30% de exercícios específicos para um desporto na sequência executada;
- enfatizar a importância da atenção concentrada no movimento executado e na consciência da amplitude máxima alcançada;
- evitar que a emulação do caráter lúdico do trabalho ou a disputa natural entre as crianças se tornem fator de ampliação dos arcos articulares empregados até o ponto de tornar-se fator de risco;
- realizar o flexionamento, antes das aulas de educação física escolar, empregado como componente do aquecimento ou após o treinamento de uma modalidade desportiva visando a propiciar a volta à calma;
- ressaltar a importância do respeito aos limites dos arcos articulares, sem procurar atingir ângulos de forçamento excessivos.

A terceira infância é a fase que vai dos 6 ou 7 anos até o início da puberdade. Nessa fase é que, por excelência, são adquiridos os níveis de flexibilidade que se possuirá ao longo da vida.

O treinamento da flexibilidade adquire importância fundamental e, embora o componente geral seja mantido obrigatoriamente, inicia o crescimento do componente específico.

Weineck (1999) relata:

> A flexibilidade da coluna vertebral, da pelve e da articulação dos ombros somente apresenta melhorias na direção em que foi exercitada (Meinel, 1976). Por esta razão, a fle-

xibilidade deve ser treinada ainda até o fim da idade escolar tardia, pois, posteriormente, somente é possível um treinamento de manutenção (não há aumento da flexibilidade após esta faixa etária) (*vide* Zaciorskij, 1973; Sermejew, 1964).

O trabalho de estimulação da flexibilidade deve ser realizado com todas as crianças dessa faixa etária, embora em dois contextos diferentes:

- não atletas, executando exclusivamente um trabalho de caráter geral;
- atletas, submetidos a um regime de treinamento que mescle exercícios específicos com os de caráter geral.

Como sugestão de exercícios de alongamento para essa fase, pode-se sugerir os de suspensão a seguir apresentados.

Na etapa final dessa fase, ocorre normalmente o início do surto pubertário, acarretando inúmeras alterações nos níveis hormonal, fisiológico e morfológico que provocarão profundas modificações na biomecânica dos movimentos e na capacidade de estiramento dos músculos, fazendo com que se observem drásticas influências sobre a flexibilidade.

PUBERDADE

Sobre esta fase crucial, Weineck (1999) assim se posiciona:

Nesta fase há um ganho anual de altura de 8 a 10 cm (Harre, 1976). Nesta mesma fase ocorre ainda uma diminuição da resistência mecânica do aparelho locomotor passivo devido a alterações hormonais (sobretudo devido ao hormônio do crescimento – GH – *Growth Hormone* – e aos hormônios sexuais) (*vide* Morscher, 1975). O grande crescimento longitudinal e a redução da resistência mecânica do aparelho motor passivo têm as seguintes consequências: nesta fase, pode-se observar uma piora da flexibilidade (piora da capacidade de alongamento dos músculos e de flexibilidade dos ligamentos e das articulações) em função do crescimento longitudinal (Frey, 1978); neste caso, recomenda-se um treinamento imediato da flexibilidade cujas cargas, intensidade e tipos de exercícios devem ser cuidadosamente escolhidos devido à falta de resistência mecânica. Deve haver uma boa relação entre as cargas adotadas e a tolerância às mesmas. Além disto, exercícios de alongamento muito unilaterais ou intensos e exercícios passivos, sobretudo com parceiros, devem ser evitados. Como nesta faixa etária a tolerância à carga das cartilagens da coluna vertebral encontra-se reduzida (Morscher, 1975), deve-se evitar torções do tronco, hiperflexão do mesmo (flexão excessiva para a frente) e hiperextensão (deslocamento excessivo do tronco para trás). Se o limite de tolerância dos discos cartilaginosos vertebrais (ligamento amarelo) for ultrapassado, pode haver uma intrusão destes ligamentos na espongiosa (estrutura cartilaginosa das vértebras) e formação de nódulos de Schmorl. Este fenômeno tem um papel decisivo na doença de Scheuermann (perda da flexibilidade da coluna vertebral com insuficiência postural). Neste caso, as ameaças também estendem-se às articulações da pelve. Por esta razão, deve-se evitar exercícios que forcem a flexão das costas, a abdução forçada das pernas e exercícios de alongamento, pois estes exercícios sobrecarregam o aparelho locomotor passivo (Muller/Hahnel, 1976). Se houver persistência de sobrecarga, pode haver um desgaste da epífise do fêmur com a articulação pélvica (vide Morscher, 1975). De modo resumido, pode-se dizer que na pubescência é necessário um treinamento de flexibilidade, mas este treinamento não deve sobrecarregar o aparelho motor passivo sob quaisquer circunstâncias.

Como se pode observar, com o início da puberdade surge um conflito entre a extrema necessidade de treinar, nessa fase, a flexibilidade e os riscos que tal atividade provoca.

Para Grosser e Muller (1992), citados por Lopez (2003), os períodos de grande flexibilidade se mantêm até os 12 anos; a partir de então, a flexibilidade evolucionará de forma negativa, tornando-se a cada ano mais limitada, como consequência da estabilização do esqueleto e aumento, devido à liberação de andrógenos e estrógenos, da hipertrofia da musculatura.

Maffuli et al. (1994), citados por Arregui e Martinez (2001), após avaliarem meninos e meninas de 13 a 18 anos no teste de sentar e alcançar, constataram que a flexibilidade é mais generalizada nas meninas que nos meninos e nos que a flexibilidade da parte superior do corpo é independente da inferior. As meninas são mais flexíveis que os meninos na faixa etária de 13 a 16 anos. Quanto à idade, encontraram que a maioria dos ângulos de movimentos são influenciados pela idade e que alguns são específicos de cada desporto. A aparição da puberdade tem maior valor preditivo que a idade cronológica, sem evidência de diminuição relativa em flexibilidade durante o período de crescimento linear máximo.

Mais uma vez, bom senso e sólidos conhecimentos são a chave para desatar este "nó górdio". Não é por haver risco em uma atividade que se vai deixar de executá-la se for necessária. O importante é tomar todas as medidas preventivas que confiram a certeza de que o nível de risco foi estabilizado no mínimo aceitável.

O que deve ser evitado são alguns movimentos executados com amplitude excessiva, a saber:

- flexão da coluna anterior ou posteriormente;
- flexão da coxofemoral;
- abdução da coxofemoral.

O trabalho de flexionamento já pode ser implementado por meio do método passivo. Uma orientação para o trabalho de flexibilidade, nessa fase, é a máxima:

"Prevenção sempre, preconceito nunca".

No final da adolescência, a estrutura óssea já apresenta ossificação incipiente, iniciando-se, inclusive, o fechamento das placas epifisárias cartilaginosas e o aumento da estatura. Esses fatos permitem que o trabalho de flexionamento utilizado seja idêntico ao empregado com adultos, preponderando os trabalhos de FNP, por exemplo, o apresentado na figura a seguir.

O explosivo crescimento que acontece a partir do início do surto pubertário modifica todas as relações antropométricas, alterando drasticamente a proporção membros/tronco e acarretando, com isso, a necessidade de desenvolver uma nova coordenação motora para a realização dos mais comezinhos gestos. É como se o adolescente houvesse ganhado um corpo novo, ao qual não está muito familiarizado e que não sabe movimentar adequadamente.

Esse fato provoca os gestos desastrados e a fama de "estabanado" que acompanha o adolescente. A dificuldade de coordenar os movimentos do corpo recente e bruscamente crescido se faz presente.

A utilização de exercícios de alongamento e flexionamento, por explorar os limites máximos da capacidade individual de movimento, permite que o adolescente reaprenda onde se situam suas fronteiras de movimento, levando à percepção de sua capacidade motora, passo inicial da consciência corporal.

Explorando seus limites motores e utilizando plenamente os sentidos de propriocepção, o adolescente, por meio de exercícios de alongamento e de flexionamento, vai se readaptando às suas novas dimensões corporais e se tornando capaz de realizar gestos precisos e elegantes, além de, com o ajustamento obtido entre movimento e percepção, conseguir um ponto de estabilidade psicológica na fase conturbada pela qual passa.

Por esses fatores, a crise da adolescência é mais bem superada pelo jovem que se exercita e, por esse motivo, aprende mais rapidamente a se relacionar com seu corpo adulto. A partir desse relacionamento, ele pode muito mais facilmente reestruturar os demais aspectos de sua nova situação, normalmente sem ser levado a trilhar desvios pelos caminhos das drogas ou comportamentos antissociais.

CONCLUSÃO

O trabalho da qualidade física da flexibilidade, no jovem, possui alguns aspectos comuns, a saber:

- não se desenvolve uniformemente em todas as articulações do corpo. Se o crescimento aumentar, por exemplo, a flexibilidade da coluna vertebral, isso não obriga a que também aumente a flexibilidade da articulação escapuloumeral ou da coxofemoral;
- a flexibilidade não deve ser desenvolvida até o limite de comprometer a estabilidade das articulações, pois isso pode vir a prejudicar a postura, ser um fator propiciador de lesões e ter efeitos nefastos sobre o desenvolvimento de outras qualidades físicas;

- se, ao aumento da flexibilidade, corresponderem sinais de comprometimento da postura, faz-se necessário iniciar um trabalho de resistência muscular localizada, que aumente a tonicidade passiva do músculo, permitindo maior estabilidade às articulações. Pode-se chegar mesmo ao caso extremo da suspensão dos exercícios de flexionamento;
- a criança possui uma flexibilidade natural normalmente elevada, que, se convenientemente trabalhada nessa fase, é mantida pelo resto da vida;
- o trabalho deve sempre possuir um componente geral, que será prioritário na primeira e na segunda infâncias, equilibrado com o componente específico na terceira infância e secundária, mas ainda presente, na puberdade;
- os exercícios de flexionamento devem ser ativos na primeira e na segunda infâncias, passivos na terceira infância e de FNP na puberdade.

Dados experimentais vêm apoiar a conclusão de que a flexibilidade se relaciona com os tipos de movimentos habituais para cada indivíduo e para cada articulação e que as diferenças de idade e sexo são mais secundárias que inatas. As medições lineares da flexibilidade, segundo Rasch e Burk, com a prova de flexão anterior de tronco desde a posição sentada, são pouco satisfatórias para comparação de indivíduos.

Existem informações divergentes no que se refere à relação entre idade e flexibilidade, especialmente o aumento ou a diminuição da flexibilidade durante os anos de crescimento. A complexibilidade é formada porque estudos, muitas vezes, concentram-se em articulações específicas ou em populações específicas desenvolvidas em várias disciplinas do esporte. Além disso, a falta de procedimentos e testes padronizados torna difícil comparar os vários estudos. Consequentemente, a literatura deve ser lida atentamente e na totalidade. Em geral, a pesquisa indica que crianças pequenas são bastante flexíveis e que, durante os anos escolares, a flexibilidade diminui até aproximadamente a puberdade e depois aumenta durante a adolescência. Após a adolescência, contudo, a flexibilidade diminui. Embora a flexibilidade diminua com a idade, a perda parece ser minimizada naqueles que permanecem ativos (Alter 1999).

REFERÊNCIAS BIBLIOGRÁFICAS

ALTER, J. M. *Ciência da flexibilidade*. 2.ed. Porto Alegre, Artmed, 1999.
ARREGUI ERANA, J. A.; MARTINEZ DE HARO, V. "Estado actual de las investigaciones sobre la flexibilidad em la adolescencia". *Revista Internacional Medica de Las Ciencias de La Actividade Física y del Deporte*. n. 2, Junho de 2001.
CEAS, Bernard et al. *Ginástica aeróbica e alongamento*. São Paulo, Manole, 1987.
DI CEZARE, P. A. E. "El entrenamiento de la flexibilidad muscular en las divisiones formativas de baloncesto". *Lecturas: Educacion Física Y Desportes, Revista Digital*. Año 5, n. 23, Buenos Aires, julio de 2000.
FILIN, V. P.; VOLKOV, V. M. *Seleção de talentos*. Londrina, Midiograf, 1998.
HUBLEY-KOZEY; CHERIL, L. *Evaluación de la flexibilidad. Evaluación fisiológica del deportista*. Barcelona, Paidotribo, 1995, p. 381-437.

KRAHENBUHL, G. S.; MARTEN, S. L. "Adolescent body size and flexibility". *Research Quaterly*. 48, n. 4, p. 797-9, USA, 1977.

LOPEZ, E. J. M. "La flexibilidad. Pruebas aplicables en educación secundaria". *Revista Española de Educación Física y Deportes*. Año 8, n. 58, Buenos Aires, marzo de 2003.

MALINA, R. M.; BOUCHARD, C. *Atividade física do jovem atleta*: do crescimento à maturação. São Paulo, Rocca, 2002.

MONTENEGRO, E. *A comparação do grau de flexibilidade em crianças do sexo masculino*. Monografia final do Curso de Pós-Graduação em Treinamento Desportivo, UGF, 1987.

SÁNCHES, E. S. G.; AGUILA, Q. M.; ROJAS, R. Y. "Consideraciones generales acerca del uso de la flexibilidade en bésibol". *Lecturas: Educación Física Y Deportes, Revista Digital*. Año 7, n. 36, Buenos Aires, maio de 2001.

WEINECK, Jürgen. *Treinamento ideal*. 9.ed. São Paulo, Manole, 1999.

CAPÍTULO 9

FLEXIBILIDADE E A MATURIDADE

Rodrigo Gomes de Souza Vale
Ronaldo Vivone Varejão da Silva
Helena Andrade Figueira
Daniela Gallon Corrêa
Anna Raquel Silveira Gomes
Rosilane Barros da Silva

INTRODUÇÃO

O aumento da expectativa de vida ao longo dos anos (Figueira, Figueira et al. 2010), com os avanços obtidos na área da saúde e na produção mundial de alimentos (WHO 2011), embora tenha atingido o mundo todo, ocorreu de modo diferenciado, pois diversos países apresentaram incrementos bem menores na proporção de idosos: América do Norte, 20,2%, Europa, 28,9%, Ásia, 40,7%, e Brasil, 118% (United Nations 2005). No Brasil, em 2010, os idosos eram 10% da população, com expectativa de vida de 73,5 anos em média, estimando-se que, em 2040, haverá 55 milhões de idosos, 27% da população, e 13 milhões (6%) com mais de 80 anos, sendo o Sudeste uma das regiões que mais envelhece, com 8,1% da população formada por idosos (IBGE 2010).

Envelhecimento populacional não significa que o nível de qualidade de vida do idoso esteja aumentando, pois a probabilidade de ocorrerem doenças associadas ao envelhecimento biológico aumenta com o avançar da idade (Figueira, Figueira et al. 2010), refletindo no aumento do número de idosos institucionalizados (Bastone e Jacob Filho 2004) e nos gastos com saúde pública (Basu e Das 2008). São comuns na população institucionalizada elevados níveis de limitações funcionais, como deficiência para realização de atividades da vida diária (AVD), perda de autonomia física, cognitiva, social e funcional (Lord, Castell et al. 2003; Hardy e Thomas 2004). Isso se deve principalmente à perda de flexibilidade, em função da diminuição da amplitude de movimento e comprimento musculotendíneo, caracterizados por encurtamento adaptativo musculotendíneo, predominante nos músculos biarticulares, sendo os músculos isquiotibiais os mais afetados (Soucie, Wang et al. 2010; Gallon, Rodacki et al. 2011), à diminuição da área de secção transversa das fibras musculares, perda de fibras musculares, seguida por substituição por tecido gorduroso e fibroso (Zhong, Chen et al. 2007; Ryall, Schertzer et al. 2008), e à redução na massa e força muscular (sarcopenia) (Bahat et al. 2016). Além disso, o processo de envelhecimento causa a dinapenia, diminuição da força muscular esquelética, decorrente das alterações neuromusculoesqueléticas (Clark BC 2010). A redução da flexibilidade pode afetar a marcha e aumentar o risco de quedas (Rodacki et al. 2009). Essas limitações funcionais associadas ao envelhecimento são encontradas com maior frequência nas mulheres (Martins et al. 2013).

Sendo assim, a manutenção de níveis ótimos de flexibilidade pode minimizar os efeitos deletérios do envelhecimento sobre a autonomia funcional, o risco de quedas e elevar a qualidade de vida (Menz, Morris et al. 2005; Candeloro e Caromano 2007; Navega e Oishi 2007). Diante desse cenário, surge a necessidade de implantação de programas de intervenção que melhorem a saúde e qualidade de vida do idoso (Figueira, Giani et al. 2009), conciliando menores gastos com a saúde pública e maior autonomia e qualidade de vida aos idosos.

AUTONOMIA E INDEPENDÊNCIA DO IDOSO

Tendo mais tempo para realizar projetos de vida e efetivar suas aspirações (Figueira, Figueira et al. 2008), em face do aumento da expectativa de vida, os idosos procuram manter níveis ótimos de autonomia, garantindo sua capacidade de realização das AVD (Figueira, Figueira et al. 2012). No entanto, a expectativa de vida ativa fica prejudicada quando a saúde é comprometida, tornando o idoso dependente de outrem ou de algum tipo de assistência (Andreotti e Okuma 1999).

É preciso, portanto, avaliar se os anos adicionais à vida de um indivíduo apresentam potencial de sobrevida com saúde adequada. É comum que mais de 29% dos idosos refiram necessidade de ajuda parcial ou total na realização de até três AVD, e entre estes, 10% precisam de algum tipo de ajuda em 4 a 6 atividades e 7,7%, de ajuda parcial ou total para realizar pelo menos sete AVD (Ramos e Gonçalves 2003).

Dessa forma, a autonomia é classificada como capacidade de decisão, comando e independência de realizar algo com seus próprios meios e regras, construindo seu próprio caminho de vida (Mancussi e Faro 2002). Porém não pode ser definida em apenas um aspecto, ou em uma única perspectiva, mas em um contexto holístico. O Grupo de Desenvolvimento Latino-Americano para a Maturidade (GDLAM) (Dantas e Vale 2004; Varejão e Dantas 2006) classifica esses termos como:

Independência – É a capacidade de realizar tarefas sem auxílio, quer seja de pessoas, aparelhos ou sistemas.

Autonomia – Autonomia é definida em três aspectos: autonomia de ação – referindo-se à noção de independência física; autonomia de vontade – referindo-se à possibilidade de autodeterminação; e autonomia de pensamentos – que permite ao indivíduo julgar qualquer situação.

A Figura 9.1 apresenta o esquema da autonomia elaborado pelo GDLAM (Dantas e Vale 2004; Varejão e Dantas 2006).

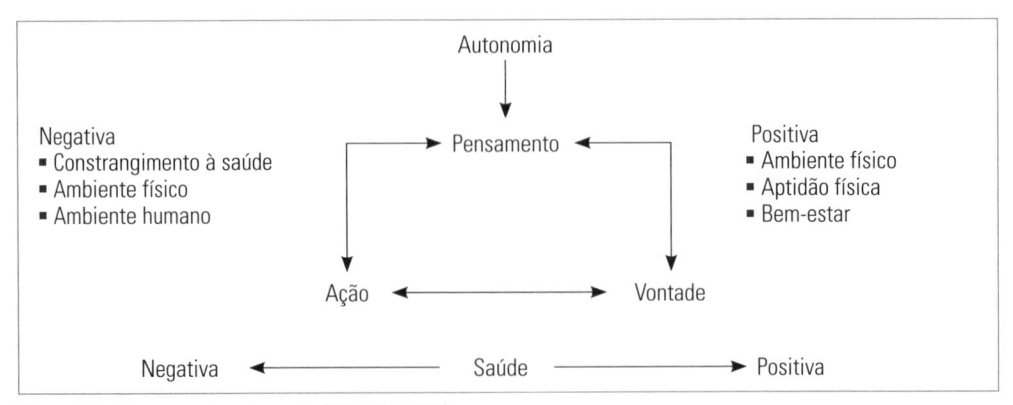

Figura 9.1 Esquema da autonomia (GDLAM, 2004)

O processo de envelhecimento pode acarretar redução do desempenho da autonomia e das AVD e ainda levar à incapacidade funcional. Portanto, é importante avaliar frequentemente as habilidades do indivíduo para realizar várias atividades do cotidiano. A falta ou diminuição da atividade física associada ao aumento da idade cronológica ocasiona perdas importantes na condição cardiovascular, na força muscular, no equilíbrio e na flexibilidade, provocando, então, declínios da autonomia funcional (Thacker, Gilchrist et al. 2004; Bacellar, Ristow et al. 2005; Daniel, Vale et al. 2010; Figueira, Figueira et al. 2012).

Diante do envelhecimento populacional mundial, o que se deseja ao ser humano é que ele seja independente em suas AVD e em suas decisões, para que viva mais tempo com qualidade de vida (Daniel, Vale et al. 2010).

Contudo, os transtornos causados pela perda progressiva da autonomia com o avançar da idade ecoam em diversos domínios da vida, provocando consequências, como motricidade desequilibrada e precária. Frequentemente, os idosos apresentam dificuldades em tarefas manuais, como: abotoar camisa, manipular alfinetes e grampos, digitar telefones e utilizar facas (Dantas, Salomão et al. 2008; Daniel, Vale et al. 2011). Observa-se, entretanto, que o idoso que se mantém ativo pode manter ou até melhorar sua capacidade funcional, seus estados de ânimo e autoestima, melhorando, portanto, a qualidade de vida (Peel, Bartlett et al. 2007).

O American College for Sports Medicine (ACSM) aponta – para os indivíduos que mantêm envolvimento efetivo em atividade física regular (Nelson, Rejeski et al. 2007) durante o envelhecimento – benefícios como manutenção da capacidade funcional (ACSM 2011) pela adoção de estilo de vida ativo. O desenvolvimento da flexibilidade, por meio de programas de exercícios, pode proporcionar melhoras na autonomia funcional e na qualidade de vida dos idosos (Vale, Aragao et al. 2003; Varejão e Dantas 2006; Varejão, Dantas et al. 2007).

Portanto, a prática de atividade física regular como estratégia preventiva pode levar à melhora funcional, à minimização e prevenção do aparecimento de incapacidades em função do aumento da aptidão muscular, possibilitando realizar as AVD com menor esforço, trazendo benefícios psicológicos, preservando a função cognitiva, aliviando os sintomas e o comportamento de depressão, melhorando o autoconceito, a autoimagem e a qualidade de vida (ACSM 2010).

QUALIDADE DE VIDA NA MATURIDADE

Qualidade de vida, rede de fenômenos e situações, aspectos da vida e necessidades, eterna busca de metas (Figueira, Figueira et al. 2009), é a razão de viver do ser humano para descobrir o sentido da vida (Varejão, Dantas et al. 2007). Considerando que o aumento da expectativa de vida deverá estar associado à "qualidade de vida", a Organização Mundial de Saúde (World Health Organization, WHO, em inglês) criou um projeto multicêntrico (Hawthorne, Davidson et al. 2006) com o objetivo de elaborar um questionário capaz de avaliar a qualidade de vida dos indivíduos (Skevington, O'Connell et al. 2004): o WHOQOL (World Health Organization Quality of Life) (Chachamovich, Fleck et al. 2008), que permite avaliar, por meio de questionário, a percepção do indivíduo de sua posição na vida no contexto da cultura e sistema de valores nos quais ele vive e em relação aos seus objetivos, expectativas, padrões e preocupações (Halvorsrud, Kalfoss et al. 2008).

Em um sentido mais amplo, a qualidade de vida pode ser uma medida da própria dignidade do homem, pois pressupõe o atendimento das necessidades humanas fundamentais. Em geral, associam-se a essa expressão fatores como: estado de saúde, longevidade, satisfação no trabalho, salário, lazer, relação familiar, disposição, prazer e espiritualidade (Pereira, Cotta et al. 2006). As seis dimensões do *Wellness* englobam os domínios de qualidade de vida (Armbruster e Gladwin 2001):

1. Física: focaliza a manutenção física independente e a qualidade de vida por meio da participação regular em atividade física, alimentação saudável e estilo de vida positivo.
2. Emocional: enfatiza a percepção e aceitação dos próprios sentimentos e emoções.
3. Intelectual: encoraja a utilização da mente para aquisição de conhecimento para aumentar a criatividade e para adquirir melhor compreensão e apreciação para si e para os outros.
4. Espiritual: procura objetivo e significado na vida, reavaliando os valores e a ética.
5. Social: mantém e nutre relacionamentos saudáveis e harmonia entre os familiares e com os outros.
6. Vocacional: estabelece e realiza interesses pessoais e progride ao encontrar significado em atividades voluntárias com a comunidade.

Dessa forma, os conceitos de qualidade de vida podem ser comparados com os conceitos de *Wellness* do ponto de vista holístico (Armbruster e Gladwin 2001; Dantas 2003; Dantas, Mello et al. 2003). Essa comparação é apresentada na Tabela 9.1.

Tabela 9.1 Dimensões do *Wellness* x domínios da qualidade de vida (Dantas, Mello et al. 2004)

Dimensões do *Wellness*	Domínios e facetas do WHOQOL
Física	Domínio I – Físico (dor e desconforto; energia e fadiga; sono e repouso)
	Domínio III – Independência (mobilidade; atividade da vida cotidiana; dependência de medicamentos ou de tratamentos; capacidade de trabalho)
Emocional	Domínio II – Psicológico (sentimentos positivos; pensar; aprender; memória e concentração; autoestima; imagem corporal e aparência; sentimentos negativos)
Intelectual	
Social	Domínio IV – Relações sociais (relações pessoais; suporte social; atividade sexual)
Vocacional	Domínio V – Ambiente (segurança; ambiente; lar; recursos; participação)
Espiritual	Domínio VI – Aspectos espirituais; religião; crenças pessoais

Fonte: Dantas (2001).

Observa-se na Tabela 9.1 que as relações das dimensões do *Wellness* são semelhantes aos domínios de qualidade de vida do WHOQOL. Isso sugere que a busca do homem pela transcendência da realidade da vida e sua plenitude está relacionada com o bem-estar (*Wellness*). Sendo assim, a mudança do estilo de vida sedentário para um estilo de vida ativo pode influenciar positivamente a melhora desses domínios.

Nessa ótica, a quantidade de vida só tem valor quando é suportável, e o objetivo de estender a vida só é viável se uma razoável qualidade de vida puder ser mantida. Alerta o ACSM: o sedentarismo surge como agente gerador de desgastes fisiológicos no organismo humano (ACSM 2009). Entretanto, o combate ao sedentarismo não pode ficar limitado ao campo simples do movimento, pois o idoso necessita de uma integração maior inserida no seu contexto social (Adams-Fryatt 2010).

A aceitabilidade de programas de exercícios evolui consideravelmente na população de adultos mais velhos. Portanto, os idosos podem ser motivados a praticarem exercícios regulares que promovam o desenvolvimento da força, resistência e flexibilidade (Alencar, Souza Junior et al. 2010).

A modificação das carências e dos valores (Dantas 2003) é um dos principais fatores que caracterizam o idoso. Por meio dessas alterações, pode-se alcançar aderência aos programas de exercício físico, proporcionando mudanças no estilo de vida, minimizando assim as perdas decorrentes das modificações fisiológicas que ocorrem com o envelhecimento (McAuley, Doerksen et al. 2008).

FISIOLOGIA DO ENVELHECIMENTO

Ao envelhecimento humano estão associadas alterações naturais dos sistemas organofisiológicos, constituindo-se em problemas importantes de saúde pública (Peixoto et al. 2004). À medida que envelhecemos, adquirimos alterações estruturais e funcionais no organismo, havendo declínio das variáveis fisiológicas. Esse decréscimo prejudica o desenvolvimento de habilidades motoras, incapacitando o indivíduo para a realização de tarefas cotidianas (Santos et al. 2008; Caserotti 2010). A redução da flexibilidade e da massa muscular são aspectos que contribuem para o decréscimo da funcionalidade no idoso (Visser e Schaap 2011; Holland et al. 2002).

As alterações fisiológicas do processo de envelhecimento, notadamente a deterioração musculoesquelética (Mian, Baltzopoulos et al. 2007; Soucie, Wang et al. 2010), antropométrica (Norton e Olds 2005), cardiovascular (Blair e Morris 2009; Äijo e Parkatti 2011; Farinatti, Soares et al. 2011), respiratória (Cunha, Ferreira et al. 2010), somatossensorial (Westlake e Culham 2007) e neurológica-cognitiva (Sirisena e Willians 2009; Paxton, Motl et al. 2010; Crawford e Zimmerman 2011), possuem peculiaridades importantes que devem ser observadas para a prática de exercícios físicos regulares (Bauman, Cavill et al. 2009).

Alterações musculoesqueléticas

A redução de massa e força musculares, síndrome geriátrica conhecida como sarcopenia, e a redução da amplitude de movimento são fatores que contribuem para o *deficit* de equilíbrio, afetando as atividades funcionais, podendo aumentar o risco de quedas em idosos (Rebelatto e Castro 2007; Ballak et al. 2014; Bahat et al. 2016).

As reduções sensório-motora, de densidade mineral óssea, de flexibilidade e força muscular no envelhecimento podem aumentar os riscos de quedas e fraturas, quadro álgico na coluna vertebral e lesões diversas (Menz, Morris et al. 2005; Pijnappels, Reeves et al. 2008; ACSM 2009). Isso dificulta a execução das AVD e reduz os níveis de qualidade de vida (Vale, Silva et al. 2003).

Os declínios na função e massa musculares podem piorar as consequências das quedas, contribuindo para o processo de dependência do indivíduo e redução da qualidade de vida dos idosos (Ballak et al. 2014).

Em nível histológico, celular e molecular, as alterações musculoesqueléticas relacionadas ao processo de envelhecimento podem atingir principalmente o tecido conjuntivo, que compõe o sistema musculoesquelético (Valderramas et al. 2015), pois a matriz extracelular (MEC) é composta por proteínas organizadas e estruturadas de forma a suportar e proteger as fibras musculares (Koskinen et al. 2002; Carmeli et al. 2005; Kjaer 2004, Kragstrup, Kjaer e Mackey 2011). O colágeno, no tecido muscular, exerce função estrutural, conectando-se às fibras e garantindo seus alinhamentos (Calvin et al. 2012). Sendo a proteína em maior abundância no corpo humano, dos dezenove tipos conhecidos, predominam na musculatura esquelética os tipos I, III, IV e V (Takala e Virtanen 2000). Ao promover a conexão entre as fibras, o colágeno eleva a resistência à tração da musculatura e sua densidade. Ainda, sabe-se que o colágeno no tecido muscular está associado à alteração do mecanismo de mecanotransdução, que pode prejudicar a função muscular esquelética (Kragstrup, Kjaer e Mackey 2011). A Figura 9.2 exemplifica o mecanismo de envelhecimento da MEC no músculo esquelético (Zotz 2014).

Estudos correlacionam à quantidade e estrutura de colágeno intramuscular a eficiência do músculo, resultando em melhora das propriedades de tensão do tendão devido ao treinamento aeróbico, resistido ou de alongamento, tanto em ratos como em humanos (Kovanen et al. 1984; Kubo et al. 2002).

A deterioração das propriedades mecânicas da musculatura, a qual é relacionada à redução da massa muscular, alteração das proteínas contráteis e comprometimento de receptores envolvidos no mecanismo de mecanotransdução (Trappe 2009; Kragstrup Kjaer e Mackey 2011), a diminuição da força muscular, dinapenia, mais rápida do que a de massa muscular, sarcopenia, ocasionam perda de função e da independência no idoso (Clark BC 2010). A dinapenia caracteriza-se por alteração no mecanismo de acoplamento-excitação-contração (A-E-C) da fibra musculoesquelética, por diminuição da quantidade de receptores di-hidropiridínicos e rianodínicos, responsáveis pela mecanotransdução no túbulo-T e abertura dos canais de cálcio no retículo sarcoplasmático respectivamente (Rice, Preston et al. 2006; Zhong, Chen et al. 2007). A ligação forte da cabeça da miosina e a actina também se encontra alterada, contribuindo para a diminuição da velocidade de contração muscular (Zhong, Chen et al. 2007). A sarcopenia, decréscimo da massa muscular com o avançar da idade, é uma síndrome geriátrica caracterizada por perda de massa muscular e da função muscular (força ou desempenho físico), sem patologia associada, embora possa ser acelerada por algumas doenças crônicas (Cruz-Jentoft, Baeyens et al. 2010).

A osteoporose é uma das condições mais prevalentes no envelhecimento da mulher, pelo decréscimo na densidade mineral óssea, que tem o sedentarismo como um dos seus

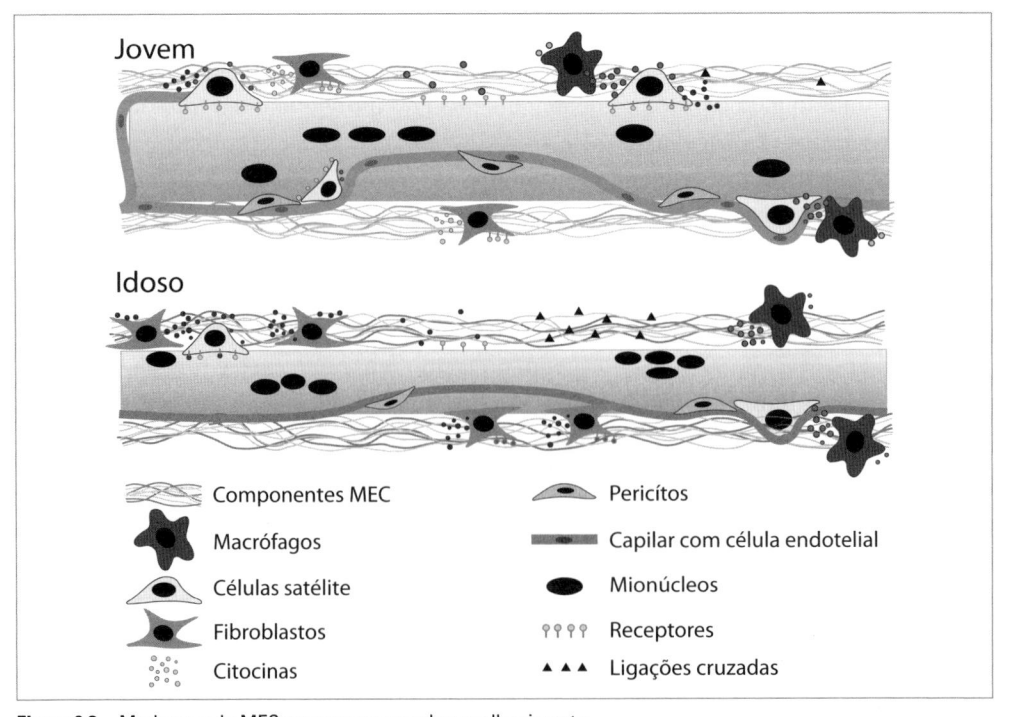

Figura 9.2 Mudanças da MEC com o processo de envelhecimento
Fonte: adaptado de Kragstrup, Kjaer e Mackey (2011).

principais fatores de risco, causando incapacidade funcional e dependência para a realização das AVD (Lane e Yao 2009; Borba-Pinheiro, Carvalho et al. 2010). Relaciona-se ainda com alta prevalência de quedas entre os idosos, em torno de 32%, e está associada à fratura de quadril, com mortalidade em consequência de complicações relacionadas, assim como à necessidade de auxílio para locomoção (Navega e Oishi 2007; Dantas, Salomão et al. 2008; Saag e Geusens 2009; Borba-Pinheiro, Carvalho et al. 2010; Ceausu 2010).

A flexibilidade também diminui com o processo fisiológico de envelhecimento (Gallon, Rodacki et al. 2011). Normalmente, ocorrem alterações viscoelásticas do tecido conjuntivo da unidade musculotendínea, tornando-a mais rígida, as articulações menos móveis e aumentando a tensão passiva (Gajdosik, McNair et al. 2004). Doenças crônico-degenerativas como a artrite (ou artrose) podem ainda contribuir para o processo de diminuição da amplitude de movimento articular (WHO 2008).

Os ligamentos, os tendões e os músculos são menos elásticos e flexíveis nos idosos, devido ao conteúdo de água diminuído, orientação cristalina aumentada, calcificação e substituição de fibras elásticas por fibras colágenas, diminuição do comprimento dos fascículos musculares e do ângulo de penação (Narici e Maganaris 2007; Alter 2010).

A redução da amplitude dos movimentos articulares pode prejudicar a realização das AVD, as atividades instrumentais de vida diária, a mobilidade e contribuir com a progressão de disfunções musculoesqueléticas (Dantas, Daoud et al. 2011). Isso justifica em parte as grandes possibilidades de quedas e as graves consequências associadas.

A redução da flexibilidade com o envelhecimento é observada na dificuldade de andar, subir escadas, levantar-se de cadeira ou cama (Varejão 2011). Essa qualidade física pode ser melhorada em qualquer idade por meio de exercícios que promovam a melhora da viscoelasticidade dos tecidos moles, especialmente da unidade musculotendínea (Gajdosik, McNair et al. 2004; Marek, Cramer et al. 2005; Christiansen 2008).

Alterações antropométricas

As mudanças das dimensões corporais surgem com mais evidência no envelhecimento, principalmente na estatura, no peso e na composição corporal. A estatura é diminuída devido à compressão vertebral, ao estreitamento dos discos e ao aumento da cifose. A redução da massa muscular provoca a diminuição do metabolismo basal, contribuindo para o aumento da gordura corporal, pois o indivíduo em repouso gasta menos calorias, sobretudo idosos sedentários com suas AVD reduzidas (Mazzeo, Vetrano et al. 2010). A gordura corporal quase dobra entre os 20 e os 65 anos de idade. Essa gordura extra é concentrada, principalmente, em torno do abdome e do tronco, o que é especialmente prejudicial em longo prazo, visto que associa-se a problemas de saúde (McMillan, Sattar et al. 2006; Thurston, Joffe et al. 2006; Bromberger, Schott et al. 2010; Cunha, Ferreira et al. 2010; Farinatti, Soares et al. 2011).

Portanto, as alterações da composição corporal com a idade podem ser consideradas de risco, podendo o idoso, por volta dos 75 anos, ter uma composição típica de 8% de osso, 15% de músculo e 40% de tecido adiposo. Esses fatores podem comprometer significativamente a autonomia funcional e a qualidade de vida (WHO 2008).

Alterações cardiovasculares e respiratórias

O sedentarismo e as doenças associadas, além do próprio envelhecimento normal, desempenham um papel significativo nas alterações do sistema cardiovascular ao longo dos anos (Blair e Morris 2009).

O consumo máximo de oxigênio diminui, por década, aproximadamente de 8 a 10% após os 30 anos. Essa diminuição tem sido associada à redução da frequência cardíaca máxima, atribuída ao declínio, relacionado com a idade, na sensibilidade à estimulação simpática miocárdica e do volume de ejeção, portanto, um decréscimo do débito cardíaco máximo. Em parte, o declínio da massa muscular associado com o aumento da idade também colabora para a redução do consumo máximo de oxigênio. Mudanças cardíacas microscópicas incluem aumento de gordura, colágeno, conteúdo amiloide e lipofuscina, embora anatomicamente o tamanho cardíaco não mude. Afirma-se que parece haver um incremento leve na massa ventricular esquerda e na rigidez da parede. Além dessas modificações, esse sistema sofre influência de diversos fatores de risco responsáveis por doenças degenerativas cardiovasculares, entre os quais estão o sedentarismo, hipertensão arterial, tabagismo, hiperglicemia e alta concentração sanguínea de colesterol. A inatividade física é uma contribuição primária para a fragilidade física, sendo também considerada um fator de risco para doenças cardiovasculares (Blair e Morris 2009; Äijo e Parkatti 2011).

Alterações neurológicas e cognitivas

No processo natural de envelhecimento do idoso, as perdas cognitivas e referentes ao sistema nervoso têm sido alvo de investigação (Srapyan, Haroutune et al. 2006), assim como o equilíbrio e a coordenação da marcha (Mian, Baltzopoulos et al. 2007). Mesmo com a memória e a cognição preservadas, a doença de Parkinson pode ocorrer pela degeneração dos núcleos da base, que fazem conexões com áreas do córtex cerebral e tálamo envolvidas em funções motoras (Sirisena e Willians 2009), com tremor de repouso nas mãos, pescoço, cabeça (Sirisena e Willians 2009) e extremidades inferiores (Crawford e Zimmerman 2011). Os idosos com Alzheimer têm suas capacidades cognitivas alteradas devido à evolução da demência, cuja etiologia é desconhecida. Porém, sabe-se que seus sintomas são associados às alterações hipometabólicas frontais e posteriores. Com a progressão da doença, atividades funcionais, tais como memorização, organização visual e verbal, planejamento e julgamento tornam-se comprometidas, afetando sobremaneira as atividades da vida diária dos idosos (Marshalla et al. 2011). Outra doença que compromete a qualidade de vida dos idosos é a esclerose, caracterizada pela degeneração progressiva do sistema nervoso central. Sendo de etiologia desconhecida, é uma doença invariavelmente fatal por afetar os neurônios motores, resultando na falha do sistema respiratório. As anormalidades cognitivas ocorrem em 20% a 50% dos pacientes, havendo desenvolvimento de demência, geralmente frontotemporal, em 3% a 5% (Loureiro et al. 2012).

Alterações no sistema somatossensorial

As informações somatossensoriais são utilizadas para estimar e antecipar as forças atuantes no corpo que, quando íntegras e combinadas com atividades musculares adequadas, produzem ou mantêm a posição corporal desejada (Barela 2000). Disfunções entre os sistemas e o processamento das informações podem resultar em deficit de controle de equilíbrio Nnodim e Yung 2015).

As alterações proprioceptivas do processo natural de envelhecimento podem diminuir o *input* sensorial e tornar mais lentas as respostas motoras, aumentando o tempo de reação muscular e o risco de quedas (Westlake e Culham 2007).

Mudanças visuais comuns no idoso, como catarata, perda da acuidade visual, glaucoma, afetam sua qualidade de vida. Estima-se que 1/3 dos idosos sofram com a perda de visão (comumente catarata, degeneração macular, glaucoma e retinopatia diabética), trazendo como consequências o decréscimo na habilidade de execução de AVD, risco de quedas e perda de independência, assim como aumento no risco de depressão (Addis et al. 2013).

Outro problema somatossensorial em idosos é a perda de audição (presbiacusia). Havendo várias teorias acerca de sua origem (uns acreditam que sua causa esteja na genética, outros que tenha origem na exposição a ruídos), é certo que seu aparecimento ocasiona desconforto no processo de comunicação, gerando dificuldades na inteligibilidade da fala de terceiros (Demeester et al. 2010).

Perda de equilíbrio e as quedas relacionadas também se caracterizam como elementos críticos para a sustentação da qualidade de vida dos idosos. Alguns fatores, como histórico de fraturas e fragilidade muscular, respondem pela hospitalização de um número de idosos dez vezes superior ao dos demais grupos etários (Mokhtari et al. 2012).

FLEXIBILIDADE E O IDOSO

A flexibilidade é considerada a capacidade de movimentar uma articulação por meio de sua amplitude completa de movimento (ACSM 2006). O processo de envelhecimento influencia a diminuição dos ângulos articulares tanto na mobilidade articular como na viscoelasticidade musculotendínea (Gajdosik, McNair et al. 2004). A importância da flexibilidade para o idoso está voltada para os parâmetros de saúde, de qualidade de vida e de autonomia (WHO 2008). A diminuição do grau da amplitude articular pode prejudicar esses parâmetros, pois normalmente aparece associada a surgimento de lesões, dificuldade de caminhar, subir escadas, cortar as próprias unhas, pentear os cabelos, calçar os sapatos, pegar objetos em cima do armário, enfim, de realizar as tarefas diárias (Dantas e Vale 2004; ACSM 2006).

Um programa de exercícios de flexibilidade para os indivíduos idosos poderá atenuar os efeitos do declínio da *performance* motora, melhorar a mobilidade, a força muscular e os parâmetros da marcha, contribuindo para a independência na realização das AVD (Christiansen 2008).

Componentes da flexibilidade

Os componentes da flexibilidade (Dantas, Daoud et al. 2011) podem ser subdivididos em mobilidade, viscoelasticidade, plasticidade e extensibilidade (Weppler e Magnusson 2010). Esses componentes podem restringir a flexibilidade, mas, basicamente, essa qualidade física será desenvolvida por mobilidade articular ou pela viscoelasticidade musculotendínea, ou ambas.

A mobilidade articular, que representa o grau de liberdade de movimento de uma articulação, pode ser limitada pelas estruturas articulares, como cápsula articular, tendão e ligamentos (Alter 2010). Já a viscoelasticidade musculotendínea está intimamente ligada à capacidade de extensibilidade dos componentes musculares, isto é, do tecido conjuntivo muscular (endomísio, perimísio, epimísio) e sarcômero (especialmente a titina), bem como do tecido conjuntivo tendíneo (paratendão, epitendão e endotendão) (Hoang, Herbert et al. 2007; Alter 2010; Weppler e Magnusson 2010).

Deve ser ressaltado que o comprimento muscular é multidimensional, isto é, não se pode avaliar apenas um aspecto para caracterização da extensibilidade muscular, e têm sido enfatizadas pelo menos duas teorias para explicar o mecanismo de aumento do comprimento muscular decorrentes do exercício de flexionamento: a mecânica e a sensorial (Weppler e Magnusson, 2010). A teoria mecânica busca explicar o aumento do comprimento musculotendíneo decorrente das deformações viscoelástica, plástica, aumento de sarcômeros em série e relaxamento neuromuscular. A outra é a teoria sensorial, que explica o aumento do comprimento muscular pela modificação da sensação, isto é, o aumento da tolerância ao alongamento (Weppler e Magnusson 2010).

Há necessidade de se trabalhar mais os componentes viscoelásticos no idoso (Dantas, Daoud et al. 2011), visto que a perda dessa qualidade física se deve ao processo de envelhecimento, somado à diminuição da viscoelasticidade musculotendínea (Gajdosik, McNair et al. 2004; Hoang, Herbert et al. 2007; Narici e Maganaris 2007; Westlake e Culham 2007; Weppler e Magnusson 2010). Contudo, vale ressaltar que as variações da capacidade de flexibilidade decorrem das variações etárias (Dantas, Daoud et al. 2011) e de outros fatores explicados a seguir.

Formação de pontes de colágeno

A redução da flexibilidade também pode ser atribuída às alterações no tecido conjuntivo muscular e periarticular, tal como o aumento das ligações cruzadas intra e intermoleculares das fibras colágenas e elásticas. Com o avançar da idade, o colágeno aumenta em diâmetro, tornando-se mais espesso, contribuindo para a diminuição na amplitude do movimento articular (Alter 2010).

A imobilização ou falta de atividade física altera a relação síntese-degradação, contribuindo para a redução da fibra muscular tanto no eixo longitudinal (em série, em comprimento) como transversal (radial, em paralelo), ou seja, a massa muscular contribui para a redução da flexibilidade (Alter 2010; Dantas, Daoud et al. 2011).

A formação das pontes cruzadas de colágeno parece ser, em parte, o resultado da ligação cruzada intramolecular entre as cadeias $\alpha 1$ e $\alpha 2$ da molécula de colágeno e da ligação cruzada intermolecular entre as fibrilas, filamentos e fibras colágenas. O processo de envelhecimento induz modificações físicas e bioquímicas nas fibras colágenas musculares e dos componentes articulares, como aumento do diâmetro das fibras colágenas e do número de elos cruzados intra e intermoleculares, restringindo a capacidade de deslizamento das fibras colágenas. As fibras elásticas também se alteram com o processo de envelhecimento, reduzindo sua capacidade de resiliência, aumentando sua fragmentação, desgaste, calcificação, número de elos cruzados e consequentemente a rigidez. As modificações dessas formações estão relacionadas ao desenvolvimento ou dissolução de elos cruzados entre as unidades de colágeno. Portanto, se houver decomposição, o tecido torna-se mais flexível e menos volumoso, mas, por outro lado, se a produção exceder a decomposição, ocorre o efeito oposto, reduzindo o grau de flexibilidade (Alter 2010). Desse modo, recomenda-se a prescrição de exercícios de alongamento como suficientes para melhorar a quantidade e qualidade do colágeno (Coutinho et al. 2006). Portanto, a flexibilidade pode ser mantida e/ou aumentada com exercícios de alongamento mesmo quando realizados pelo idoso (Gajdosik, McNair et al. 2004). Esse tipo de exercício desfaz as pontes cruzadas, por permitir maior fluxo sanguíneo na área e por remover os subprodutos metabólicos acumulados (Bompa 2002).

Fatores intervenientes

Os fatores genéticos e o estilo de vida influenciam o processo de envelhecimento entre as pessoas, determinando o estado de saúde e o nível de independência funcional (WHO 2008; WHO 2010), influenciados por fatores endógenos e exógenos (Dantas 2008). Esses fatores estão na Tabela 9.2.

Tabela 9.2 Influência de fatores endógenos e exógenos na flexibilidade

Endógenos	Exógenos
Idade – a flexibilidade reduz com o avançar do envelhecimento	Aquecimento – eleva de 2 a 3°C a temperatura corporal e incrementa a flexibilidade (Knight et al. 2001)
Sexo – as diferenças hormonais proporcionam maior elasticidade em todas as fases, sendo a mulher, portanto, mais flexível que o homem	Temperatura ambiente – frio reduz a viscoelasticidade por gerar vasoconstrição, e o calor a incrementa por aumentar a irrigação sanguínea muscular (Bompa 2002)
Somatotipo – o acúmulo de gordura reduz os arcos de amplitude de movimento, logo, quanto maior o grau de endomorfia, menor o grau de flexibilidade	Horário de treino – pela manhã, ao acordar, o limiar de sensibilidade dos fusos musculares está acentuado, prejudicando a flexibilidade (Bompa 2002; Dantas, Salomão et al. 2008; Alter 2010)
Individualidade biológica – o grau de amplitude de movimento depende da estrutura óssea e da viscoelasticidade musculotendínea e articular	Intensidade do exercício – exercícios que enfatizam a fase excêntrica podem aumentar a flexibilidade no idoso (Swank et al. 2003)
Condicionamento físico – a viscoelasticidade musculotendínea é reduzida pela inatividade	Presença de fadiga – aumenta a sensibilidade dos fusos musculares. O alongamento pode ser utilizado como relaxamento (Carlson et al. 1990)

Além dos fatores observados na Tabela 9.2, as ações dos principais proprioceptores também interferem na realização de um programa de exercícios de flexibilidade.

Os fusos musculares, que são proprioceptores que predominantemente localizam-se mais nas fibras oxidativas do que nas glicolíticas, são estimulados pelo estiramento do músculo feito com rapidez (Kisner e Colby 2012). Dessa forma, provocam o reflexo miotático ou reflexo de estiramento, acarretando contração e encurtamento do fuso muscular (Kisner e Colby 2012).

Os órgãos tendinosos de Golgi são os proprioceptores que se localizam entre as fibras do tendão e são excitados pelas altas tensões de tal estrutura, possuindo ação inversa à do fuso muscular, pois quando ocorre a tensão do músculo por contração isométrica, ocorre também estimulação que produz relaxamento na musculatura, inibindo a contração muscular (Taneda e Pompeu 2006). Portanto, a avaliação desses fatores pode colaborar na montagem e realização de um programa de treinamento de flexibilidade. Sendo assim, a adequação dos métodos às fases da periodização do treinamento pode tornar o trabalho mais eficiente para se chegar ao seu propósito.

MÉTODOS DE DESENVOLVIMENTO DA FLEXIBILIDADE

Para se trabalhar a flexibilidade no idoso, é necessário observar a redução da amplitude articular dos movimentos de cada articulação e o fator preponderante das possíveis causas da diminuição dos níveis de flexibilidade com o avançar da idade. A Figura 9.3 apresenta as diferentes proporções de diminuição da amplitude articular nos movimentos analisados.

Observando-se a Figura 9.3, verifica-se que o movimento de rotação cervical apresentou o maior percentual de redução da amplitude de movimento relacionada à coluna vertebral. A flexão de quadril e a flexão de ombro mostraram as maiores perdas percentuais de movimento para suas respectivas articulações, quadril e ombro, fundamentais para maiores amplitudes e variedades de movimento.

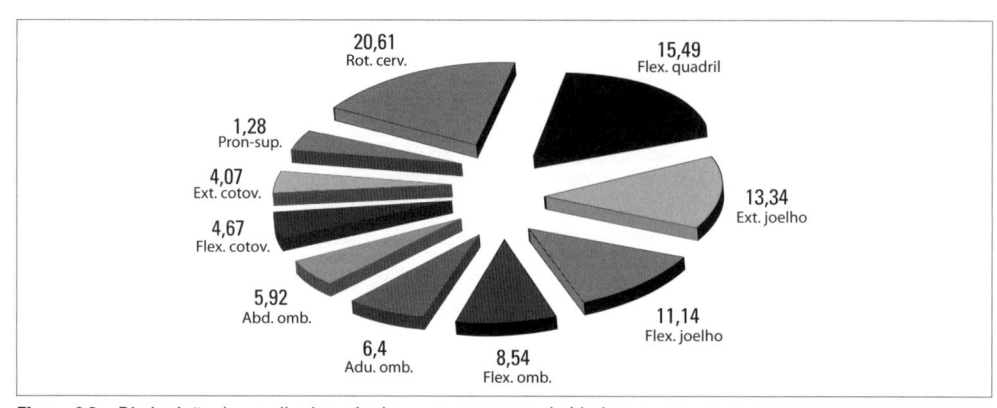

Figura 9.3 Diminuição da amplitude articular com o aumento da idade
Fonte: Dantas et al. *Fitness & Performance Journal*, v. 1, n. 3, p. 15, 2002.

O American College of Sports Medicine (ACSM 2009) reportou a redução de amplitude de movimento, por volta dos 70 anos, principalmente nas mulheres, em algumas articulações (Tabela 9.3).

Tabela 9.3 Redução de amplitude de movimento aos 70 anos	
Coluna	20-30%
Quadril	20-30%
Tornozelo	30-40%

Com o avançar da idade, a flexibilidade pode sofrer restrições em todos os componentes. Mas os mais relevantes nesse processo são a mobilidade articular e a extensibilidade muscular. Esses dois fatores possuem forte peso nessa condição, quando comparados dois grupos de indivíduos em faixas etárias distintas, de 31 a 45 anos e de 61 a 75 anos, aponta estudo investigando causas da redução da flexibilidade no processo de envelhecimento (Dantas, Daoud et al. 2011).

A Tabela 9.4 apresenta as variações percentuais desses sujeitos sobre a redução da flexibilidade com o envelhecimento.

Tabela 9.4 Inferências das variações (delta) sobre o total da flexibilidade		
Parâmetro	Coeficiente	Peso
Total	0,47495	100%
Mobilidade articular	0,218205	45,9%
Elasticidade muscular	0,256745	54,1%

Fonte: Dantas et al. *Fitness & Performance Journal*, v. 1, n. 3, p. 20, 2002.

Analisando-se a Tabela 9.4, observa-se que a extensibilidade muscular obteve maior impacto nos efeitos deletérios do envelhecimento do que a mobilidade articular. Isso indica que a perda da flexibilidade causada pela idade ocorre mais pelo decréscimo da extensibilidade muscular do que pela diminuição da mobilidade articular.

Portanto, com base nesse estudo, sugere-se que a prescrição de treinamento de flexibilidade na idade adulta deve enfatizar a mobilidade articular, enquanto, na maturidade, deve-se dar ênfase à extensibilidade muscular.

Para tal prescrição, faz-se necessário observar os principais métodos de desenvolvimento de flexibilidade e sua adequação ao idoso, analisando-se a indicação, a metodologia, as vantagens e as desvantagens.

Alongamento

O exercício de alongamento muscular tem sido uma técnica empregada para elevar a flexibilidade em níveis de intensidade submáximo ou máximo, podendo ser empregada em indivíduos saudáveis e naqueles em reabilitação. Nesses casos, a flexibilidade é estimulada por meio da aplicação de uma força de tração em um ou mais músculos. Assim, o músculo é posicionado em um novo comprimento, permanecendo nessa posição por um período de tempo pré-fixado (Peviani e Gomes 2013).

Embora exercícios de flexibilidade tenham sido relatados como eficientes para reabilitação, Zotz et al. (2014), em seu estudo de revisão sistemática, não concluíram com exatidão os efeitos do alongamento, relatando dificuldades relacionadas à ausência de padronização na prescrição.

Na prescrição de exercícios de alongamento, é essencial que sejam definidas: a técnica, a intensidade, a duração do estímulo, o número de repetições, a frequência e a faixa etária de quem o realizará, já que esses fatores influenciarão no resultado sobre a unidade musculotendínea (Zotz et al. 2014).

O alongamento muscular é um tipo de exercício que pode ser realizado por meio da aplicação de uma força que gere tração em uma ou mais unidades musculotendíneas, de modo a afastar sua origem da inserção, posicionando-as em um novo comprimento e mantendo-as nessa posição por determinado período de tempo (Taylor et al. 1990; Peviani e Gomes 2013) (Dantas, Daoud et al. 2011). A realização dos movimentos é de amplitude normal, podendo ser caracterizado como um trabalho de nível de intensidade submáxima (74). Esse tipo de exercício é indicado para diversas situações, dentre as quais destacam-se:

- Aumento da amplitude de movimento; melhora do desempenho funcional em idosos sedentários ou institucionalizados; melhora do comprimento musculotendíneo; melhora do desempenho da marcha (Christiansen 2008);
- Fase inicial de treinamento; fase de adaptação; fase de manutenção;
- Aquecimento; relaxamento.

Método

Os métodos de aplicação das diferentes técnicas de alongamento para o treinamento de flexibilidade na maturidade, com efeitos demonstrados com evidências científicas, recomendam:

- Frequência de 2 ou mais vezes por semana (ACSM 2014);
- Número de repetições de 2 a 4 (Garber et al. 2011);
- Tempo de permanência na posição – a partir de 10 segundos (91) ACSM 2011; Gallon et al. 2011);
- Intervalo entre as repetições – 30 segundos de descanso (Shin e Mirka 2009).

Efeitos

Os efeitos do alongamento dividem-se em agudos e crônicos. Os efeitos agudos, isto é, com duração de segundos a minutos após intervenção, representam os resultados imediatos e a curto prazo do alongamento, o que resulta em aumento da viscoelasticidade da unidade musculotendínea, aumentando consequentemente a ADM e a tolerância ao alongamento (Weppler e Magnusson 2010). Os efeitos crônicos representam os resultados tardios do alongamento, podem ter duração de horas a semanas após a intervenção e proporcionam aumento da ADM em razão das adaptações neuromusculares (Sainz De Baranda e Ayala 2010; Kokkonen et al. 2007; Weppler e Magnusson 2008; Secchi et al. 2008; Freitas e Mil-Homens 2015).

Os principais efeitos dos exercícios de alongamento estão a seguir:

- Alterações plásticas, por aumento do comprimento do fascículo muscular (efeito crônico);
- Alterações dos componentes viscoelásticos (reversíveis, efeito agudo);
- Hiperflexibilidade aguda (reversível, efeito agudo);
- Não produz adaptações crônicas para indivíduos com razoável nível de condicionamento físico em níveis de intensidade submáxima;
- Relaxamento neuromuscular; manutenção da flexibilidade.

Flexionamento

O flexionamento pode ser definido como a forma de trabalho que visa obter melhora da flexibilidade por meio da viabilização de amplitudes de arcos de movimento articular superiores às originais (Dantas, Daoud et al. 2011). Esse tipo de trabalho é apontado como um alongamento intenso, em que o estiramento vai até o limite de tolerância da tensão (níveis máximos), isto é, induzindo alterações plásticas, com efeitos crônicos.

Com esse tipo de treinamento, pode-se alcançar efeitos crônicos no aumento da flexibilidade, por manter-se a duração mínima do alongamento – 30 a 60 segundos (ACSM 2011) (Conceição, Vale et al. 2008) – repetindo-se pelo menos duas vezes (Vale, Novaes et al. 2005), para máxima deformação musculotendínea.

As principais técnicas de flexionamento (alongamento máximo) são apresentadas a seguir.

Facilitação neuromuscular proprioceptiva (FNP)

FNP é tida como uma técnica que integra contrações musculares ativas durante o exercício de alongamento. Por meio de sua aplicação, a ativação muscular é facilitada ou inibida, elevando-se a possibilidade de o músculo em alongamento estar o mais relaxado possível (Kisner e Colby 2012).

As técnicas de FNP são baseadas em vários mecanismos neurofisiológicos, como facilitação e inibição, resistência, irradiação e reflexos (Alter 2010).

São provenientes de técnicas desenvolvidas para finalidades terapêuticas e, posteriormente, adaptadas para treinamento de ginastas, nadadores e bailarinos, originando, inicialmente, o método 3 S (*Scientific Stretching for Sports*).

Outras técnicas são relacionadas a seguir, conforme sua predominância de ação:

- Mobilidade articular – sustentação-relaxação, reversão lenta, contração-relaxação;
- Elasticidade muscular – contrações repetidas, contração-relaxação do agonista.

A Tabela 9.5 mostra as principais vantagens e desvantagens dessa técnica, quando o público alvo para sua aplicação é o idoso.

Tabela 9.5 Vantagens e desvantagens do método de FNP para idosos

Vantagens	Desvantagens
Impede a contração dos músculos que devem ser alongados pela inibição dos fusos e pela ativação do OTG	Manobra de Valsalva devido à força isométrica aplicada na sustentação do movimento
Estágios avançados do treinamento	Risco de quedas e de lesões
Treinamento individualizado (*personal*)	Realização em dupla
Maior eficácia no desenvolvimento da flexibilidade	Maiores desconfortos e dores

Essa técnica, entretanto, apresenta altas dificuldades de aplicação com idosos, sendo indicada em casos específicos, pois produzem excelentes resultados no aumento da flexibilidade (Ferber, Osternig et al. 2002).

Flexionamento estático (alongamento máximo estático)

Consiste em forçar, de forma suave, um movimento além do limite normal do arco articular, procurando alcançar o maior arco de movimento possível, mantendo a posição (Dantas, Daoud et al. 2011) com ou sem apoio de algum equipamento, parede ou faixa etc. Também conhecido por alongamento estático (Alter 2010; Page 2012), visa o desenvolvimento da flexibilidade enfatizando a mobilidade articular: cápsula articular e os ligamentos.

O alongamento estático, ao contrário do dinâmico, torna-se mais efetivo para melhorar a flexibilidade em indivíduos iniciantes e idosos (Garber et al. 2011; Kisner e Colby 2012). Atua sobre o órgão tendinoso de Golgi (OTG), provocando o relaxamento da musculatura agonista. Não possui efeito significativamente superior ao do alongamento (submáximo) em curto prazo. Isso faz com que o fator limitante do movimento seja a articulação (Vale, Aragao et al. 2003).

A Tabela 9.6 apresenta as vantagens e desvantagens desse método para a maturidade.

Tabela 9.6 Vantagens e desvantagens do flexionamento estático para o idoso

Vantagens	Desvantagens
Aumento da amplitude de movimento	Menos favorável para a especificidade do treinamento (AVD)
Relevante para a flexibilidade estática	Pode reduzir a estabilidade das articulações
Utilização de espaços menores	Atividade longa e parada (monotonia)
Reduz a possibilidade de dano tecidual	Desempenho negativo da força rápida
Reduz a dor muscular residual	Não deve ser utilizado como aquecimento
Reduz a rigidez muscular	Possibilidade de aumento da PA (Farinatti, Soares et al. 2011)
Segurança e comodidade à técnica de movimento	

Método

Indica-se, inicialmente, um forçamento suave de 6 segundos em uma posição inter-mediária entre o alongamento submáximo e o flexionamento. Logo após, aumenta-se o forçamento até atingir o maior arco de movimento, quando, então, mantém-se a posição por 10 a 15 segundos (Conceição, Vale et al. 2008). Esse ponto caracteriza o limiar de des-conforto. Deve-se repetir o movimento de 2 a 4 séries, com intervalo de descontração en-tre elas e com a frequência mínima de duas vezes por semana em sessões (Cipriani, Abel et al. 2003; Dantas, Daoud et al. 2011).

Estudos apresentam ganhos significativos de flexibilidade com essa técnica (Rubley, Brucker et al. 2001; Cipriani, Abel et al. 2003; Varejão, Dantas et al. 2007), e apesar de exis-tirem divergências nas recomendações do tempo de sustentação e do limiar de descon-forto, esse tempo recomendado já se mostra suficiente para proporcionar respostas posi-tivas para os idosos (Conceição, Vale et al. 2008).

Flexionamento dinâmico (alongamento máximo dinâmico)

Consiste na realização de exercícios dinâmicos, que, devido à inércia do segmento corporal, resultam em um momento de natureza balística (Dantas, Daoud et al. 2011), de-finido como alongamento dinâmico intenso, ou caracterizado como alongamento balís-tico, devido à associação com movimentos de balançar, saltar, ricochetear e com movi-mentos rítmicos (Alter 2010).

O alongamento dinâmico, embora garanta efetividade no ganho de flexibilidade, é re-comendado para indivíduos mais jovens ou que tenham atividade física constante como idosos ativos (Garber et al. 2011; Kisner e Colby 2012). Esse tipo de treinamento visa au-mento da flexibilidade enfatizando a elasticidade muscular. O movimento balanceado de amplitude máxima, em velocidade, estimula o fuso muscular, provocando o reflexo mio-tático e, por consequência, a contração da musculatura que está sendo estirada. Devido a essa reação, a estrutura limitante do movimento passa a ser a musculatura antagonista, especialmente os componentes elásticos em série, ou seja, parte das fáscias de tecido con-juntivo que fica entre duas fibras musculares e entre estas e o tendão (Alter 2010; Dantas, Daoud et al. 2011).

Essa forma de trabalho apresenta características importantes, como a hipoflexibilida-de aguda, porém, apresenta ganhos de amplitude de movimento de forma crônica. É um trabalho de amplitude máxima, portanto, pode gerar riscos de lesões. Dentre as vanta-gens, destacam-se o desenvolvimento da flexibilidade dinâmica, a eficácia do treinamen-to, o companheirismo e a motivação, além de maior gasto energético (Alter 2010).

Essa modalidade de treinamento não inibe o desempenho da força rápida, que é mui-to relevante para as necessidades do idoso. Esse fator possui grande relação com a veloci-dade de reação, o que é essencial para a prevenção dos riscos de quedas e lesões. O alon-gamento ativo é considerado funcional nos movimentos diários. Acredita-se que a flexibilidade ativa possa ser melhor para as articulações que precisem mover-se com facilidade em amplitudes médias, muito semelhantes com as situações vividas pelos idosos na realização das atividades da vida diária (AVD). Ressalta-se a importância desse método, pois permite desenvolver a especificidade do treinamento em função da natureza dinâmica de muitas atividades e dos movimentos das pessoas (Alter 2010). A tabela 9.7 mostra as principais vantagens e desvantagens da utilização dessa técnica para os idosos.

Tabela 9.7   Vantagens e desvantagens do flexionamento dinâmico para o idoso

Vantagens	Desvantagens
Eficácia do treinamento	Adaptações inadequadas do tecido
Desenvolvimento da flexibilidade dinâmica	Produz hipoflexibilidade aguda
Funcional para as AVD	Riscos de ruptura
Grande relação com a velocidade de reação	Redução da sustentação do segmento corporal
Não inibe o desempenho da força rápida	Não deve ser usado após exercícios de força
Maior motivação	Dor que resulta de lesão

Método

Para se aplicar esse tipo de treinamento de flexibilidade, deve-se realizar um aquecimento prévio, que pode ser uma série de exercícios de alongamento (submáximo). Logo após, aumenta-se de forma progressiva a velocidade dos estímulos e a amplitude do movimento até chegar ao limiar de desconforto. As sessões de treino devem ser especiais, com o mínimo de frequência de duas vezes por semana, com duração em torno de 30 minutos e com 2 a 4 séries de 10 a 15 repetições por movimento para apresentarem respostas positivas (Vale, Aragao et al. 2003; Vale, Silva et al. 2003).

A elasticidade muscular (Dantas, Daoud et al. 2011) deve ser enfatizada nessa faixa de idade como parte de um treinamento de flexibilidade, porém, com preparação prévia, aquecimento e os cuidados essenciais para sua aplicação. No entanto, os estímulos produzidos pelos diferentes métodos de treinamento de flexibilidade possibilitam adaptações agudas e crônicas ao idoso, sobretudo aquelas voltadas para o desempenho das AVD.

IMPORTÂNCIA DO TRABALHO DE FLEXIBILIDADE PARA O IDOSO

A flexibilidade é importante tanto no desempenho atlético como na realização das AVD. Consequentemente, a manutenção da flexibilidade em todas as articulações facilita o movimento (ACSM 2010). O alongamento eleva a capacidade do músculo de se contrair mais rapidamente, melhorando o tempo reflexo do nervo, bem como o suprimento de sangue (Bompa 2002). Isso contribui para o aumento da velocidade e do tempo de reação, qualidades que são essenciais para os idosos superarem ou transporem obstáculos, degraus, entre outros, reduzindo assim possíveis riscos de quedas (ACSM 2009).

Os movimentos que estão diretamente relacionados às articulações do quadril e do joelho merecem atenção especial nas sessões de flexibilidade. Estes são declarados como os de maior dificuldade de realização pelo idoso, devendo, então, fazer parte em qualquer tipo de método de trabalho (Dantas, Daoud et al. 2011).

Ressalta-se também que os exercícios de alongamento dinâmico não devem ser feitos com a energia de um atleta, mas com fluência e suavidade, atingindo a fase final do movimento lentamente, no limite elástico. Essa recomendação deve-se ao fato de que os indivíduos em questão estão na idade avançada (Alter 2010).

Para proporcionar aumento da flexibilidade dinâmica nessa faixa etária, prevenção e cuidado são essenciais. O flexionamento dinâmico é indicado, respeitadas, porém, as condições fisiológicas dos idosos (Dantas, Daoud et al. 2011). A melhora dos níveis de autonomia funcional e de qualidade de vida do idoso ocorrerá com regularidade no treinamento, segurança e orientações adequadas (Stanziano, Roos et al. 2009; Adams-Fryatt 2010; WHO 2010).

ORIENTAÇÕES PARA UM PROGRAMA DE DESENVOLVIMENTO DE FLEXIBILIDADE NA MATURIDADE

Os programas de flexibilidade para indivíduos idosos devem se preocupar tanto com os aspectos fisiológicos como com os fatores psicossociais (WHO 2010). Com esse enfoque, é importante enfatizar alguns pontos para a sua aplicação, tais como:

- Objetivo – melhora da autonomia (AVD) e qualidade de vida;
- Horário do treino e temperatura ambiente – se for pela manhã e em dias mais frios, deve-se enfatizar o aquecimento;
- Local – arejado e com piso antiderrapante; e vestimentas – utilizar roupas leves e que permitam ampla mobilidade de movimentos e também usar calçado apropriado para atividade física (tênis);
- Reposição hídrica – deve-se beber líquidos durante e após as sessões de treino, principalmente nos dias mais quentes e/ou nos dias de sessões mais intensas;
- Métodos – para o alongamento (níveis submáximos), não é necessário aquecimento, mas este é importante para preceder o flexionamento (alongamento máximo). O flexionamento, portanto, deve consistir de sessão especial e isolada;
- Relações sociais – é importante tratar o idoso com respeito e paciência para motivá-lo a continuar o treinamento de forma prazerosa e com um harmonioso entrosamento com os outros participantes, familiares e os profissionais envolvidos.

Se esses pequenos detalhes forem lembrados no processo de elaboração e execução do treinamento de flexibilidade para os idosos, os riscos serão minimizados, e, consequentemente, as chances de se alcançar os objetivos se tornam mais próximas.

EXERCÍCIOS DE FLEXIBILIDADE

O modelo de rotina de treinamento a seguir pode ser aplicado aos diferentes métodos de treinamento. É preciso dosar a intensidade dos exercícios. Para isso, recomenda-se a aplicação da escala de esforço percebido (PERFLEX) para o treinamento da flexibilidade (29 – Dantas et al. 2008). Assim, com o uso da escala PERFLEX (Tabela 9.8), os riscos de lesão serão minimizados.

Tabela 9.8 Escala de esforço percebido para o treinamento da flexibilidade (PERFLEX)			
Nível	Descrição da sensação	Efeito	Especificação
30	Normalidade	Nenhum	Não ocorre nenhum tipo de alteração em relação aos componentes mecânicos, componentes plásticos e componentes inextensíveis
60	Forçamento	Alongamento	Provoca deformação dos componentes plásticos, e os componentes elásticos são estirados ao nível submáximo
80	Desconforto	Flexionamento	Provoca adaptações duradouras nos componentes plásticos, elásticos e inextensíveis
90	Dor suportável	Possibilidade de lesão	As estruturas musculoconjuntivas envolvidas são submetidas a um estiramento extremo, causando dor
110	Dor forte	Lesão	Ultrapassa o estiramento extremo das estruturas envolvidas, incidindo, principalmente, sobre as estruturas esqueléticas

MODELO DE ROTINA DE TREINAMENTO

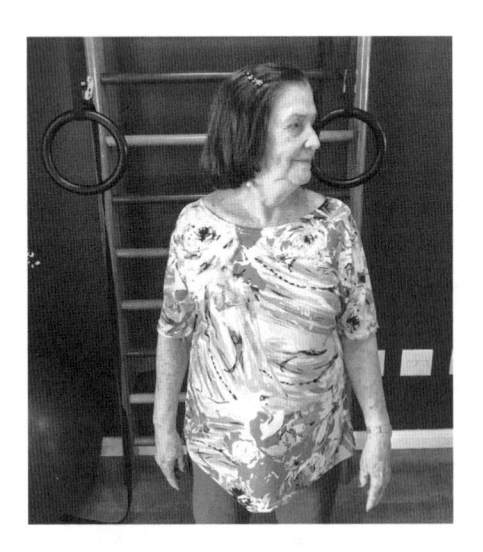

Exercício 1:
Posição inicial em pé – rotação da coluna cervical.

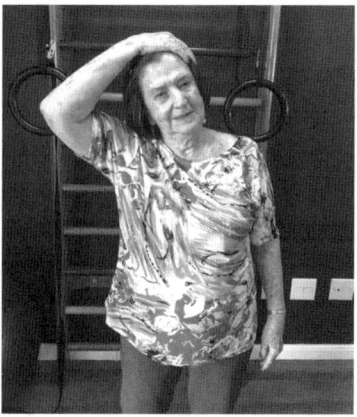

Exercício 2:
Posição inicial em pé – flexão lateral da coluna cervical com sustentação suave do movimento.

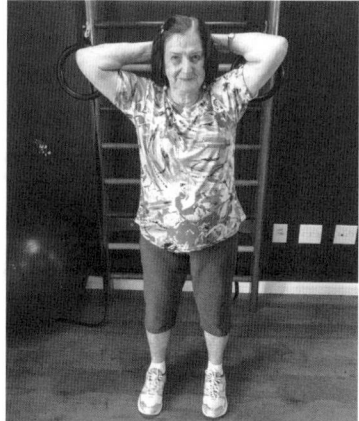

Exercício 3:
Posição inicial em pé – forçamento suave da cabeça para a frente, mantendo-se o queixo retraído.

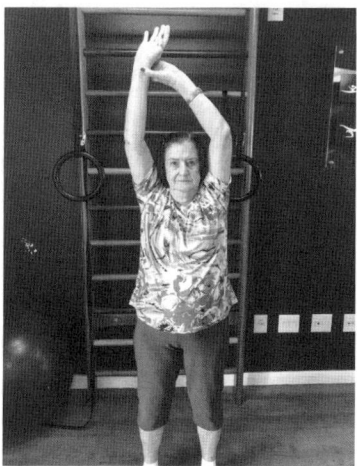

Exercício 4:
Posição inicial em pé – sustentação do braço tracionado acima da cabeça.

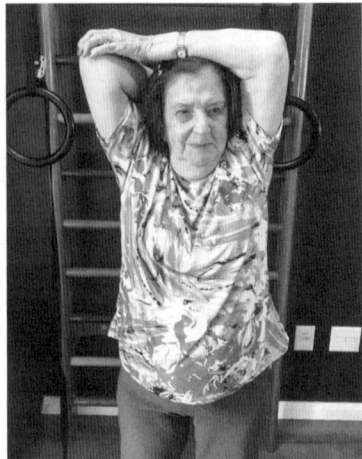

Exercício 5:
Posição inicial em pé – alongamento do braço com flexão do cotovelo por trás da cabeça.

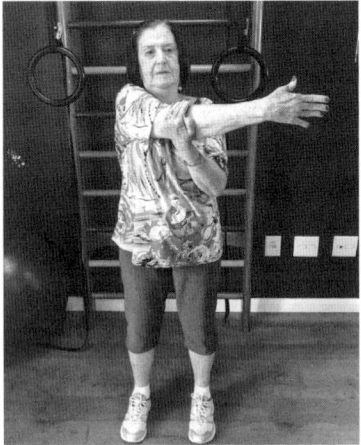

Exercício 6:
Posição inicial em pé – forçamento do braço para o lado oposto do corpo na altura do ombro.

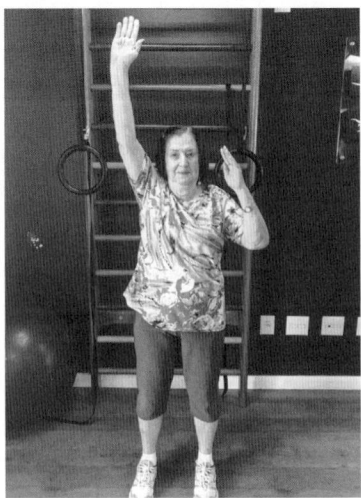

Exercício 7:
Posição inicial em pé – elevação alternada dos braços acima da cabeça.

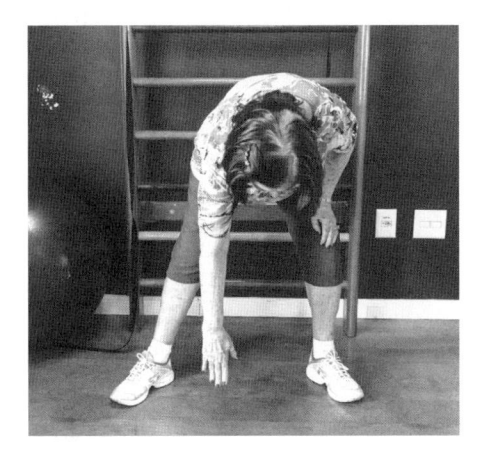

Exercício 8:
Posição inicial em pé – flexão dos joelhos lateralmente, com sustentação do alongamento dos adutores da coxa.

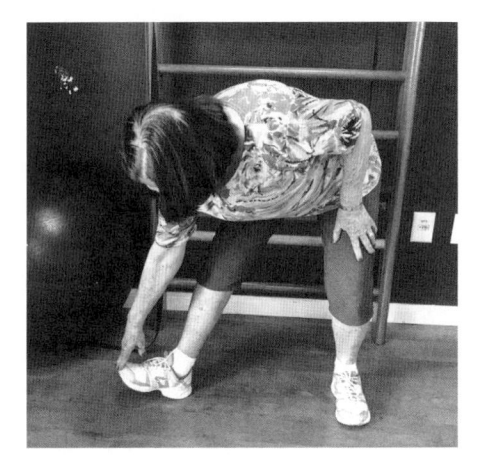

Exercício 9:
Posição inicial em pé – flexão dorsal do tornozelo.

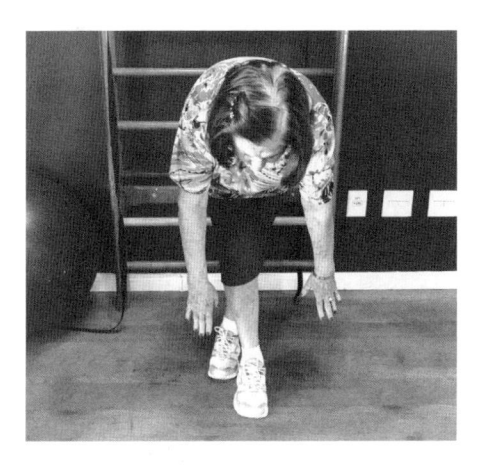

Exercício 10:
Posição inicial em pé – flexão do tronco sobre as pernas cruzadas, com os joelhos ligeiramente flexionados.

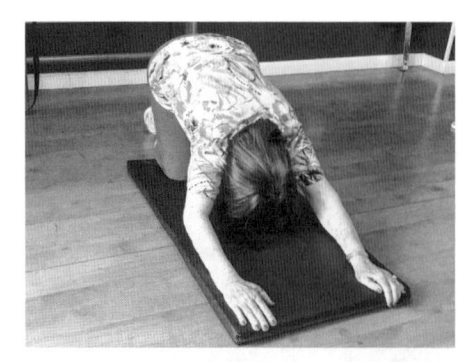

Exercício 11:
Posição inicial de joelhos – inclinação do tronco para trás, com os dorsos dos pés no chão.

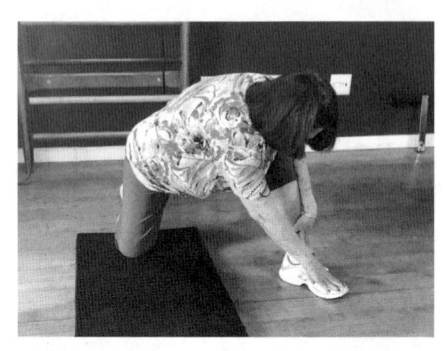

Exercício 12:
Posição inicial de joelhos – flexão do tronco sobre uma perna, com o joelho ligeiramente fletido.

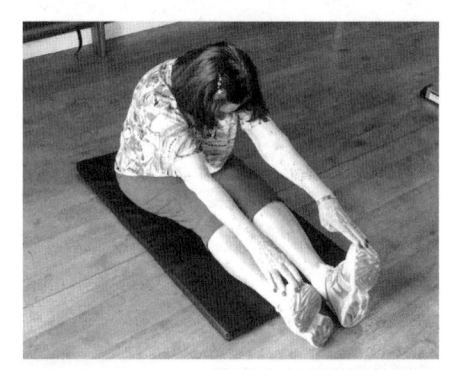

Exercício 13:
Posição inicial sentado – flexão do tronco sobre as pernas, com joelhos ligeiramente fletidos.

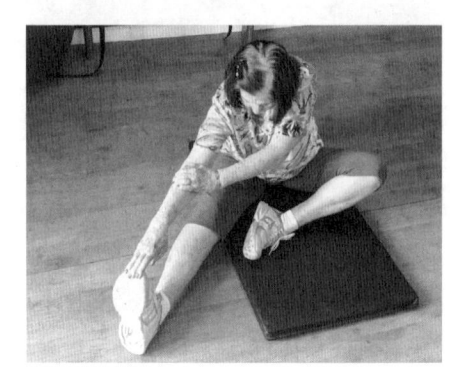

Exercício 14:
Posição inicial sentado – flexão do tronco sobre uma perna ligeiramente fletida, estando a outra flexionada com a planta do pé junto à coxa.

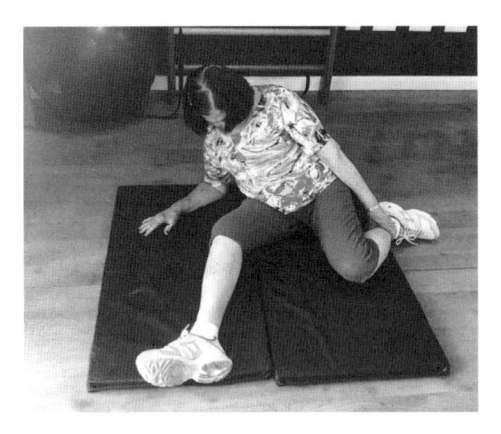

Exercício 15:
Posição inicial sentado – flexão do joelho, com o tronco inclinado ao lado, apoiando-se no antebraço e a outra perna relaxada à frente.

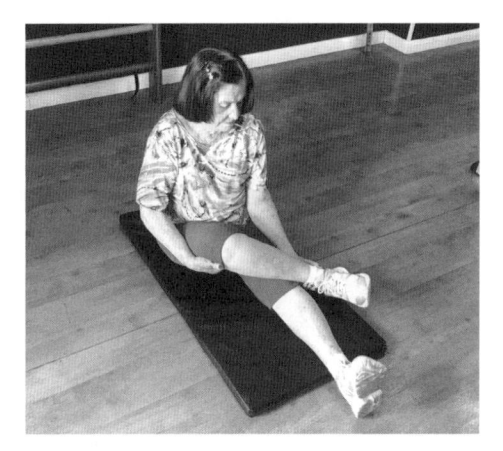

Exercício 16:
Posição inicial sentado – flexão do quadril e do joelho, puxando a perna em direção ao tronco, com a outra perna relaxada à frente.

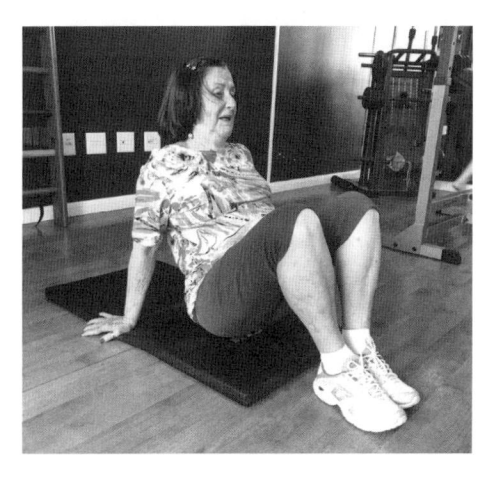

Exercício 17:
Posição inicial sentado – elevação e aproximação do quadril aos calcanhares, com os pés e mãos fixos ao chão.

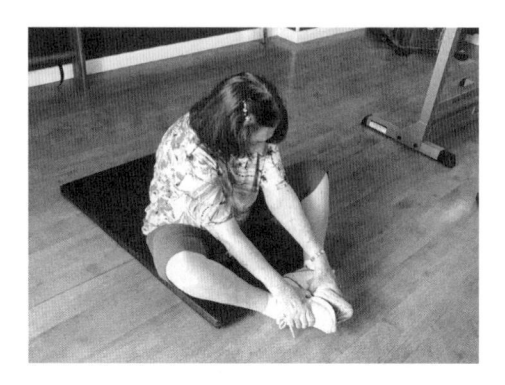

Exercício 18:
Posição inicial sentado – flexão do tronco sobre as pernas fletidas, estando os joelhos em ângulo não inferior a 90°.

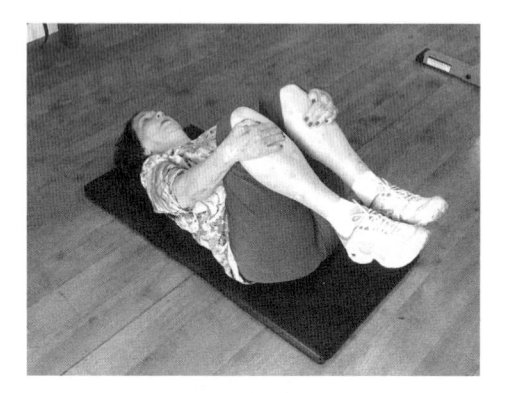

Exercício 19:
Posição inicial em decúbito dorsal – flexão do quadril e dos joelhos, puxando as pernas em direção ao tronco.

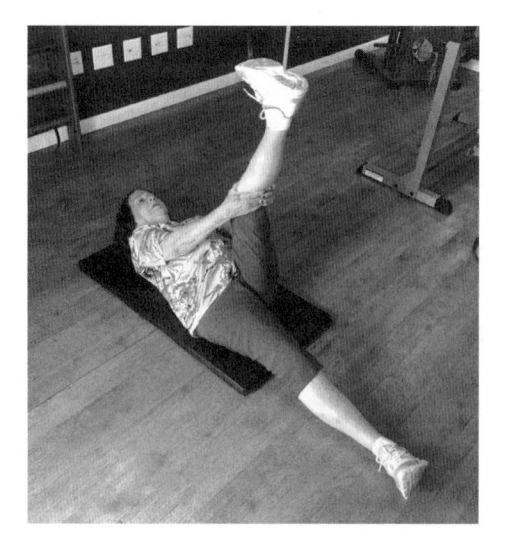

Exercício 20:
Posição inicial em decúbito dorsal – flexão do quadril com ajuda das mãos, estando o joelho ligeiramente flexionado e a outra perna relaxada no chão.

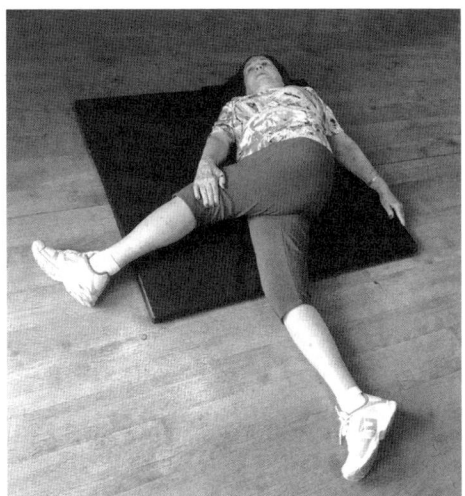

Exercício 21:
Posição inicial em decúbito dorsal – flexão do quadril, puxando a perna em direção ao tronco, estando este em rotação e os joelhos ligeiramente fletidos.

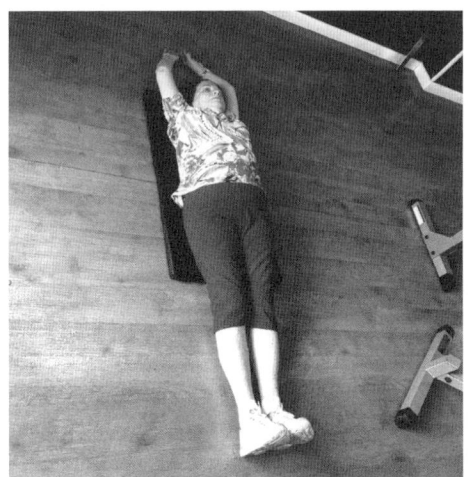

Exercício 22:
Posição inicial em decúbito dorsal – extensão das pernas e dos braços acima da cabeça, alongando todo o corpo.

CONSIDERAÇÕES FINAIS E RECOMENDAÇÕES

O impacto que os exercícios de alongamento desempenham no cotidiano das pessoas tem sido amplamente investigado. Nesse sentido, é importante que sua adoção seja prescrita atendendo às especificidades de cada indivíduo, avaliando-se o perfil de cada praticante. Se houver redução da flexibilidade, acompanhada de envelhecimento, pode haver comprometimento, com perda parcial da independência dos movimentos já no início da idade avançada, agravando-se com o aumento da idade.

Para atingir melhores desempenhos nessa qualidade física, deve-se treinar em uma unidade especial de treinamento. Os objetivos devem estar voltados para melhorar a autonomia funcional e a qualidade de vida. Deve-se planejar e periodizar os tipos de métodos de alongamento conforme as fases do treinamento, adequando-os para cada indivíduo, seja jovem ou idoso. O alongamento, o flexionamento estático e o flexionamento dinâmico devem fazer parte do treinamento de flexibilidade, sendo essencial periodizar e dosar a intensidade dos exercícios. Os exercícios de alongamento devem ser prescritos com base em evidências, levando-se em conta as características dos praticantes e suas rotinas diárias.

Assim, admitindo-se que os níveis de força da musculatura e flexibilidade desempenham papel importante para a manutenção da independência e da qualidade de vida do indivíduo, os exercícios de alongamento, sejam estáticos ou dinâmicos, podem e devem ser empregados para promoção da saúde populacional de forma periodizada.

REFERÊNCIAS BIBLIOGRÁFICAS

ACSM. *Manual do ACSM para avaliação da aptidão física relacionada à saúde*. Rio de Janeiro, Guanabara Koogan, 2006.

ACSM. "Exercise and physical activity for older adults". *Medicine & Science in Sports & Exercise*, 2009.

ACSM. *Diretrizes do ACSM para testes de esforço e sua prescrição*. Rio de Janeiro, Guanabara Koogan, 2010.

ACSM. *Manual do ACSM para avaliação da aptidão física relacionada à saúde*. Rio de Janeiro, Guanabara Koogan, 2011.

ACSM, CHODZKO-ZAJKO et al. "Exercise and physical activity for older adults". *Medicine & Science in Sports & Exercise*, 1.510-30, 2009.

ADAMS-FRYATT, A. "Facilitating successful aging: encouraging older adults to be physically active". *The Journal for Nurse Practitioners*, 6(3):187-92, 2010.

ÄIJO, M. e Parkatti, T. "Independent and combined association of physical activity and cardiac disease on mortality risk in the very old". *Journal of Aging and Health*, 23(1):70-85, 2011.

ALENCAR, N. d. A., SOUZA JUNIOR, J. V. d., ARAGÃO, J. C. B., Ferreira, M. d. A. e DANTAS, E. "Nível de atividade física, autonomia funcional e qualidade de vida em idosas ativas e sedentárias". *Fisioterapia em Movimento*, 23:473-81, 2010.

ALTER, M. J. *Ciência da flexibilidade*. Porto Alegre, Artmed, 2010.

AMERICAN COLLEGE OF SPORTS MEDICINE: ACSM's guidelines for exercise testing and prescription. 9th ed., 2014.

ANDREOTTI, R. A. e OKUMA, S. S. "Validação de uma bateria de testes de atividades da vida diária para idosos fisicamente independentes". *Revista Paulista de Educação Física*, 13(1):46-66, 1999.

ARMBRUSTER, B. e GLADWIN, L. A. "More than fitness for older adults: a 'whole-istic' approach to wellness". *ACSM'S Health & Fitness Journal*, 5(2):6-12, 2001.

BACELLAR, S. C., RISTOW, A. V. B., DANTAS, P. M. S., FONSECA, L. M. B. d. e DANTAS, E. H. M. "Atividade física e saúde vascular". *Atividade física em ciências da saúde*. Rio de Janeiro, Shape, 2005.

BAHAT, G., TUFAN, A., TUFAN, F., KILIC, C., AKPINAR, T. S. , KOSE, M., ERTEN, N., KARAN, M. A., CRUZ-JENTOFT, A. J. "Cut-off points to identify sarcopenia according to European Working Group on Sarcopenia in Older People (EWGSOP) definition. Clin Nutr. pii: S0261-5614(16)00058-3, Feb 11 2016.

BALLAK, S. B., DEGENS, H., de HAAN, A., JASPERS, R. T. "Aging related changes in determinants of muscle force generating capacity: a comparison of muscle aging in men and male rodents". *Ageing Res Rev*, 14:43-55, 2014.

BARELA, J. A. "Estratégias de controle em movimentos complexos: ciclo percepção-ação no controle postural". *Revista Paulista de Educação Física*, v. 3, p. 79-88, 2000.

BASTONE, A. C. e JACOB FILHO, W. "Effect of an exercise program on functional performance of institutionalized elderly". *Journal of Rehabilitation Research and Development*, 41:659-68, 2004.

BASU, S. e DAS, P. K. "Socio-economic and health implications of population ageing in India". *Indian Journal of Gerontology*, 22(1):85-106, 2008.

BAUMAN, A., CAVILL, N. e BRAWLEY, L. "ParticipACTION: the future challenges for physical activity promotion in Canada". *International Journal of Behavioral Nutrition and Physical Activity*, 6:89, 2009.

BENEDINI-ELIAS, P. C., MORGAN, M. C., CORNACHIONE, A. S., MARTINEZ, E. Z., MATTIELLO-SVERZUT, A. C. "Post-immobilization eccentric training promotes greater hypertrophic and angiogenic responses than passive stretching in muscles of weanling rats". Acta Histochem, 116(3):503-13, Apr 2014.

BLAIR, S. N. e MORRIS, J. N. "Healthy hearts and the universal benefits of being physically active: physical activity and health". *Ann Epidemiology*, 19(4):253-6, 2009.

BOMPA, T. O. *Periodização: teoria e metodologia do treinamento*. São Paulo, 2002.

BORBA-PINHEIRO, C. J., CARVALHO, M. C. G. A., SILVA, N. S. L., DRIGO, A. J., BEZERRA, J. C. P. e DANTAS, E. H. M. "Bone density, balance and quality of life of postmenopausal women taking alendronate participating in different physical activity programs". *Therapeutic Advances in Muscoskeletal Disease*, 2(4):175-85, 2010.

BROMBERGER, J. T., SCHOTT, L. L., KRAVITZ, H. M., SOWERS, M. F., AVIS, N. E., GOLD, E. B., RANDOLPH JR., J. F. e MATTHEWS, K. A. "Longitudinal change in reproductive hormones and depressive symptoms across the menopausal transition: results from the Study of Women's Health Across the Nation (SWAN)". *Archives of general psychiatry*, 67(6):598, 2010.

CALVI, E. N. C., NAHAS, F. X., BARBOSA, M. V., CALIL, J. A., IHARA, S. S. M., SILVA, M. S., FRANCO, M. F., FERREIRA, L. M. "An experimental model for the study of collagen fibers in skeletal muscle". *Acta Cirúrgica Brasileira*, 27(10):681, 2012.

CANDELORO, J. M. e CAROMANO, F. A. "Efeito de um programa de hidroterapia na flexibilidade e na força muscular de idosas". *Rev Bras Fisioter*, 4(11):303-9, 2007.

CARMELI, E., MOAS, M., LENNON, S., POWERS, S. K. "High intensity exercise increases expression of matrix metalloproteinases in fast skeletal muscle fibres". *ExpPhysiol*, 90:613-9, 2005.

CARLSON, C. R., COLLINS, F. L. JR, NITZ, A. J., STURGIS, E. T., ROGERS, J. L. "Muscle stretching as an alternative relaxation training procedure". *J Behav Ther Exp Psychiatry*, 21(1):29-38, Mar 1990.

CASEROTTI, P. "Strength training in older adults: Changes in mechanical muscle function and functional performance. *The Open Sports Sciences Journal*, 3:62-6, 2010.

CEAUSU, I. "Education and information: important tools in assessing the risks and prevention of osteoporosis fractures". *Climacteric*, (0):1-4, 2010.

CHACHAMOVICH, E., FLECK, M. P., TRENTINI, V. e POWER, M. "Brazilian WHOQOL-OLD Module version: a rasch analysis of a new instrument". *Revista de Saúde Pública*, 42:308-16, 2008.

CHRISTIANSEN, C. L. "The effects of hip and ankle stretching on gait function of older people". *Arch Phys Med Rehabil*, 89:1.421-8, 2008.

CIPRIANI, D., ABEL, B. e PIRRIWITZ, D. "A comparison of two stretching protocols on hip range of motion: implications for total daily stretch duration". *Journal of Strength and Conditioning Research*, 17(2):274-8, 2003.

CLARK BC, M. T. "Functional consequences of sarcopenia and dynapenia in the elderly". *Curr Opin Clin Nutr Metab Care. Review*, 13(3):271-6, 2010.

CONCEIÇÃO, M. C. S. C., VALE, R. G. S., BOTTARO, M., DANTAS, E. H. M. e NOVAES, J. S. "Efeitos de quatro tempos diferentes de permanência de flexionamento estático na flexibilidade de adultos jovens". *Fit Perf J*, 7(2):82-92, 2008.

COUTINHO, E. L., DE LUCA, C., SALVINI, T. F., VIDAL, B. C. "Bouts of passive stretching after immobilization of the rat soleus muscle increase collagen macromolecular organization and muscle fiber area". *Connect Tissue Res*, 47(5):278-86, 2006.

CRAWFORD, P. e ZIMMERMAN, E. "Differentiation and diagnosis of tremor". *Aust Fam Physician*, 83(6):697-702, 2011.

CRUZ-JENTOFT, A. J., BAEYENS, J. P. e BAUER, J. M. "Sarcopenia: European consensus on definition and diagnosis". *Age and Ageing*, 39:412-23, 2010.

CUNHA, R. C. L. d., FERREIRA, M. d. A., BEZERRA, J. C. P., GUERRA, I. G. e DANTAS, E. H. M. "Aerobic capacity of elderly women engaged in controlled physical activity". *Journal of Human Kinetics*, 23:63-9, 2010.

DANIEL, F., VALE, R., GIANI, T., BACELLAR, S. e DANTAS, E. "Effects of a physical activity program on static balance and functional autonomy in elderly women". *Macedonian Journal of Medical Sciences*, 3(1):21-6, 2010.

DANIEL, F. d. N. R., VALE, R. G. d. S., GIANI, T. S., BACELLAR, S., ESCOBAR, T., STOUTENBERG, M. e DANTAS, E. H. M. "Correlation between static balance and functional autonomy in elderly women". *Archives of Gerontology and Geriatrics*, 52(1):111-4, 2011.

DANTAS, E. e VALE, R. "Protocolo GDLAM de avaliação da autonomia funcional". *Fitness & Performance Journal*, (3):175-82, 2004.

DANTAS, E. H. M. *A prática da preparação física*. Rio de Janeiro, Shape, 2003.

DANTAS, E. H. M., DAOUD, R., TROTT, A., NODARI, R. J. e CONCEIÇÃO, M. C. S. C. "Flexibility: components, proprioceptive mechanisms and methods". *Biomedical Human Kinetics*, 3(1):39-43, 2011.

DANTAS, E. H. M., MELLO, D. B. e ARAGÃO, J. C. B. "Fitness, saúde e qualidade de vida". In: ELBAS, M. e SIMÃO, R. *Em busca do corpo*: exercícios, alimentação e lesões. Rio de Janeiro, Shape, 2004.

DANTAS, E. H. M., MELLO, D. B. e ARAGÃO, J. C. B. d. "Fitness, saúde e qualidade de vida". In: NOVAES, J. S. e VIANNA, J. M. *Personal training e condicionamento físico em academia*. Rio de Janeiro, Shape, 2003.

DANTAS, E. H. M., SALOMÃO, P. T., VALE, R. G. S., ACHOUR-JÚNIOR, A., SIMÃO, R. e FIGUEIREDO, N. M. A. "Scale of perceived exertion in the flexibility (PERFLEX): a dimensionless tool to evaluate the intensity?" *Fit Perf J*, 7(5):289-94, 2008.

DANTAS, E. H. M. e VALE, R. G. d. S. "Protocolo GDLAM de avaliação da autonomia funcional". *Fit Perf J*, 3(3):175-82, 2004.

DANTAS, E. V., RG. *Atividade física e envelhecimento saudável*. Rio de Janeiro, Shape, 2008.

FARINATTI, P. T., SOARES, P. P., MONTEIRO, W. D., DUARTE, A. F. e CASTRO, L. A. "Cardiovascular responses to passive static flexibility exercises are influenced by the stretched muscle mass and the Valsalva maneuver". *Clinics*, 66(3):459-64, 2011.

FERBER, R., OSTERNIG, L. R. e GRAVELLE, D. C. "Effect of PNF stretch techniques on knee flexor muscle EMG activity in older adults". *Journal Electromyography Kinesiology*, 12:391-7, 2002.

FIGUEIRA, H., FIGUEIRA, J., BEZERRA, J. e DANTAS, E. "Old aged quality of life: Brazil-India, a cross-cultural perspective". *Indian Journal of Gerontology*, 23(1):66-78, 2009.

FIGUEIRA, H., FIGUEIRA, J., MELLO, D. e DANTAS, E. "Quality of life throughout ageing". *Acta Medica Lituanica*, 15(3):169-72, 2008.

FIGUEIRA, H., GIANI, T., BERESFORD, H., FERREIRA, M., MELLO, D., FIGUEIRA, A., FIGUEIRA, J. e DANTAS, E. "Quality of life (QOL) axiological profile of the elderly population served by the Family Health Program (FHP) in Brazil". *Archives of Gerontology and Geriatrics*, 49(3):368-72, 2009.

FIGUEIRA, H. A., FIGUEIRA, A. A., CADER, S. A., GUIMARÃES, A. C., OLIVEIRA, R. J. D., FIGUEIRA, J. A., FIGUEIRA, O. A. e DANTAS E. H. "Effects of a physical activity governmental health program on the quality of life of elderly people". *Scandinavian Journal of Public Health*, 40(5):418-22, 2012.

FIGUEIRA, H. A., FIGUEIRA, O. A., FIGUEIRA, A. A., FIGUEIRA, J. A., GIANI, T. S. e DANTAS, E. H. M. "Elderly quality of life impacted by traditional chinese medicine techniques". *Clinical Interventions in Aging*, 5:301-5, 2010.

FIGUEIRA, H. A., FIGUEIRA, O. A., FIGUEIRA, A. A., FIGUEIRA, J. A., VAREJÃO, R., GIANI, T. S. e DANTAS, E. H. M. "Quality of life of elderly outpatients served by Traditional Oriental Medicine". *Indian Journal of Gerontology*, 24(2):150-6, 2010.

FREITAS e MIL-HOMENS. "Effect of 8-week high-intensity stretching training on biceps femoris architecture". *Journal of Strength and Conditioning Research*, v. 29, n. 6, p. 1.737-40, June 2015.

GAJDOSIK, R. L., MCNAIR, P. J., RIGGIN, T. J., ALBERTSON, J. S., MATTICK, D. J. e WEGLEY, J. C. "Slow passive stretch and release characteristics of the calf muscles of older women with limited dorsiflexion range of motion". *Clin Biomech*, 19(4):398-406, 2004.

GALLO, L. H., GURJAO, A. L. D., GOBBI, S., CECCATO, M., PRADO, A. K. G., JAMBASSI FILHO, J. C., GOMES, A. R. S. "Effects of static stretching on functional capacity in older women: Randomized controlled trial". *Journal of Exercise Physiology Online*, v. 18, p. 13-22, 2015.

GALLON, D., RODACKI, S. G., HERNANDEZ, B., DRABOVSKI, T., OUTI, L. R., BITTENCOURT e GOMES. "The effects of stretching on the flexibility, muscle performance and functionality of institutionalized older women". *Braz J Med Biol Res*, 44(3):229-35, 2011.

HALVORSRUD, L., KALFOSS, M., DISETH, A., HALVORSRUD, L., KALFOSS, M. e DISETH, A. "Reliability and validity of the Norwegian WHOQOL-OLD module". *Scandinavian Journal of Caring Sciences*, 22(2):292-305, 2008.

HARDY, S. E. e THOMAS, M. G. "Recovery from disability among community-dwelling older persons". *Journal of American Medical Association*, 291(13):1.596-602, 2004.

HAWTHORNE, G., DAVIDSON, N., QUINN, K., MCCRATE, F., WINKLER, I., LUCAS, R., KILIAN, R., e MOLZAHN, A. "Issues in conducting cross-cultural research: implementation of an agreed international protocol designed by the WHOQOL Group for the conduct of focus groups eliciting the quality of life of older adults". *Quality of Life Research*, 15(7):1.257-70, 2006.

HOANG, P. D., HERBERT, R. D., TODD, G., GORMAN, R. B. e GANDEVIA, S. C. "Passive mechanical properties of human gastrocnemius muscle-tendon units, muscle fascicles and tendons *in vivo*". *J Exp Biol*, 210:4.159-68, 2007.

HOLLAND, G. J., TANAKA, K., SHIGEMATSU, R., NAKAGAICHI, M. "Flexibility and physical functions of older adults: A review". *Aging and Physical Activity*, 10:169-206, 2002..

IBGE. *Projeção da população do Brasil.* 2010.

KISNER, C., COLBY, L. A. *Therapeutic exercise:* foundations and techniques. 6th ed. Philadelphia, F.A. Davis Company, 2012.

KJAER, M. "Role of extracellular matrix in adaptation of tendon and skeletal muscle to mechanical loading". *Physiol Rev*, 84:649-98, 2004.

KNIGHT, C. A., RUTLEDGE, C. K., COX, M. E., ACOSTA, M. e HALL, S. J. "Effect of superficial heat, deep heat, and active exercise warm-up on the extensibility of the plantar flexors". *Phys Ther*, 81:1.206-14, 2001.

KOKKONEN, J., NELSON, A. G., ELDREDGE, C., WINCHESTER, J. B. "Chronic static stretching improves exercise performance". *Medicine & Science in Sports & Exercise,* v. 39, n. 10, p. 1.825-31, 2007.

KOSKINEN, S.O., AHTIKOSKI, A. M., KOMULAINEN, J., HESSELINK, M. K., DROST, M. R., TAKALA, T. E. "Short-term effects of forced eccentric contractions on collagen synthesis and degradation in rat skeletal muscle". *Pflugers Arch*, 444:59-72, 2002.

KOVANEN, V., SUOMINEN, H. e HEIKKINEN, E. "Mechanical properties of fast and slow skeletal muscle with special reference to collagen and endurance training". *J Biomech*, 17:725-35, 1984.

KRAGSTRUP, T. W., KJAER, M., MACKEY, A. L. "Structural, biochemical, cellular and functional changes in skeletal muscle extracellular matrix with aging". *Scand J Med Scienc Sports*, 21:749-57, 2011.

KUBO, K., KANEHISA, H. e FUKUNAGA, T. "Effects of resistance and stretching training programmes on the viscoelastic properties of human tendon structures *in vivo*". *J Physiol*, 538:219-26, 2002.

LANE, N. E. e YAO, W. "Developments in the scientific understanding of osteoporosis". *Arthritis Research & Therapy*, 11(3):228, 2009.

LORD, S. R., CASTELL, S. R. T., CORCORAN, J., DAYHEW, J., MATTERS, B, SHAN, A. e WILLIAMS, P. B. "The effect of group exercise on physical functioning and falls in frail older people living in retirement villages: A randomized, controlled trial". *Journal of the American Geriatrics Society*, 51:1.685-92, 2003.

MANCUSSI, A. C. e FARO, A. C. M. "Autonomia, dependência e incapacidades: aplicabilidade dos conceitos na saúde do adulto e do idoso". In: *Manual de enfermagem*. 2002.

MAREK, S. M., CRAMER, J. T., FINCHER, A. L., MASSEY, L. L., DANGELMAIER, S. M., PURKAYASTHA, S., FITZ, K. A. e CULBERTSON, J. Y. "Acute effects of static and proprioceptive neuromuscular facilitation stretching on muscle strength and power output". *Journal of Athletic Training*, 40(2):94, 2005.

MARTINS, W. R., CARVALHO, M. M., MOTA, M.R., CIPRIANO, G. F. B., MENDES, F. A. S., DINIZ, L. R. "Diacutaneous fibrolysis versus passive stretching after articular immobilisation: muscle recovery and extracellular matrix remodeling". *OA Medical Hypothesis*, 1(2):17-21, 2013.

MAZZEO, F., VETRANO, G., NOCERINO, D. e CARPINO, M. "Physical activity and exercise in the prevention and treatment of obesity". *Sport Medicine Journal*, 22, 2010.

MCAULEY, E., DOERKSEN, S., MORRIS, K., MOTL, R., HU, L., WÓJCICKI, T., WHITE, S. e ROSENGREN, K. "Pathways from physical activity to quality of life in older women". *Annals of Behavioral Medicine*, 36(1):13-20, 2008.

MCMILLAN, D. C., SATTAR, N., LEAN, M. e MCARDLE, C. S. "Obesity and cancer". *BMJ*, 333:1.109-11, 2006.

MENZ, H. B., MORRIS, M. E. e LORD, S. R. "Foot and ankle characteristics associated with impaired balance and functional ability in older people". *J Gerontol A Biol Sci Med Sci*, 60(12):1.546-52, 2005.

MIAN, O. S., BALTZOPOULOS, V., MINETTI, A. E. e NARICI, M. V. "The impact of physical training on locomotor function in older people". *Sports Med*, 37(8):670-83, 2007.

NARICI, M. V. e MAGANARIS, C. N. "Plasticity of the muscle-tendon complex with disuse and aging". *Exerc Sport Sci Rev*, 35(3):126-34, 2007.

NAVEGA, M. T. e OISHI, J. "Comparação da qualidade de vida relacionada à saúde entre mulheres na pós-menopausa praticantes de atividade física com e sem osteoporose". *Rev Bras Reumatol*, 47(4):258-64, 2007.

NELSON, M. E., REJESKI, W. J., BLAIR, S. N., DUNCAN, P. W., JUDGE, J. O., KING, A. C., MACERA, C. A. e CASTANEDA-SCEPPA, C. "Physical activity and public health in older adults. Recommendation from the American College of Sports Medicine and the American Heart Association". *Circulation*, 1116, 2007.

MIZUNO T., UMEMURA, Y. "Dynamic stretching does not change the stiffness of the muscle-tendon unit". *Int J Sports Med*, 13 Oct 2016.

NNODIM, J. O., YUNG, R. L. "Balance and its clinical assessment in older adults – A review". *Journal of Geriatric Medicine and Gerontologyn*, v. 1, n. 1, 2015.

NORTON, K. e OLDS, T. *Antropométrica*: um livro sobre medidas corporais para o esporte e cursos na área da saúde. Porto Alegre, Artmed, 2005.

PAGE, P. "Current concepts in muscle stretching for exercise and rehabilitation". *The International Journal of Sports Physical Therapy*, 7(1):109-19, 2012.

PAXTON, R., MOTL, R., AYLWARD, A. e NIGG, C. "Physical activity and quality of life - The complementary influence of self-efficacy for physical activity and mental health difficulties". *International Journal of Behavioral Medicine*, 17(4):255-63, 2010.

PEEL, N., BARTLETT, H. e MARSHALL, A. "Measuring quality of life in older people: Reliability and validity of WHOQOL-OLD". *Australasian Journal on Ageing*, 26(4):162-7, 2007.

PEIXOTO, S. V., GIATTI, L., AFRADIQUE, M. E., LIMA-COSTA, M. F. "Custo das internações hospitalares entre idosos brasileiros no âmbito do Sistema Único de Saúde". *Epidemiologia e Serviços de Saúde*, 13(4):239-46, 2004.

PEREIRA, R. J., COTTA, R. M. M., FRANCESCHINI, S. C. C., RIBEIRO, R. C. L., SAMPAIO, R. F., PRIORE, S. E. e CECO, P. R. "Contribution of physical, social, psychological and environmental domains to aged global quality of life". *Psychiatric Review*, 28:1, 2006.

PEVIANI, S. M., GOMES, A. R. S. "Fundamentos em flexibilidade". In: RASO, V., GREVE, J. M. A., POLITO, M. D. (org.). *Pollock*: fisiologia clínica do exercício. Barueri, Manole, 2013.

PIJNAPPELS, M., REEVES, N. D., MAGANARIS, C. N. e DIEËN, J. H. "Tripping without falling; lower limb strength, a limitation for balance recovery and a target for training in the elderly". *Journal of Electromyography and Kinesiology*, 18:188-96, 2008.

RAMOS, M. G. e GONÇALVES, A. "Saude e atividade física: recortes e iniciativas da realidade atual". *Revista de Treinamento Desportivo*, 5(1), 2003.

REBELATTO, J. R., CASTRO, A. P. "Efeito do programa de revitalização de adultos sobre a ocorrência de quedas dos participantes". *Rev Bras fisiot*, v. 11, n. 5, 383-9, 2007.

RICE, K. M., PRESTON, D. L., NEFF, D., NORTON, M. e BLOUGH, E. R. "Age-related dystrophin-glycoprotein complex structure and function in the rat extensor digitorum longus and soleus muscle". *J Gerontol A Biol Sci Med Sci*, 61(11):1.119-29, 2006.

RODACKI, A. L., SOUZA, R. M., UGRINOWITSCH, C., CRISTOPOLISKI, F., FOWLER, N. E. "Transient effects of stretching exercises on gait parameters of elderly women". *Man Ther*, 14(2):167-72, Apr 2009.

RUBLEY, M. D., BRUCKER, J. B., KNIGHT, K. L., RICARD, M. K. e DRAPER, D. O. "Flexibility retention 3 weeks after a 5 day training regime". *Journal of Sport Rehabilitation*, 10(2):105-12, 2001.

RYALL, J. G., SCHERTZER, J. D. e LYNCH, G. S. "Cellular and molecular mechanisms underlying age-related skeletal muscle wasting and weakness". *Biogerontology*, 9:213-28, 2008.

SAAG, K. G. e GEUSENS, P. "Progress in osteoporosis and fracture prevention: focus on postmenopausal women". *Arthritis Res Ther*, 11(5):251, 2009.

SAINZ DE BARANDA, P., AYALA, F. "Chronic flexibility improvement after 12 week of stretching program utilizing the ACSM recommendations: Hamstring flexibility. *International Journal of Sports Medicine*, v. 31, n. 6, p. 389-96, 2010.

SANTOS, J. L. F., LEBRÃO, M. L., DUARTE, Y. A. O., LIMA, F. D. "Functional performance of the elderly in instrumental activities of daily living: an analysis in the municipality of São Paulo, Brazil". *Cad. Saúde Pública*, 24(4):879-86, 2008.

SECCHI, K. V., MORAIS, C. P., CIMATTI, P. F., TOKARS, E., GOMES, A. R. S. "Efeito do alongamento e do exercício contra-resistido no músculo esquelético de rato". *Revista Brasileira de Fisioterapia*, v. 12, n. 3, p. 228-34, 2008.

SHIN, G., MIRKA, G. A. "An in vivo assessment of the low back response to prolonged flexion: Interplay between active and passive tissues". *Clinical Biomechanics*, v. 22, n. 9, p. 965-71, 2009.

SIRISENA, D. e WILLIANS, D. "My hands shake: Classification and treatment of tremor". *Aust Fam Physician*, 38(9):678-83, 2009.

SKEVINGTON, S., O'CONNELL, K. e T. W. G. " Can we identify the poorest quality of life? Assessing the importance of quality of life using WHOQOL-100". *Quality of Life Research: An International Journal of Quality of life aspects of treatment, care and rehabilitation Life Aspects of Treatment, Care & Rehabilitation*, 13(1):23-34, 2004.

SOUCIE, J. M. C., WANG, A., FORSYTH, S., FUNK, M., DENNY, K. E. e ROACH, D. "Bone and hemophilia treatment center network. Range of motion measurements: reference values and a database for comparison studies". *Haemophilia*, 1:8, 2010.

SRAPYAN, Z., HAROUTUNE, K. e PETROSYAN, V. "Role of depressive and cognitive status in self-reported evaluation of quality of life in older people: comparing proxy and physician perspectives". *Age and Ageing*, 35(2):190-3, 2006.

STANZIANO, D. C., ROOS, B. A., PERRY, A. C., LAI, S., e SIGNORILE, J. F. "The effects of an active-assisted stretching program on functional performance in elderly persons: a pilot study". *Clin Interv Aging*, 4:115-120, 2009.

SU H., Chang, N. J., WU, W. L., GUO, L. Y., CHU, I. H. "Acute effects of foam rolling, static stretching, and dynamic stretching during warmups on muscular flexibility and strength in young adults". *J Sport Rehabil*, 13:1-24, Oct 2016.

SWANK, A. M., FUNK, D. C., DURHAM, M. P., ROBERTS, S. "Adding weights to stretching exercise increases passive range of motion for healthy elderly". *J Strength Cond Res,* 17(2):374-8, 2003.

TAKALA, T. E., VIRTANEN, P. "Biochemical composition of muscle extracellular matrix: the effect of loading". *Scand J Med Sci Sports*, 10(6):321-5, 2000.

TANEDA, M., POMPEU, J. E. "Fisiologia e importância do órgão tendinoso de Golgi no controle motor normal". *Rev Neurocienc*, 14(1):037-042, 2006.

TARANTINO, U., BALDI, J., SCIMECA, M., PICCIRILLI, E., PICCIOLI, A., BONANNO, E., GASBARRA, E. "The role of sarcopenia with and without fracture". *Injury*, pii: S0020-1383(16)30365-5, Aug 2, 2016.

TAYLOR, D. C., DALTON, J. D., SEABER, A. V., GARRETT, W. E. "Viscoelastic properties of muscle-tendon units. The biomechanical effects of stretching". *Am J Sports Med*, 18:300-9, 1990.

THACKER, S. B., GILCHRIST, J., STROUP, D. F. e KIMSEY, C. D. J. "The impact of stretching on sports injury risk: a systematic review of the literature". *Medicine and Science in Sports and Exercise*, 36(3):371-8, 2004.

THURSTON, R. C., JOFFE, H., SOARES, C. N. e HARLOW, B. L. "Physical activity and risk of vasomotor symptoms in women with and without a history of depression: results from the Harvard Study of Moods and Cycles". *Menopause*, 13(4):553, 2006.

TRAPPE, T. "Influence of aging and long-term unloading on the structure and function of human skeletal muscle". *Appl Physiol Nutr Metab*, 34:459-64, 2009.

UNITED NATIONS. *World population prospects 1950-2050 - the 2004 revision*. D. o. S. a. E. A.-P. Division. New York, 2005.

VALDERRAMAS, S., RODRIGUES, E. V., GNOATO, T. G., GALLO, L. H., GOMES, A. R. S. "Effects of stretching and sensory motor training for older adults with musculoskeletal diseases" In: *Musculoskeletal diseases*: Types; causes and treatment. New York, Nova Science Publishers, v. I, p. 57-106, 2015.

VALE, R. G. S., ARAGÃO, J. C. B. e DANTAS, E. H. M. "A flexibilidade na autonomia funcional de idosas independentes". *Fitness & Performance Journal*, 2(1):23-9, 2003.

VALE, R. G. S., NOVAES, J. S. e DANTAS, E. H. M. "Efeitos do treinamento de força e de flexibilidade sobre a autonomia de mulheres senescentes". *R. Bras. Ci e Mov*, 13(2):33-40, 2005.

VALE, R. G. S., SILVA, R. V. V. e DANTAS, E. H. M. "A flexibilidade na senescência". In: DANTAS, E. H. M. O. *Exercício, maturidade e qualidade de vida*. Rio de Janeiro, Shape, 2003.

VAREJÃO, R., DANTAS, E. H. M. e MATSUDO, S. "Comparison of effects of stretching and flexing on the levels of flexibility, autonomy and quality of life of aged". *Brazilian Science and Movement Review*, 15(2):87-95, 2007.

VAREJÃO, R. V. *Adequar a validação de um protocolo adimensional de avaliação da flexibilidade de idosos "Normal Flex"*. PhD, Universidad Católica Nuestra Señora de la Asunción, 2011.

VAREJÃO, R. V. e DANTAS, E. H. M. "Índice estabelecido de um padrão de normalidade GDLAM da avaliação da flexibilidade em idosos". *Revista Motricidade*, 16:64-9, 2006.

VISSER, M., SCHAAP, L. A. "Consequences of sarcopenia". *Clin Geriatr Med*, 27(3):387-99, 2011.

WEPPLER, C. H. e MAGNUSSON, S. P. "Increasing muscle extensibility: a matter of increasing length or modifying sensation?" *Phys Ther*, 90(3):438-49, 2010.

WESTLAKE, K. P. e CULHAM, E. G. "Sensory-specific balance training in older adults: effect on proprioceptive reintegration and cognitive demands". *Phys Ther*, 87:1.274-83, 2007.

WHO. *Older persons in emergencies: an active ageing perspective*. World Health Organization, Geneva, Switzerland, 2008.

WHO. *Global recommendations on physical activity for health*. World Health Organization, Geneva, Switzerland, 2010.

WHO. *World health statistics*. World Health Organization, Geneva, Switzerland, 2011.

ZHONG, S., CHEN, C. N. E. e THOMPSON, L. V. "Sarcopenia of ageing: functional, structural and biochemical alterations". *Revista Brasileira de Fisioterapia*, 11:91-7, 2007.

ZOTZ, T. G. G., LOUREIRO, A. P. C., VALDERRAMAS, S. R., GOMES, A. R. S. "Stretching – an important strategy to prevent musculoskeletal aging: a systematic review and meta-analysis". *Topics in Geriatric Rehabilitation*, v. 30, n. 4, p. 246-55, 2014.

ZOTZ, T. G. G. *Desenvolvimento de aparato de alongamento e seus efeitos no músculo esquelético de ratas idosas: avaliação histomorfométrica e molecular*. (Tese de doutorado). Programa de Pós-graduação em Educação Física, UFPR, 2014.

CAPÍTULO **10**

A FLEXIBILIDADE NA ACADEMIA

Luiz Alberto Bastos de Almeida

As academias de ginástica representam, nos dias de hoje, o local mais facilmente disponível para que a população adulta, não atleta, receba orientação sobre como fazer atividade física. Assim, não devem ser encaradas apenas como um local para a prática da atividade física, mas principalmente como uma instituição responsável pela orientação e conscientização de uma importante parcela de nossa população a respeito de assuntos tais como saúde, corpo e condicionamento físico.

Como foi visto nos capítulos anteriores, o treinamento da flexibilidade constitui-se em uma das mais importantes opções pedagógicas para se conseguir que as pessoas alcancem sua consciência corporal. Por esse motivo são tão importantes o treinamento e a informação sobre essa qualidade física na academia.

A flexibilidade, nesse contexto, pode ser trabalhada de duas formas básicas: em aulas específicas ou como parte de outras aulas.

FLEXIBILIDADE NAS AULAS DE GINÁSTICA

Nas aulas de ginástica, quer sejam localizadas, aeróbicas, *low-impact* etc., não se deve deixar de incluir o cuidado com a qualidade física da flexibilidade. Os momentos mais oportunos são o aquecimento e a volta à calma.

A propósito, convém esclarecer um ponto relativo à nomenclatura da preparação do organismo para a aula – o aquecimento – que alguns professores, erroneamente, chamam de pré-aquecimento.

O pré-aquecimento, na verdade, ocorre em nível instintivo, pois, antes mesmo da atividade se iniciar, o organismo recebe um sinal de alerta, oriundo das regiões acima dos centros medulares (provavelmente córtex cerebral e diencéfalo) e inicia uma adaptação preparatória à tarefa que se iniciará. Esse sinal é recebido pelo sistema simpático, que, por sua vez, atua sobre o organismo produzindo discreta taquicardia, leve aumento da frequência respiratória e alguma vasoconstrição esplênica.

Assim que se inicia a aula, começa a fase de aquecimento, que é no nível físico, e não instintivo, como o pré-aquecimento.

Aquecimento

O aquecimento na academia normalmente inicia-se por um alongamento geral (aquecimento musculoarticular geral) seguido por exercícios que provoquem a elevação da atividade metabólica (aquecimento cardiopulmonar). Essa sequência é a adequada para ser utilizada em salas pequenas, ou com turmas heterogêneas ou com gerontes, ou ainda com sedentários, pois propicia uma preparação prévia das articulações e musculatura, por meio do alongamento, antes de submeter a turma aos exercícios intensos da fase cardiopulmonar do aquecimento, normalmente consistindo de corrida ou exercícios sintéticos.

Se, no entanto, se dispuser de salas amplas, com curvas compensadas – o que evita grandes esforços sobre o sistema musculoarticular dos membros inferiores –, pode-se fazer também uma corrida a princípio bem lenta e que progressivamente irá aumentando de intensidade. Após 3 a 7 minutos, os alunos deverão estar como seus parâmetros fisiológicos adequados às exigências da atividade. Quando eles atingirem esse nível é que começará o trabalho de flexibilidade, agora iniciado pelo alongamento e chegando até o flexionamento, normalmente utilizando-se o método passivo.

É claro que, se na primeira opção se ganha em segurança, perde-se no desenvolvimento da flexibilidade, mas os fatores decisivos na escolha de uma ou outra serão, como se viu, a turma e as instalações, e não a vontade do professor.

A parte principal

Na parte principal da atividade, a aula propriamente dita, o trabalho de flexibilidade pode, e deve, ser realizado para permitir a recuperação metabólica entre duas fases especialmente intensas.

As formas de trabalho mais adequadas a esse objetivo são, no caso de alongamento, a soltura e, no caso de flexionamento, o método passivo.

É totalmente contraindicado nesse caso, o método de FNP, pois as contrações isométricas acarretadas por ele dificultam a circulação sanguínea e aumentam a tensão diastólica, fatos que retardam a desejada recuperação metabólica, além de se constituírem em fatores de risco vascular para os alunos porventura predispostos e que estejam trabalhando com altas frequências cardíacas.

Deve-se dar preferência à utilização de soltura se o trabalho envolver gerontes ou sedentários, como fator acautelador.

Se a aula é aeróbica, ou mesmo não o sendo, executa-se uma fase aeróbica da aula. O flexionamento pelo método passivo não deve normalmente ser empregado, pois o tempo mínimo necessário para que surjam efeitos no nível da flexibilidade (3 x 10 segundos) será o suficiente para provocar queda de frequência cardíaca (FC), capaz, provavelmente, de descaracterizar o trabalho aeróbico (ficando a FC em um nível abaixo do limite inferior da zona alvo).

Portanto, a utilização do flexionamento pelo método passivo em aulas de ginástica aeróbica só deve ser feita em uma restrita faixa de pessoas que já possuam algum nível de condicionamento (para esse tipo de trabalho não ser contraindicado), mas nas quais esse nível não seja muito acentuado (pois nesse caso a rápida recuperação metabólica faria com que o aluno saísse da zona alvo durante o flexionamento).

Volta à calma

A volta à calma funciona como um verdadeiro desaquecimento, visando fazer com que o organismo inicie a retomada dos níveis metabólicos que possuía quando em repouso.

Os exercícios de alongamento (suspensão ou estiramento) e os de flexionamento (método passivo), em razão de suas baixas exigências metabólicas, são totalmente adequados a essa fase da aula.

Se o flexionamento ainda não foi utilizado durante o aquecimento ou na parte principal, ele deve, necessariamente, ser empregado na parte inicial da volta à calma.

É importante lembrar que a transição da parte principal para a volta à calma não pode ser brusca. São óbvios os efeitos nefastos sobre um aluno que estava trabalhando a 160 ou 170 batimentos por minuto no final da parte principal e imediatamente é levado a assumir uma posição estática do método passivo. A não existência, pelo menos, da bomba muscular auxiliando o retorno venoso dificultará bastante a chegada do sangue venoso à aurícula direita, o que poderá acarretar hipoxia cerebral e até mesmo perda de consciência.

A opção para se evitar que isso ocorra é diminuir progressivamente a intensidade dos últimos exercícios da parte principal ou, se não se desejar comprometer o nível da carga utilizada na aula, preceder ou substituir o flexionamento pelo alongamento (que possibilita maior movimentação e propicia o retorno venoso).

Após a realização do trabalho com a qualidade física flexibilidade no transcurso da volta à calma, o aluno deve realizar um relaxamento objetivando a descontração total de seu sistema musculoarticular e a introspecção de sua percepção para que os efeitos da atividade sobre o organismo sejam mais bem assimilados.

Nas turmas com muito bom nível de flexibilidade, inclusive, o relaxamento pode ser realizado em posições que utilizem a amplitude máxima de movimento de algumas articulações (por exemplo, em espacato).

Conclusões

As inter-relações entre o treinamento adequado da flexibilidade e as aulas de ginástica podem ser resumidas na tabela a seguir.

Deve-se ressaltar o fato de que, na turma II (ver tabela), normalmente não sobrará tempo disponível para se realizar flexionamento novamente no final da aula, devido às exigências de tempo das outras partes da aula.

Como foi visto, não se preconiza a utilização dos métodos ativo e de FNP como parte das aulas de ginástica. A forma mais adequada de eles serem empregados no contexto da academia é em aulas específicas.

Tabela 10.1 Flexibilidade nas aulas de ginástica

Turma	Aquecimento		Parte principal	Volta à calma
	Fase final	Fase inicial		
I (sedentários e/ou gerontes ou heterogêneos)	Elevação dos parâmetros metabólicos	Alongamento (estiramento)	Alongamento (soltura) (2)	1° Soltura ou estiramento 2° Flexionamento (método passivo) (4) 3° Relaxamento (3)
II (homogêneos alunos jovens e/ou condicionados)	Flexionamento (método passivo)	Elevação dos parâmetros metabólicos (1)	Alongamento (soltura) ou flexionamento (método passivo)	1° Soltura ou estiramento 2° Flexionamento (método passivo) (4) 3° Relaxamento (5)
Observações:	1. Corrida 2. Utilizados com intervalos entre duas sequências muito intensas, visando à recuperação metabólica 3. Relaxação na posição deitada 4. Se ainda houver tempo 5. Nas pessoas mais flexíveis, em posições que exploram os arcos articulares máximos			

O trabalho da flexibilidade nas aulas de ginástica, embora possua um potencial de desenvolvimento inferior ao observado no treinamento com a utilização de aulas específicas, é perfeitamente adequado às necessidades dos não atletas.

FLEXIBILIDADE E MUSCULAÇÃO

Esse assunto merece uma abordagem específica, devido à grande polêmica que provoca.

Ao se trabalhar com atletas, o tempo disponível para treinamento diariamente (3 a 7 horas) permite que cada qualidade física seja treinada individualmente, e os trabalhos harmonizados entre si. Na academia, no entanto, o aluno só dispõe, na maior parte das vezes, de uma hora, três vezes por semana, durante as quais devem ser trabalhadas todas as qualidades físicas de que ele necessitará.

Como foi visto nos capítulos anteriores, o trabalho de flexibilidade deve necessariamente ser associado à musculação para se contrapor à tendência que essa forma de trabalho tem de provocar nodosidades musculares e diminuir os arcos de movimento. No entanto, foi visto também que o trabalho de flexionamento realizado após o trabalho de musculação, visando à obtenção de força dinâmica, representa um risco de provocar lesões musculares que não vale a pena ser corrido. O risco citado pode ser visualizado pela consulta à tabela a seguir:

Tabela 10.2 Grau de risco do treinamento da flexibilidade associado a outras qualidades físicas neuromusculares

Qualidades físicas visadas no trabalho de musculação	Método de flexionamento utilizado após o trabalho	Grau de risco de provocar lesões musculoarticulares
Resistência muscular localizada (enrijecimento)	Passivo	Inexistente
	FNP	Desprezível
	Ativo	
Força explosiva (potência)	Passivo	Mínimo
	FNP	Aceitável
	Ativo	Razoável
Força dinâmica (hipertrofia)	Passivo	Ponderável
	FNP	Alto
	Ativo	Absoluto

Assim, o trabalho de alongamento e flexionamento realizado no aquecimento ou na volta à calma será em função da qualidade física visada na aula de musculação.

O aquecimento

Em uma sessão de musculação, o aquecimento será realizado nos mesmos moldes que o da aula de ginástica. A alteração que se encontra normalmente é na componente cardiopulmonar; na ginástica se utiliza habitualmente a corrida, ao passo que na musculação são mais empregados os saltitamentos ou a ação de pedalar na bicicleta ergométrica.

No caso de se dispor de bicicletas ergométricas, que permitem o trabalho cardiovascular sem sobrecarregar as estruturas osteomusculoarticulares dos membros inferiores, o aquecimento deve iniciar-se pela componente cardiopulmonar e dar continuidade com o alongamento por estiramento.

Se o trabalho de musculação visar hipertrofia ou força máxima, o flexionamento deve ser realizado durante o aquecimento, utilizando preferencialmente os métodos de FNP.

A parte principal

Durante a realização da sessão de musculação, só se realizam exercícios com efeitos sobre a flexibilidade em dois casos: alongamentos realizados entre grupos de exercícios, visando propiciar a recuperação metabólica, e o executado nas máquinas que possibilitem o pré-estiramento.

Um grupo representa os exercícios que o atleta fará de forma contínua. Entre dois grupos, existe normalmente um intervalo com duração proporcional à intensidade empregada.

Durante o intervalo, deve-se realizar alongamentos por soltura, o que facilitará a recuperação metabólica por propiciar uma melhor drenagem dos catabólitos e exsudatos oriundos da contração muscular, de dentro dos músculos exercitados, além de proporcionar uma melhor descontração destes.

Algumas máquinas de musculação possuem o recurso de possibilitar que os exercícios iniciem-se a partir do estiramento total dos músculos. Esse tipo de trabalho é conhecido como pré-estiramento.

O pré-estiramento, por possibilitar o trabalho em toda a amplitude do arco articular, possui óbvias vantagens sobre o sistema tradicional no tocante aos ganhos obtidos na qualidade física visada prioritariamente.

Com referência à flexibilidade, por iniciar e terminar o movimento em seu limite de amplitude, o pré-estiramento se contrapõe imediatamente às modificações fisiológicas provocadas pela musculação que podem vir a causar uma diminuição na amplitude do movimento.

É importante ressaltar que, para a quase totalidade das pessoas, o pré-estiramento atua no nível de alongamento, não de flexionamento, fato que o faz absolutamente adequado e seguro mesmo para a realização de séries de hipertrofia ou de aquisição de força máxima.

Volta à calma

Após a série de musculação, o aluno deve ser levado a realizar alongamentos por suspensão utilizando-se de espaldares ou das próprias estações da máquina de musculação (pranchas de abdominais, suportes etc.).

A suspensão ao tracionar músculos e articulações se contrapõe às pressões que essas estruturas sofreram durante a série de musculação, compensando seus efeitos além de "espremer" para fora delas as toxinas acumuladas durante as contrações.

Se o trabalho realizado não foi de força dinâmica, deve-se em seguida executar um flexionamento utilizando-se o método passivo para os iniciantes e o de FNP para os avançados.

Dependendo do nível metabólico atingido durante a execução da série de musculação, será necessário ou não complementar a volta à calma com um trabalho de descontração e relaxamento.

É importante que o trabalho de alongamento, o de flexionamento (se for o caso) e o de relaxamento sejam realizados em todos os grupos musculares ou músculos isolados trabalhados durante a série.

Conclusões

A interação do trabalho da qualidade física da flexibilidade com as aulas de musculação possui importantes fatores condicionantes e limitadores, conforme a principal qualidade física visada.

O flexionamento será realizado no início ou ao final da aula dependendo do trabalho objetivado. Ou seja, se o objetivo é o desenvolvimento da força dinâmica (hipertrofia) ou não. Na tabela a seguir, pode ser visto um resumo do que foi dito neste item.

Tabela 10.3   Flexibilidade nas aulas de musculação

Qualidades físicas	Aquecimento		Parte principal	Volta à calma	
	Fase inicial	Fase final		Fase inicial	Fase final
Resistência muscular localizada (RML)	Elevação dos parâmetros metabólicos (1)	Alongamento (estiramento)	Alongamento (soltura e estiramento) (2)	1° Suspensão 2° Flexionamento (FNP)	Relaxamento (3)
Força explosiva (potência)	Elevação dos parâmetros metabólicos (1)	Alongamento (estiramento)	Alongamento (soltura e estiramento) (2)	Suspensão	Flexionamento (FNP)
Força dinâmica (hipertrofia)	Elevação dos parâmetros metabólicos (1)	1° Alongamento (estiramento)	2° Flexionamento (FNP)	Alongamento (soltura e estiramento) (2)	Suspensão (4)
Observações:	1. No caso de se dispor de bicicletas ergométricas – o ideal. Caso contrário, antes dos saltitamentos, fazer alongamentos 2. O estiramento durante a execução da série realizado apenas no caso de os equipamentos permitirem o pré-estiramento 3. Normalmente, as séries visando RML trabalham o sistema cardiopulmonar em nível aeróbico, elevando, consequentemente, o nível metabólico e exigindo um relaxamento no final da aula 4. O tempo destinado à fase final de volta a calma já foi consumido no aquecimento				

Se corretamente trabalhado, o aumento da massa muscular ou seu enrijecimento não será secundado por perda de flexibilidade. Pelo contrário, o aluno verá crescer homogeneamente tanto sua hipertrofia ou hipertonia muscular como sua flexibilidade. Dessa forma, o desenvolvimento de uma apoiará o das outras e vice-versa.

AULA DE ALONGAMENTO E FLEXIONAMENTO

Nos últimos anos, na esteira do sucesso do livro *Alongue-se*, de Bob Anderson, tornaram-se comuns nas academias as aulas de alongamento e flexionamento, conhecidas vulgarmente como "aulas de alongamento".

Esse tipo de aula, cujo objetivo principal é o desenvolvimento da flexibilidade, é a forma ideal de se trabalhar essa qualidade física. Deve-se substituir sua denominação por "aula de flexionamento", por ser mais correto metodologicamente, além de, pela novidade, constituir um bom instrumento de marketing.

Para os alunos que têm uma frequência semanal à academia de cinco ou seis vezes, a dosagem ideal é realizar três aulas de ginástica e duas ou três aulas específicas de flexionamento.

As aulas de flexionamento são o grande instrumento que o professor tem para levar seus alunos à consciência corporal e devem ser ministradas com a correta exploração dessa possibilidade, sob pena de ficarem vazias, desinteressantes e estéreis.

Por ser uma atividade recente e ainda pouco estudada, não existe até o momento a forma ideal de ser realizada. Para não deixar o assunto totalmente em aberto, serão apresentados a seguir alguns comentários e indicações para esse tipo de aula e, também, uma aula modelo como exemplo.

O aquecimento

O aquecimento das aulas de flexionamento deve iniciar-se por um alongamento geral de todo o corpo, utilizando-se o estiramento. Esse "espreguiçamento" inicial dever ser acompanhado pelo processo de interiorização da percepção e de cadenciamento e correção da respiração, visando otimizar os resultados alcançados posteriormente com o desenvolvimento da aula.

Dependendo do método que será utilizado na parte principal, a fase seguinte do aquecimento adequará o nível metabólico às exigências da atividade.

Assim, ao se utilizar o método passivo, ter-se-á um nível metabólico baixo; o método de FNP corresponde a um nível normal, e o método ativo, a um nível alto.

Na tabela a seguir, visualiza-se essa necessidade de harmonização do nível metabólico com a atividade a ser realizada subsequentemente.

Tabela 10.4 Características dos diferentes tipos de método de flexionamento

Tipo de método de flexionamento utilizado na parte principal da aula	Nível de exigência metabólica	Atividade realizada na 2ª fase do aquecimento	Efeitos metabólicos esperados
Passivo	Baixo	Concentração, introspecção, respiração abdominal	Bradicardia, bradipneia e vagotonia
FNP	Normal	Continuação do trabalho de alongamento realizado na primeira fase	Manutenção dos parâmetros biológicos
Ativo	Alto	Exercícios de elevação dos parâmetros biológicos, normalmente utilizando-se de exercícios sintéticos	Elevação da FC, da frequência respiratória, vasoconstrição esplênica etc.

Ao final do aquecimento, o aluno deverá estar com sua musculatura e articulações completamente alongadas e com o seu metabolismo em níveis compatíveis com as exigências do método de flexionamento que será utilizado na parte principal da aula.

A parte principal

É no método utilizado na parte principal da aula que reside o grande ponto de discórdia entre os profissionais que militam na área.

Para que o leitor se posicione a respeito, apresenta-se a tabela a seguir, em que são comparados os métodos de flexionamento no tocante à sua utilização na academia.

Tabela 10.5   Comparação entre os métodos de flexionamento

Método	Vantagens	Desvantagens
Ativo	Por ser mais dinâmico, é motivador. Possibilita o trabalho cardiopulmonar	Apresenta risco de lesão. Não possibilita interiorização e conscientização
FNP	É o método de maior eficácia. Possibilita o trabalho em duplas, forçando o contato mútuo	Apresenta risco de lesão. Após a perda da novidade, torna-se monótono
Passivo	É o mais seguro. Possibilita maior interiorização e conscientização	Possui eficácia inferior ao FNP. É monótono

Parece estar se firmando uma tendência entre os profissionais que trabalham com flexionamento, principalmente nos grandes centros, para fazer uso de aulas mistas, de forma a potencializar os pontos fortes de cada um dos métodos utilizados, minimizando suas deficiências.

Normalmente, a tendência dessas aulas é a de adotar os métodos ativo e passivo concomitantemente, complementando-se o trabalho com uma aula semanal ou quinzenal na qual predomina o método de FNP.

Dessa forma, consegue-se trabalhar eficazmente a flexibilidade, mantendo-se um ritmo de aula ágil, movimentado e motivador, fator preponderante na manutenção dos alunos da academia.

Existe, no entanto, um grupo de alunos mais conscientes para os quais o trabalho forçosamente tem de se basear no método passivo, para que suas necessidades, em nível de interiorização e de concentração, sejam atendidas.

Volta à calma

Qualquer que tenha sido o método utilizado na parte principal da aula, na volta à calma a preocupação principal do professor deve ser uma completa e absoluta descontração.

A utilização de obscuridade ou de uma luz azul; música suave e um timbre de voz adequado por parte do professor são meios de se conduzir o aluno a um estado de relaxação do sistema nervoso central, que, por meio da atuação sobre o sistema nervoso autônomo, aumentará a descontração da musculatura e otimizará a recuperação metabólica. Esse é o momento adequado a se conduzir o pensamento do aluno para assuntos como afetividade, exteriorização de ego, percepção interiorizada, consciência de seu corpo e dos corpos dos demais alunos, amizade, sexualidade, postura mental positiva em relação a seus problemas etc. Com a continuidade do trabalho, ao longo do tempo, pode-se até mesmo conseguir que o aluno realize uma catarse de seus problemas existenciais, ao mesmo tempo em que libera as tensões acumuladas e cria a sensação de desobstrução dos pontos de bloqueio do fluxo de energia ao longo do corpo.

FLEXIONAMENTO ATIVO COREOGRAFADO (FAC)
(Prof. Luiz Alberto Bastos de Almeida)

Nas academias, a disponibilidade de horários e espaços para trabalharmos a flexibilidade com periodicidade mínima de três vezes por semana nem sempre é real. O método passivo de flexionamento, como visto em capítulos anteriores, é mais eficiente e menos lesivo, pois, fisiologicamente, todo processo está a seu favor, porém o autor constata que sua metodologia lenta, suave e concentrada nem sempre satisfaz o público em geral, encantando muito mais pessoas que buscam as aulas específicas de flexionamento, pois quem busca a ginástica sente-se mais atraído por atividades mais vibrantes e de maior gasto energético.

Assim, tentando conciliar a atividade física vibrante e os benefícios do flexionamento, é que sistematizei o "flexionamento ativo coreografado" (FAC), para o qual consta como melhor processo de execução em suas aulas o seguinte passo metodológico, descrito em blocos a seguir:

Bloco 1 – Alongamentos gerais

Com músicas lentas, suaves e movimentos de flexibilidade sem forçamento. Promovendo a mobilidade articular. Duração média de cinco minutos.

Bloco 2 – Estratégia aeróbica

Visando melhor capilarização vascular periférica e aumento da temperatura corporal, um leve aquecimento para aumentar a motivação, com movimentos simples da ginástica aeróbica de baixo impacto. Duração média de dez minutos.

Bloco 3 – Flexionamento geral (plano superior)

Trabalho de flexionamento ativo com três tempos de insistência, partindo sempre da posição ortostática. Procura-se focar a musculatura em geral, trabalhando sempre a musculatura agônica e antagônica com pequenas coreografias com grau de dificuldade proporcional ao grupo trabalhado, respeitando sempre as progressões pedagógicas e fisiológicas. Recomendam-se músicas vibrantes, com ritmo de 130 a 140 bpm, no qual se trabalha em média três sequências. A duração do bloco deve estar em torno de quinze minutos.

Bloco 4 – Flexionamento específico (plano inferior)

Realizado em posição sentada para maior segurança e especificidade, também realizado na forma coreografada, com insistência de três tempos e o mesmo ritmo de música da fase anterior. O foco da movimentação volta-se para a região posterior do corpo e parte interna dos membros inferiores, porém, os elementos coreográficos acionam a musculatura lateral com movimentos de rotação e inclinação. A intensidade do flexionamento é maior, contudo, a individualidade dos praticantes é sempre respeitada. Duração média de dez minutos com duas sequências coreográficas.

Bloco 5 – Flexionamento passivo

Realizado em posição sentada. Dessa vez, não existe insistência, e sim, forçamento passivo, mantendo-se a posição estática do exercício com amplitude e elasticidade máximas, o que demanda alto nível de concentração, assim como execução lenta e respirações profundas, procurando ampliar a percepção do corpo e facilitando, assim, o ganho de consciência corporal e ampliação da flexibilidade. Nessa fase da aula, trabalha-se com músicas lentas e suaves, levando também o aluno ao relaxamento para minimizar o tônus muscular. Com duração média de dez minutos, é o momento máximo de flexibilidade durante a aula.

Bloco 6 – Relaxamento

O objetivo é retomar a normalidade das funções orgânicas e a sensação de conforto corporal, levando o praticante a um momento de vivência extremamente prazerosa. Música lenta e suave com tom de voz calmo, respiração lenta e profunda, realiza-se alongamentos em geral. Logo em seguida induz-se o aluno ao relaxamento e à tranquilidade.

CONCLUSÃO

Uma das principais vantagens do flexionamento ativo coreografado é a capacidade de manter a concentração dos alunos durante toda a aula. As coreografias harmonizadas incentivam a execução dos movimentos e conferem grande beleza plástica, tornando-a prazerosa para o aluno, fator fundamental para a proposta do flexionamento ativo coreografado.

Por esses aspectos é que tal metodologia conquistou vários adeptos durante muitos anos, chegando a tornar-se o ponto de atração das academias por onde trabalhei.

Contudo, para aplicação do FAC, alguns procedimentos técnicos devem estar bem pontuados, como domínio de ritmo, conhecimento da anatomia e da cinesiologia do corpo humano, conhecimento do processo pedagógico, usando sequências simples e leves, avançando o grau de dificuldade somente quando houver uma assimilação do grupo. Fundamentais, também, são o carisma e a sensibilidade do professor para que haja envolvimento dos alunos.

MODELO DE AULA
Prof. Luiz Alberto Bastos de Almeida

1ª fase

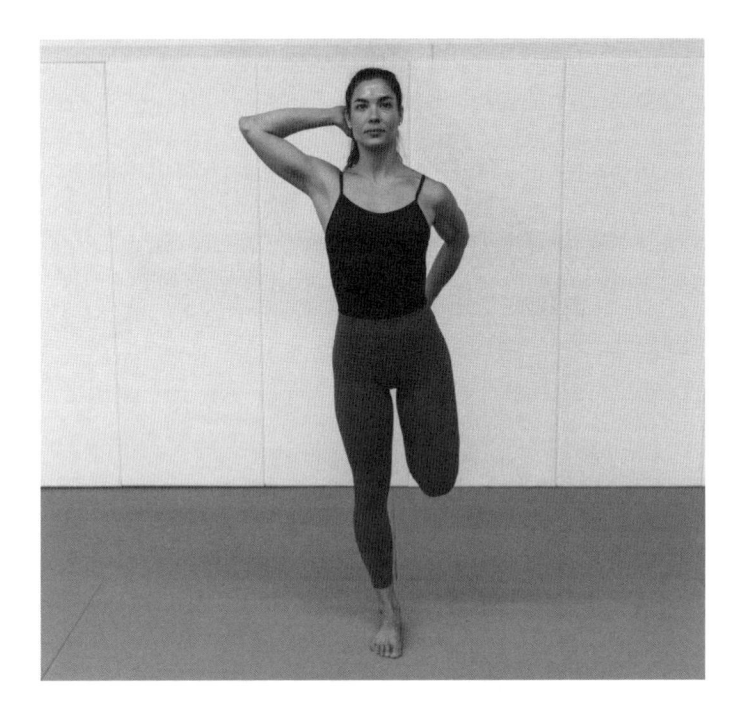

Figura 10.1

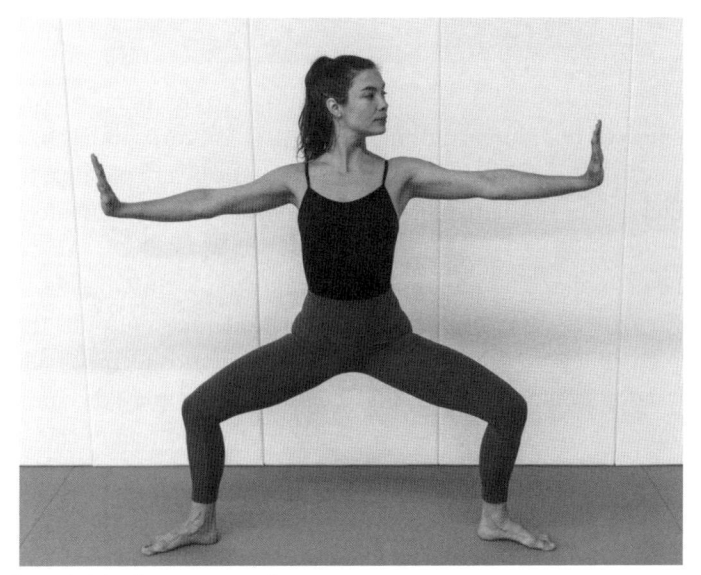

Figura 10.2 Afastamento lateral para a esquerda

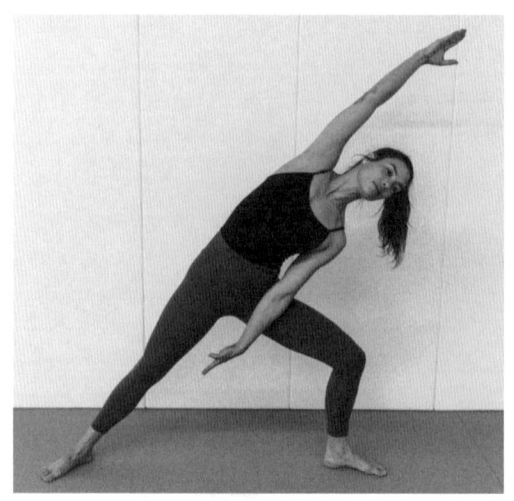

Figura 10.3   Trabalho lateral

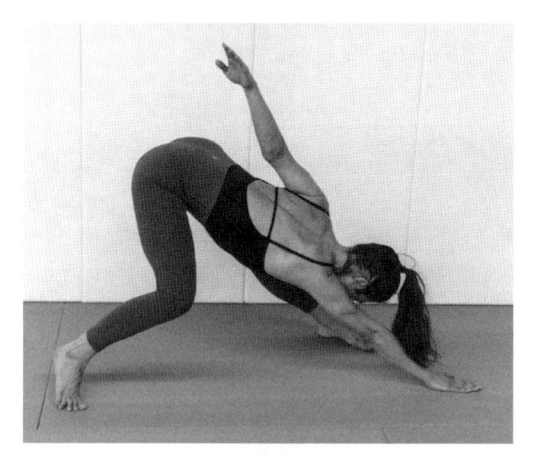

Figura 10.4

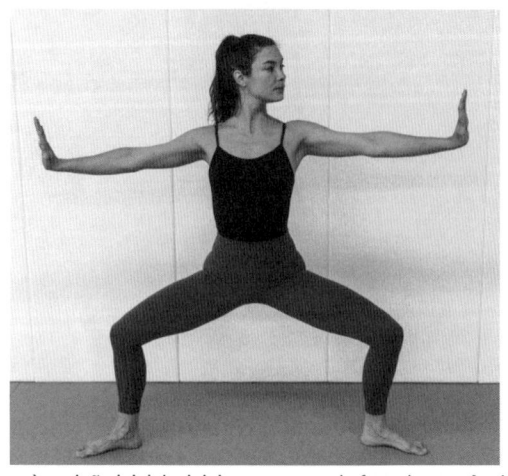

Figura 10.5   A seguir, volta-se à posição inicial e inicia-se a segunda fase da sequência

2ª fase

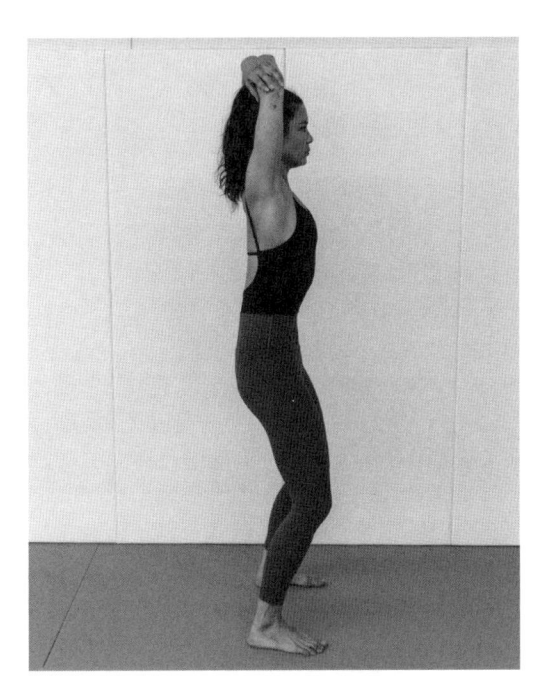

Figura 10.6

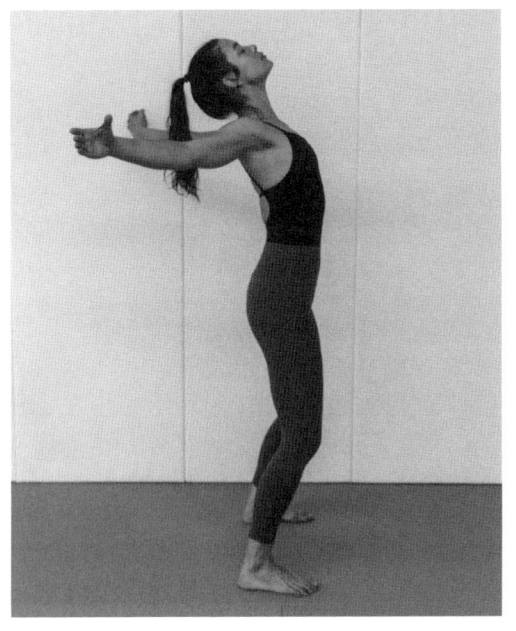

Figura 10.7 Movimentação da coluna

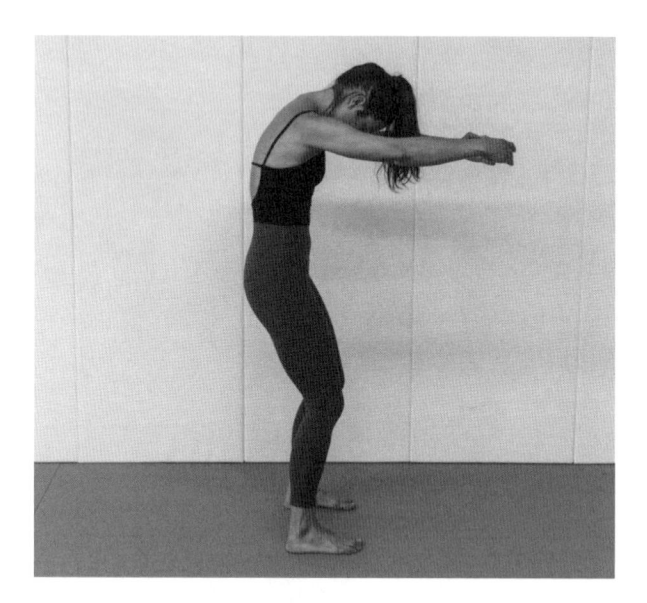

Figura 10.8

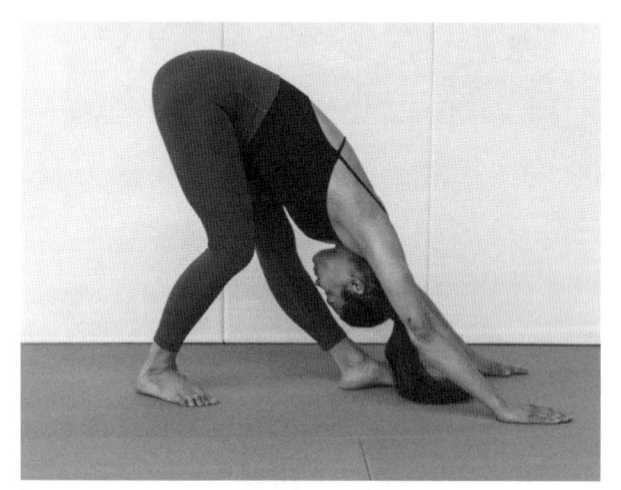

Figura 10.9   Posterior de perna

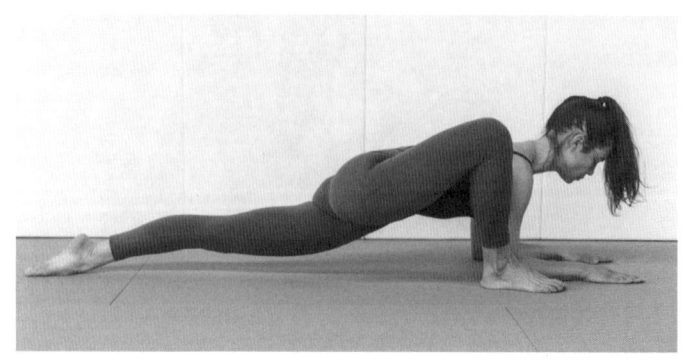

Figura 10.10   Anterior e posterior de perna

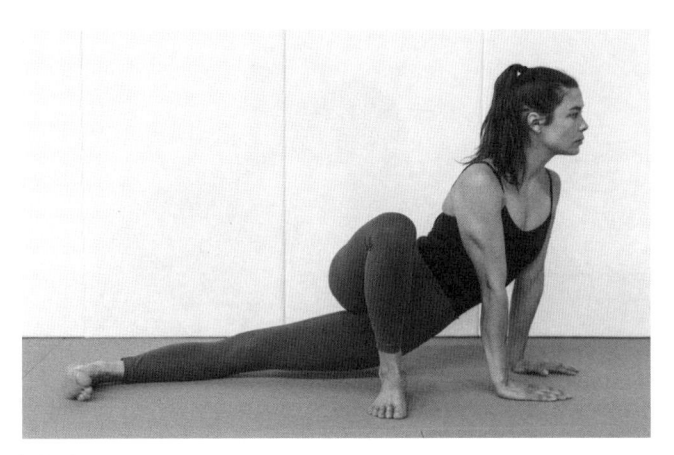

Figura 10.11 Transferência

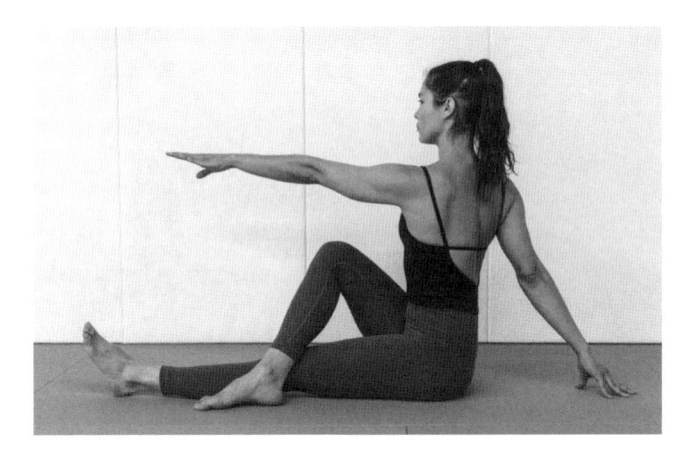

Figura 10.12 Girando

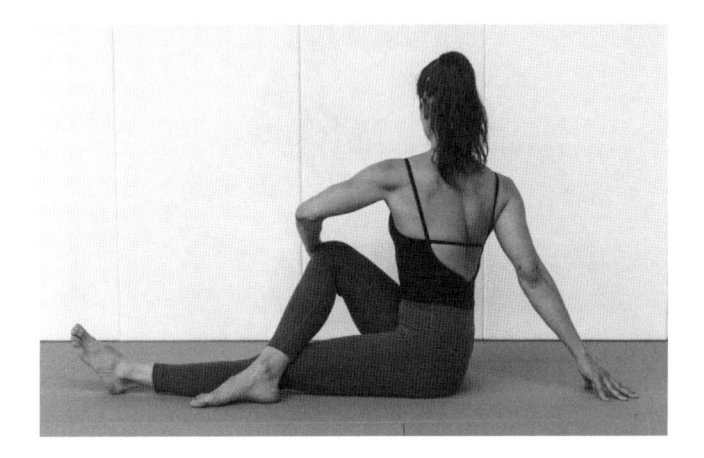

Figura 10.13 Flexionamento da musculatura oblíqua

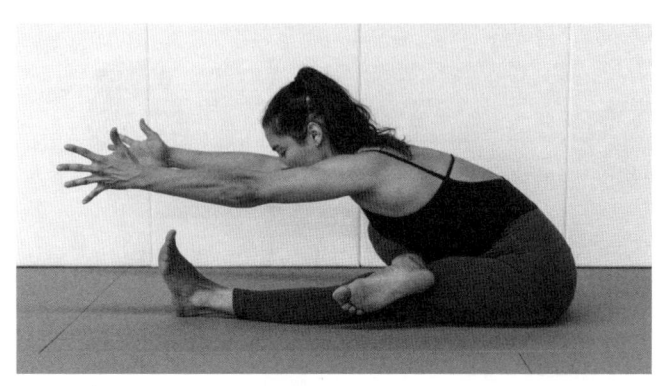

Figura 10.14   Parte externa da coxa

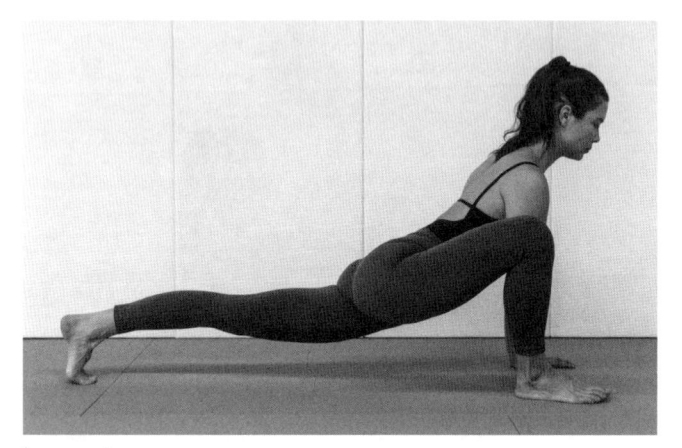

Figura 10.15   Girando para retorno

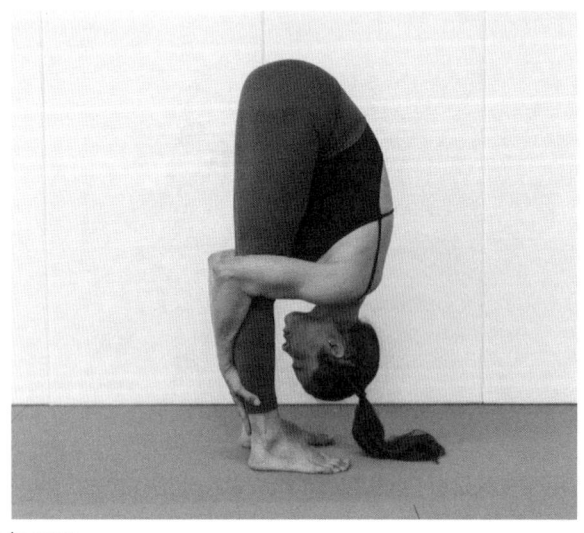

Figura 10.16   Posterior da perna

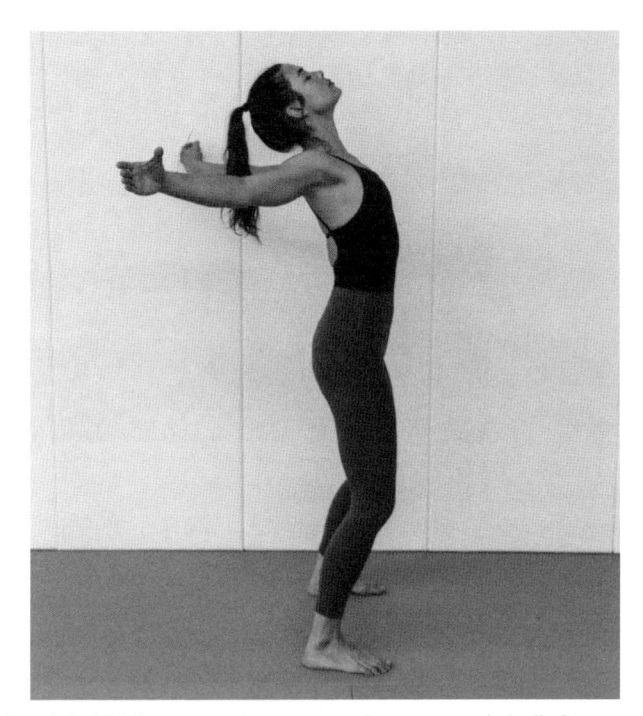

Figura 10.17   Volta à posição inicial e começo do mesmo movimento para o lado direito

Sequência 2 – solo

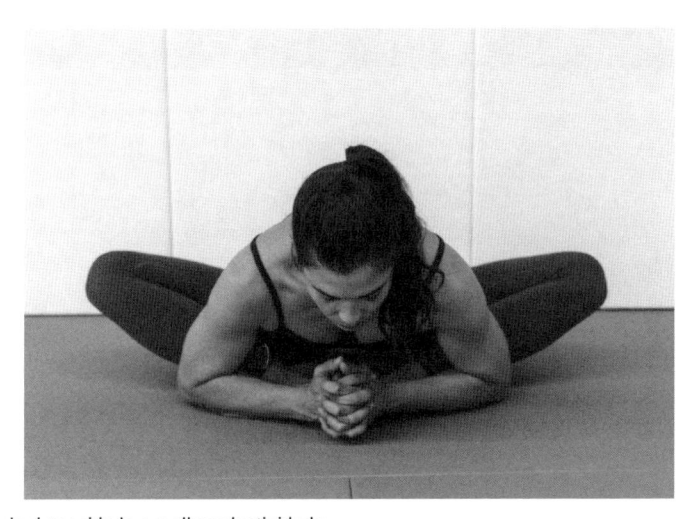

Figura 10.18   Maior intensidade e melhor plasticidade

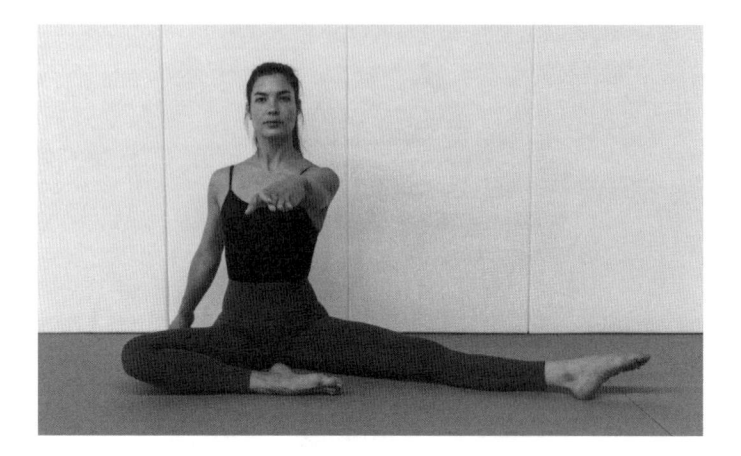

Figura 10.19

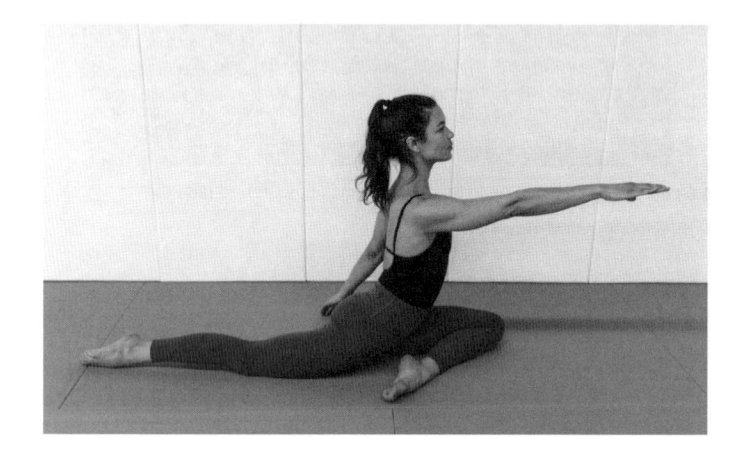

Figura 10.20

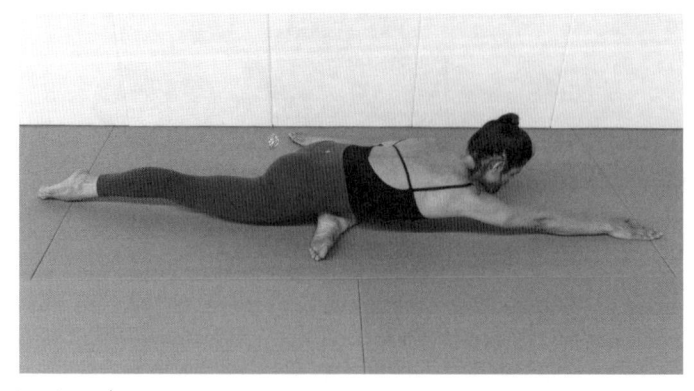

Figura 10.21   Parte externa da coxa

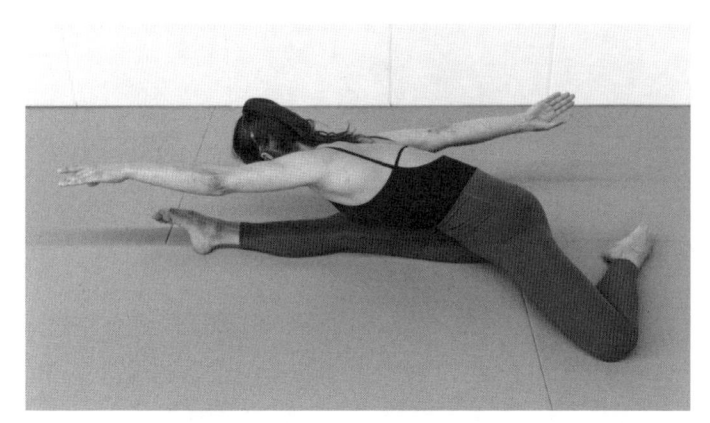

Figura 10.22   Saindo da posição da figura anterior, transfere-se para o outro lado até a posição da figura seguinte. Parte posterior e interna da coxa

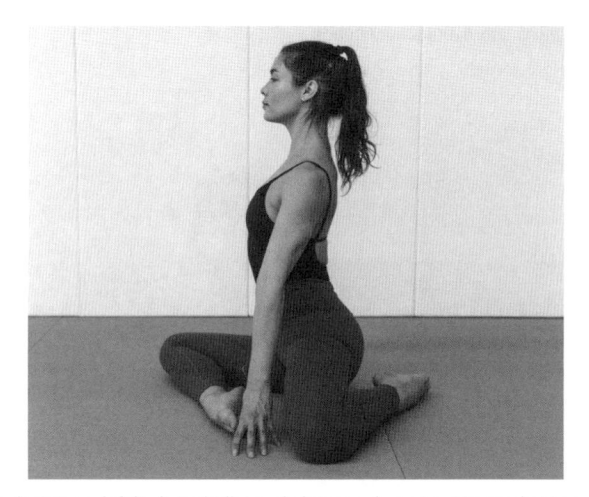

Figura 10.23   Elevação do tronco. Início de trabalho mais intenso da parte externa da coxa

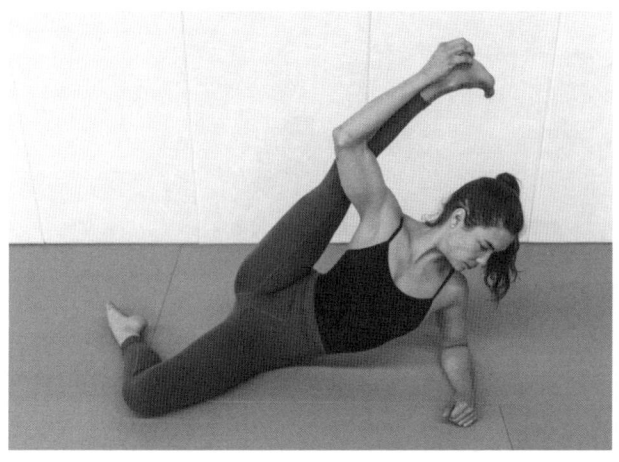

Figura 10.24   Volta à posição anterior, elevando a perna que está atrás, trabalhando sua parte posterior

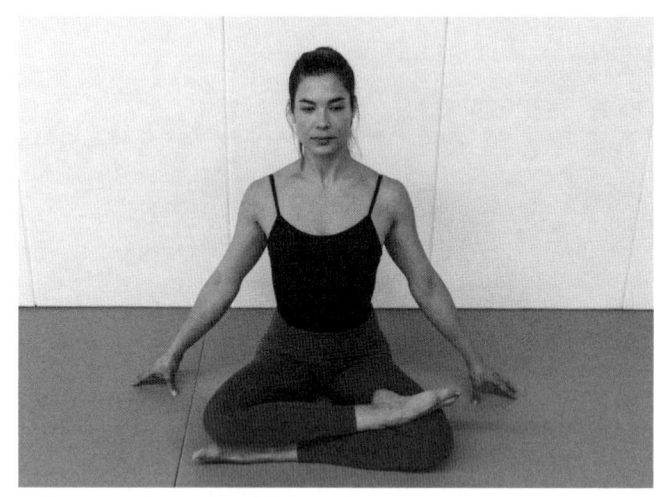

Figura 10.25   Retorno da perna sobre a que está fletida

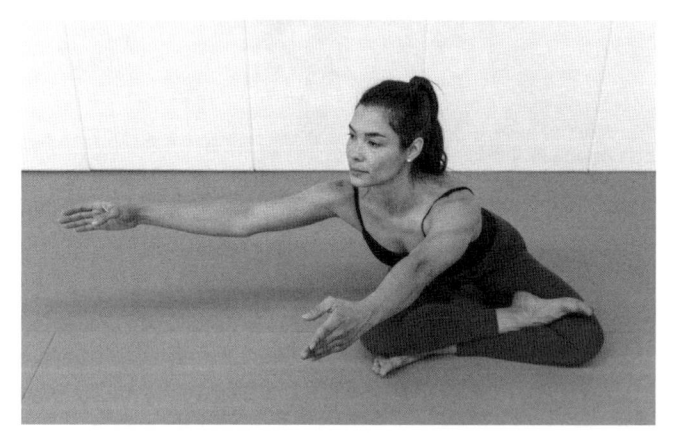

Figura 10.26   Flexão de tronco com trabalho intenso na parte externa da perna

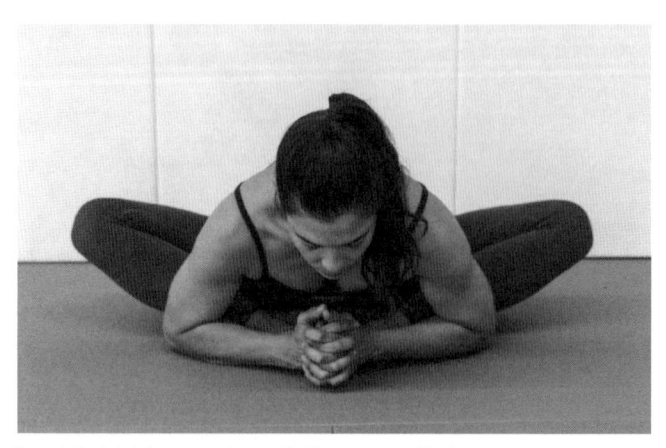

Figura 10.27   Volta à posição inicial, passando a trabalhar a perna direita

Sequência 3 – solo (grande abertura + espacato)

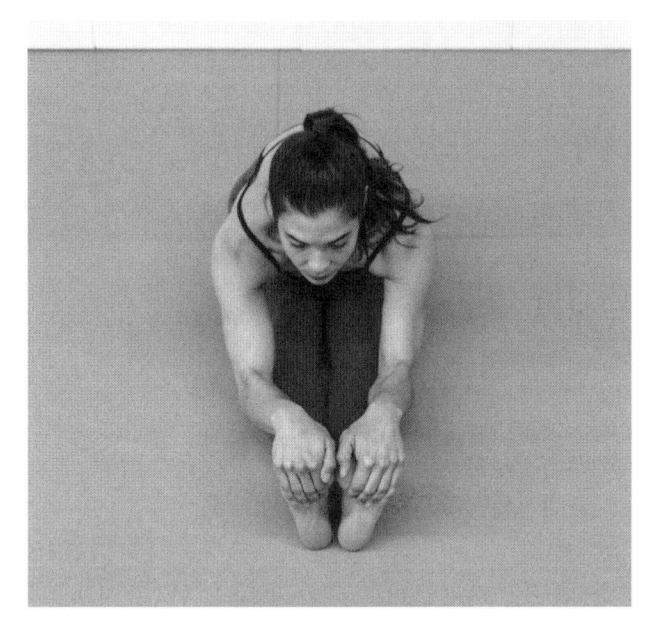

Figura 10.28 Sequência de grande intensidade visando a parte interna da coxa. Exige muita concentração

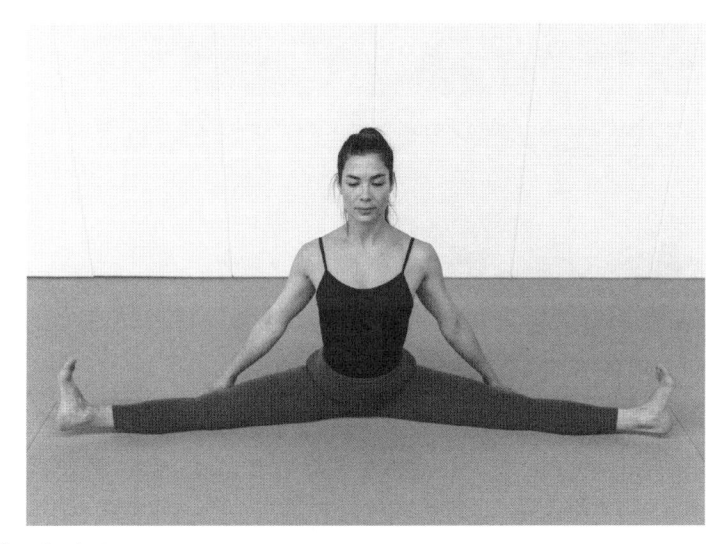

Figura 10.29 Grande abertura

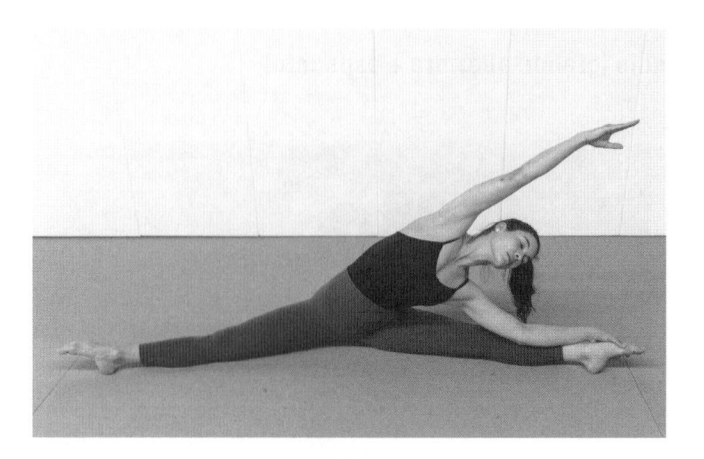

Figura 10.30

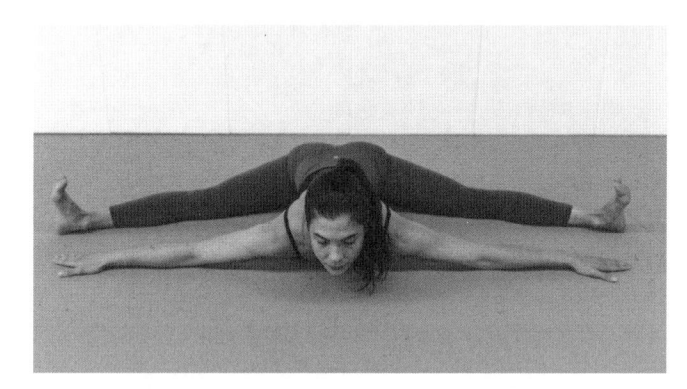

Figura 10.31 Procurar relaxar a musculatura por meio de muita concentração (10 a 20 tempos)

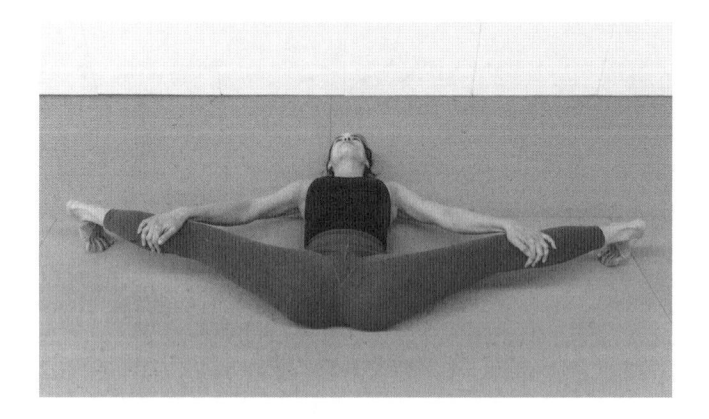

Figura 10.32

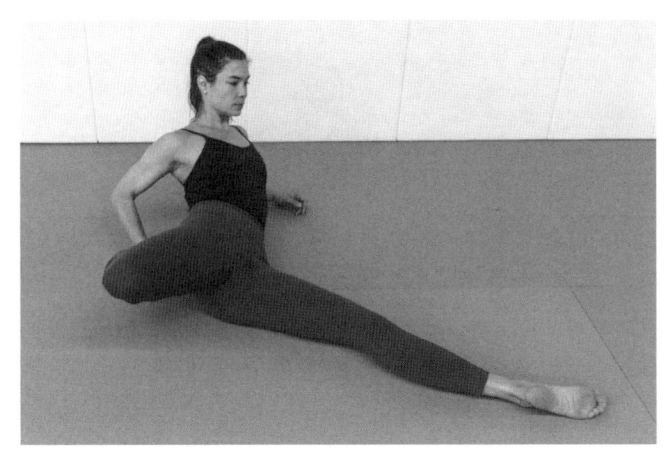

Figura 10.33 Flexão da perna direita, extensão da esquerda

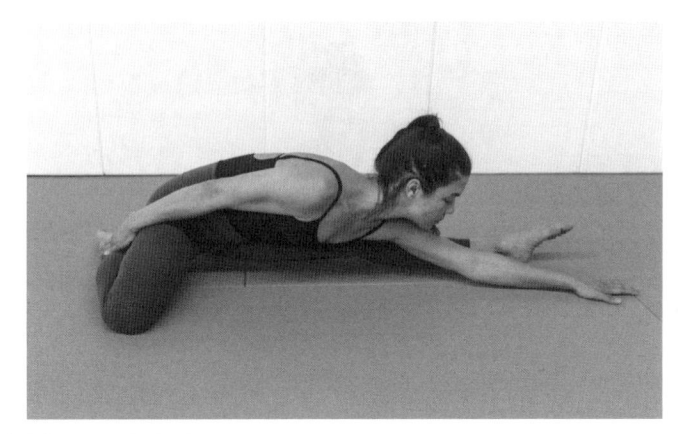

Figura 10.34 Parte interna e anterior da perna

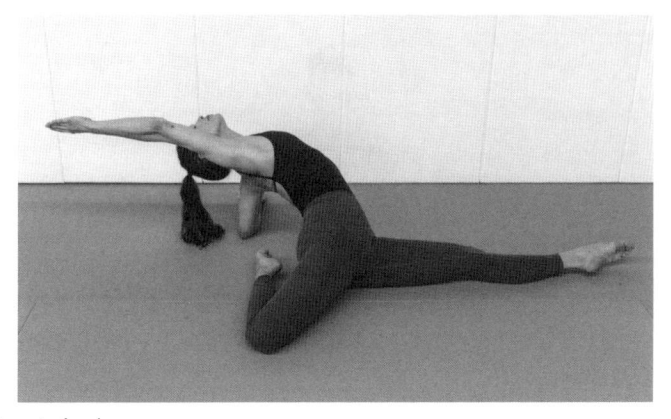

Figura 10.35 Parte anterior da perna

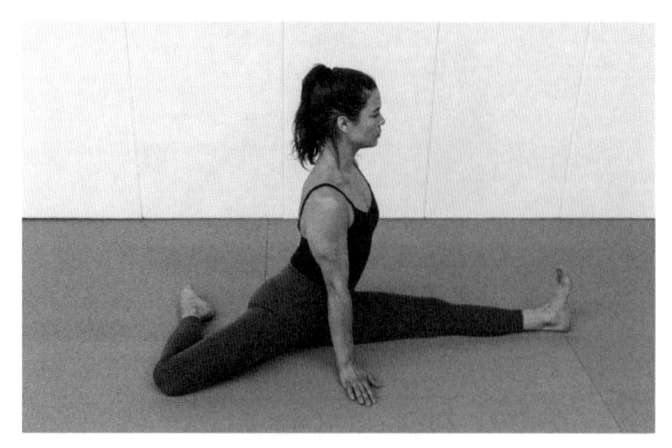

Figura 10.36 Transferência

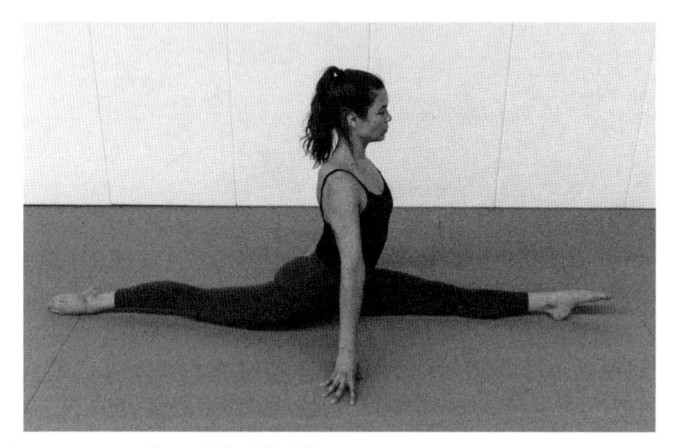

Figura 10.37 Bastante concentração, também 10 e 20 tempos

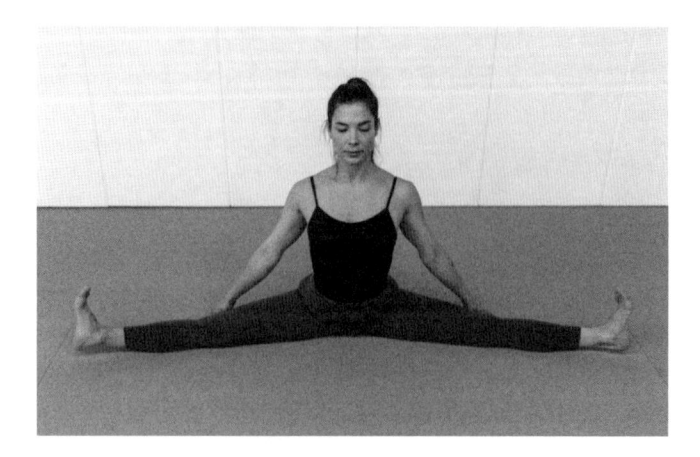

Figura 10.38

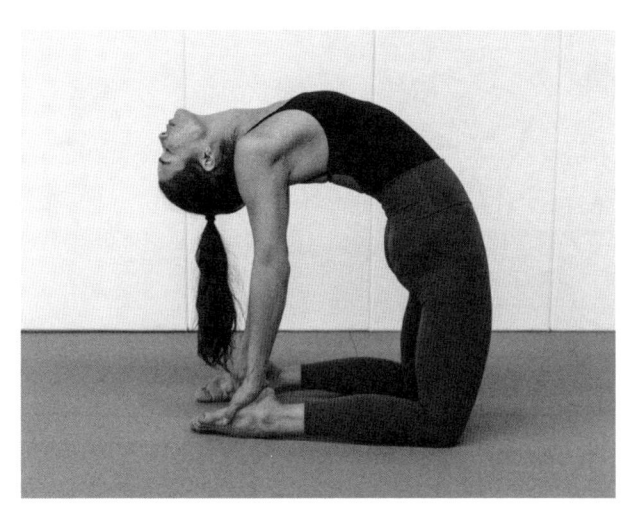

Figura 10.39   Parte anterior do corpo, compensando a coluna, e volta à posição anterior, iniciando o mesmo trabalho para a direita

ALONGAMENTOS DIÁRIOS

A academia, como instituição responsável pela orientação física de representativa parcela de nossa população, tem obrigação de conscientizar seus alunos sobre a importância da prática diária de alongamento para a manutenção da higidez do aparelho lomocotor.

O aluno deve ser orientado para, nos dias em que não frequentar a academia, realizar uma série de alongamentos ao acordar, antes do banho ou em qualquer horário mais conveniente.

Como sugestão, apresenta-se uma série montada com essa finalidade pelo autor e pelo Prof. Ronaldo Pereira da Silva.

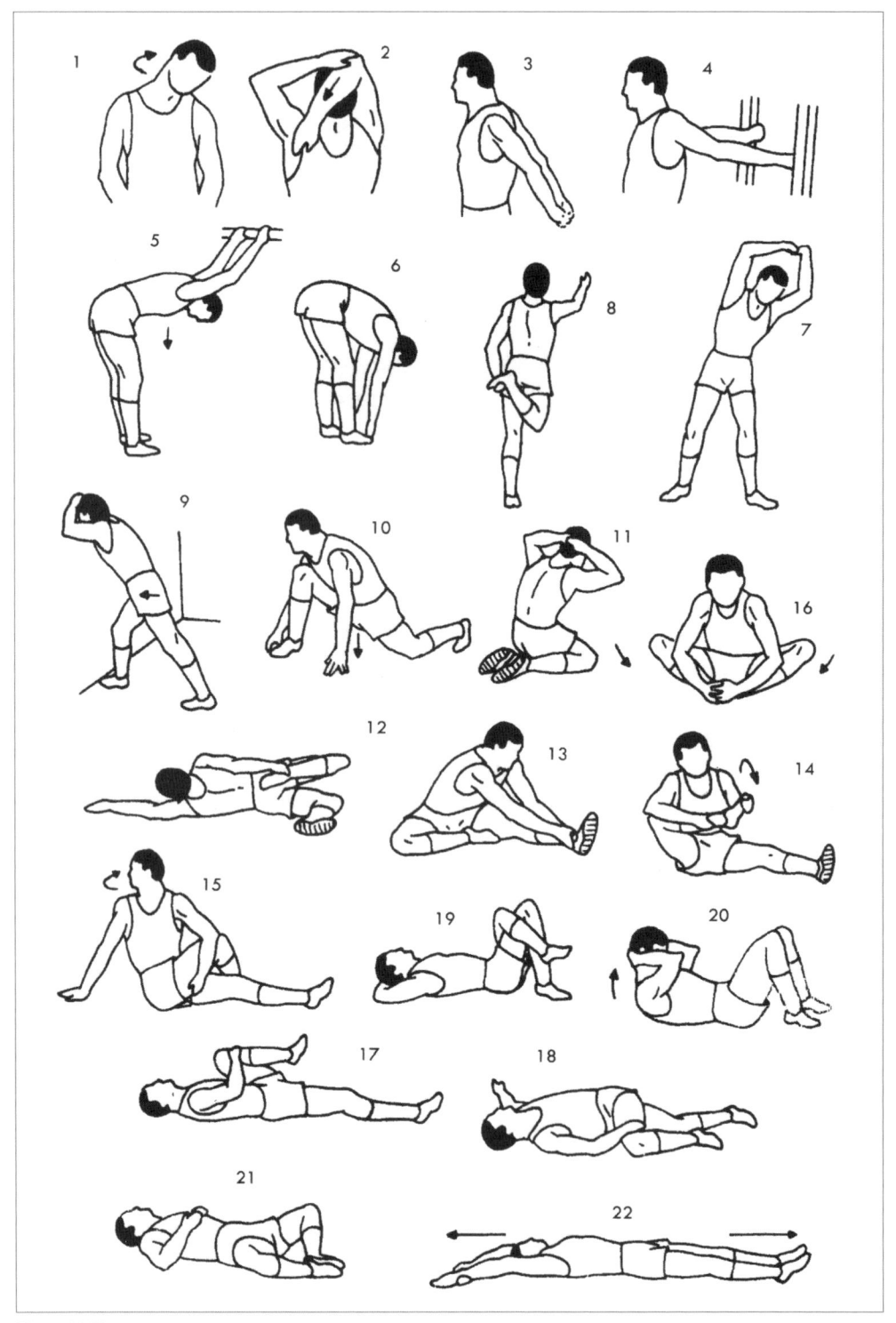

Figura 10.40

CAPÍTULO 11

FLEXIBILIDADE NA ÁGUA – HIDROFLEXIBILIDADE

Fabrizio Di Masi
Valéria Nascimento
Juliana Soares

INTRODUÇÃO

Os exercícios aquáticos vêm conquistando, nos dias atuais, espaço significativo. A atividade aquática atende um público diversificado, envolvendo atletas, indivíduos fisicamente ativos, sedentários, gestantes, idosos, pessoas com lesões musculoesqueléticas, obesos, entre outros. Apesar de abranger indivíduos com diferentes níveis de aptidão física, geralmente os exercícios aquáticos visam propiciar a melhoria da saúde e o desenvolvimento de uma boa condição física, o que torna o meio líquido motivo de investigação e interesse por parte dos profissionais da área de saúde que buscam, por meio da atividade física, a incessante conquista nas áreas do condicionamento físico, bem-estar, *performance* e promoção da saúde. Importa referir que as atividades físicas realizadas na água constituem uma forma de participação ativa em busca de uma vida mais saudável, consciente, real e mais feliz. Essas atividades, se realizadas em grupo, podem proporcionar alegria, motivação e interesse, criando novas relações do praticante com o ambiente, com o próximo e com ele mesmo (Pires 2004).

A flexibilidade, definida como mobilidade, liberdade de movimento ou, tecnicamente, uma qualidade física expressa pela amplitude articular máxima de movimentos, por ser utilizada em muitos desportos e possuir participação importante nas atividades e necessidades da vida diária, tornou-se referência para aptidão física relacionada à saúde e qualidade de vida (Pollock, Gaesser et al. 1998).

O substancial interesse da população pela prática de exercícios aquáticos, sua contribuição para desenvolver ou manter a aptidão física e a qualidade de vida, além de um número pouco expressivo de estudos em relação a treinamentos específicos de flexibilidade na água foram os principais fatores que impulsionaram este capítulo.

PROPRIEDADES FÍSICAS DA ÁGUA

As propriedades físicas da água são a base para a compreensão teórica em relação a movimentos, posicionamento e equipamentos utilizados no meio líquido (Thein e Brody

2000). O conhecimento desses princípios é fundamental para o entendimento do treinamento da flexibilidade no meio líquido.

As propriedades físicas da água são: massa, peso, densidade relativa, densidade, flutuação, pressão hidrostática, tensão superficial, refração, viscosidade (Skinner e Thomson 1985) e calor específico (Ruoti, Morris et al. 2000). Entretanto, neste capítulo, serão abordadas apenas as propriedades que têm relação com o treinamento da flexibilidade na água.

Flutuação (empuxo)

O conceito de flutuação está baseado no princípio de Arquimedes que diz: "quando um corpo está completa ou parcialmente imerso em um líquido em repouso, ele sofre um empuxo para cima igual ao peso do líquido deslocado". Quando estamos dentro d'água, somos submetidos a duas forças verticais, uma de cima para baixo (gravidade) e uma de baixo para cima (empuxo). Quanto mais imergimos, mais o nosso "peso" é atenuado, pois mais água estaremos deslocando, aumentando o empuxo.

Um corpo com água na altura do ombro tem em média 90% de seu peso atenuado em repouso (depende da composição corporal). Usualmente, as piscinas destinadas para exercício físico e reabilitação proporcionam profundidade na altura do processo xifoide e atenua-se em torno de 75% do peso corporal em repouso (Ruoti, Morris et al. 2000). Já em movimento, a uma profundidade na altura do processo xifoide, a força de reação com o fundo da piscina fica a 54% do ambiente terrestre (De Brito Fontana et.al. 2012). Essa redução é interessante principalmente para alunos obesos e idosos, que em algumas atividades em terra podem expor seu sistema osteoarticular a impactos prejudiciais (Skinner e Thomson 1985).

Flutuação e o treinamento da flexibilidade

A flutuação é um recurso de auxílio na execução de alongamentos por facilitar a sustentação das posições corporais, podendo ser adicionados equipamentos flutuantes para maior variação e conforto nos exercícios. Assim, muitos movimentos que seriam executados com certa dificuldade no ambiente terrestre são mais confortáveis ao serem realizados no meio aquático. Os movimentos podem ser realizados com resistência ou assistência pela flutuação, pois quando afundamos um equipamento flutuante, enfrentamos uma resistência; já quando retornamos à superfície, o flutuante passa a exercer uma assistência, o que é particularmente interessante para o treino da flexibilidade.

Deve-se tomar cuidado com o posicionamento corporal dos praticantes, pois, conforme citado por Figueiredo (2001), a flutuação, aliada à resistência natural da água, tende a desequilibrar os indivíduos, comprometendo sua postura e a execução dos exercícios. Segundo a Aquatic Exercise Association (AEA 2008), "o alinhamento corporal adequado aumenta a eficácia do trabalho e reduz o risco de lesões".

Resumindo, mesmo facilitando a execução de determinados movimentos, a flutuação pode dificultar a manutenção de uma postura correta, sendo importante que o professor de exercícios aquáticos esteja atento e ensine aos seus alunos o posicionamento corporal adequado em cada exercício.

Outro ponto importante a ressaltar é a facilidade proporcionada pelo empuxo para a mobilidade quando o corpo está parcialmente imerso, principalmente para indivíduos que têm dificuldade de marcha no ambiente terrestre. Isso é bem percebido em indivíduos idosos, que alcançam amplitudes maiores dentro d'água do que as experimentadas fora dela.

Densidade

É a relação entre a massa de uma substância e seu volume (Skinner e Thomson 1985):
Densidade = massa / volume

Densidade relativa ou gravidade específica

Embora a densidade seja usualmente citada, as substâncias também são definidas por sua densidade relativa ou gravidade específica, que é a relação entre a massa de um dado volume da substância e a massa do mesmo volume de água. A gravidade específica (GE) da água é 1. Tudo o que tiver GE maior que 1 afundará, e menor flutuará. Se for de GE igual a 1, tenderá a flutuar logo abaixo da superfície. Por ser uma proporção, ela não tem unidade (Ruoti, Morris et al. 2000).

Embora o corpo humano seja constituído principalmente de água, sua densidade média é ligeiramente menor que a da água (GE média de 0,974), sendo que os homens têm normalmente densidade maior que a das mulheres, uma vez que a massa magra tem GE maior que 1 e a gordura GE menor que 1 (Ruoti, Morris et al. 2000). Conclui-se que a capacidade de flutuar de um indivíduo depende das proporções dos seus tecidos constituintes (Kruel 1994).

Obs.: a relação da GE com o treino de flexibilidade segue basicamente as instruções referentes à propriedade física flutuação. Lembrando que indivíduos com menos massa magra e mais tecido adiposo terão mais propensão à flutuação, podendo isso inclusive atrapalhar no controle corporal no meio líquido.

Pressão hidrostática

A lei de Pascal afirma que "a pressão do líquido é exercida igualmente sobre todas as áreas da superfície de um corpo imerso em repouso a uma dada profundidade".

Quando entramos na água, sofremos pressão de fora para dentro em todas as partes do nosso corpo. A pressão é maior quanto mais profundo estivermos (Skinner e Thomson 1985).

Pressão hidrostática e o treinamento da flexibilidade

A pressão hidrostática não guarda uma relação direta com o treino de flexibilidade, porém a pressão equilibra a sensação tátil e aumenta a percepção das partes do corpo, o que pode ser útil para o treino da qualidade física abordada (AEA 2008).

Refração

É a deflexão de um raio quando este passa de um meio menos denso a um mais denso (p. ex.: ar e água) ou vice-versa.

Devido à refração, percebemos o fundo da piscina mais raso, às vezes observando os segmentos corporais deformados ou fletidos. É importante o professor entrar na piscina com óculos apropriados para a visualização dos movimentos, pois a visualização fora d'água pode ser dificultada pela refração (Di Masi 2000).

Refração e o treino da flexibilidade

A relação entre refração e o treino da flexibilidade refere-se à dificuldade de observação que o instrutor pode ter em relação aos exercícios propostos. Vale ressaltar que não só a refração pode influenciar, mas também o movimento da água e seu grau de turbidez. A solução é a entrada na água para observação e possível correção (Di Masi 2000).

Viscosidade

Os princípios abordados anteriormente referem-se à água em estado de repouso, o que é válido para a maioria dos exercícios de flexibilidade. Assim posto, a viscosidade terá relevância em todos os exercícios dinâmicos, justificando sua presença neste capítulo uma vez que exercícios de flexibilidade podem ser estáticos e dinâmicos.

Todos os líquidos compartilham a propriedade viscosidade, que se refere à magnitude da fricção. Diferentes fluidos possuem quantidades diferentes de atração molecular dentro deles; à medida que as camadas são postas em movimento, essa atração cria resistência, chamada de fricção (Becker e COLE 2000), e esse atrito ou fricção entre as moléculas de um líquido oferecem resistência ao movimento no líquido (água) em todas as direções. Sendo o ar menos viscoso que a água, encontraremos mais resistência no exercício aquático.

Viscosidade e o treino de flexibilidade

Como supracitado, o valor da viscosidade estará presente principalmente em exercícios dinâmicos para a flexibilidade, o que pode ser considerado relevante, tendo em vista que a associação dos princípios físicos pode levar a uma condição de melhor mobilidade dentro d'água, criando um excelente meio para aumentar a amplitude articular de movimentos, sobretudo para aqueles indivíduos com maiores limitações. Outro ponto importante é que os efeitos resistivos do líquido podem estimular a informação proprioceptiva articular, exigindo esforço para obtenção de movimentos por meio de arcos de amplitude articular (Ruoti, Morris et al. 2000).

Calor específico

As propriedades térmicas tornam a temperatura da água muito crítica para o conforto do ser humano no meio líquido, uma vez que a água conduz calor 25 vezes mais que o ar a uma mesma temperatura (McArdle, Katch et al. 1998), ou seja, a água dissipa bem o calor. Para a AEA (2001), a temperatura da água mais elevada não é indicada para atividades de intensidade alta, porém é recomendada para exercícios de alongamento.

Calor específico da água e o treino de flexibilidade

No senso comum, é aceito que ambientes aquecidos são melhores que ambientes frios para o treino da flexibilidade e que o aquecimento corporal favorece os exercícios de alongamento (Rubini 2010). O aumento da temperatura diminuiria a resistência ao movimento por meio da diminuição da viscosidade interna. Sugere-se que o calor aumente a extensibilidade das fibras colágenas, relaxando o músculo.

Para Wenos e Konin (2004) o aquecimento pré-alongamento mostra-se eficiente para aumentar a amplitude atingida. Já outro estudo mostrou que a utilização de aquecimento ou resfriamento local por meio de bolsas térmicas antes do treino não alterou o efeito a longo prazo do treino de flexibilidade, tendo os dois grupos incremento na flexibilidade (Signori, Voloski et al. 2008).

Na prática, é evidente que uma água fria inviabiliza o treino da flexibilidade, pois o desconforto é muito grande para o aluno ou paciente em razão da dissipação de calor pela água.

FLEXIBILIDADE E HIDROGINÁSTICA

A hidroginástica é uma atividade física realizada no meio líquido, que utiliza exercícios cíclicos e acíclicos envolvendo membros superiores e membros inferiores (Soares e Monteiro 2000). Conforme foi ganhando popularidade, especialmente em academias, clubes e hotéis, essa modalidade de exercícios tornou-se objeto de investigação científica, e estudos sobre os efeitos da hidroginástica no organismo vêm sugerindo que ela pode aprimorar e/ou manter o condicionamento físico (Marques e Araújo Filho 1999; Baum 2000).

Boa parte das investigações relacionadas às atividades aquáticas com qualidades físicas não aborda a flexibilidade. Os trabalhos que tratam do tema normalmente utilizam casos específicos, por exemplo, grupos com artrite, fibromialgia e paralisia cerebral na hidroterapia. Outros versam sobre temas como força e potência, mas avaliam de forma secundária a flexibilidade, normalmente por meio do teste sentar e alcançar.

Tsourlou, Benik et al. (2006) encontraram melhora de 11,6% no teste de sentar e alcançar em mulheres após um programa de exercícios aquáticos de 24 semanas. O programa era composto de 60 minutos 3 vezes por semana. Outro trabalho avaliou a flexibilidade de pacientes hemofílicos que participaram de um programa de hidroterapia durante 8 semanas: a flexibilidade melhorou no grupo de exercício em comparação com o grupo controle (Dehghadani, Kargarfard et al. 2012). Bocalini, Serra et al. (2010) encontraram resultados positivos para flexibilidade no teste sentar e alcançar após programa de 12 semanas de hidroginástica em mulheres com idades acima de 62 anos. Aguiar e Gurgel (2009), comparando senhoras praticantes de hidroginástica com sedentárias, encontraram melhores resultados para as fisicamente ativas (Sanders 2013): relatam melhora nos resultados do teste de sentar e alcançar (8%) em relação ao grupo controle, com melhora também nos equilíbrios dinâmico e estático.

O MITO

Entre alguns mitos que foram criados em relação à hidroginástica, podemos citar a qualidade física flexibilidade. Novamente, o senso comum parece aceitar que existe uma relação de causa e efeito entre a prática da hidroginástica e a melhora da flexibilidade. Se o objetivo é melhorar a flexibilidade, deve-se treinar flexibilidade, e dentro das aulas de hidroginástica muitas vezes não há tempo para treinar efetivamente essa qualidade, mesmo com algumas das vantagens supracitadas (Brasil 2006).

Soares (2002), ao comparar alunas de hidroginástica e ginástica localizada, encontrou melhores resultados para as alunas que treinaram no ambiente terrestre, tendo chegado à conclusão de que o aprimoramento neuromuscular e o maior volume de tempo para alongamento podem explicar esses resultados (Soares 2002).

Pesquisas similares que focaram os efeitos que a prática de exercícios aquáticos pode ter sobre a flexibilidade quando comparados aos realizados em meio terrestre podem ser observadas na tabela a seguir. De modo geral, não apontam para a superioridade do meio líquido, especialmente quando os praticantes são indivíduos saudáveis, que não apresentam problemas musculoarticulares.

Tabela 11.1 Resumo de estudos que investigaram exercícios aquáticos e flexibilidade

Autor/ano	Amostra	Protocolos	Resultados
Yazawa et al. (1989)	85 mulheres (50 a 72 anos)	Estudo transversal. Grupos: sem exercício, hidroginástica e ginástica localizada. Mínimo de 1 ano de prática, 2 sessões semanais. Medição da ADM no ombro, quadril e joelho (ativo e passivo) pela goniometria.	Resultados significativamente superiores na ADM de flexão do ombro e extensão do quadril no grupo de hidroginástica.

(continua)

Tabela 11.1   Resumo de estudos que investigaram exercícios aquáticos e flexibilidade (*continuação*)

Autor/ano	Amostra	Protocolos	Resultados
Hoeger et al. (1993)	49 mulheres (15 a 35 anos)	Estudo experimental. Grupos: controle, exercícios na água e aeróbica de baixo impacto. 8 semanas, 3 sessões semanais, 40 min. cada. Teste de sentar e alcançar e medidas gerais de flexibilidade.	Os grupos experimentais obtiveram melhorias significativas na flexibilidade, sem diferenças entre eles.
Bailey et al. (1996)	20 homens e mulheres (21 a 45 anos)	Estudo experimental. Grupos: controle e hidroginástica. 10 semanas, 2 sessões semanais, 45 min. cada. Teste de sentar e alcançar.	Sem melhoria para o grupo experimental após o treinamento.
Taunton et al. (1996)	41 mulheres (65 a 75 anos)	Estudo experimental. Grupos: exercícios no meio líquido e meio terrestre. 12 semanas, 3 sessões semanais, 45 min. cada. Teste de sentar e alcançar.	Sem diferenças intra e intergrupos, antes e após o treinamento proposto.
Alexander et al. (2000)	65 mulheres (acima de 65 anos)	Estudo experimental. Grupos: controle, exercícios na água e caminhada com alongamentos. 12 semanas, 3 sessões semanais, aproximadamente 60 min. ADM do tornozelo, quadril e ombro por meio do flexômetro de Leighton. Teste de sentar e alcançar.	Melhorias significativas no teste de sentar e alcançar e na ADM do tornozelo direito nos grupos experimentais com o programa de treinamento. Redução da ADM do joelho esquerdo no grupo aquático.
Cabral et al. (2000)	48 mulheres praticantes de hidroginástica (25 a 42 anos)	Relações entre idade, tempo de prática de hidroginástica e flexibilidade. Teste de sentar e alcançar.	Valores médios de flexibilidade reduziram com o avançar da idade. Não houve relação entre tempo de prática e flexibilidade.
Mendes (2002)	4 mulheres sedentárias, 34 anos	Efeitos agudos de exercícios de alongamento no meio líquido e no meio terrestre nos movimentos de abdução horizontal do ombro (3 exercícios) e flexão do tronco (2 exercícios), 30 seg. cada posição. Goniometria.	Os 2 protocolos executados aumentaram significativamente a ADM da abdução horizontal no lado esquerdo. Não houve diferenças entre os grupos após os alongamentos.
Soares (2002)	31 mulheres (21 a 45 anos), praticantes de ginástica localizada ou hidroginástica	Comparação da ADM nas articulações do ombro, tronco, quadril e joelho, por meio da goniometria.	Grupo de ginástica localizada obteve, em 7 movimentos articulares, índices significativamente superiores.
Takeshima et al. (2002)	30 mulheres (60 a 75 anos)	Exercícios na água. 3 meses, 3 sessões semanais, 70 min. cada. Testes de ADM da flexão do tronco.	Sem diferenças significativas entre pré e pós-teste.

Indivíduos com idade avançada e com limitação de movimentos com certeza terão no meio líquido uma ótima oportunidade de ampliar seu arco de movimento pela simples realização de exercícios acima da amplitude atingida no seu cotidiano (Brasil 2006).

TREINAMENTO DA FLEXIBILIDADE E PREVENÇÃO DE LESÕES: PARTICIPAÇÃO SEGURA

Os estudos que envolvem as técnicas apropriadas de treinamento da flexibilidade (flexionamento) exigem atenção aos princípios de especificidade do exercício, de sobrecarga, de resistência progressiva e de progressão. Importa inferir que um programa de exercícios bem elaborado desempenha um papel importante na participação segura e na prevenção de lesões (Pires 2004). Portanto, um tratamento adequado da flexibilidade, de acordo com as exigências de cada modalidade de exercício aquático, atua positivamente, de forma complexa, sobre os fatores de desempenho físico e de habilidades esportivas.

No sentido da prevenção e profilaxia de lesões, no esgotamento do potencial de desempenho e de um ajuste ideal do treinamento, o treino da mobilidade é um elemento que não pode ser substituído ou ignorado no processo de condicionamento físico no meio líquido.

Com o objetivo de manter e promover a saúde, investiga-se problemas de ordem corporal relacionados à dosagem e regulagem do treinamento físico. Para isso, torna-se fundamental o conhecimento do corpo em seus aspectos anatômicos, fisiológicos, biomecânicos, bioquímicos e ambientais.

A organização estrutural do corpo humano é complexa e está diretamente relacionada às funções dos cinco sistemas corporais associados ao exercício. Os sistemas cardiovascular, respiratório, nervoso, muscular e esquelético compõem a complexa organização do aparelho locomotor e trabalham juntos, de forma "estruturada", para iniciar, perpetuar e regular o exercício no organismo humano.

É de especial interesse para este capítulo destacar os sistemas nervoso, muscular e esquelético, que, juntos, trabalham para possibilitar movimento. Uma biomecânica precária é uma causa comum de microtraumatismos e está associada a lesões por uso excessivo e fadiga. A atividade física pretérita, uma aptidão física basal insuficiente e o atual nível de treinamento também afetam a incidência de lesões.

Vale reafirmar que os participantes dos programas de atividades aquáticas apresentam características individuais diversificadas, compondo grupos heterogêneos, principalmente com relação ao estado de saúde. Dessa forma, cabe ao profissional da área a responsabilidade, o compromisso, o conhecimento e atualização com relação às exigências dos casos específicos.

Para maior controle da intensidade e duração de um treinamento seguro e eficaz da flexibilidade, recomenda-se considerar as expressões faciais, as descrições verbais, o tom de voz de queixa ou de irritação por parte do praticante, sendo essas expressões relacionadas à presença de dor ou desconforto causado pelo treinamento excessivo e possivelmente associado à ocorrência de lesão (Pires 2004).

Considerando um indivíduo sadio, a amplitude articular é influenciada pelos ligamentos, comprimento dos músculos, tendões e tecidos moles. O sedentário tende a ter menor grau de flexibilidade que o indivíduo ativo, e esse fato é agravado com o passar dos anos, pois o nível de flexibilidade tende a diminuir e com isso aumentam os riscos de lesões, dores, problemas posturais na realização de atividades diárias. Já em pessoas com enfermidades, as limitações podem ser agravadas por processos inflamatórios, redução da quantidade de líquido sinovial, presença de corpos estranhos na articulação e lesões cartilaginosas (Werlang 1997). Entre as referências citadas, conclui-se que os fatores que mais favorecem a redução dos níveis de amplitude articular são: atrofia devido ao pouco uso articular, aumento da idade e hereditariedade.

Alguns estudos apontam que exercícios de flexionamento são eficientes na melhora da flexibilidade à medida que não acarretem estiramentos musculares fortes, que possam levar a danos nos tecidos conjuntivos. Portanto, torna-se imperativo conhecer os benefícios e riscos a curto e longo prazo dos programas de exercícios (treinamento), pois o conhecimento dos fatores de risco é essencial para ajudar a prevenir as possíveis lesões. Cabe referir que a amplitude articular reduzida nem sempre está associada a lesão (Reid, Burnham et al. 1987).

A literatura especializada afirma que os tecidos conjuntivos são danificados até uma maior extensão após contração excêntrica devido a uma maior tensão passiva sobre eles (Sutton 1984 *apud* Alter 1999).

O tecido conjuntivo, constituído por proteínas fibrosas, é popularmente considerado o "cimento" do organismo humano e está presente abundantemente em diversas estruturas, como pele, fáscias, ligamentos, tendões, cápsulas articulares e fáscias musculares. Cada um desses tecidos possui diferente grau de influência na limitação da flexibilidade (Dantas 2014).

É possível inferir que os tecidos conjuntivos, incluindo os tendões, podem sofrer lesão tanto em um trabalho de força como em um flexionamento, assim como exercícios que causam tensão e exercícios de flexibilidade fortalecem os tendões, os ligamentos e os músculos. Por consequência, tais exercícios podem determinar a prevenção ou o desencadeamento das lesões musculoesqueléticas. Em última análise, é possível aceitar uma significativa correlação existente entre a prática de atividades físicas e a saúde osteomioarticular (Dantas 2005); ou seja, a forma de se trabalhar (treinar) pode prevenir ou provocar lesão musculoesquelética.

Assim, consoante a literatura, existe uma relação complexa de fatores de risco entre a lesão musculoesquelética e o exercício. Pode-se concluir que os riscos da referida lesão aumentam de acordo com os níveis de intensidade e duração do treinamento.

Portanto, determinar o nível ideal da flexibilidade e da intensidade do treinamento ainda é um assunto controverso, principalmente no conhecimento, prevenção e diminuição do risco de lesão.

Sabe-se que os exercícios de alongamento envolvem a realização de movimentos de amplitude normal com o mínimo de restrição física possível, em que as estruturas musculoconjuntivas envolvidas não são submetidas a um estiramento extremo, não provocando danos aos tecidos conjuntivos. Já o flexionamento objetiva a melhoria da flexibilidade por meio de amplitudes de arcos de movimento superiores às originais, sendo que as estruturas musculoconjuntivas envolvidas são submetidas a um estiramento extremo, ocorrendo o risco de provocar danos aos tecidos conjuntivos. Esses possíveis danos podem ser verificados por meio dos níveis de hidroxiprolina excretados na urina (Fox 1991).

Alguns estudos indicam que o catabolismo do colágeno ósseo (lesão osteomioarticular) implica liberação de hidroxiprolina, que não pode ser reutilizada no processo de biossíntese. A excreção urinária dos peptídeos que contêm hidroxiprolina pode ser utilizada como indicador de renovação óssea e do metabolismo colágeno; portanto, o aumento da concentração de hidroxiprolina na excreção urinária indica dano nos tecidos conjuntivos.

Estudos realizados por William, Wang e Balian (1987) constatam que as concentrações de colágeno em níveis normais presentes nas conexões tendinosas são determinantes na recuperação de lesões relacionadas à estabilidade do tendão. Somando-se a isso, para prevenir as lesões, os ligamentos, os tendões e os ossos terão de adaptar-se de forma a sustentar as maiores forças geradas pelos músculos esqueléticos (Cailliet 2001).

Kaufmann et al. (2003) afirmam que as investigações acerca das inflamações detectadas por meio de análise laboratorial da urina tornam possível a identificação dos níveis de colágeno presentes nos tecidos cartilaginosos e ósseos. Os mesmos autores, ao discorrerem sobre os aspectos degenerativos do aparelho locomotor, especialmente a artrite reumatoide, inferem que existe uma correlação entre a degradação do colágeno maduro, provavelmente do tecido sinovial, e a patologia referida.

Estudos de Welch (1991) apontam para a importância dos aspectos preventivos da saúde do atleta. As estratégias de treinamento devem considerar as modificações acarretadas no organismo. Ao investigarem as variações de concentração de hidroxiprolina no colágeno na musculatura da panturrilha, concluíram que as lesões estão diretamente relacionadas ao encurtamento muscular.

Segundo Pires (2004), é possível verificar os níveis de hidroxiprolina na excreção urinária por meio de exames laboratoriais e, assim, uma vez considerados marcadores bioquímicos da formação e reabsorção dos ossos, o aumento dos seus níveis na urina indicam catabolismo do colágeno do aparelho locomotor. Conclui-se, portanto, que os níveis de hidroxiprolina, quando comparados antes e após o treinamento, podem identificar o grau de microlesão sobre o citado aparelho. Assim, é possível inferir que ao analisar o menor catabolismo do colágeno após realização do flexionamento específico em diferentes ambientes ou testagens, é possível indicar o método mais seguro de realizar o treinamento em questão.

No aspecto concordante com Komi (2003), o treinamento em baixa atuação gravitacional (meio líquido) é aconselhado para a restauração do tecido conjuntivo. É possível afirmar, portanto, que as atividades físicas realizadas no meio líquido representam menos risco no que se refere à degradação de tecido colágeno.

Partindo do estudo precursor nesse assunto (relação entre os níveis de hidroxiprolina e ocorrência de lesão em indivíduos submetidos ao treinamento físico), sugere-se a realização de estudos que comparem treinamentos específicos da flexibilidade realizados nos meios líquido e terrestre com o objetivo de identificar qual meio se apresenta mais favorável à obtenção de resultados positivos (significativos) relacionados ao treinamento seguro e eficaz, já que a utilização da água como auxílio no treinamento da flexibilidade é recente, sendo pouco explorada, necessitando de mais estudos sobre a melhoria ou manutenção da mobilidade articular com menor risco de lesão promovido pelo meio. Cabe recomendar a utilização do exame HPLC-2 horas como indicador bioquímico de lesão no aparelho locomotor decorrente da prática da atividade física e não somente do processo de envelhecimento e degradação do tecido (patológica), como vem sendo feita nas investigações laboratoriais.

INSTRUÇÕES PARA O DESENVOLVIMENTO DA FLEXIBILIDADE EM ATIVIDADES AQUÁTICAS

a. Dentro da sessão de treino, destinar um tempo adequado para o treinamento da flexibilidade;

b. Para aulas em grupo, utilizar preferencialmente o método estático ativo, pois, além de ser seguro, existe uma economia grande de tempo, o que é muito importante;

c. Selecionar um grupo muscular para dar ênfase em cada sessão de aula;

d. Optar por uma temperatura de água mais elevada para o treino de flexibilidade;

e. Se a água estiver fria, evite o treino de flexibilidade;

f. Para grupos com grande limitação de amplitude articular, utilizar a movimentação no meio líquido para atingir arcos de movimento não possíveis fora d'água;

g. Para atletas é indicado o flexionamento por meio do método estático.

EXERCÍCIOS DE ALONGAMENTO

A seguir são sugeridas sequências de exercícios de alongamento para os principais grupos musculares, geralmente solicitados em sessões de exercícios aquáticos. O professor dispõe de liberdade para selecionar e adequar os movimentos conforme suas condições estruturais e objetivos das aulas. Ressalta-se que os exercícios sugeridos a seguir devem ser realizados respeitando os limites individuais com relação às amplitudes de movimento (ADM) e adaptação ao meio líquido.

Sequência 1 – exercícios na barra

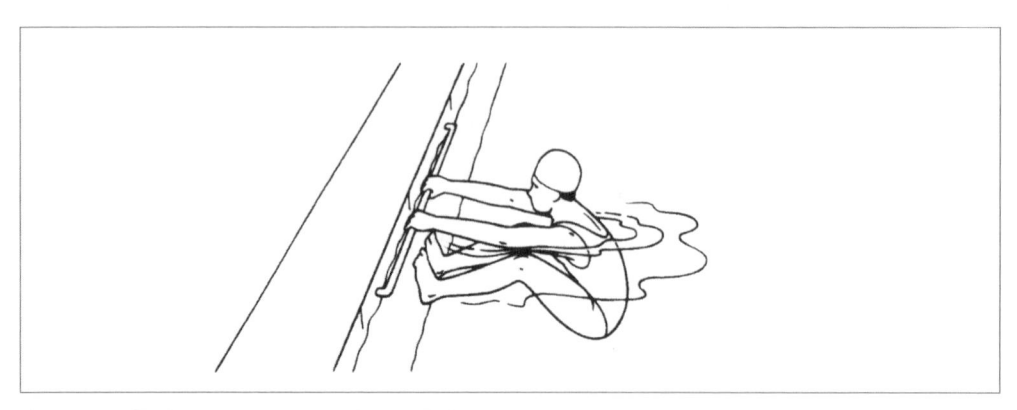

Figura 11.1 Flexionar o tronco com os joelhos fletidos.

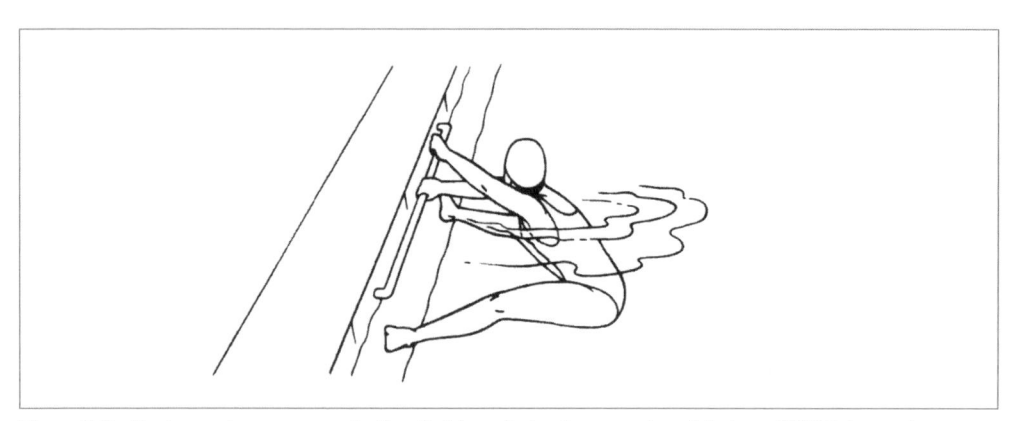

Figura 11.2 Flexionar o tronco com os joelhos fletidos, afastando os membros inferiores (MMII), levar o braço direito em direção ao pé esquerdo. Alternar o lado.

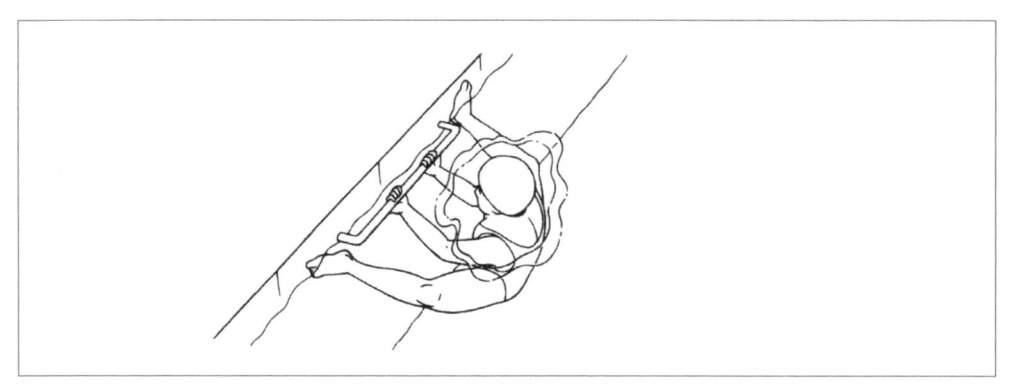

Figura 11.3 A partir da posição inicial do exercício anterior, realizar uma eversão dos pés com as mãos em supinação seguida de flexão do tronco.

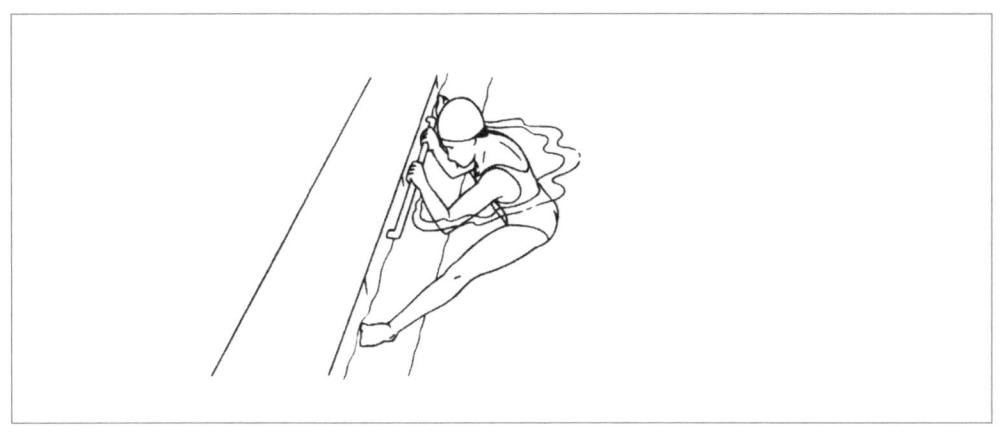

Figura 11.4   A partir da posição inicial do exercício 2, com os pés afastados, estender os joelhos.

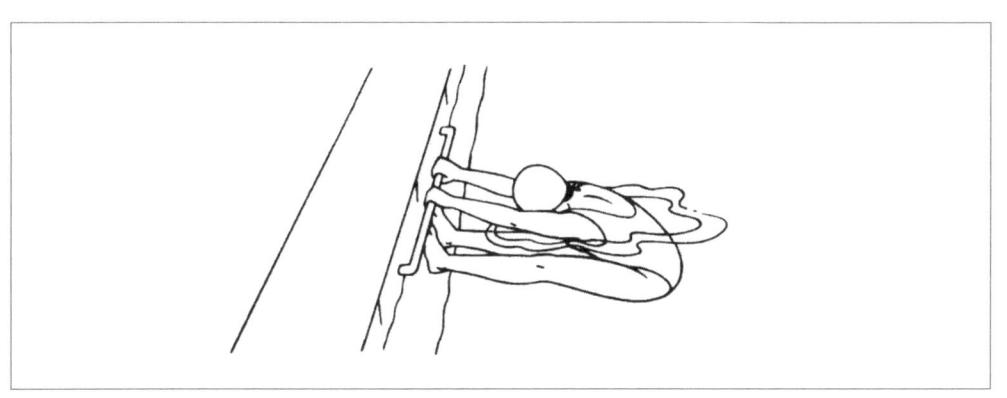

Figura 11.5   Unir os pés, estender os joelhos e realizar flexão de tronco.

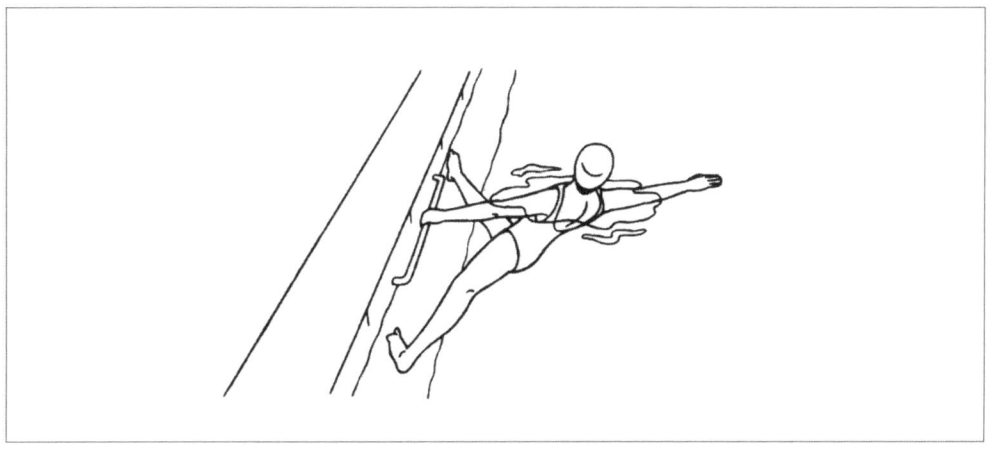

Figura 11.6   Afastar os pés, soltar a mão direita da barra e realizar uma rotação do tronco acompanhada dos MMII.

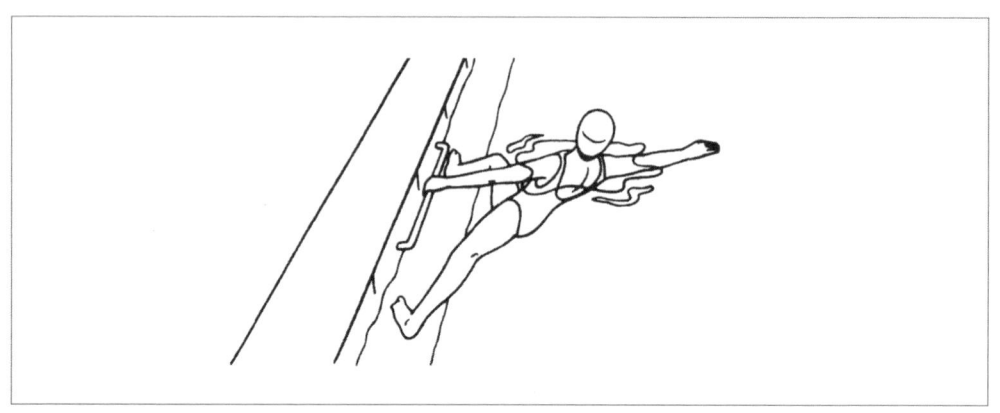

Figura 11.6.1 Variação: flexionar o joelho que está posicionado à frente (direito).

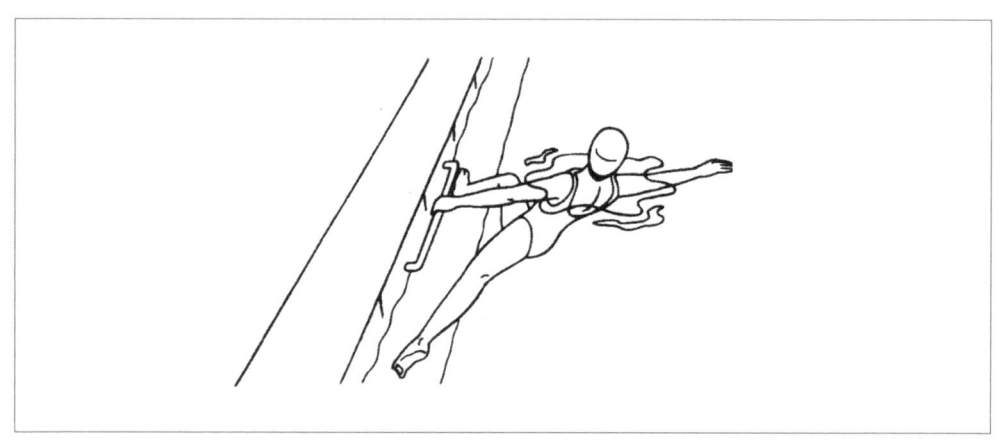

Figura 11.6.2 Variação: realizar flexão plantar no pé que está atrás (esquerdo). Obs.: repetir a sequência para o outro lado.

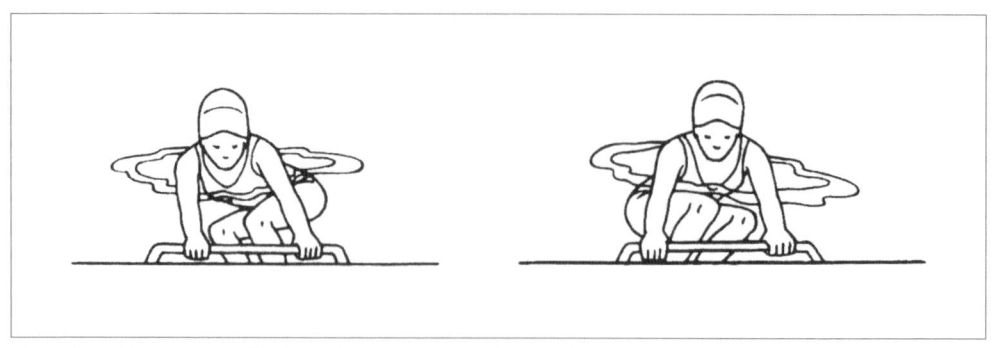

Figura 11.7 Voltar ao exercício 1 e realizar pequenos balanceios laterais com o quadril.

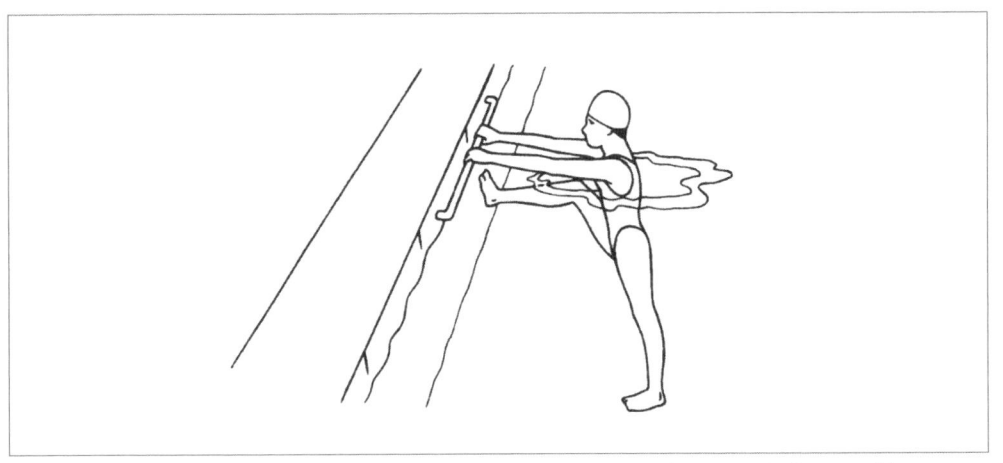

Figura 11.8   A partir da posição inicial do exercício 1, apoiar um dos pés no chão com o joelho estendido, manter o outro flexionado, levando o quadril à frente. Realize o exercício para o outro lado.

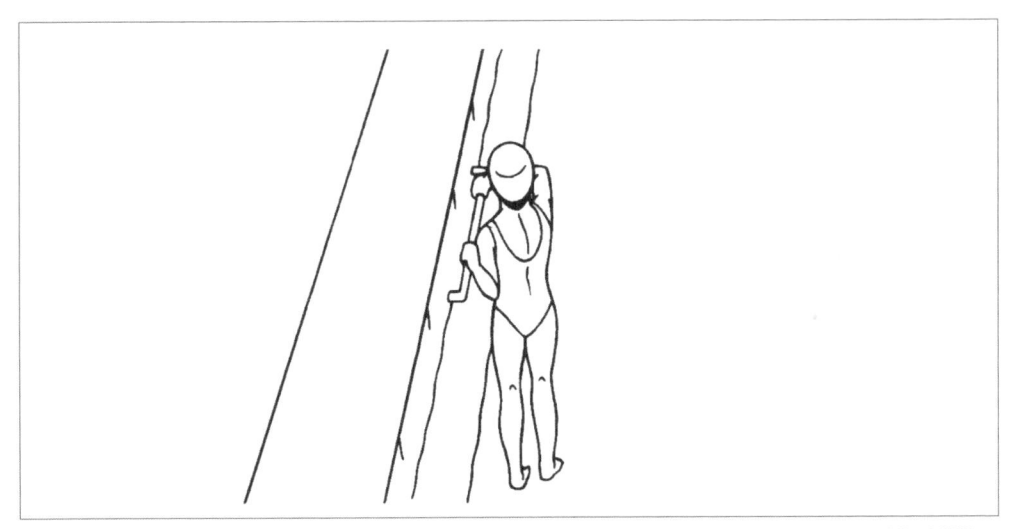

Figura 11.9   Pés apoiados no chão, afastar os braços na barra e realizar uma rotação do tronco, quadril e MMII para o lado direito, tentando tocar o ombro esquerdo na barra ou parede. Executar o movimento para o outro lado.

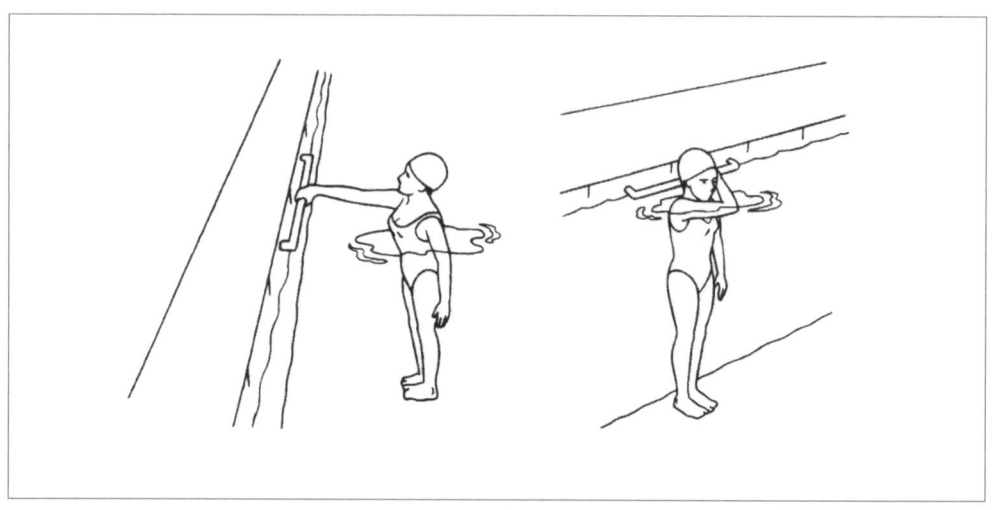

Figura 11.10 De frente para a parede, segurar a barra com a mão direita e girar todo o corpo para a direita até assumir a posição de costas para a parede. Repetir para o outro lado.

Sequência 2 – *noodle* ("macarrão")

Indivíduo em flutuação

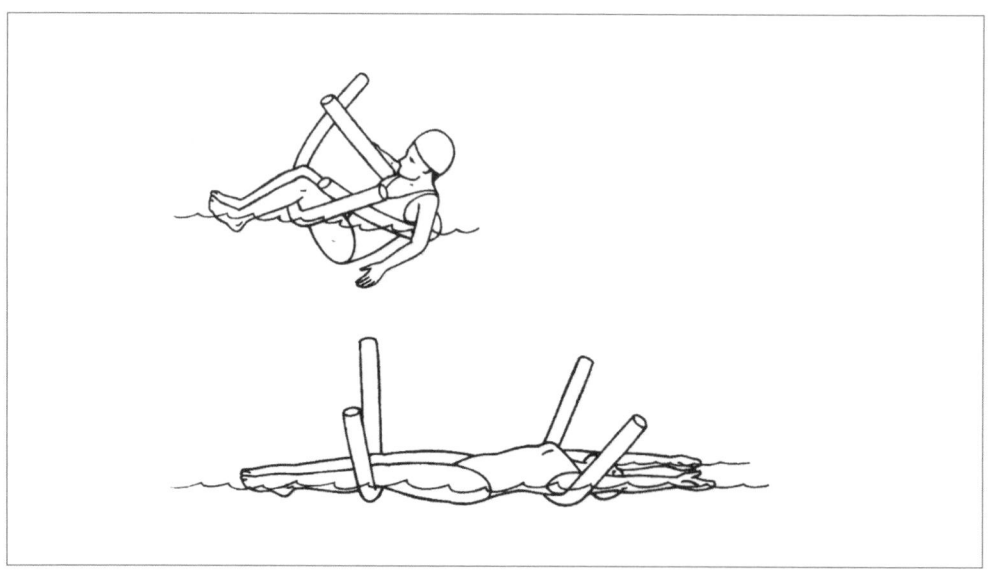

Figura 11.11 Apoiar um macarrão embaixo dos joelhos e outro nas costas. Levar os braços para trás da cabeça e estender todo o corpo.

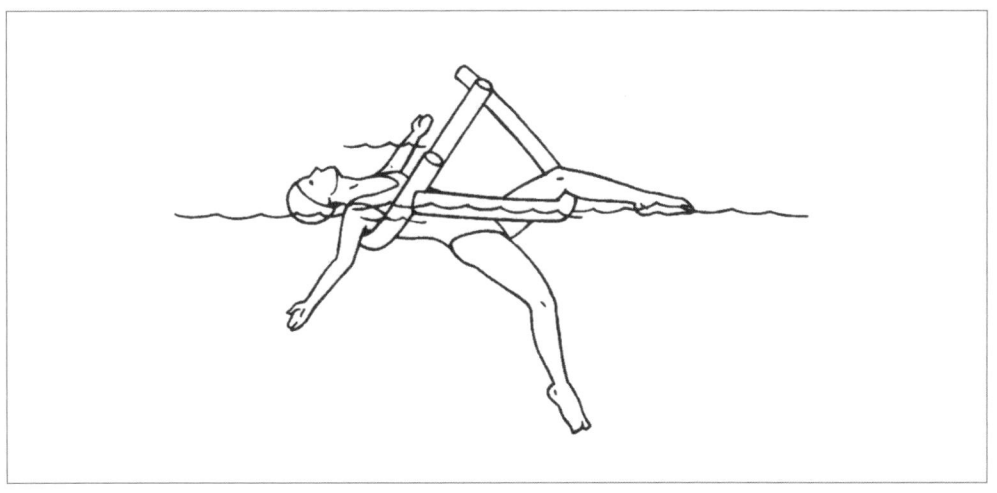

Figura 11.12 A partir da posição inicial do exercício da Figura 11.11, direcionar a perna direita para o fundo da piscina. Repetir para o outro lado.

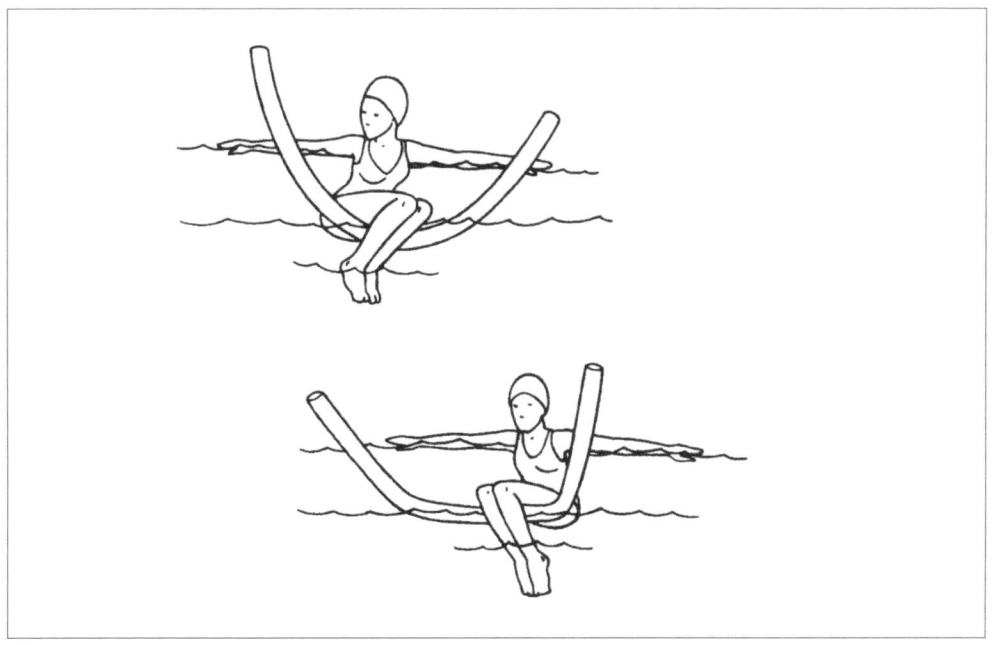

Figura 11.13 Partindo da posição inicial do exercício da Figura 11.11, girar o quadril, os MMII para o lado direito. Realizar bilateralmente.

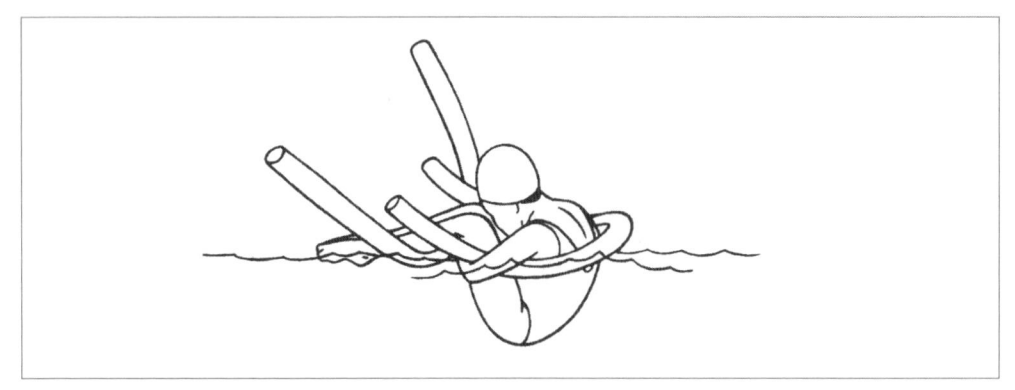

Figura 11.14 Aproximar os joelhos do peito.

Indivíduo em pé – exercícios utilizando os membros inferiores

Pode-se utilizar as paredes ou barra para manutenção de uma postura adequada.

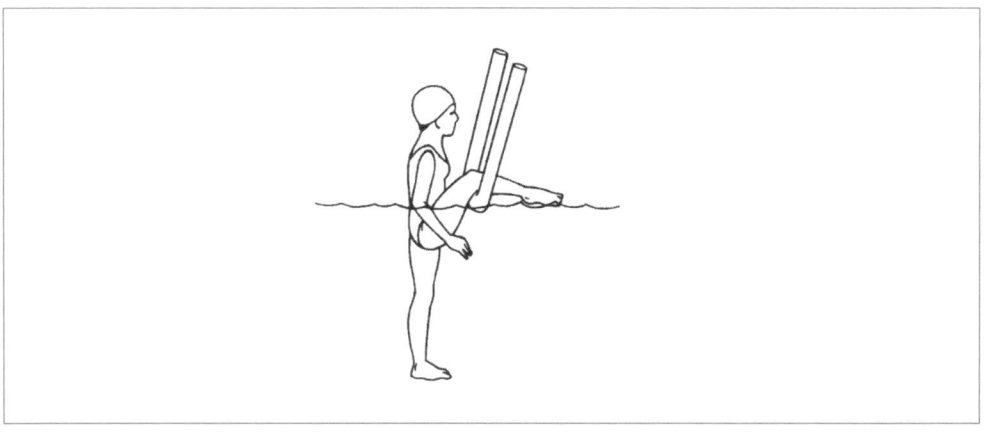

Figura 11.15 Pé esquerdo apoiado no chão, flexionar quadril e joelho direito.

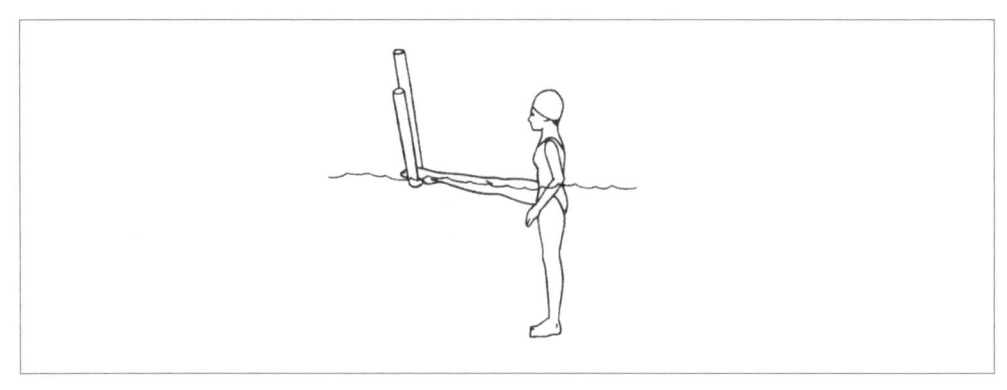

Figura 11.16 Idem ao posicionamento inicial anterior, flexionar o quadril com o joelho estendido.

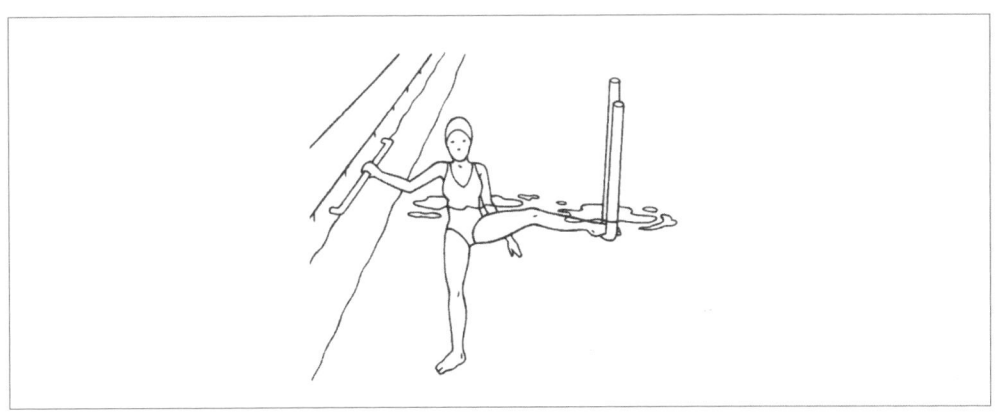

Figura 11.17 Partindo da posição final do exercício da Figura 11.16, realizar abdução do quadril.

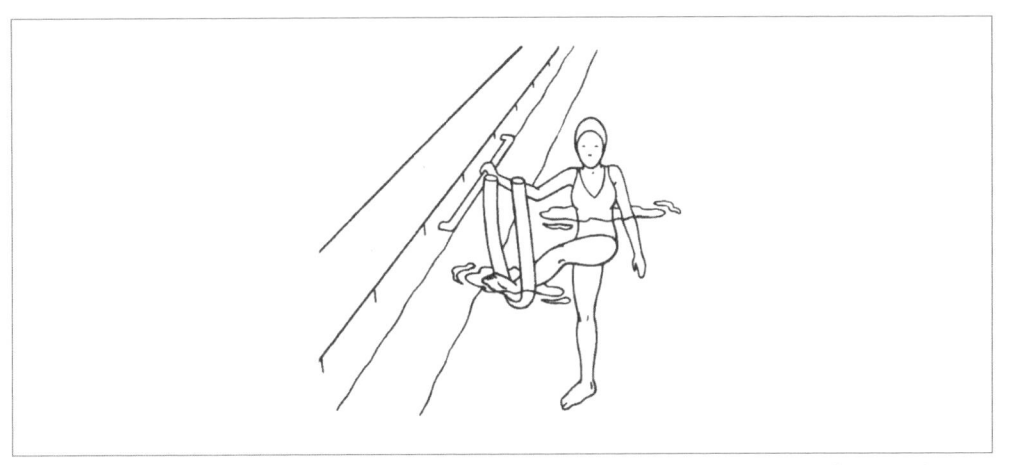

Figura 11.18 Partindo da posição final do exercício da Figura 11.16, realizar adução do quadril. Obs.: repetir a sequência para o lado esquerdo.

Indivíduo em pé – Exercícios utilizando os membros superiores (MMSS)

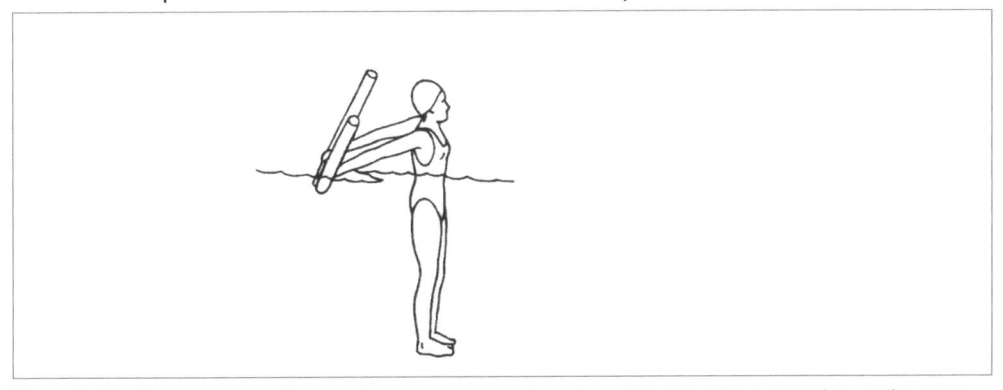

Figura 11.19 Segurar o macarrão atrás do corpo com as palmas das mãos para baixo e estender o ombro com o cotovelo estendido.

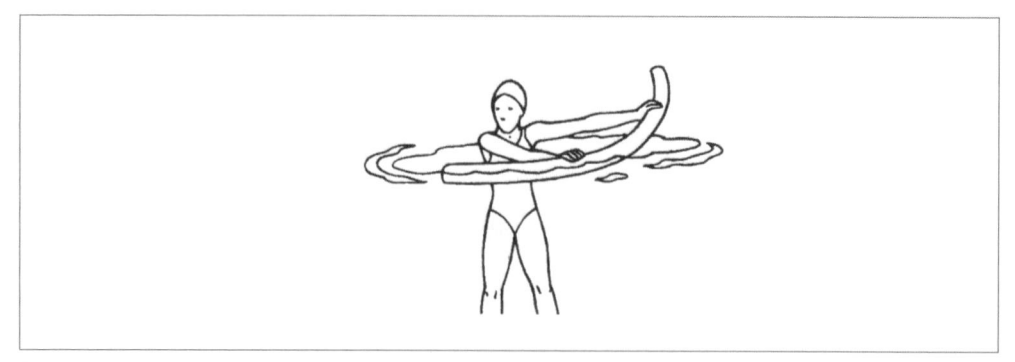

Figura 11.20 Segurar o macarrão à frente do corpo com a mão direita, aduzir horizontalmente o ombro e utilizar a mão esquerda para apoio ou para intensificar o trabalho. Repetir para o outro lado.

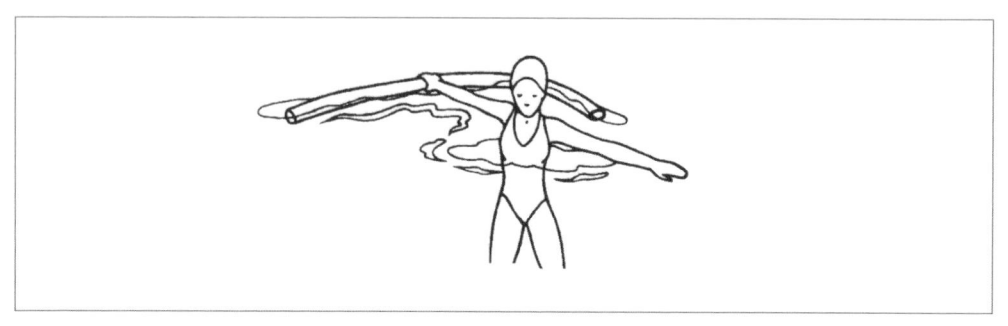

Figura 11.21 Idem à posição inicial do exercício anterior, realizar uma abdução horizontal do ombro. Repetir para o outro lado.

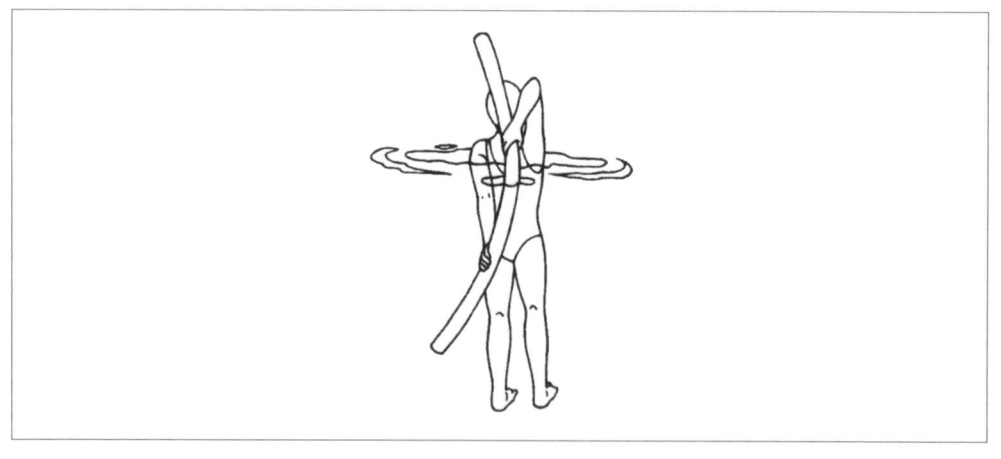

Figura 11.22 Cotovelo direito flexionado atrás da cabeça, utilize a mão esquerda para apoio ou para intensificar o trabalho. Repetir para o outro lado.

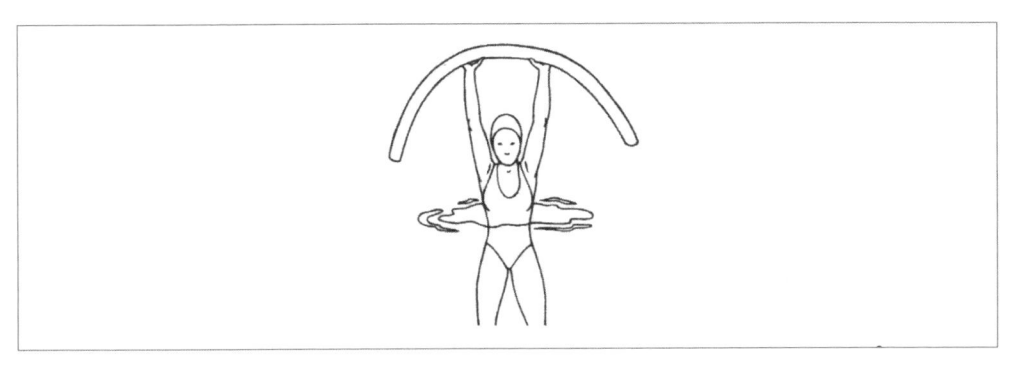

Figura 11.23 Segurar o macarrão com as duas mãos à frente do corpo, elevar os MMSS acima da cabeça com os cotovelos estendidos.

REFERÊNCIAS BIBLIOGRÁFICAS

AEA. *Manual do profissional de* fitness *aquático*. Rio de Janeiro, Shape, 2001.

AEA. *Manual do profissional de* fitness *aquático*. Rio de Janeiro, Shape, 2008.

AGUIAR, J. B. d. e GURGEL, L. A. "Investigação dos efeitos da hidroginástica sobre a qualidade de vida, a força de membros inferiores e a flexibilidade de idosas: um estudo no Serviço Social do Comércio–Fortaleza". *Rev Bras Educ Fís Esporte*, 23(4):335-44, 2009.

ALTER, M. *Ciência da flexibilidade*. 2.ed. Porto Alegre, Artes Médicas Sul, 1999.

BAUM, G. *Aquaeróbica*: manual do profissional de *fitness* aquático, 2000.

BECKER, B. E. e COLE, A. J. *Terapia aquática moderna*. São Paulo, 2000.

BOCALINI, D. S., SERRA, A. J., RICA, R. L. e SANTOS, L. d. "Repercussions of training and detraining by water-based exercise on functional fitness and quality of life: a short-term follow-up in healthy older women". *Clinics*, 65(12):1.305-9, 2010.

BRASIL, R. D. M., FABRIZIO. *A ciência da hidroginástica*. Rio de Janeiro, Sprint, 2006.

CAILLIET, R. *Síndrome da dor lombar*. Porto Alegre, Artmed, 2001.

DANTAS, E. *Alongamento & flexionamento*. Rio de Janeiro, Shape, 2005.

DANTAS, E. *A prática da preparação física*. 2014.

DEHGHADANI, M., KARGARFARD, M. e GHIAS, R. "The effect of a period aquatic exercise therapy on muscle strength and joint's range of motion in hemophilia patients". *International Journal of Preventive Medicine*, 2012.

DI MASI, F. *Hidro*: propriedades físicas e aspectos fisiológicos. Rio de Janeiro, Sprint, 2000.

FOX, E. B. e FOSS, M. *Bases fisiológicas da educação física e dos desportos*. Rio de Janeiro, Guanabara Koogan, 1991.

KAUFMANN, J. et al. "Hydroxypyridinium collagen crosslinks in serum, urine, synovial fluid and synovial tissue in pacients with rheumatoid arthritis compared with osteoarthritis". *Rheumatology*, v. 42:314-20, 2003.

KOMI, P. V. *Strength and power in sport*. Oxford, Blackwell Science, 2003.

KRUEL, L. F. M. *Peso hidrostático e frequência cardíaca em pessoas submetidas a diferentes profundidades de água*. Porto Alegre, UFRGS, 1994.

MARQUES, M. e ARAÚJO FILHO, N. P. *Hidroginástica*: exercícios comentados: cinesiologia aplicada à hidroginástica, 1999.

McARDLE, W. D., KATCH, F. e KATCH, V. "Fisiologia do exercício: Energia". *Nutrição e Desempenho Humano*, 1, 1998.

PIRES, V. N. L. H. J., MAULAZ, M. B., LAMES, C., AMORIM, F. S., DANTAS, E. H. M., VARGAS, A. "Hidroginástica, saúde e qualidade de vida". *Sprint Magazine*, 4:26-31, 2004.

POLLOCK, M. L., GAESSER, G. A., BUTCHER, J. D., DESPRÉS, J.-P., DISHMAN, R. K., FRANKLIN, B. A. e GARBER, C. E. "ACSM position stand: the recommended quantity and quality of exercise for developing and maintaining cardiorespiratory and muscular fitness, and flexibility in healthy adults". *Medicine & Science in Sports & Exercise*, 30(6):975-91, 1998.

REID, D. C., BURNHAM, R. S., SABOE, L. A. et al. "Lower extremity flexibility patterns in classical ballet dancers and their correlation to lateral hip and knee injuries". Am. Journal Sports Medicine, 15 (347), 1987.

RUBINI, E. d. C. *Treinamento da flexibilidade*: da teoria à prática. Rio de Janeiro, Sprint, 2010.

RUOTI, R. G., MORRIS, D. M. e COLE, A. J. *Reabilitação aquática*. São Paulo, Manole, 2000.

SANDERS, M. E. et al. "Impact of the SWEAT™ water-exercise method on activities of daily living for older women". *Journal of Sports Science & Medicine*, v. 12, n. 4:707, 2013.

SIGNORI, L. U., VOLOSKI, F. R. S., KERKHOFF, A. C., BRIGNONI, L. e PLENTZ, R. D. M. "Efeito de agentes térmicos aplicados previamente a um programa de alongamentos na flexibilidade dos músculos isquiotibiais encurtados". *Rev. Bras. Med. Esporte*, 14(4):328-31, 2008.

SKINNER, A. T. e THOMSON, A. M. (eds.). *Duffield*: exercícios na água. 1985.

SOARES, J. S. "Diferença dos efeitos da hidroginástica e da ginástica localizada sobre a flexibilidade em mulheres adultas". UCB, 2002.

SOARES, J. S. e MONTEIRO, A. G. "Controle na intensidade na hidroginástica utilizando o *interval training*". *Revista Metropolitana de Ciência do Movimento Humano*, 4(1):25-30, 2000.

THEIN, J. M. e BRODY, L. T. "Aquatic-based rehabilitation and training for the shoulder". *Journal of Athletic Training*, 35(3):382, 2000.

TSOURLOU, T., BENIK, A., DIPLA, K., ZAFEIRIDIS, A. e KELLIS, S. "The effects of a twenty-four-week aquatic training program on muscular strength performance in healthy elderly women". *Journal of Strength and Conditioning Research/National Strength & Conditioning Association*, 20(4):811, 2006.

WELCH, L. E. "Correlation between muscular strengthand and hydroxyproline concentration in human patellar tendon". *The Journal os Sports Medicine and Physical Fitness*, p. 104-7, 1991.

WENOS, D. L. e KONIN, J. G. "Controlled warm-up intensity enhances hip range of motion." Journal of Strength and Conditioning Research, 18(3):529-33, 2004.

CAPÍTULO 12

DANÇA E FLEXIBILIDADE

Tatiane Escobar
Mirtes Soares
Lais Helena Pinheiro Lima
Maria Lucia Ide
Eliane Gomes da Silva Borges

HISTÓRICO

No final da última era, a dança se reconheceu no contexto das atividades físicas, além de seu valor artístico e criativo e sua representação cultural. Não se pode ignorar a grande contribuição que a educação física trouxe, nos últimos vinte anos, em um período de profundas transições e definições, tanto no aspecto biomecânico-social como no formativo e educativo (Almeida 2000). Assim como o cientificismo esportivo, que atribuiu maior conhecimento e desenvolvimento tecnológico para a melhora do rendimento em termos de condicionamento físico, adequado às diferentes faixas etárias, com o advento do treinamento esportivo específico, incorporado também à preparação física dos bailarinos. Isso inclui o treinamento de musculação, enfocando a necessidade de se trabalhar concomitantemente a flexibilidade com outras qualidades físicas, como a força e a resistência aeróbica.

Dessa forma, iniciamos este capítulo traçando o perfil conceitual em que se encontra a dança como arte e, em seguida, desenvolveremos o posicionamento da treinabilidade da flexibilidade como qualidade física básica dessa modalidade.

Corresponderia a dizermos que a dança é uma atividade física que se desenvolve de forma artística, com expressão corporal, embora exija uma técnica específica de movimentos pré-estruturados. Contém valores formativos e educativos, adequados ao desenvolvimento físico do indivíduo, com várias modalidades que se adequam a diversas faixas etárias (Marques 2010).

A expressão por meio do movimento do corpo, organizada em sequências significativas de experiências que transcendem o poder das palavras e da mímica, traduz alma e corpo, sem dualismos. É um modo de existir, não apenas uma arte, mas um modo de viver (Gaio e Góis 2006).

A dança, enquanto atividade física e comunicação não verbal, vem ao encontro das necessidades do homem contemporâneo, com a finalidade de proporcionar as referências de si mesmo por meio da percepção, estados de tensão e relaxamento, das potências motoras e da tomada de consciência de sua imagem corporal em relação aos outros e ao ambiente, pela noção de tempo e espaço, enquanto relação socioafetiva que acompanha os diferentes tipos de comportamentos e de relações socioculturais contemporâneas (Nanni 2011).

Historicamente, o homem sempre expressou suas emoções por meio de seus movimentos corporais, interpretando o que lhe vai na alma, o prolongamento de sua existência cultural e sua mística para explicar os fenômenos da natureza. Trata-se de uma história que abrange todas as grandes civilizações. Dançava-se por alegria e luto, para homenagear deuses e chefes, para treinar guerreiros e educar cidadãos (Portinari 1989).

Falar de qual dança estamos nos referindo, nos envolve em discussões que removem experiências das mais remotas, como a que citamos no parágrafo anterior. Mas, neste capítulo, vamos nos ater a fornecer informações que possam facilitar a compreensão sobre os movimentos de amplitude, suas limitações individuais ou de condição de execução que os exercícios de alongamento podem proporcionar nesse tipo de atividade física.

A abordagem central deste capítulo está em demonstrar que a dança tem seu papel e lugar como uma atividade extremamente atlética. Deixou-se de lado a preocupação quanto aos diversos estilos de dança e suas técnicas específicas, repertórios e nomenclaturas clássicas, comuns em qualquer livro sobre o assunto. A ênfase ficou em demonstrar que ela é uma atividade física treinável de forma científica, como qualquer outro esporte, e sendo assim, pode obter resultados mais eficazes, seguros e em um período menos longo do que o que se tem conhecimento (Lima e Silva 1995). Neste capítulo, abordaremos o vivenciar dos movimentos, recriando modelos e linguagens práticas para se treinar a qualidade física mais utilizada nessa atividade, que é a flexibilidade, com estratégias mais eficazes.

Vale, neste momento, alertarmos sobre os riscos observados na introdução precoce das sapatilhas de pontas antes da formação completa das regiões musculoarticulares, quando se deve dar mais importância para as atividades naturais de expressão corporal.

A exemplo do que foi abordado em outros capítulos desta obra, a flexibilidade por meio da dança também contribui para uma melhor qualidade de vida quando se entra em um programa de atividades para pessoas sedentárias, ou aquelas com limitações físicas, seja criança, adulto ou pessoas da terceira idade.

Assim, a dança, que naturalmente proporciona movimentos de alongamento e boa postura, auxilia na aquisição de maior amplitude dos movimentos, antes limitada pelo desuso dos gestos.

ALONGAMENTO NA DANÇA

Atualizando nosso conceito de abordagem de treinamento, são dois os principais fundamentos do alongamento voltados para a dança.

O alinhamento postural é algo primordial para iniciar qualquer movimento. E, para isso, os exercícios de alongamento são uma constante exigência corporal durante as aulas e as posições básicas do balé clássico, determinando o alinhamento correto durante os exercícios.

É um treinamento que envolve boas condições de equilíbrio e rigidez muscular, segundo fator que fundamenta os exercícios de alongamento, que, combinados, determinam resultados realmente satisfatórios por meio do fortalecimento de todos os grupos musculares, superficiais e profundos. Uma visão mais contemporânea nos permite trazer para a dança os princípios do treinamento do *core*, a fim de melhorar o controle motor dos músculos do tronco, tornando o movimento mais eficiente e provavelmente minimizando as dores lombares em bailarinos.

O terceiro fundamento está na obtenção de flexibilidade em nível articular, com exercícios de alongamento que, combinados, determinam resultados realmente satisfatórios mediante o fortalecimento dos músculos da parede abdominal e das costas.

A princípio, o trabalho desenvolve-se dentro dos limites ponderáveis de cada pessoa. Ultrapassá-los ou exigir esforços excessivos em pessoas despreparadas e limitadas só pode vir a ser prejudicial e desaconselhável (Gardiel 1980). Assim, a elaboração de exercícios adequados a cada faixa etária é um trabalho de análise e avaliações feitas por meio de estudos gradativos e adaptativos que só o professor bem informado está apto a fazer.

Portanto, inicialmente, o trabalho ideal deve ser efetuado com exercícios de alongamento em nível permitido, dentro dos limites de cada aluno e de acordo com sua faixa etária.

Para as crianças, por exemplo, poderão ser oferecidos exercícios por meio de jogos e metáforas historiadas e comparativas com animais e objetos, utilizando a expressão corporal. Aqui não se objetiva ultrapassar limites.

A seguir, abordaremos os fundamentos mais detalhadamente.

1º fundamento básico: alinhamento postural dinâmico e flexibilidade

O alinhamento postural é primordial para iniciar qualquer movimento, seja na arte da dança ou como geradora de subsídios para a sobrevivência humana.

Do ponto de vista mecânico, "um corpo está em movimento quando uma parte ou várias partes de seu corpo mudam de posição no espaço e no tempo através da aplicação de vários graus de força" (Barbanti 1997).

Postura estática pode ser entendida como "a posição na qual o movimento começa e termina". No caso da dança, as posturas iniciais básicas do balé clássico exigem um alinhamento, amplitudes articulares e níveis de flexibilidade que vão além do fisiológico, como no caso do *en dehors*.

A prática da dança exige alinhamentos dinâmicos que envolvem todos os segmentos do corpo. Portanto, o bailarino pode iniciar o movimento com uma boa postura estática, porém, isso não garante a condição de manutenção do alinhamento durante os movimentos.

A falta de alinhamento pode alterar a distribuição de cargas devido ao aumento de estresse mecânico e a distribuição de pressão na superfície articular. Essas alterações podem gerar aumento de trabalho muscular para manter o equilíbrio, distensão nos ligamentos próximos, degeneração articular e tensão muscular inadequada.

Já a postura ideal é um posicionamento do corpo por meio do arranjo relativo de suas partes em razão de uma atividade específica. Ou seja, no caso da dança, pode ser entendida como o modo característico de um indivíduo sustentar o seu corpo e, para tal, desenvolver o menor gasto energético possível sem prejuízo e limitações álgicas e/ou funcionais das atividades motoras.

O bailarino, durante suas rotinas coreográficas, tende a olhar os movimentos de forma absoluta, sem linhas divisórias, para que possa executá-los com fluidez, ainda que em grandes amplitudes.

Ao realizar rotinas que priorizem o treinamento da flexibilidade, tendem a trazer os mesmos movimentos da dança e invariavelmente acabam treinando sempre as mesmas musculaturas, sem se preocupar com os fatores que determinam o resultado de um trabalho eficiente voltado para essa capacidade, pois embora percebidos de forma global pelo bailarino, os movimentos ocorrem individualmente em cada articulação e, quando somados, geram um amplo arco de movimento.

O movimento, quando executado de forma voluntária, necessita de uma interação do sistema neuromuscular; sendo assim, quanto melhor as informações são "apreendidas", melhor será a resposta motora.

A interação dos sistemas ativo, passivo e neuromuscular torna-se a chave de um movimento eficiente, seja ele voluntário, reflexo ou ainda automático.

Não é possível dissociar movimento de aprendizado. Considerando a dança uma composição de movimentos altamente complexos, a compreensão do bailarino sobre as estruturas envolvidas no movimento torna-se parte fundamental no processo de aprendizado em busca de um movimento consciente.

Para iniciar essa compreensão, usaremos como exemplo os movimentos da articulação do quadril para estabelecer uma relação entre os movimentos do esqueleto periférico e as cinturas que o ligam ao esqueleto axial-coluna, sem nos aprofundarmos nas diferenças entre as estruturas anatômicas do quadril, especialmente em relação ao ângulo de inclinação do colo do fêmur e ângulo de torção, que podem gerar amplitudes diferentes nos movimentos articulares do quadril. Consideraremos apenas a restrição de amplitude em relação aos músculos biarticulares localizados anterior e posteriormente à articulação do quadril, usando os movimentos de grande amplitude específicos da dança.

Segundo Sacco e Tanaka (2008), as amplitudes fisiológicas puras disponíveis na articulação do quadril, considerando a pelve fixa, em que o fêmur se desloca em relação a ela em uma cadeia aberta, podem ser observadas na Tabela 12.1, a seguir:

Tabela 12.1 Amplitudes de movimento puras na articulação do quadril

Movimentos do quadril	Amplitude
Flexão com joelho flexionado	120°
Flexão com joelho estendido	90°
Extensão com joelho estendido	20°
Extensão com joelho flexionado	10°
Abdução	40°
Adução	25°
Rotação medial	35°
Rotação lateral	45°

Observando essas amplitudes como um trabalho de flexibilidade passiva, podemos concluir, a partir das figuras seguintes, que a amplitude das bailarinas não seria possível apenas por meio do movimento disponível na articulação do quadril.

A cintura pélvica é o elo entre os membros inferiores e a coluna, sendo possível gerar um movimento na pelve e coluna quando o fêmur encontra-se fixo. Nesse caso, a pelve realiza movimentos de inclinação anterior e posterior, observados nos movimentos das EIAS em relação ao osso púbico. O segmento lombar pode acompanhar o movimento da pelve, aumentando ou diminuindo a lordose fisiológica.

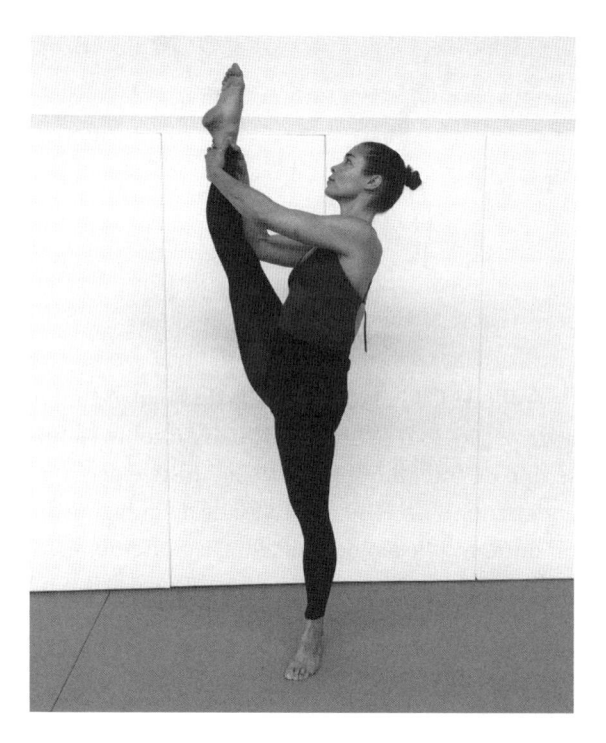

Figura 12.1

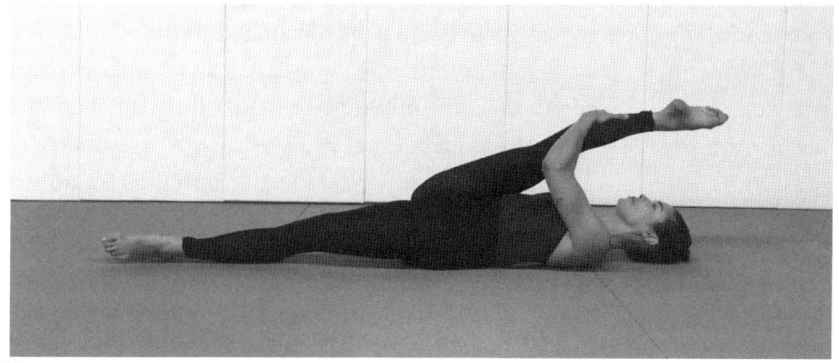

Figura 12.2

Nas figuras anteriores, só foi possível o nível de amplitude graças à associação dos movimentos do quadril e da pelve, ou seja, o movimento da coluna permitiu um aumento de amplitude do movimento do membro inferior.

Não se pode discutir flexibilidade sem abordar a flexibilidade dinâmica, portanto, uma análise envolvendo um movimento de flexão de quadril, o *grand battement*, torna-se pertinente nesse contexto.

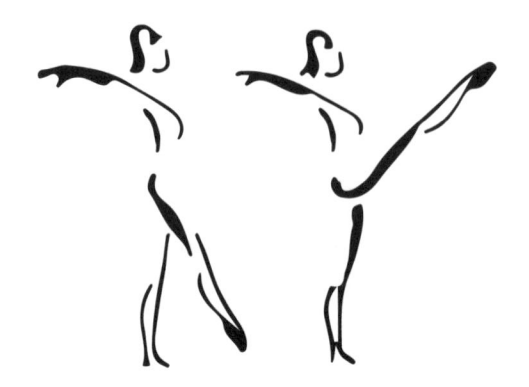

Figura 12.3

Considerando a amplitude fisiológica de flexão do quadril com os joelhos estendidos de 90°, fica clara a participação do movimento de pelve e coluna a fim de aumentar o arco de movimento. Nesse tipo de trabalho, a força do agonista é decisiva no ganho de amplitude, sendo que, quanto maior o nível de flexibilidade do antagonista, menos força o agonista terá de dispensar durante a flexão do quadril. Discutiremos esse assunto mais adiante quando falarmos sobre a relação entre força e flexibilidade para o bailarino.

Portanto, ao realizarmos um treinamento voltado aos ganhos de flexibilidade, não se pode ignorar a amplitude de cada articulação envolvida no movimento, permitindo que o aluno privilegie certos grupos musculares. Dessa forma, os movimentos ganham amplitude, com melhor distribuição de carga entre as articulações e menor risco de lesão.

É comum observar o movimento do *grand battement*, que envolve flexibilidade dos isquiotibiais e força dos flexores de quadril, em uma diagonal durante as aulas, sendo iniciado pelo movimento da pelve e não exatamente na articulação do quadril, impedindo muitas vezes que o aluno alcance a máxima amplitude articular do quadril em flexão, gerando movimento excessivo na pelve e na coluna. Provavelmente, isso ocorre devido à postura equivocada ao realizar exercícios de flexibilidade dos músculos isquiotibiais, importantes para os movimentos de grandes amplitudes do quadril em flexão, permitindo que pelve e coluna se movimentem, privilegiando os músculos das costas.

Podemos pensar no alongamento do músculo como um elástico que, ao ser estendido, deve estar com um de seus pontos fixo ou executando uma força em sentido contrário. A noção de ponto fixo e de ponto móvel permite que se selecione o músculo a ser alongado, alongando uma zona específica (Geoffroy 2001).

No caso do alongamento dos isquiotibiais na posição sentada ou em pé com os joelhos estendidos, em se tratando de um músculo biarticular, deve-se fixar a tíbia e os ísquios, inclinando o tronco, e/ou a pelve anteriormente, potencializando o trabalho.

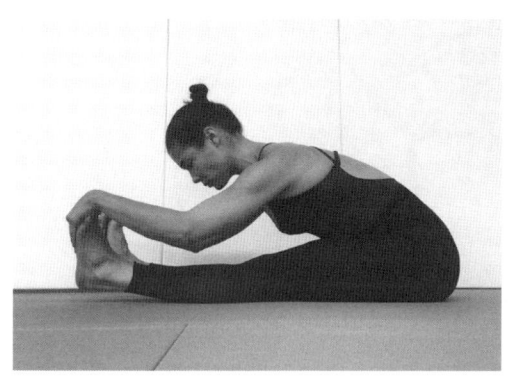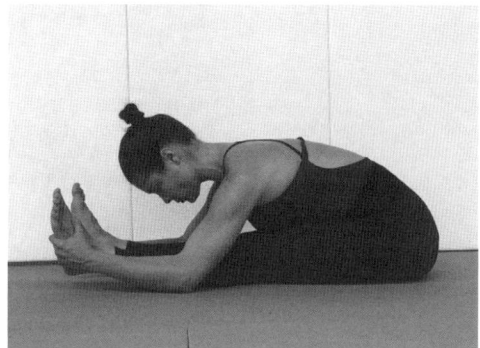

Figura 12.4 Pontos fixos e coluna neutra

Formas de alongar:

- A inserção proximal, osso pélvico e fêmur, e segmento distal do músculo que está sendo alongado fixos e o tronco se inclina sobre a perna, mantendo a coluna neutra;
- Os joelhos ficam flexionados, e a pelve se inclina anteriormente, mantendo a coluna neutra;
- Os joelhos iniciam o movimento levemente flexionados, a pelve neutra, sentado sobre os ísquios. Manter a pelve fixa e estender os joelhos.

Cabe destacar que as bailarinas, devido ao trabalho intenso de flexibilidade, podem atingir maiores graus de amplitude articular, chegando a 180° de abdução passiva, 90° em cada perna, como na figura a seguir. Porém, essa amplitude se deve à anteversão da pelve, reduzindo a tensão dos ligamentos e a rotação lateral, de modo a evitar o contato entre as superfícies ósseas (Sacco e Tanaka 2008).

Abordaremos agora a posição mais utilizada pelos bailarinos em sua postura estática, o famoso *en dehors*, ou seja, a rotação externa do fêmur, considerada uma das mais importantes qualidades no bailarino. Lembrando a origem do *en dehors*, em uma época em que as regras de etiqueta não permitiam que o bailarino desse as costas para a nobre plateia durante os movimentos do balé clássico.

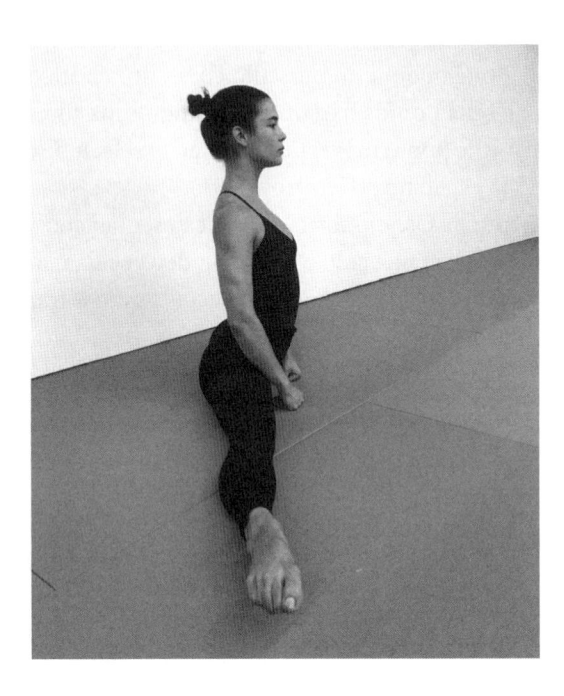

Figura 12.5

O *en dehors* perfeito na postura ortostática exige 180° de amplitude, distribuídos entre cada membro em 90°, conseguidos por meio da combinação de movimentos de quadril, joelhos e pés. Considerando que os joelhos estendidos não possuem rotação lateral e que a amplitude fisiológica de rotação no quadril e abdução dos pés é de 45°, como isso seria possível?

Alguns autores afirmam que essa amplitude só é possível com 60 a 70° de rotação no quadril, somados a 20 a 30° distribuídos entre os joelhos e os pés, e que o *en dehors* ideal só pode ser conseguido com compensação na pelve, coluna lombar, joelhos, tornozelos e pés, ou seja, o bailarino frequentemente usa os movimentos da pelve, especialmente em anteversão, aumentando assim a flexão do quadril, o que provoca o relaxamento do ligamento iliofemoral, levando ao aumento de rotação do quadril (Buckowski 2012).

Outra grande discussão sobre esse assunto é a forma de treinamento em que o bailarino, a fim de alcançar essa amplitude, muitas vezes, flexiona os joelhos permitindo a rotação lateral, lembrando que a rotação lateral de até 40° e medial do joelho só é possível quando este se encontra em flexão e depois é estendido, "forçando" uma rotação em extensão. Porém, ao executar os *pliés*, não consegue manter o alinhamento correto, gerando ao longo do tempo uma provável lesão nessa articulação intermediária.

Uma forma, portanto, de verificar se o aluno consegue essa amplitude é observando o alinhamento durante os *pliés*, em que o centro da patela deve ficar alinhado com o segundo ou terceiro dedo do pé.

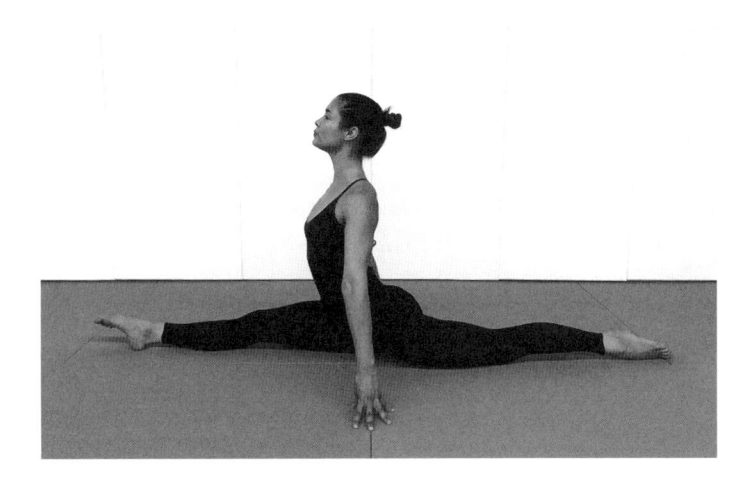

Figura 12.6

2º fundamento básico: equilíbrio e rigidez muscular

Dança é movimento. Movimentos coordenados, ritmados, explosivos ou lentos... movimentos que exigem do bailarino treinamento das capacidades condicionantes e coordenativas em sua totalidade.

Observe as posturas a seguir; apesar de parecerem iguais, se pensarmos em como obtê-las, utilizando os métodos para ganhos de flexibilidade, uma exige a flexibilidade passiva estática, enquanto a outra, a flexibilidade ativa dinâmica.

Na postura ativa dinâmica, observando a altura do salto, amplitude do movimento das pernas e o alinhamento do tronco, podemos concluir que não seria possível a realização dos movimentos dinâmicos se as bailarinas não tivessem força, velocidade (potência) e flexibilidade.

A interação entre o corpo e o meio ambiente, a partir de um *feedback* constante, permite e promove um refinamento do movimento, no qual qualquer disfunção em um desses sistemas poderá gerar uma instabilidade. Um programa de estabilização completa deverá abordar todos esses elementos, promovendo ajustes dos movimentos voluntários, a fim de minimizar os distúrbios potenciais do equilíbrio causados pelo movimento (Freitas 2012).

FLEXIBILIDADE E FORTALECIMENTO MUSCULAR

Como temos na dança uma atividade física que exige bastante da flexibilidade, vê-se que a qualidade física força requer pouca ou nenhuma preocupação em termos de preparação física específica. Talvez por ser uma atividade que requer demonstrar a força associada à leveza do movimento, encontramos entre seus professores e coreógrafos uma tendência a treiná-la nos moldes do treinamento esportivo ou de academia (Liemohn 1988).

Não se recomenda iniciar um trabalho de musculação com pesos antes de se completar o processo de crescimento e desenvolvimento do jovem em fase pré-pubertária.

Parece que não há bailarino, hoje em dia, que não esteja propenso a entrar em um programa de treinamento de musculação, mesmo que não se tenha a preocupação de ser adaptável ao seu estilo de dança ou às suas solicitações específicas para determinada coreografia. Basta fazer musculação para se chegar a um biótipo físico que demonstre definição muscular.

Aqueles equipamentos monstruosos parecem ser a chave do sucesso para o bailarino franzino ou para a bailarina frágil precisando "modelar" seu corpo. E o coreógrafo, por vezes, exige a força, a velocidade e a resistência muscular para um determinado movimento que nem sempre o bailarino, mesmo diante de extenuantes esforços, possui, pois não são compatíveis como seu biotipo.

Como se inicia um programa de musculação para quem nunca imaginou que acrescentar sobrecarga ao seu ritmo diário de treinamento trouxesse grandes benefícios? Essa é a questão! Como, quando, para que e onde fazer musculação?

Antes de verificarmos qual o melhor programa de treinamento de musculação específico para bailarinos, é necessário observarmos os objetivos do que pretendemos. Dessa forma, veremos quais finalidades podem ser alcançadas por meio de um treinamento de cargas (Lima e Silva 2001).

Para o bailarino, temos verificado, ultimamente, que a modelagem física se constitui em um forte motivo para acreditar que seu desempenho seja melhorado, além, evidentemente, do aspecto estético. A finalidade seria o desenvolvimento harmônico do corpo, com simetria e proporções musculares, em que a carga deve ser acrescida de acordo com uma avaliação efetuada previamente, adequando-a ao biótipo do indivíduo. O desenvolvimento muscular é a principal preocupação de um programa de musculação e, para isso, compete à avaliação médica tomar as medidas biométricas, efetuar o exame postural e indicar a adequação de cargas que seu corpo suporta, para orientar seu treinador. A partir desse diagnóstico inicial, seu professor de educação física, que é a pessoa habilitada para confeccionar sua ficha de exercícios de treinamento, dará continuidade ao atendimento (Dantas 1999). É muito importante que se escolha um profissional capacitado para a orientação correta. Não se deve confiar na fórmula dos colegas, pois o que serve para um pode não ser adequado para o outro.

Organizando o programa de treinamento da força

Teremos de levar em conta que, além dos dados constantes na avaliação, alguns outros fatores generalizados serão levados em conta, tais como:

Horário e tempo de treinamento: escolha do horário disponível, para que o programa possa ter continuidade.

Material: aparelhagem à disposição, devidamente regulada e em boas condições de uso, em local adequado, tais como: equipamentos de grande porte, biclicleta e esteira ergométrica, uma estação para exercícios de força, além de tornozeleiras, munhequeiras, bastões com anilhas de pesos reguláveis para 1, 2, 3, 4 kg.

Idade: aconselha-se sua iniciação após os 14 anos de idade. Autores e profissionais desse segmento afirmam que a melhor idade para bons resultados com grandes desenvolvimentos de força é entre 20 e 30 anos e que jovens e indivíduos de idade mais avançada têm progressos mais lentos para a obtenção de seus resultados.

Sexo: no homem, o tecido muscular é mais desenvolvido que na mulher devido à ação do hormônio masculino, a testosterona, enquanto a maior quantidade de tecido adiposo entre os feixes de fibras musculares proporciona a diminuição de rendimento.

Condições físicas: deve-se verificar em quais condições físicas encontra-se o bailarino por meio de uma avaliação física de seu desenvolvimento muscular, com testes de força, potência e resistência que só um profissional capacitado poderá efetuar. O número de exercícios por sessão poderá ser realizado em um mínimo de 8 e um máximo de 15.

Ordem anatômica: é a ordem em que os exercícios deverão ser realizados em uma sessão de treinamento. Não existe uma ordem certa. Ela pode variar conforme a necessidade do praticante e o objetivo do treinamento.

Elaboração de exercícios para uma sessão de treinamento

- Objetivos;
- Ordem dos exercícios;
- Número de subséries;
- Número de grupos.

Segundo Carvalhal (1985), esses são os passos a serem observados quando se pretende elaborar um programa de treinamento em musculação. Dentro de nossa concepção e experiência atuando com as grandes companhias de dança de São Paulo, verificamos que esse programa se adapta perfeitamente às condições do atleta-bailarino. Para o corpo delineado de um bailarino, deve-se observar esses passos ainda com mais rigor para não se exceder em seus limites e comprometer sua delicada estrutura articular, que deve permanecer ágil e flexível para as solicitações de grandes amplitudes e movimentos de explosão.

Verifique se os seus objetivos se referem a ganhar massa muscular por motivos estéticos, ou a modelagem física, a força e o vigor atlético ou por motivos de indicação médica.

Quanto à ordem de colocação dos exercícios nos programas, ela pode ser: de forma simples (alternada) ou contínua (localizada). A forma simples realiza um exercício com um grupo muscular e, em seguida, outro exercício de uma região muscular diferente. Por exemplo: 1º) exercício: desenvolvimento supino, para os peitorais; 2º) exercícios para as coxas, como os agachamentos (*pliés*); 3º) rosca direta para os braços. Dada a alternância dos movimentos, não se instalará a fadiga muscular (Rodrigues e Carvalhal 1985). Dessa forma, poderá se desenvolver a resistência aeróbica, caso esse seja o objetivo do treinamento, que é uma das qualidades físicas mais deficientes na dança.

Na forma continuada, todos os movimentos são realizados numa mesma articulação. Por exemplo: 1º) desenvolvimento supino; 2º) desenvolvimento pela frente; 3º) puxada por trás no *pulley*; 4º) remada curvada. Esses quatro exercícios efetuados de forma sequencial trabalham ora o músculo agonista (aquele que está executando o movimento) ora o antagonista (que se opõe ao movimento, exercendo resistência ao primeiro). O ideal seria escolher exercícios diferentes para não haver sobrecarga ou estafa do músculo, variando os movimentos de maior tensão e ampliações angulares.

Esse método só deve ser efetuado por quem iniciou um trabalho de musculação há cerca de um ano e meio, sem interrupções, inicialmente com pesos leves e pequenas e graduadas repetições. Os exercícios podem ser os mesmos, apenas a forma e a quantidade de movimentos é que se alteram ou se completam com o passar do treinamento e da adaptação muscular. Não se pode apressar o treinamento com o perigo de prejudicar o objetivo e a qualidade do mesmo (Lima e Silva 1998). Não recomenda-se iniciar um trabalho de musculação com pesos antes de se completar o processo de crescimento e desenvolvimento do jovem em fase pré-pubertária, em torno dos 14 anos.

Outro método para aquisição de massa muscular que obtém bons resultados é o da pré-exaustão, em que o indivíduo realiza dois exercícios para um mesmo grupo muscular sem que outro grupo muscular vizinho interfira no movimento, ou seja, isolando totalmente a execução do movimento. Por exemplo, os músculos do tórax, que trabalham, normalmente, com a ajuda dos braços. Como os músculos dos braços são mais fracos que os do tórax, eles entram em fadiga mais rapidamente, antes que os músculos do tórax possam atingir o seu limite, não se desenvolvendo adequadamente. Como o exercício da puxada para trás no *pulley*. Nesse movimento, é comum que a musculatura flexora do antebraço sobre o braço entre em fadiga antes da musculatura dorsal.

Não percebe-se o intervalo entre os exercícios de pré-exaustão e os principais, que deverão ser executados em seguida um ao outro.

O ideal para o treinamento de musculação é ter como frequência a prática três vezes por semana. E o número de repetições para os exercícios de pré-exaustão é de 20 para 6 a 10 exercícios principais.

Se utilizarmos um programa misto, poderemos ter a seguinte tabela de exercícios a serem desenvolvidos durante toda a semana:

Tabela 12.2	Programa misto de exercícios durante uma semana				
Simples	Pré-exaustão	Completa	Simples	Super-set	Continuada
Desenvolvimento supino	*Pullover*	Desenvolvimento pela frente	Extensão das pernas no *leg-press*	Rosca bíceps direta	Abdominais
	Puxada por trás no *pulley*	Flexão e abdução dos braços		Rosca tríceps no *pulley*	
		Crucifixo inverso			

Dessa maneira, temos um programa bastante extenso para ser distribuído conforme a necessidade de trabalho e objetivos de se adquirir massa muscular.

É bom lembrar que a alimentação é muito importante para não faltar a energia necessária para tanto esforço. Não passar fome, nem fazer jejum, pois isso só traz prejuízos ao organismo e principalmente à resistência física durante as apresentações.

O trabalho de alongamento sempre vem junto ao de força. Alongue-se sempre que sentir necessidade de compensar a tensão muscular, principalmente no final do treinamento, para eliminar as toxinas que são produzidas entre as fibras musculares e que podem ser motivo de sensações dolorosas após grandes solicitações musculares.

METODOLOGIA DE TRABALHO

Sequências

As próximas sequências servem como exemplos básicos de exercícios que dão margem à criatividade do professor para a elaboração de mais movimentos sobre os aqui propostos. Portanto, não se trata de uma receita, mas sim de possibilidades.

Constam de três partes distintas para a montagem da aula, a critério do professor, lembrando que ela deve conter: aquecimento, parte principal (objetivo a ser atingido), parte final ou relaxamento. As três partes são: exercícios de aquecimento, exercícios na barra e exercícios no solo.

Aula de criatividade e expressão corporal

Atualmente, desenvolvemos as aulas práticas de forma a diferenciar os exercícios passivos dos ativos em atividades que demonstrem os três tipos de alongamento: por estiramento, por suspensão e por soltura, nessa ordem.

As aulas intituladas "flexibilidade com criatividade" iniciam-se com os movimentos coreografados por estiramento, adaptando cada articulação a um prolongamento dos segmentos articulares como em um longo espreguiçar. Em seguida, exercícios em duplas, em que o apoio dá suporte e continuidade aos movimentos sequenciais e coreografados, de forma que o peso e o equilíbrio entre os pares seja igualmente distribuído. Em certo momento, iniciam-se alguns movimentos em que proporciona-se a atividade de flexionamento por insistência ativa ou por resistência pelo método de FNP/3S (Surburg e Schrader 1997), em que um dos elementos da dupla exerce o papel de treinador. Para terminar a atividade da aula, serão solicitados exercícios em que o executante possa experimentar cada articulação, movimentando-as vigorosamente como em um "chacoalhar frenético" ao ritmo de uma música vibrante, podendo um imitar o outro com movimentos isolados de partes do corpo, desde movimentos da cabeça, dos ombros, mãos, dedos, tronco, pélvis, pernas e pés.

Quanto mais criativas as aulas, estimuladas pelo ritmo musical, mais possibilidades de movimentos se criam e se percebem para a obtenção de mais agilidade e melhor resultado na flexibilidade. Mas, sobretudo, desenvolve-se a consciência corporal, percebe-se suas limitações por meio das amplitudes de movimento e visualiza-se a capacidade criativa de expressão (Shinca 1991).

Exercícios de aquecimento

Aquecimento da articulação escapuloumeral

Posição: em pé, no centro da sala de aula. Afastamento lateral das pernas, semiflexionadas, com as pernas e os pés ligeiramente voltados para a diagonal externa (segunda posição *en dehors*). Manter a flexão de pernas (*plié*) durante a execução do movimento.

Movimento: inclinação lateral do tronco com um braço acima e atrás da cabeça, flexionado e a mão do braço contrário segurando o cotovelo do primeiro. Executar o movimento lentamente, levando quatro tempos para inclinar o tronco lateralmente e mais quatro para voltar à posição inicial, inspirando durante o esforço e expirando durante o relaxamento ou volta à calma. Iniciar com oito repetições e, após algumas sessões ou aulas, aumentar até, no máximo, dezesseis vezes.

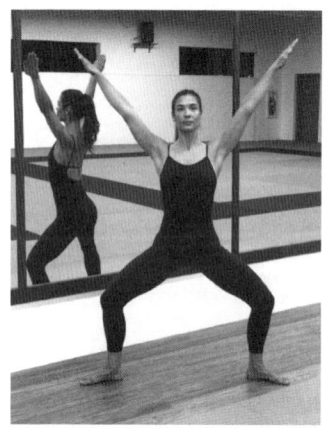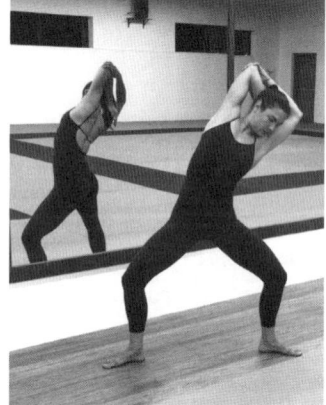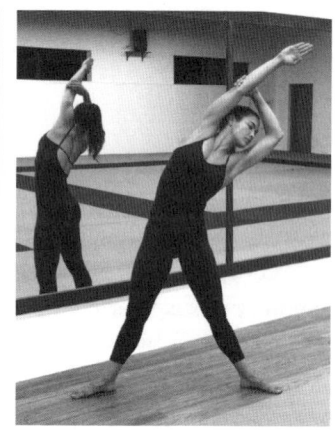

Figura 12.7

Aquecimento da articulação coxofemoral e alongamento dos músculos da região da panturrilha (músculos gêmeos, sóleo e gastrocnêmios)

Posição: em pé. Grande afastamento anteroposterior das pernas; pés no alinhamento dos joelhos e paralelos. Perna da frente em ligeira flexão. Iniciar o exercício com o tronco ligeiramente inclinado à frente e as mãos apoiadas na coxa da frente.

Movimento 1: movimentar o quadril para baixo, mantendo-o alinhado em relação ao resto do tronco (incluindo a cabeça) e em relação à perna com os pés apoiados totalmente no solo. Inspirar elevando ligeiramente o quadril e expirar quando pressioná-lo para baixo, lentamente, em direção ao solo.

Movimento 2: deslizar a perna de trás mais para trás e apoiar as mãos no solo, uma de cada lado da perna da frente, que está em flexão, a qual deverá manter um ângulo de 90° da perna em relação à coxa. Para tanto, as mãos devem estar no mesmo alinhamento do pé dianteiro e o quadril elevado no alinhamento anterior combinado com a respiração.

Observação: o pé da perna de trás apoia-se no chão pelo metatarso e pelos dedos, ficando, portanto, fletido.

Movimento 3: apoiar o joelho de trás no solo, estendendo o pé de trás (apoiando a parte anterior no solo). Repetir a sequência anterior da mesma forma, não se esquecendo de combinar a expiração durante o relaxamento e a inspiração no esforço.

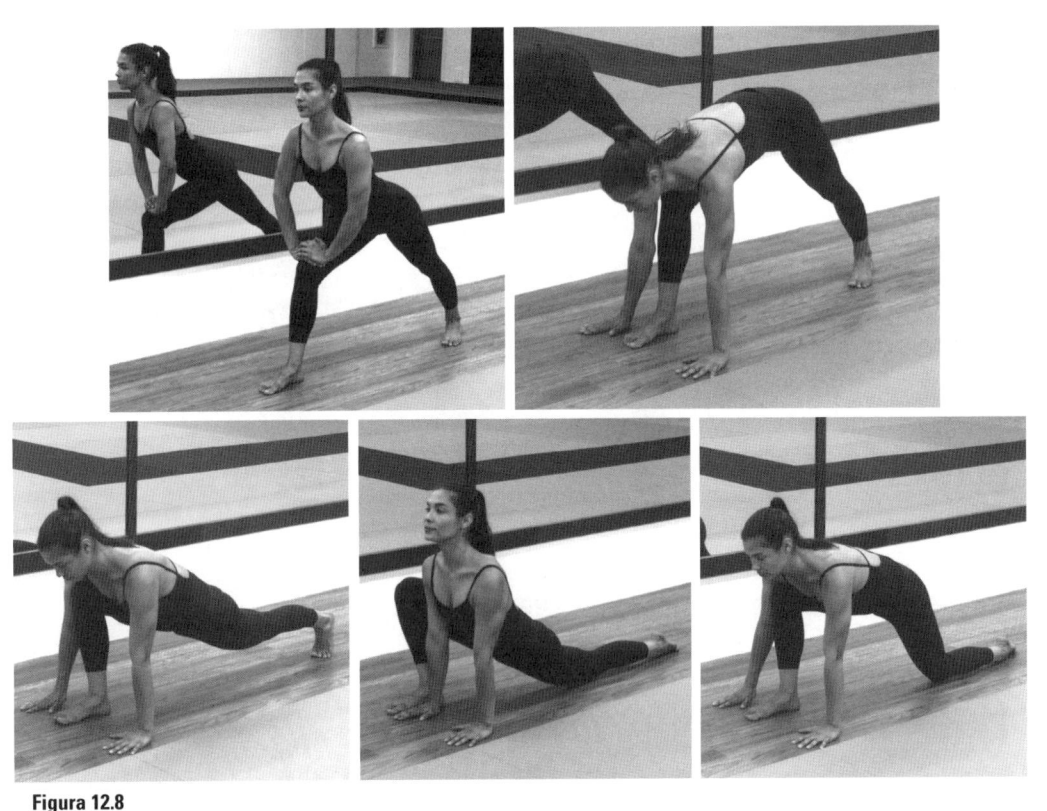

Figura 12.8

Aquecimento generalizado visando ao equilíbrio

É usado para fortalecer os intercostais e abdominais, para atingir equilíbrio e controle neuromotores (trabalho isométrico de sustentação) (Akuthota et al. 2008).

Posição: em pé, pernas unidas, estendidas e paralelas, braços no prolongamento do tronco para baixo.

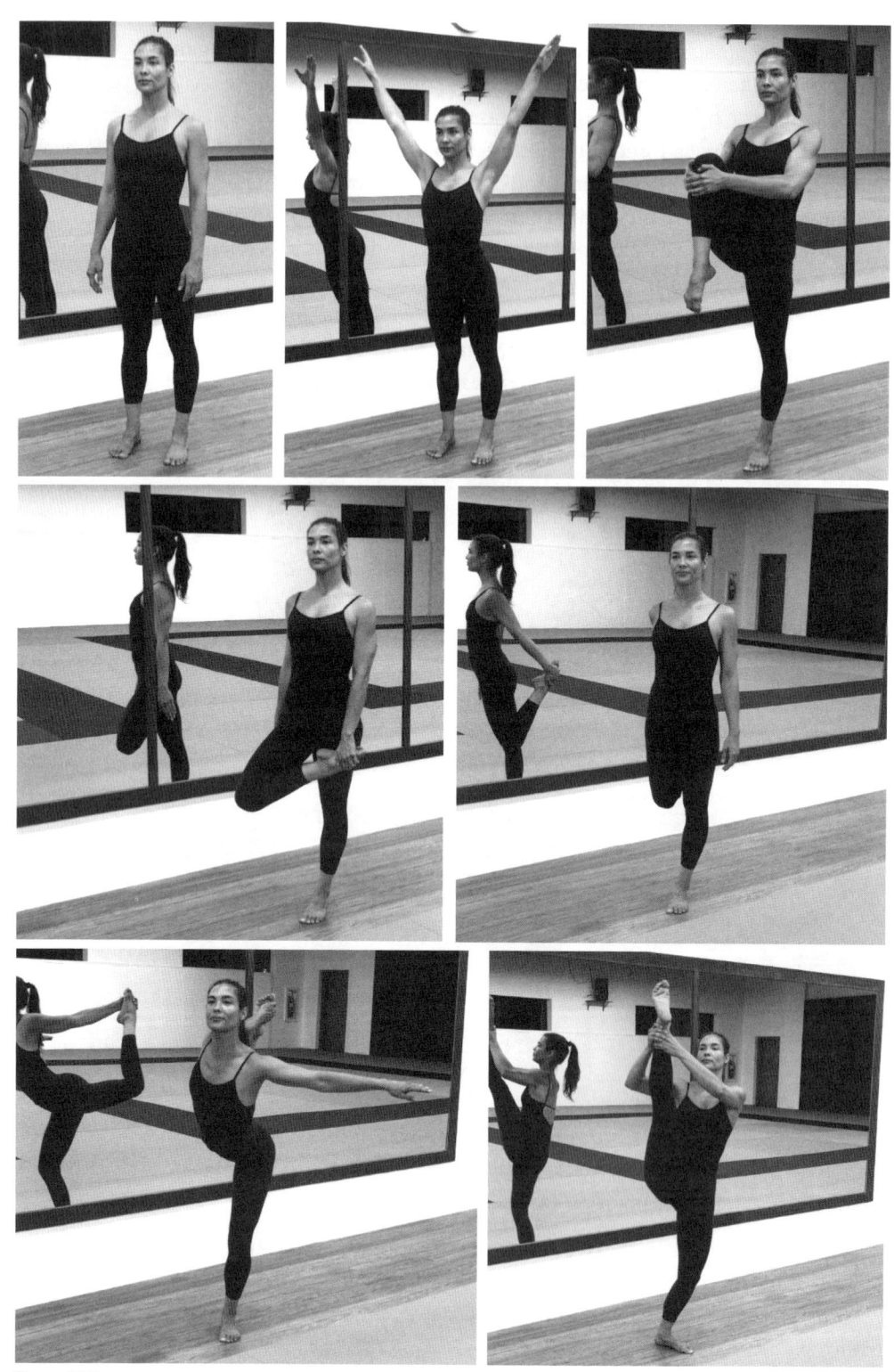

Figura 12.9

Movimento: inclinar ligeiramente o tronco à frente, contraindo os glúteos e alongando os músculos intercostais e abdominais. O peso do corpo transfere-se para a parte anterior dos pés, sem que os calcanhares saiam do chão. Elevar e apoiar os calcanhares no solo de forma contínua e lenta. Inspirar durante as elevações que exijam mais da sustentação e equilíbrio e expirar na finalização, tornando o movimento leve e livre de tensões. Repetir o movimento com os braços estendidos acima da cabeça, em alinhamento com os ombros.

Observação: com essa postura, pode-se executar outros movimentos, com o apoio de um dos pés no solo, como *passé en dedans* e *en dehors*, *developées* à frente, ao lado e atrás, e atitudes também nas três posições. A posição dos braços em relação a esses movimentos pode variar de acordo com o objetivo do professor para atingir o equilíbrio.

Exercícios na barra

Exercício para alongamento da coluna vertebral

Posição: frente à barra, distância de um braço dela. Pés em afastamento lateral e paralelos alinhados à crista ilíaca e aos joelhos. Apoiar as mãos na barra, ficando com o tronco paralelo ao solo, formando um ângulo de 90° em relação às pernas. Os braços devem estar mais afastados um do outro, de forma que os ombros fiquem livres de tensões, formando um V. Alinhar a cabeça, os ombros e o tronco, com o olhar direcionado para o chão.

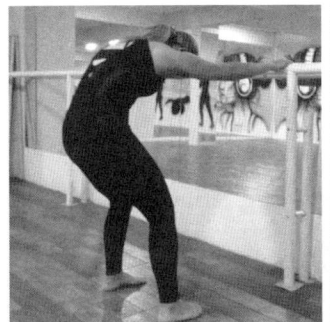 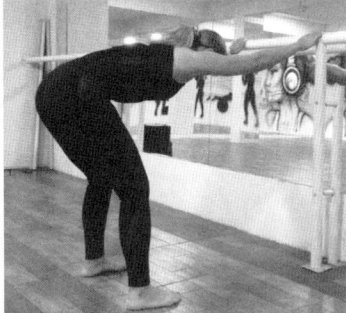 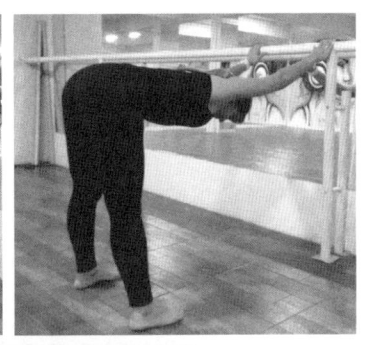

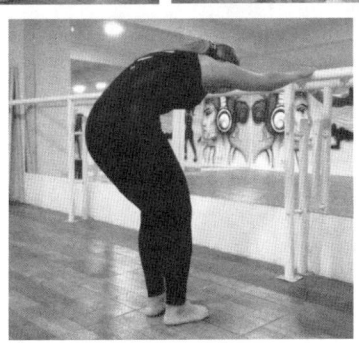 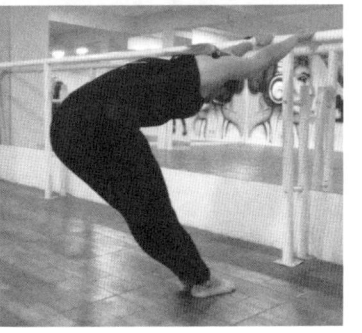

Figura 12.10

Movimento 1: flexionar as pernas, projetando os quadris para trás, com a precaução de não fletir a região lombar, evitando uma posição inadequada nessa região. Alongar os músculos reto abdominal e intercostal.

Movimento 2: contração abdominal, elevando ligeiramente o tronco em curvatura côncava da coluna vertebral (desde a região cervical até o cóccix). Contrair a região glútea e a parte interna das coxas. Voltar à posição inicial do movimento 1 e repetir todo o processo de forma contínua, combinada com o movimento respiratório de inspirar durante a contração abdominal e expirar durante o alongamento da coluna.

Movimento 3: repetir todo o processo com os pés e pernas unidos e mais próximos da barra, formando um ângulo de aproximadamente 60° do tronco em relação à perna.

Exercício com o apoio de uma das pernas sobre a barra

Posição: frente à barra, distância de um braço desta. Colocar uma das pernas sobre a barra, apoiando o calcanhar sobre ela. Flexionar ambos os joelhos, tanto o da perna de apoio na barra como o de apoio no solo. A posição de ambas as pernas é paralela em relação ao eixo do corpo. Segurar a barra com uma mão de cada lado da perna.

Movimento 1: flexionar a perna da barra, movimentando o quadril em direção à barra, estender a perna de apoio no solo, contrair os glúteos, alongar o músculo reto abdominal, manter a cabeça no alinhamento do tronco, que se mantém ereto. Inspirar profundamente.

Movimento 2: inverter a situação, flexionando a perna de apoio no solo e estendendo a perna da barra, mantendo o tronco com a postura mais ereta possível e inclinado à frente. Expirar lentamente. Passar para o movimento anterior lentamente. Repetir todo o processo quatro vezes.

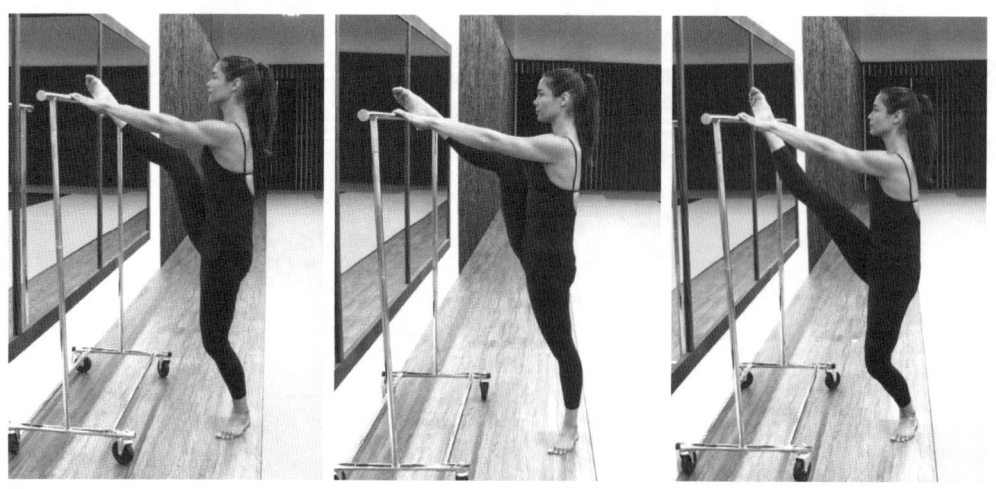

Figura 12.11

Exercício de conscientização da aplicação de forças para postura e flexibilidade da articulação coxofemoral

Posição: colocar a perna de apoio na barra para a lateral e aproximar-se dela, colocando o pé de apoio no solo mais próximo a ela. Tronco ereto, mãos apoiadas na barra. O pé do solo deve ficar voltado ligeiramente para a diagonal externa e a perna da barra, também, com pronação externa.

Movimento 1: flexionar a perna de baixo (*plié*), expirar e estender lentamente, contraindo os glúteos e mantendo o alinhamento do joelho ao pé de apoio no solo (inspirar).

Movimento 2: executar o *plié* novamente e transferir o peso do corpo para a lateral sobre a perna da barra (expirar). Manter o tronco ereto. Voltar à posição anterior lentamente, passando pelo *plié*. Manter os ombros no mesmo alinhamento (inspirar).

Movimento 3: continuar o *plié* na perna de baixo. Trazer a perna de apoio na barra para a frente do tronco, apoiando-a fletida *en dehors* (pronação externa da coxa), posicionando-se no exercício conhecido como *atitude en avant*. Estender e fletir lentamente a perna de apoio no solo, procurando manter os ombros sem tensão e no mesmo alinhamento, com o apoio das mãos, uma de cada lado da perna da barra, glúteos contraídos, músculos abdominais e intercostais alongados, respiração fluindo normal e compassadamente. Cuidar para que o joelho e o pé da perna de baixo estejam no mesmo alinhamento, mantendo-se *en dehors*; para tanto, deve-se manter contraída a parte interna da coxa, evitando estressar a articulação do joelho. Flexionar e estender a perna de baixo, inspirando na flexão e expirando na extensão. Retirar cuidadosamente a perna da barra, segurando-a até o solo.

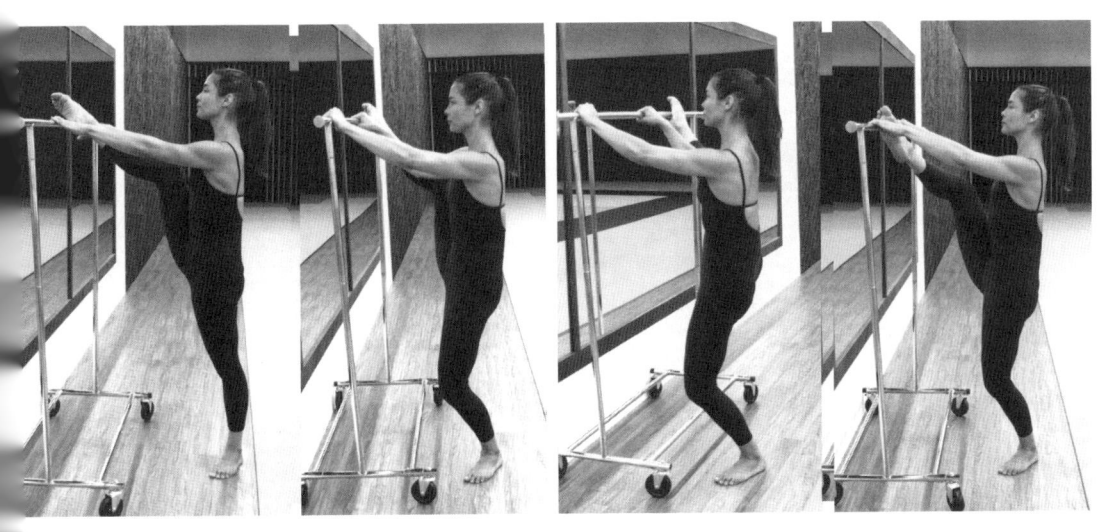

Figura 12.12

Exercício de conscientização da aplicação de forças e distribuição energética para a sustentação aérea

Posição: em pé ao lado da barra, distância de meio braço da barra. Apoiar uma das mãos na barra. Elevar o joelho da perna externa à barra, segurando-a pela coxa com a mão do mesmo lado à frente do tronco. Mantê-la fletida. Projetar o tronco para cima e para a frente, para manter uma boa postura, livrando a caixa torácica para expandir a coordenação respiratória.

Movimento 1: estender a perna que se está segurando, projetando ainda mais o tronco para cima e para a frente, de forma a distribuir toda a energia exigida para todo o corpo, inspirando, fluindo para as extremidades e aliviando o peso da perna suspensa.

Movimento 2: largar a perna que se está segurando, mantendo toda a energia e o controle respiratório descrito anteriormente. Descer a perna lentamente até o solo, contraindo os glúteos, mantendo-a alongada, estendendo ao máximo os músculos posteriores da perna e os músculos intercostais.

Observação: esse último movimento poderá ser executado em qualquer direção em relação à barra (frente, lado, de costas e em diagonal, com as pernas e pés posicionados *en dedans* ou *en dehors* (paralelos ou com pronação externa). O objetivo é a consciência das forças aplicadas no movimento de sustentação, executando-o com uma melhor distribuição de energia, tornando-o mais leve e, consequentemente, mais fácil, seja qual for

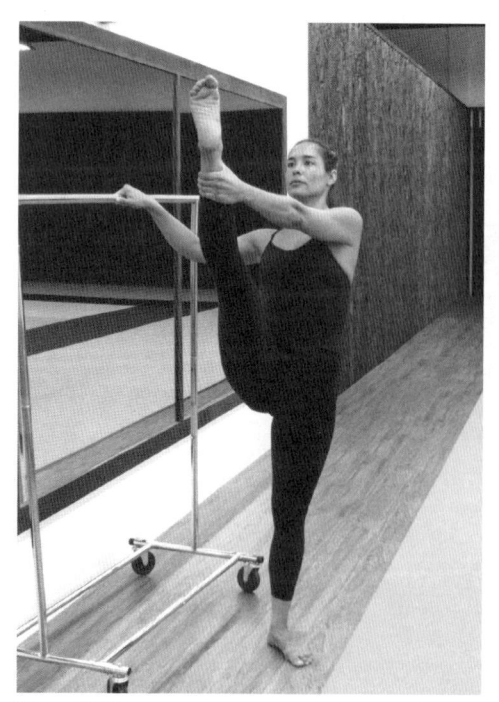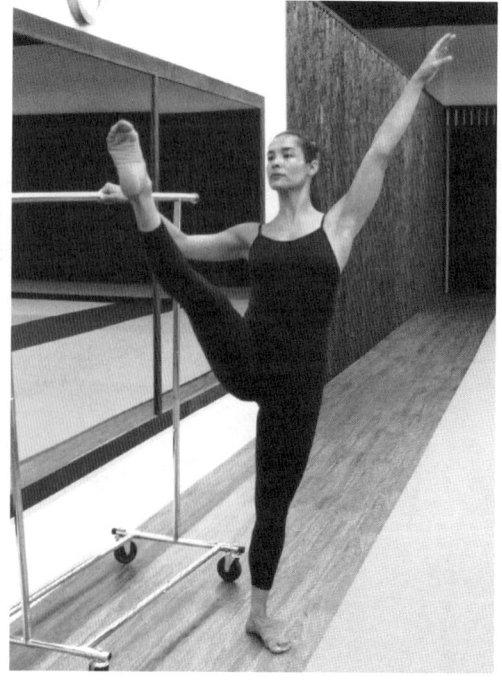

Figura 12.13

a posição do tronco em relação à perna. Controlar a inspiração baixa do músculo diafragmático, expandindo a caixa torácica. Expirar lentamente, empurrando o diafragma em direção à força da gravidade.

Exercícios no solo

Relaxamento da articulação coxofemoral e região lombar

Posição: em decúbito dorsal. Segurar as penas pelas coxas fletidas contra o tórax e em pequeno afastamento, de forma a manter os joelhos no alinhamento do ombro respectivo. Cabeça apoiada no solo, procurando relaxar a região cervical e escapuloumeral.

Movimento 1: inspirar profundamente, relaxando o músculo iliopsoas da região inguinal, mantendo o quadril totalmente apoiado no solo. Expirar lentamente, tracionando as pernas contra a região abdominal. Manter os pés fletidos e voltados para o teto, formando, assim, um ângulo de aproximadamente 90° entre as coxas e pernas. Permitir que os quadris se elevem ligeiramente do solo, mantendo a região lombar totalmente apoiada nele. Contrair o abdome, empurrando o músculo diafragmático para expelir o ar. Repetir o movimento algumas vezes, dando um compasso rítmico ao movimento respiratório para melhor concentração no objetivo do relaxamento de forma generalizada.

Movimento 2: repetir todo o processo com as pernas estendidas e afastadas, procurando tracioná-las para trás e para baixo ao mesmo tempo.

Movimento 3: segurar as pernas pela lateral externa próxima aos joelhos, impondo resistência a elas e unindo-as o mais perto possível do tronco. Executar o processo anterior com as pernas unidas e estendidas sobre o tórax.

Movimento 4: segurar com as duas mãos uma das pernas na altura do joelho e descer a outra estendida até o solo. Contrair os glúteos, fletir ligeiramente a perna suspensa,

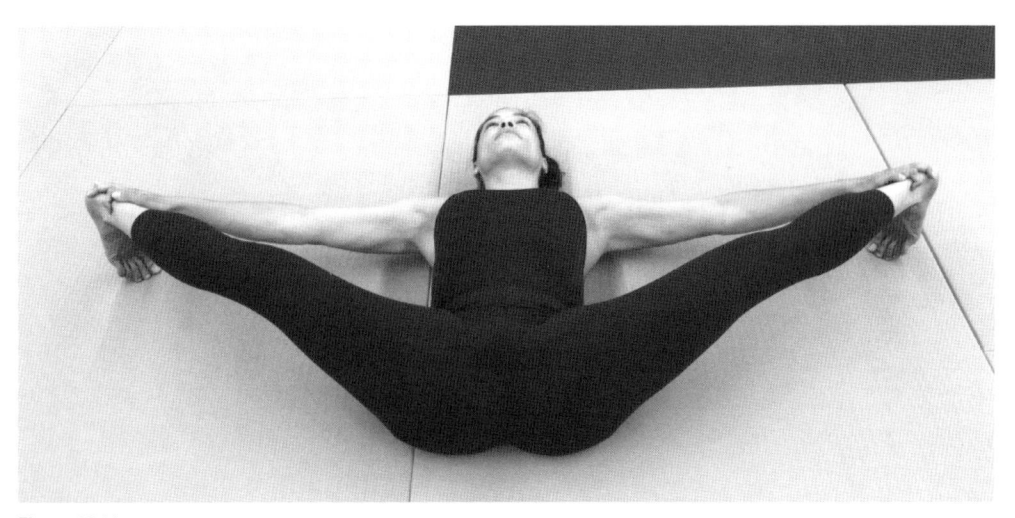

Figura 12.14

mantendo o pé voltado para o teto. Inspirar relaxando os ombros no solo e expirar tracionando a perna suspensa contra o tórax. Manter a perna suspensa na direção da crista ilíaca um pouco deslocada para a lateral correspondente, de forma a aumentar a amplitude do arco articular da região inguinal.

Alongamento dos músculos abdominais oblíquos, bíceps femoral e glúteo médio

Posição: partir da mesma posição anterior à do movimento número 4 do exercício anterior.

Movimento: dar sequência ao movimento anterior, cruzando a perna de sustentação sobre a que está apoiada no solo, até que a parte interna do joelho encoste no chão, mantendo-a fletida. O braço oposto à perna sustentada ajuda na descida, protegendo-a para que não chegue ao chão bruscamente. Ao mesmo tempo, o outro braço vai abduzindo de

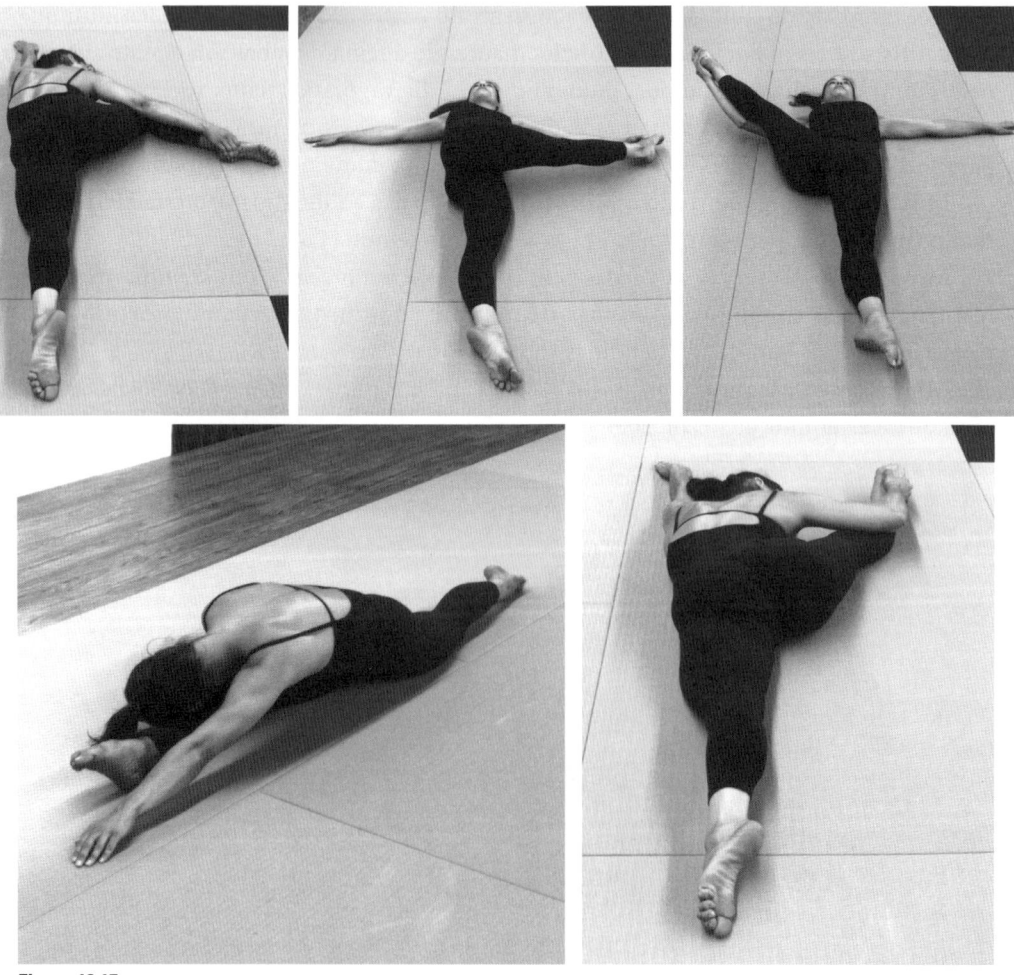

Figura 12.15

cima para baixo à lateral, até tocar o solo no prolongamento do ombro. A cabeça acompanha esse movimento para a mesma lateralidade. Manter essa posição por cerca de 20 a 30 segundos. Respirar normal e compassadamente.

Relaxamento dos músculos exigidos no exercício anterior e alongamento da articulação coxofemoral

Posição: partir da posição do exercício anterior.

Movimento: largar a perna cruzada (sobre a que está estendida para baixo), passando o braço estendido pelo chão por sob o ombro correspondente e ir girando o tronco e trazendo o outro braço ao mesmo tempo até que se posicione de bruços ou em decúbito ventral. Acomodar a cabeça lateralmente no solo, assim como os ombros em alinhamento e os braços com os cotovelos fletidos. As pernas continuam afastadas uma da outra na mesma posição, ou seja, a que estava estendida para baixo e a que estava flexionada para cima, e se mantêm, ficando esta última à lateral do tronco e ambas tocando o solo com a parte interna de suas coxas. Dessa forma, a região pubiana fica em contato com o solo. Inspirar profunda e lentamente e, durante a expiração e o relaxamento, segurar a coxa da perna que está fletida para cima e ao lado e tracioná-la mais junto ao tronco. Contrair o glúteo da perna que está estendida para baixo. Repetir o movimento respiratório pelo menos quatro vezes consecutivas de forma lenta e ritmada. Voltar à posição inicial (decúbito dorsal), passando por todas as fases pelo processo inverso, ainda lentamente.

Observação: tentar manter a mesma altura que a perna de sustentação obteve durante toda a movimentação, exigindo mais de uma amplitude articular.

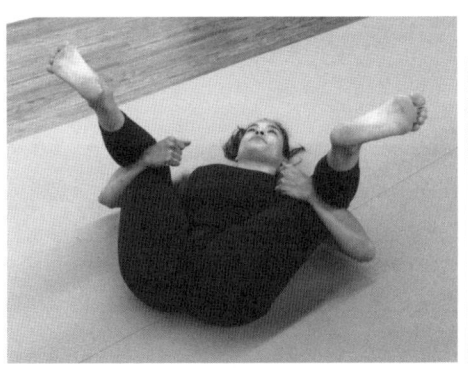 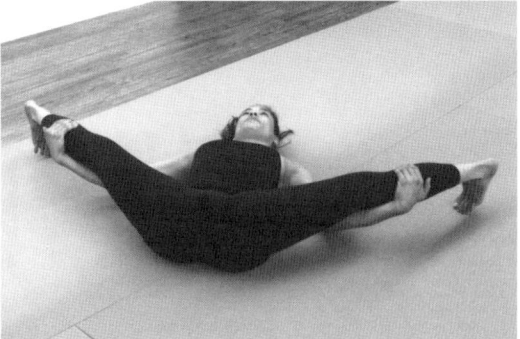

Figura 12.16

Espacato ou total afastamento anteroposterior das pernas no solo

Posição: partir da posição de decúbito dorsal, segurando uma das pernas para cima, deixando a outra estendida no solo para baixo, como na finalização do movimento anterior.

Movimento 1: afastar a perna de sustentação para a lateral do mesmo lado, segurando-a pela parte interna da coxa ou, para os menos flexíveis, pela parte externa, controlando sua abdução e apoiando o cotovelo no solo. Manter as costas totalmente apoiadas no solo, contrair os glúteos e apoiar o braço contrário ao lado no prolongamento do ombro respectivo no solo.

Movimento 2: apoiar a perna no solo e girar o tronco para o mesmo lado, até sentar-se frente a ela com o tronco relaxado, deitando sobre ela mantendo a perna de trás semiflexionada. Apoiar as mãos de cada lado da perna da frente no solo.

Movimento 3: empurrar o solo com as mãos até ajoelhar-se na perna de trás. Fletir o pé da frente, deixando apenas o calcanhar no solo, mantendo a perna o mais estendida possível. Inspirar profundamente e, durante a expiração, deslizar a perna da frente, empurrando pelo calcanhar. Manter o tronco relaxado. Tentar sentar-se com a maior extensão possível de ambas as pernas. De acordo com o limite de amplitude, sentar-se frontalmente à perna da frente ou apoiar-se sobre a lateral dela, evitando, assim, qualquer comprometimento em nível de contratura ou distensão muscular.

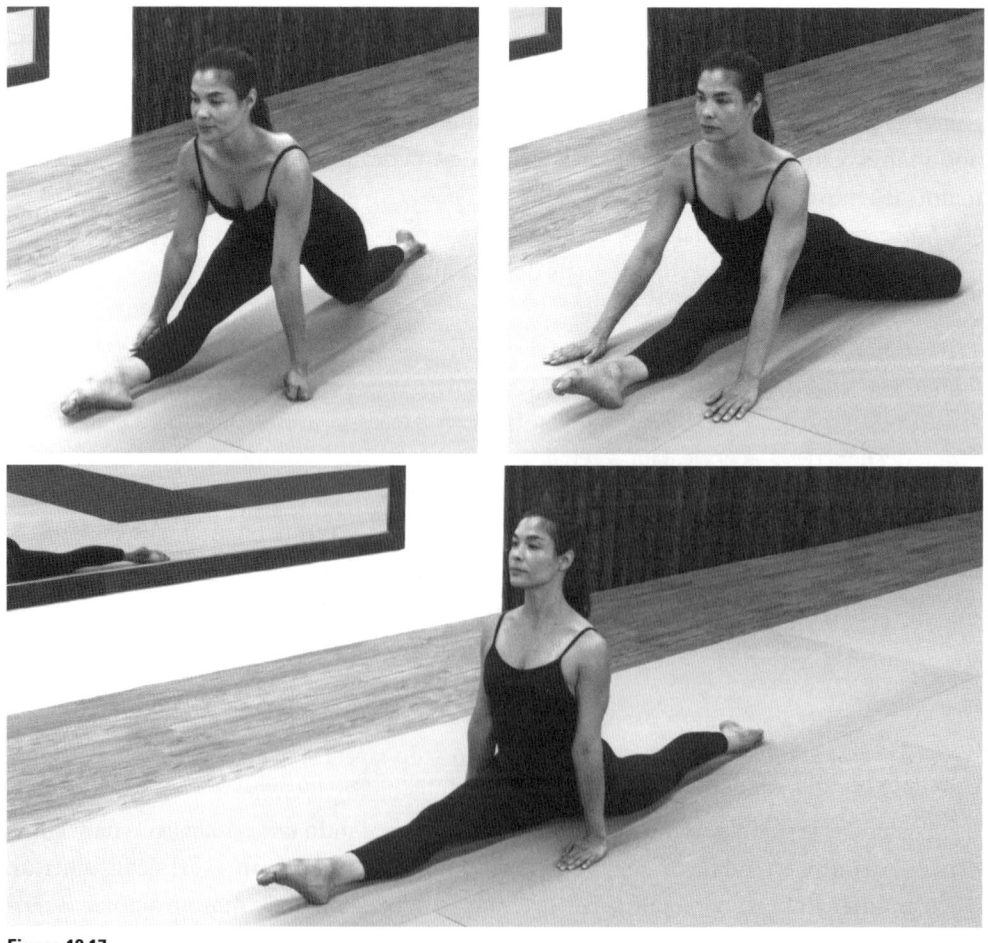

Figura 12.17

Movimento 4: para voltar à posição inicial de todo esse movimento, apoiar o cotovelo e o ombro correspondentes ao da perna da frente, até deitar-se desse mesmo lado e ir tomando novamente a posição de decúbito dorsal, sempre segurando a perna anterior suspensa no ar e a outra apoiada no solo, mantendo o maior afastamento entre elas.

Exercício compensatório

Movimento 1: para compensar esse exercício, trazer as duas pernas novamente contra o tórax, fletidas e em pequeno afastamento entre elas, voltando ao primeiro movimento de relaxamento no solo, já descrito.

Movimento 2: estender ambas as pernas para baixo e para trás, sem que a região lombar saia do chão. Inspirar lentamente e, durante a expiração, tracionar ambas contra o chão.

Movimento 3: flexionar novamente as duas pernas e, em contração abdominal, fletir a cabeça para a frente e ir elevando os ombros do chão, até sentar-se.

Observação: se desejar finalizar a aula, deitar novamente e executar o relaxamento tradicional ou apoiar as mãos no solo e elevar os quadris, sentando-se sobre os calcanhares e estendendo os joelhos, mantendo as mãos e os pés apoiados totalmente no solo, relaxando os artelhos com o tronco, braços e cabeça também relaxados para baixo. Flexionar os joelhos, apoiar as mãos nas coxas e ir subindo o tronco lentamente em contração abdominal. Como terceira opção, partindo dessa posição sentada, executar a sequência de movimentos sugeridos a seguir.

Exercício para a região pélvica e alongamento da coluna vertebral

Posição: sentado, tronco ereto, pernas afastadas e flexionadas para a frente, tocando as solas dos pés uma contra a outra e distantes cerca de dois palmos dos quadris. Mãos apoiadas uma em cada tornozelo correspondente.

Movimento 1: contrair o abdome, formando uma curvatura côncava da coluna vertebral desde a região cervical até a região coccígea. Inspirar profundamente e tentar tocar a cabeça em direção aos pés durante o esforço, agora expirando lentamente. Com os cotovelos, empurrar os joelhos contra o solo. Ir alongando o tronco lentamente, enquanto for elevando-o, mantendo o alinhamento desde a região cervical até a lombar, pressionando um pé contra o outro, até ficar novamente com o tronco ereto na posição vertical. Repetir todo o processo de forma contínua, coordenando o ritmo respiratório por mais três vezes consecutivas.

Movimento 2: afastar as pernas estendendo-as lateralmente. Repetir o mesmo movimento descrito anteriormente, dessa vez, acentuando a projeção da báscula da bacia para trás, como se "arrebitasse" o quadril durante o alongamento da coluna no retorno à tomada da posição vertical. Contrair o músculo reto abdominal para que não haja o comprometimento de estressar a região lombar. Repetir o movimento mais três vezes consecutivas. Relaxar os ombros, não permitindo sua elevação. Expirar sempre que aproximar mais o tronco do solo.

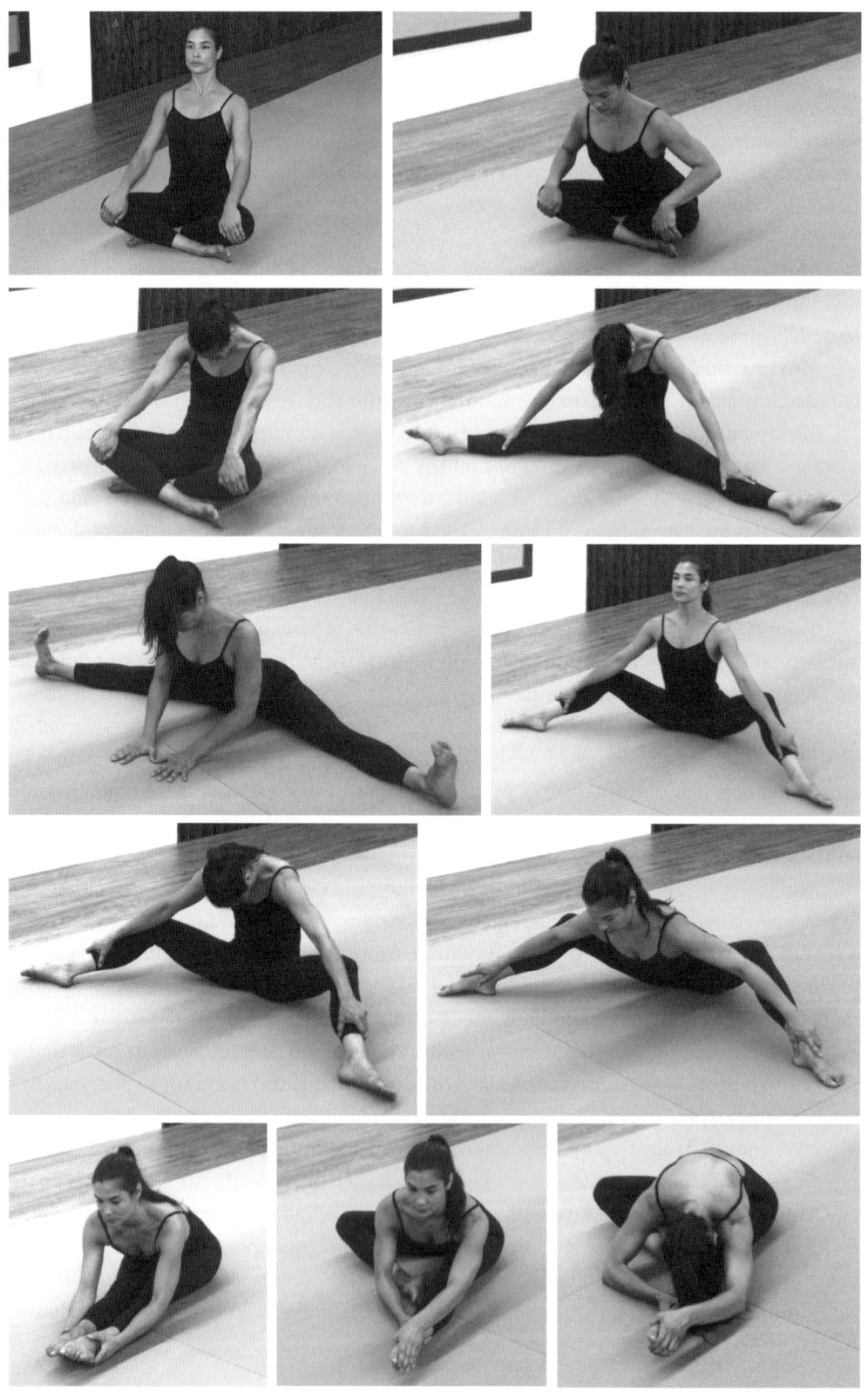

Figura 12.18

Movimento 3: manter o afastamento lateral das pernas e flexionar ambos os joelhos e pés sem que eles se desloquem da posição em que se encontram. Tentar executar o movimento de supinação de ambas as coxas e pernas (*en dehors*), de forma que a região plantar dos pés mantenha-se em contato com o solo e no prolongamento do joelho correspondente. Executar todo o processo descrito anteriormente por, no mínimo, quatro vezes consecutivas, coordenado com o movimento respiratório para que haja melhor distribuição de energia e relaxamento no momento do esforço.

Movimento 4: voltando à posição vertical com o tronco, segurar na lateral externa da coxa correspondente e imprimir resistência contra as coxas até a união total das pernas.

Movimento 5: deitar o tronco relaxado sobre as pernas, com a cabeça pendendo para baixo em direção a elas, de modo a não estressar a região cervical.

Observação: a partir dessa posição, poderão ser executados vários exercícios para o alongamento dos posteriores da coxa, como os *passées* e *developées*, segurando a perna de sustentação a ser exercitada e as atitudes à frente também sustentadas com a ajuda das mãos. E, seja qual for a posição tomada, efetuar o movimento respiratório, para deixá-lo fluir mais leve e flexível, livrando os ombros e baixando-os, para evitar qualquer tensão desconfortável.

Movimento 6: se desejarem terminar a aula nesse momento, os alunos deverão flexionar as pernas junto ao tronco e, semiafastadas, elevar o quadril do solo, empurrando-o (ou não) com o apoio das mãos. Passando pela posição sentada e agora apoiando as mãos sobre as coxas, contrair o abdome, deixando côncava a forma da coluna vertebral durante o desenrolar dela até atingir a posição vertical em pé. Ou, se preferir, passar para a posição em decúbito ventral e executar mais uma série de outros movimentos nessa posição, como a que se segue.

Exercício para atingir maior amplitude articular da região pélvica

A passagem do movimento anterior para este dependerá do grau de dificuldade e adiantamento da classe e/ou dos alunos. Poderá ser efetuada com o afastamento total das pernas, passando com a região pubiana próxima ao solo e apoiando as mãos no solo até deitar de bruços; ou flexionando uma das pernas à frente, para facilitar a mesma passagem, passando sobre o apoio de um dos joelhos no solo; ou simplesmente unindo as pernas e passando-as pela lateral, saindo da posição sentada para a de bruços.

Posição: assim que se adotar a posição em decúbito ventral ou de bruços, apoiar as mãos no solo sob o queixo e executar grande afastamento das pernas, com os calcanhares e a parte interna das coxas e pernas voltados para o chão.

Movimento 1: flexionar os joelhos, elevando as pernas até que um pé toque o outro no ar. Fleti-los, encostando calcanhar com calcanhar. Pressioná-los em direção ao solo, contraindo os glúteos. Sustentar a contração por 20 a 30 segundos.

Movimento 2: aproximar os cotovelos junto à lateral do tronco, apoiando as mãos no solo. Empurrar o chão, elevando o tronco dele pela força dos músculos do peitoral e del-

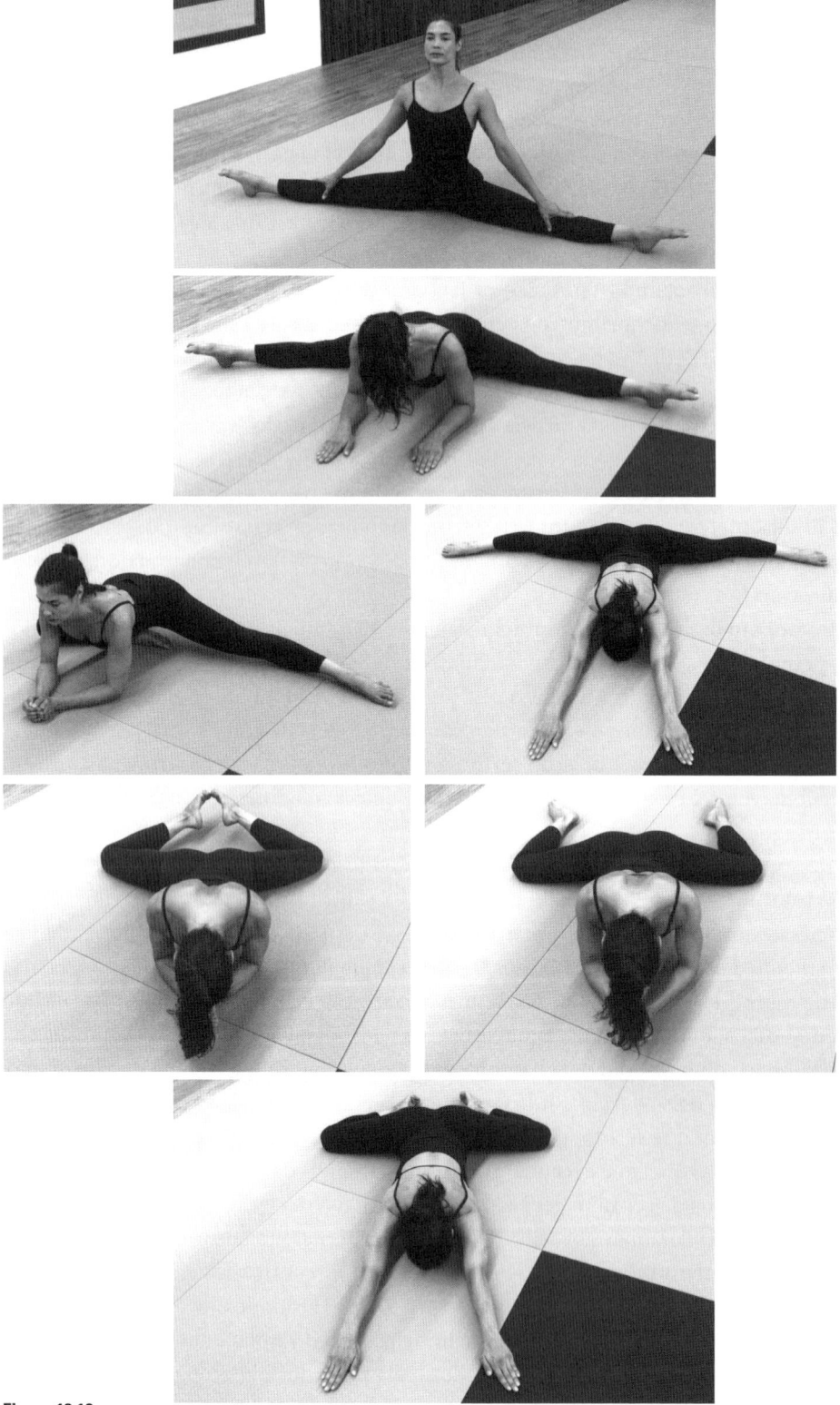

Figura 12.19

toide, até que os braços se estendam. Contrair os músculos abdominais e glúteos para não comprometer a região lombar. Apoiar os pés no solo na mesma posição em que se encontravam, mantendo os joelhos afastados e flexionados. Inspirar.

Movimento 3: deslizar os joelhos, forçando-os a se afastarem ainda mais um do outro, aproximando mais a região pubiana do solo. E, para proteger melhor a região lombar, flexionar os cotovelos até apoiá-los no chão. Expirar. Inspirar e expirar, cada vez tentando descer mais, mantendo a posição por 6 a 10 segundos.

Movimento 4: projetar o tronco mais para a frente, aliviando a região inguinal da tensão exercida, e deitar novamente o peitoral no solo. Os pés voltam à posição anterior, elevados para o ar, mantendo os joelhos afastados e fletidos no solo. Afastar as pernas, estendendo os joelhos. Uni-las, impondo a resistência interna das coxas.

Alongamento de quadríceps

Posição: em seguimento ao movimento anterior.

Movimento: segurar um dos pés com a mão correspondente. Contrair os glúteos; apoiar a outra mão sob o queixo; elevar o joelho da perna fletida que se está segurando, permanecendo a outra estendida e contraída no solo. Sustentar por aproximadamente 20 segundos. Repetir com a outra perna e depois com ambas.

Alongamento dos músculos da panturrilha

Posição: para terminar a sequência desses exercícios no solo, executar o relaxamento tradicional, permanecendo no chão.

Movimento: para se levantar do solo, pode-se sentar sobre os calcanhares, alongando os braços para a frente com a cabeça apoiada nos joelhos e elevar-se, tirando os joelhos do solo, passando pelo apoio dos pés, mantendo-os agora em semiafastamento para que se tente tocá-los totalmente no chão, ficando na posição de cócoras. Estender as pernas, mantendo a cabeça entre elas e as mãos no solo, desequilibrando ligeiramente o peso do tronco para a frente, como se fosse virar uma cambalhota. Para finalizar, elevar o tronco, flexionando as pernas e apoiando as mãos sobre as coxas enquanto se contrai o abdome, curvando a coluna vertebral como uma "concha" até alcançar a posição ereta, desenrolando vértebra por vértebra até a última da cervical, inspirando lentamente e expirando na finalização do movimento.

Conclusão

A dança tem seu valor educacional, assim como a educação física. Retrata a cultura de uma região por meio do folclore. Retrata a história da humanidade por meio do seu registro místico e antropológico. É fator de expressiva emanação da sensibilidade humana por sua diversificação de estilos: balé clássico, balé moderno, folclore, *jazz* e outros. E tem motivos para perpetuar sua importância técnica e estrutural na disciplina de seus movimentos e na dedicação constante, que tem por finalidade atingir a perfeição. Portanto, é mister a conscientização de sua reestruturação e atualização técnica e básica, principalmente em nosso país, que, em geral, não pensa nesse prolongamento de sabedoria, mas sim no momento, no retorno imediatista e consumista de informações.

A dança é a atividade que emprega a maior diversificação possível de movimentos, transcendendo sensibilidade e arte. É criação constante e infindável. Portanto, o apelo à sua continuidade só pode ir ao encontro da consciência e dedicação dos bons profissionais que lutam por mantê-la íntegra, sem prejudicar a formação estrutural, anatomofisiológica e psicológica da mais perfeita criação viva, que é o ser humano.

REFERÊNCIAS BIBLIOGRÁFICAS

AKUTHOTA, V. et al. "Core stability exercise principles". *Curr. Sports Med Rep*, 7(1):39-44, 2008.

ALMEIDA, A. C. *Surdez, paixão e dança*. São Paulo, Olho d'Água, 2000.

BARBANTI, V. *Teoria e prática do treinamento desportivo*. São Paulo, Manole, 1997.

BUCKOWSKI, M. "Análise da força e flexibilidade do quadril em diferentes posicionamentos pélvicos utilizados por bailarinas clássicas para aquisição do *en dehors*". Trabalho de conclusão de curso, 2012.

CARVALHAL. *A escrita da dança*. Rio de Janeiro, Nova Fronteira, 1985.

DANTAS, E. H. M. *A prática da educação física*. Rio de Janeiro, Shape, 1999.

FREITAS, C. D. *Reabilitação dinâmico-funcional da coluna lombar*. São Paulo, Phorte, 2012.

GAIO, R. e GÓIS, A. A. F. "Dança, diversidade e inclusão social: sem limites para o dançar!" In: TOLOCKA, R. E., VERLENGIA, R. et al. *Dança e diversidade humana*. São Paulo, Papirus, 2006.

GARDIEL, D. S. "Flexibility and physical performance". *Toward an understanding of human performance*. BÜRKE, E. J. Ithaca, Mouvement Publications, 1980.

GEOFFROY, C. *Alongamento para todos*. São Paulo, Manole, 2001.

LIEMOHN, W. "Flexibility and muscular strength". *Journal of Physical Education, Recreation and Dance*, 59(7):37-40, 1988.

LIMA E SILVA, L. H. P. "Dança como atividade física básica - perspectiva de uma nova era". *Revista Brasileira de Medicina do Esporte*, 1(3):94-6, 1995.

LIMA E SILVA, L. H. P. "Cuidados durante o treino". *Revista Dança e Cia*, 1(4):22-3, 1998.

LIMA E SILVA, L. H. P. "Ballet e musculação: I parte". *Revista Dança e Cia.*, 3(18), 2001.

MARQUES, I. *Linguagem da dança: arte e ensino*. São Paulo, Digitexto, 2010.

NANNI, D. *Motricidade humana no baile do tango dança e do samba dança, identidade de duas culturas*. (Tese de Doutorado). Programa Euro-Americano Postrado *Stricto Sensu* em Ciência da Motricidade Humana da Universidade Católica de lá Asunción Paraguai. 2011.

PORTINARI, M. *História da dança*. Rio de Janeiro, Nova Fronteira, 1989.

SACCO, I. C. N. e TANAKA, C. *Cinesiologia e biomecânica dos complexos articulares*. Rio de Janeiro, Guanabara Koogan, 2008.

SANTOS, Neusa Romualdo dos. *A dança e suas contribuições no processo de ensino-aprendizagem na educação infantil*. Colider, 2012.

SHINCA, M. *Psicomotricidade, ritmo e expressão corporal: exercícios práticos*. São Paulo, Manole, 1991.

SILVA, A. H., MAZO, G. Z. "Dança para idosos: uma alternativa para o exercício físico". *Cinergis*, v. 8, n. 1, Jan/Jun, Florianópolis/SC, p. 25-32, 2007.

SURBURG, P. R. e SCHRADER, J. W. "Proprioceptive neuromuscular facilitation techniques in sports medicine – a reassessment". *Journal of Athletic Training*, 32(1):34-9, 1997.

CAPÍTULO 13

MÉTODOS NÃO CONVENCIONAIS DE PROMOÇÃO DA FLEXIBILIDADE

Carlos Soares Pernambuco
Helena Andrade Figueira

INTRODUÇÃO

Desde que a educação física (EF) foi regulamentada com a Lei Federal n. 9.696/98, o profissional de educação física passou a ter mais responsabilidade e, com isso, ser mais considerado, visto o aumento da participação desses profissionais em equipes multidisciplinares em que encontramos enfermeiros, psicólogos, médicos e fisioterapeuta a eles associados, na elaboração de técnicas e procedimentos que melhorem os diversos aspectos da saúde humana.

Essa presença provoca a necessidade de se ter conhecimentos mais abrangentes do que o desempenho esportivo, bem-estar, atividades educacionais recreativas e de *fitness*. Faz-se necessária formação suplementar em atividades que necessitem do conhecimento e identificação das doenças ou predisposições ao declínio das funções orgânicas, como elas se originam e evoluem.

Esse novo comportamento mostra que o campo de atuação do professor de EF se torna mais amplo, evidenciando cada vez mais a necessidade da mudança de paradigmas. Permitindo ousar, pode-se sugerir a introdução do estudo de semiologia, patologia e fisiopatologia em seus cursos de formação, para que esse profissional possa identificar melhor as ocorrências primárias da busca de exercícios e melhor orientar sua clientela.

Com o aumento do interesse da população em terapias complementares, passou a haver também uma significativa presença desses profissionais matriculados em cursos de formação em shiatsuterapia e correlatos, tais como acupuntura, yoga e outros. A shiatsuterapia é uma técnica de massoterapia de origem oriental que utiliza a pressão do polegar em locais distintos em que corre a energia vital, denominada CHI ou KI, formando caudais energéticos delimitados por canais denominados meridianos, em que podem ser promovidas alterações energéticas levando ao bem-estar, alívio de dores musculares e equilíbrio geral. Essa presença justifica a necessidade de conhecimentos mais profundos sobre o corpo humano, como de anatomia e fisiologia (já apresentados no curso de graduação em educação física).

Quanto ao estudo específico, podemos citar as palavras do Prof. Dr. Edilberto Antunes, quando afirma que "... o estudo das técnicas orientais requer do estudante uma sabedoria qualitativa de síntese, reconhecimento do conceito oriental do mistério existencial, em contraposição ao comportamento ocidental de fragmentar para encontrar a verdade".

As medicinas tradicionais, como a chinesa, a ayurvédica e outras, são constituídas de um profundo respeito aos sistemas de interação do humano com a natureza. A "parte" jamais pode ser entendida senão como "parte – todo". O "organismo" não pode ser percebido senão como "organismo – meio", assim como o "meio" não pode realmente ser percebido sem a integração/interação das partes e como coexistência dos "organismos" nele contidos. Não se pode separar uma coisa da outra caso exista um desejo de compreensão mais profunda que a sensorial fisiológica (tato, visão, audição, gustação e vestibular: equilíbrio no tempo/espaço). O secular dilema ocidental de "corpo e alma" não existe no Oriente, sendo que predomina o comportamento filosófico em que a ciência é respaldada por uma filosofia que admite a autoridade da natureza acima do social, sendo, assim, uma terapia preventiva que se origina.

Haynes (2003) afirma que muitos procuram a medicina alternativa (MA) por vários motivos, primeiro por causa dos baixos custos, do aumento da insatisfação com as atitudes paternalistas dos profissionais promotores de saúde e, depois, devido à crescente preocupação com os efeitos adversos causados pelos medicamentos ou o uso incorreto destes. Ainda, o mesmo autor cita aqueles que evitam as intervenções cirúrgicas, além de custos proibitivos dos tratamentos convencionais ou dos planos de saúde a eles vinculados, especialmente para aqueles que não possuem direito ao seguro de saúde.

Com o envelhecimento da população, torna-se importante a pesquisa das práticas de saúde com o senescente. No futuro, a morbidade e a necessidade do uso de muitos medicamentos motivarão a procura das terapias complementares e suas propostas alternativas, com o objetivo de melhoria da qualidade de vida, aumentando a sensação de saúde e bem-estar, assim como a melhora dos aspectos mental e emocional, econômico, social e recreativo (Williamson, Fletcher et al. 2003).

Já Launso (2000), em pesquisa que buscava entender o uso dos tratamentos alternativos, padrões de utilização, tipos de pacientes e experiências vividas por estes, concluiu que o tratamento individualizado, a motivação do paciente com o tratamento e a efetividade deste foram fatores que abriram a possibilidade de diagnose e maior campo de ação. E ainda alguns pacientes puderam conhecer novas palavras e um novo critério de avaliação no curso do tratamento, ou seja, o paciente participou ativamente do processo de tratamento e cura.

Esses fatores nos levam à tentativa de entender a filosofia oriental, que é a base para a compreensão da medicina tradicional chinesa (MTC), mostrando um novo paradigma, diferente do utilizado pelo conceito ocidental, e os dois não podem ser comparados entre si. Há as questões de diferenças de expressões idiomáticas – nem tudo o que pode ser dito em uma língua pode ser dito em outra. Significados específicos de conceitos podem ser elucidados com precisão e emergem dentro de um contexto de uso, por exemplo: o universo descrito e evocado pela Teoria da Relatividade de Einstein é formulado de maneira diferente da Lei da Gravidade de Newton, com aspectos diferenciados em suas abordagens. Não é possível construir o mundo de Einstein utilizando a Lei de Newton em sua totalidade; assim, da mesma forma não se aplica a MTC às teorias da medicina dita ocidental e ao conceito científico ocidental.

A shiatsuterapia é uma técnica que se adequa muito às pessoas que apresentam alterações osteomioarticulares em consequência da redução da mobilidade articular, das artralgias e das mialgias, causando reclusão social.

Essas pessoas relatam pequenos episódios de melhora, tendo como convívio unicamente ambientes de condutas médicas e fisioterápicas, em que o assunto da sala de espera é a troca de informações de sintomas e o *status* maior é a intensidade da última crise. Após a intervenção do shiatsuterapeuta, o paciente apresenta longos períodos de bem-estar, sendo então propostas novas condutas utilizando atividades físicas dirigidas. É possível observar nesses pacientes uma dificuldade em se adequar à nova conduta de manutenção do bem-estar.

Nesse momento, chamado no jargão de "desmame", em que há a possibilidade da alta médica com o encaminhamento ao professor de EF para a manutenção da saúde alcançada, este intervem, tornando-se responsável por introduzir novas condutas saudáveis, promovendo exercícios que estimulem a consciência corporal, mostrando a importância de atividades recreativas que proporcionem a liberação de endorfinas, que aliviam as dores e reduzem os processos inflamatórios, o que facilita o reingresso às atividades diárias e ajuda a resgatar a autoestima. Assim feito, aumentará a possibilidade de mudança dos hábitos que levaram aos estados mórbidos e promover-se-á a prevenção da saúde, conduzindo o paciente ao caminho da melhora da qualidade de vida (QV).

O ideal do conceito filosófico oriental de QV e prevenção da saúde vai ao encontro dos conceitos preconizados pelo CONFEF na Resolução n. 046/2002 e na publicação, desse mesmo órgão, em que aborda a intervenção do profissional de educação física, preconizando a reabilitação, a QV, o bem-estar, o relaxamento corporal, a prevenção de doenças, a correção de problemas posturais e a compensação de distúrbios funcionais, fatores que coincidem com o objetivo do shiatsuterapeuta.

Torna-se imperativo que o profissional de educação física se aplique nos conhecimentos científicos para ressaltar os conceitos preconizados pela MTC, embora ainda necessitem de maior aprofundamento científico por meio de pesquisas que fortaleçam e embasem o que a população já percebe e usufrui: os benefícios. A responsabilidade ética dará o real senso de limites de atuação, evitando assim que haja conflitos com outras profissões.

SHIATSUTERAPIA

A medicina tradicional chinesa é composta por cinco técnicas básicas: a mais conhecida é a acupuntura, que utiliza agulhas para estimular pontos energéticos (diferencial eletromagnético); a fitoterapia, que utiliza partes de plantas, animais e minerais para confeccionar remédios; a dietoterapia, que se baseia nos conceitos orientais para promover tratamentos com alimentos; as atividades físicas, ou exercícios energéticos, que preconizam que o corpo deve estar sempre em movimento para fazer circular a energia; e, finalmente, a massoterapia, que utiliza técnicas de massagem para harmonizar as alterações energéticas.

Para uma melhor compreensão, a abordagem do shiatsu, por ser um assunto pouco discutido no meio científico ocidental, será apresentada aqui da seguinte forma: I) origem (Iida, Chiba et al. 2000); II) histórico internacional; III) histórico nacional; e IV) a legislação vigente.

Origem do shiatsu

O método mais antigo que podemos mencionar de técnica manual é o *Ya-Ya*, que significa apertar-apertar, em dialeto chinês, e que deu origem às técnicas *Anma* e *Tuina*. Acredita-se que na dinastia Han (século II a. C.-III d. C.) essas técnicas começaram a ser empregadas, mas foi na dinastia *T'ang* (618-901 d.C.) que se tornaram populares.

Nos séculos XVIII e XIX, a prática da acupuntura foi proibida na China e, com isso, um grande número de médicos chineses migrou para o Japão, o que favoreceu o uso da MTC naquele país, no qual ela já havia sido introduzida mil anos antes. Nesse mesmo período, as práticas de manipulação corporal, tais como *Anma* e o *Anpuku*, eram muito valorizadas.

No período Edo (1600-1867) o *Anma* teve sua época de maior popularidade; porém, com a influência da cultura ocidental, foi substituído, gradualmente, pela massagem ocidental (Namikoshi 1992).

Nesse período, chegam ao Japão os conhecimentos de anatomia e fisiologia por meio da Companhia Holandesa de Comércio e seus médicos. Os médicos japoneses começaram a estudar nos livros holandeses de medicina com grande entusiasmo e se tornaram pioneiros de uma nova abordagem pragmática da medicina: as técnicas ocidentais (Serizawa, Katsuke et al. 1988).

O período Meiji, de 1867, também conhecido como Restauração, marcou o fim da era feudal, e o novo governo resolveu modernizar o Japão, seguindo o modelo ocidental. Isso trouxe mudanças na sociedade como um todo e na medicina em particular (op. cit.).

Todos tiveram de estudar medicina ocidental, precisando de aprovação em exames de qualificação para exercer a medicina. Dessa forma, o praticante da MTC ou de qualquer outra medicina oriental perdeu o *status* de médico (op. cit.).

Até então, as técnicas do *Anma* e do *Anpuku* (este somente utiliza técnicas de manipulação no abdome) eram praticadas por profissionais de atuação abrangente e que tinham o reconhecimento acadêmico da época, conhecido como *Kengyo*. Esse título autorizava a utilização de todas as técnicas da MTC e equivalia ao de um médico (Bastos 2000).

No final da era Meiji, período que vai de 1867 a 1912, de reinado do imperador Mutsuhito (1852-1912), verificou-se um processo de modernização e ocidentalização das áreas político-administrativa, econômica e cultural da vida japonesa. O governo japonês desenvolveu regulamentação e licenciamento para o *Anma* e passou a ser necessário obter uma licença para a prática profissional.

A influência da cultura ocidental deixou sua marca no Japão quando, na elaboração da legislação de 1911, que regulamentava as atividades médicas, só era permitido o exercício profissional a quem possuísse o novo título de médico com formação na medicina ocidental (Bastos 2000).

Alguns praticantes, que não alcançavam os requisitos necessários, começaram a criar nomes diferentes para suas práticas. Shiatsu foi um dos nomes mais usados por ser de fácil compreensão, pois literalmente significa "pressão digital".

A palavra *shiatsu* é a junção de dois ideogramas que significam *shi* = dedo e *atsu* = pressão (Pradipto 1986; Bastos 2000). Essa técnica se originou da associação de diversas outras, principalmente o *Anma* e o *Anpuku*.

Na sequência de manipulações preconizadas pelo shiatsu, podemos observar várias técnicas que são derivadas das suas precursoras.

No pós-guerra, com a deterioração do sistema de saúde japonês, foi criado um governo provisório da ocupação comandado pelo general Douglas Mac-Arthur, que tentou impor a proibição à prática das medicinas tradicionais por considerá-las práticas bárbaras. Isso mobilizou todos aqueles que eram favoráveis à MT (Serizawa, Katsuke et al. 1988).

Criou-se, então, uma comissão científica para avaliar a situação das MTs, e foram intimados todos os praticantes a expor na prática e teoricamente suas técnicas, com a finalidade de classificá-las e regulamentá-las.

Dessa forma, a acupuntura, o shiatsu, a moxabustão, o anma e a massagem sueca, que antes eram técnicas folclóricas, foram admitidas como técnicas terapêuticas. E em 1964, o shiatsu foi elevado à categoria de terapia manual que atua nos aspectos preventivo, de reabilitação e manutenção da saúde, aplicado não só na esfera terapêutica, mas também na estética e na desportiva.

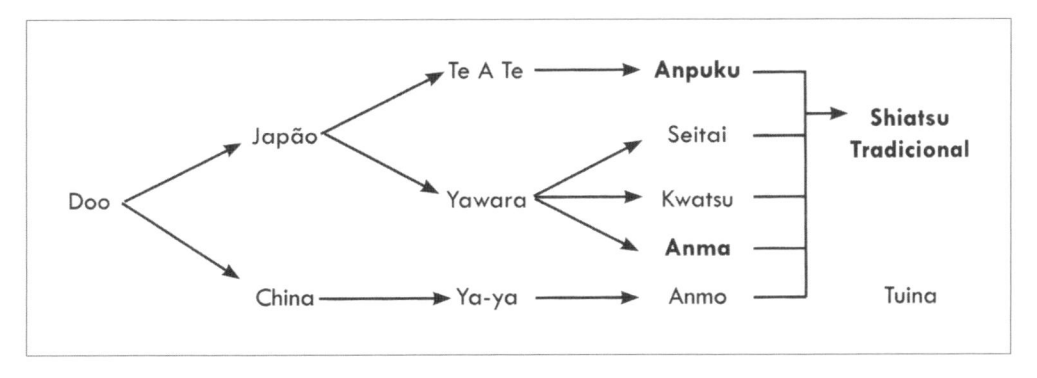

Figura 13.1   Origem esquemática do shiatsu
Fonte: BASTOS, 2000 – Shiatsu tradicional.

O shiatsu e seus efeitos

Shiatsu é uma técnica manual profunda utilizada em diversas condições, é muito relaxante e promove o bem-estar geral (Stevensen 1997). Outra definição diz que é uma forma de manipulação ministrada pelos polegares, dedos e palmas, sem o uso de nenhum instrumento mecânico ou de outro tipo para aplicar pressão sobre a pele, corrigir funções internas, promover e manter a saúde e tratar doenças específicas (Bastos 2000).

Alguns autores divergem em comparar o shiatsu com a massagem, porém, na literatura científica, autores utilizam o termo massagem para se referir ao shiatsu. Iida, Chiba, Yoshida, Shimizu, Kanda (2000) empregam o termo massagem para relatar os benefícios da prática do shiatsu em pacientes com ansiedade e tratamento dos efeitos colaterais da quimioterapia.

O shiatsu também é utilizado como terapia associada no ajustamento do estilo de vida, tratamento de pacientes com *angina pectoris* severa (Ballegaard e Norrelund 1996), concluindo que a associação de técnicas de acupuntura, shiatsu e melhoria no estilo de vida trazem bem-estar e maior equilíbrio na relação custo-benefício.

O shiatsu promove o relaxamento dos músculos, principalmente quando aplicado nos grandes grupamentos. Esse efeito foi observado nos estudos de Pernambuco et al. (2003), quando foi aplicada a técnica em pacientes com histórico de lombalgia. Eles relataram melhora das mialgias, e foi observado um aumento significativo na amplitude do movimento da coluna lombar.

A ação do shiatsu pode ser observada também na pesquisa realizada por Cheesman, Christian, Cresswell (2001). Em onze pacientes com doenças progressivas diversas, foram aplicadas cinco sessões de shiatsu com intervalo de uma semana e, no final, foi observado o aumento nos níveis de relaxamento e energia, clareza de pensamento, maior controle sobre os sintomas e autoconfiança.

Ridofi e Franzen (1996) afirmam, citando os benefícios do shiatsu, que a pele tem capacidade de respirar e essa é uma proteção física contra os efeitos patogênicos externos que estão sob o controle da energia defensiva. Essa energia defensiva relatada pela MTC percorre os canais mais superficiais, chamados tendinomusculares (Maciocia 1996).

O processo de retomada da rotina de atividade física é dificultado pelo princípio da continuidade, pois este requer do praticante um período de adaptação, no qual surge a mialgia, porém torna-se necessário um mínimo de persistência nos exercícios com o intuito de propiciar uma duração que permita ocorrer as alterações necessárias (Dantas 2002).

Essa definição dada se enquadra melhor para o treinamento de atletas, o que não é o foco de nossa discussão, mas deve ser levada em consideração como referência fisiológica. Mas, quando a mialgia ocorre por processos patológicos, impedindo a prática da atividade física e não sendo de origem inflamatória, a shiatsuterapia torna-se uma opção que deve ser levada em conta, por proporcionar alívio de dores e o relaxamento muscular (Bastos 2000).

A aplicação de técnicas não convencionais de massagens proporciona o relaxamento da musculatura e um alívio considerável nas mialgias, principalmente por promover o aumento do fluxo sanguíneo na área de aplicação, acalmando as contraturas e os espasmos (op. cit.). Esses efeitos podem ser observados quando a técnica do shiatsu é aplicada em pessoas que procuram esse recurso por apresentarem dores musculares e sensibilidade aos fármacos prescritos ou por terem procurado diversos tipos de tratamento e não obtido resposta positiva.

Os conceitos da medicina tradicional chinesa ainda são muito discutidos pela comunidade científica. Mesmo reconhecendo seus benefícios, torna-se necessário o respaldo nos conceitos da fisiologia humana. Sugere-se criar metodologia específica capaz de aferir o paradigma profundamente subjetivo que envolve os conceitos basilares da medicina tradicional chinesa.

O shiatsu tem como base o estímulo nociceptivo para se obter um efeito relaxante com o intuito de aumentar o alongamento do músculo. Para ser efetivo, é necessário executar uma pressão profunda, utilizando o polegar, caracterizando uma manipulação de sedação; dessa forma, serão estimulados, principalmente, os mecanorreceptores: corpúsculos de Pacini e Meissner, que são terminações nervosas sensitivas somáticas de adaptação rápida. A pressão externa tende a alongá-las ou encurtá-las, dependendo de como é direcionada a pressão.

Essa compressão provocará uma súbita alteração no potencial da membrana, permitindo a entrada de íons de sódio, determinando a propagação do fluxo de corrente que se irradia ao longo da fibra nervosa até sua porção mielinizada. Isso significa que o fluxo de corrente, por meio do nodo de Ranvier, é despolarizado, produzindo a transmissão saltatória típica de um potencial de ação em direção ao sistema nervoso central.

O potencial receptor apresenta um caráter elétrico diferente do potencial de ação, pois apresenta um ciclo autorregenerativo que começa com o potencial negativo de repouso, depois se modifica para um potencial positivo e finalmente volta a um potencial negativo.

Esse receptor é um potencial "eletrônico" que determina o fluxo "tônico" de corrente sem progredir pelos eventos regenerativos do potencial de ação. Se o potencial receptor é grande o suficiente, ele produzirá um ou mais potenciais de ação no primeiro nodo de Ranvier. Caso o potencial não atinja um nível linear de excitação de um potencial de ação, ele simplesmente existe de uma forma local e somente se propagará por uma curta distância ao longo da fibra, justificando a necessidade de uma pressão aumentada.

Em todos os receptores, a amplitude do potencial cresce com o aumento da intensidade do estímulo, mas a resposta adicional frequentemente se torna aos poucos menor quando a intensidade do estímulo se torna maior (Guyton 1994).

Esse processo fisiológico explica a teoria da manipulação energética, na qual se afirma que o toque profundo e lento mais repetido promove a atenuação da circulação energética, e o toque superficial, rápido e menos repetido promove o estímulo do fluxo energético (Bastos 2000), proporcionando o relaxamento ou a tonificação das fibras musculares.

A epiderme contém células de Langerhans, que fazem parte do sistema imunológico e, por serem ramificadas, encontram-se entre as células epiteliais e têm a função de apresentar o antígeno, processando-o e acumulando-o na superfície, apresentado-o aos linfócitos (Guyton 1994). Dessa maneira, podemos afirmar que o shiatsu promove o aumento da resposta do sistema imunológico, já que sua ação provoca a hiperemia.

O shiatsu no Brasil

A história do shiatsu no Brasil tem início com a imigração japonesa no começo do século XX. Inicialmente, era limitado aos imigrantes e seus descendentes, alguns possuidores de formação acadêmica, mas com grande dificuldade de se expressarem no idioma português. Outra barreira era a compreensão pelos brasileiros dos conceitos orientais de energia. Já na década de 1970, os poucos profissionais que trabalhavam timidamente tinham receio de acusações de charlatanismo e curandeirismo.

Na década de 1980, surgiram os primeiros cursos práticos, mas só em 1996 o Conselho Estadual de Educação do Rio de Janeiro (CEE/RJ), fundamentado na Lei federal n. 9.394/96, Lei de Diretrizes e Bases da Educação Nacional, criou a Deliberação n. 218/96, que regulamentava os currículos para os cursos profissionalizantes de shiatsuterapia e acupuntura. A partir daí, surgiram, em diversos estados, deliberações semelhantes. Ainda no Rio de Janeiro, o governo do estado promulgou a Lei n. 3.181/99, criando o serviço de acupuntura e terapias complementares nas unidades hospitalares da rede pública.

E finalmente, em 2001, o CEE/RJ criou a Deliberação n. 270/2001, que regulamenta os cursos de técnicos em shiatsuterapia e acupuntura.

As resoluções de diversos conselhos profissionais, tal qual o de fisioterapia, com a de n. 60/85, de psicologia, com a de n. 005/2002, de enfermagem, com a de n. 283/2003, de educação física, com a de n. 069/2003, que dispõe sobre a utilização da técnica de acupuntura, e de Medicina, com a de n. 1.455/95, que foi revogada pela Resolução n. 1.634/2002, que regulamentam a prática de terapias complementares pelos respectivos profissionais, demonstram o grande interesse dos poderes constituídos, respondendo ao apelo e procura da população por esse tipo de serviço.

Estudos recentes

Para reafirmar a capacidade potencial do shiatsu, serão apresentados alguns estudos realizados por diversos centros de pesquisa. Os trabalhos corporais, como o shiatsu e a acupressura (estímulo de pontos de acupuntura com os dedos), têm crescido incrivelmente em algumas partes do mundo, podendo-se citar como exemplos os EUA, o Canadá e a Austrália (Beal 2000).

Akinomoto (2003) utilizou o shiatsu associado à acupuntura para promover o bem-estar em nove atletas de futebol feminino, asiáticas, com Md=18,1 ± 2,3 anos de idade.

Logo observou que o estímulo promoveu alterações psicológicas e respostas fisiológicas no exercício corporal.

Promoveu o estímulo da acupuntura nos pontos IG4-go goku, E36-ashisanri, P6-ko sai e E6-kyosya, por 15 minutos, 4 horas após os jogos durante o campeonato. Utilizou-se como parâmetros níveis de imunoglobulina A secretada pela saliva (SigA), cortisol secretado pela saliva, um instrumento subjetivo de bem-estar físico e perfil do estado de humor (*profile of mood states* – POMS).

Os principais resultados encontrados foram: os níveis de imunoglobulina A (IgA) e de cortisol induzidos pelo exercício foram inibidos pela acupuntura; a acupuntura diminuiu os níveis subjetivos de tensão e fadiga musculares; a acupuntura promoveu também modulações nos níveis POMS. Concluindo, a acupuntura foi efetiva na melhora do bem-estar das atletas observadas no estudo.

Como a acupuntura é um procedimento invasivo, necessita-se que o profissional possua perícia e treinamento específico para sua prática, questionando-se sobre a possibilidade de o shiatsu promover alterações que também proporcionem o bem-estar.

Para responder tal questionamento. Pernambuco et al. (2003) verificaram a ação do shiatsu no padrão das ondas alfa em mulheres. O shiatsu tem grande ação na obtenção do relaxamento, e Achour Jr. (2002) afirma que o exercício de alongamento sem relaxamento prévio pode não extrair o proveito máximo da capacidade de extensibilidade dos tecidos musculares. Para esse experimento, participaram nove mulheres jovens (mínimo de 19 e máximo de 35 anos de idade).

A realização de todo o procedimento durou 30 minutos divididos da seguinte forma: os primeiros 10 minutos de captação do sinal eletroencefalográfico foram utilizados como pré-teste, no qual, nos primeiros 5 minutos, o indivíduo testado permaneceu de olhos abertos, e nos 5 minutos restantes, de olhos fechados. Nesse momento, a captação do EEG foi interrompida para aplicação das técnicas de shiatsu, por 10 minutos, nos membros superiores e inferiores, cintura escapular e coluna cervical. Logo após, foram registrados mais 10 minutos do sinal EEG na mesma forma que o procedimento anterior, sendo esses dados utilizados como pós-teste.

Esse procedimento foi realizado para que os pontos de ação específica pudessem ser estimulados com maior intensidade. Esses pontos estão localizados em toda a extensão dos trajetos dos meridianos. Porém, nas extremidades dos membros superiores e inferiores, concentram-se pontos que têm uma ação maior sobre o fluxo energético dos meridianos, que são chamados de pontos de comando (Maciocia 1996; Pereira 2000).

Para a captação do sinal eletroencefalográfico, foi utilizado o aparelho Braintech 3000 – EMSA – Instrumentos Médicos, Brasil. O sistema internacional 10/20 (Jasper 1958) foi usado para a colocação de 19 eletrodos monopolares ao longo do escalpo (áreas: frontal, temporal, parietal e occipital) e um eletrodo em cada orelha (lóbulo). Os valores de impedância de cada eletrodo estavam entre 5-10K ohms (Ω) e foram mantidos nesses padrões.

Uma vez que os sinais adquiridos estavam com o total de amplitude (pico a pico) menor que 100 µV, eles foram amplificados, com ganhos variando de 20.000 a 50.000 µV. Artefatos visuais foram inspecionados com a utilização de um programa de visualização denominado EEGq Telas (Emsa-Delphi 5.0).

O gráfico da figura 13.2, representado a seguir, descreve a diferença na distribuição de potência nos dois momentos, pré e pós-tratamento, para os eletrodos T3-F7 na banda alfa. Os valores representam a média dos escores Z para o par de eletrodos.

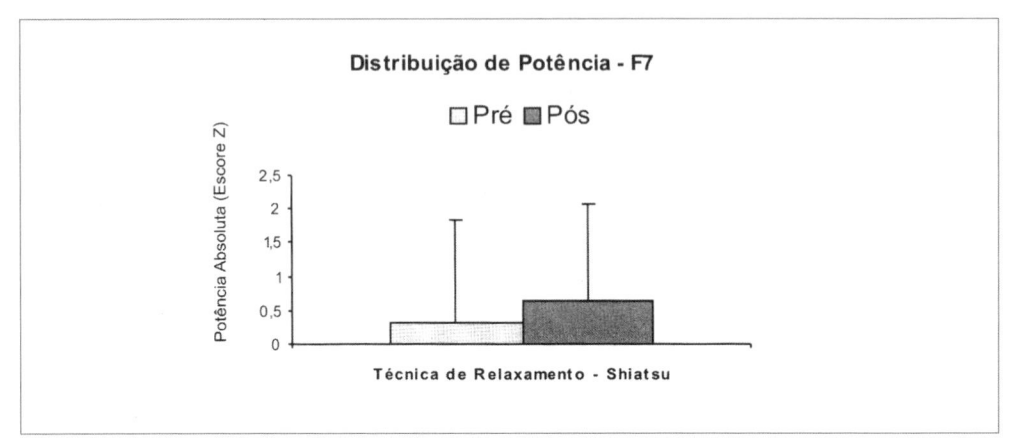

Figura 13.2 Avaliação gráfica dos instantes pré e pós a inferência do shiatsu no eletrodo Frontal 7

O gráfico representado a seguir descreve a diferença na distribuição de potência nos dois momentos, pré e pós-tratamento, para os eletrodos T4-F8 na banda alfa. Os valores representam a média dos escores Z para o par de eletrodos.

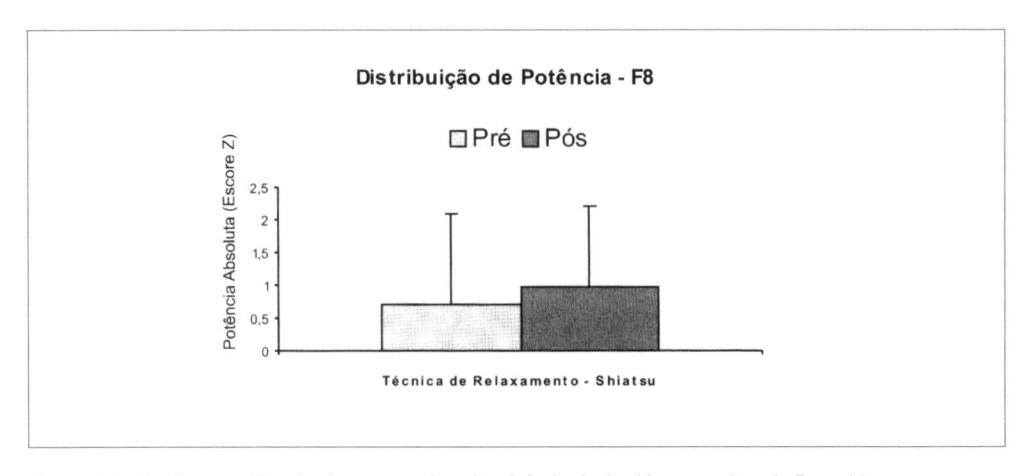

Figura 13.3 Avaliação gráfica dos instantes pré e pós a inferência do shiatsu no eletrodo Frontal 8

Foi observada uma variação na distribuição de potência absoluta em áreas frontotemporais do córtex cerebral (eletrodos F7 e F8). Uma vez que esses eletrodos são homólogos, pode-se afirmar que essa variação ocorreu em ambos os hemisférios cerebrais.

O aumento significativo do potencial na região frontal e temporal deve-se ao fato de que essas áreas geralmente não apresentam esse tipo de onda. A banda alfa é mais observável em áreas occipitais, não apresentando um aumento significativo.

O aumento dos estados funcionais do cérebro reflete o nível de vigília, com a ativação cerebral sendo acompanhada pela diminuição da amplitude e aumento da frequência das oscilações bioelétricas.

O estado funcional do cérebro é mais alto em pessoas com pouco ou baixo ritmo de ondas alfa e naqueles que possuem o ritmo de alfa maior, ou mais alto, podendo obter um melhor relaxamento. Quando a frequência de alfa é baixa e a amplitude desse mesmo tipo de onda é maior, isso será um indicador de que, no estado de repouso, o indivíduo ficará mais relaxado. No caso inverso, o indivíduo ficará mais alerta e ativo.

Concluiu-se que as áreas frontal e temporal apresentaram um aumento significativo no potencial do padrão alfa; com isso, sugere-se que os indivíduos que apresentaram essas mudanças terão aumentado as condições de percepção corporal, percepção no fluxo bioenergético de seu corpo, níveis de tensão musculares reduzidos, aumentando o potencial de relaxamento e concentração, e maior tolerância à dor.

O indivíduo, quando se encontra em estado alfa, em que a mente possui maior controle sobre o corpo, possibilita, então, um maior poder curativo e transformador à autossugestão.

Com os níveis do padrão alfa aumentados, existe a melhora da capacidade de concentração, dos hábitos comportamentais relacionados com o estresse, distúrbios alimentares, hipertensão arterial e hiperatividade mental, bradicardia e bradipneia .

O desequilíbrio do corpo e da mente facilita o surgimento de desarmonias que proporcionam a redução do relaxamento, do poder de concentração para realização das atividades executivas, da saúde, da QV, podendo até conduzir o indivíduo à morbidade e à morte.

A shiatsuterapia promoverá, de uma forma satisfatória, a integração entre corpo e mente, facilitando os processos corporais em busca da autorregulação, do controle do estresse, do alcance de corpo e mente relaxados, visando os equilíbrios físico, psíquico e emocional.

Os fatores de desarmonia e promotores de tensão permanecem exercendo a sua função, porém, com a adaptação facilitada pela técnica proposta, habilitará o ser a integrar corpo e mente, a resistir aos estímulos, sejam eles nocivos ou não. A mudança de hábitos facilitará na percepção das tensões, sejam elas musculares ou mentais, evitando que estas cheguem a níveis prejudiciais.

Observando o efeito da shiatsuterapia na flexibilidade do idoso

A flexibilidade resulta da complacência ou elasticidade corporal de determinadas articulações e envolve músculos, adaptação de tendões e plasticidade de ligamentos: "Uma restrição da flexibilidade em geral resulta de músculos e tendões enrijecidos, restringindo a amplitude do movimento" (Pollock 1993). A terceira idade é a faixa etária propensa às complicações do sistema locomotor.

O sistema articular, com o avançar da idade, vai ficando cada vez mais comprometido, o que prejudica o funcionamento do aparelho locomotor. Portanto, devemos promover atividades que estimulem a amplitude das articulações e mantenham a flexibilidade, retardando ao máximo os efeitos deletérios do avanço da idade.

A população idosa é afetada pelos fatores intrínsecos do envelhecimento, principalmente quando se apresenta inativa, ficando exposta às alterações musculoesqueléticas que impedem a participação em programas de atividade física plena. Essas alterações estão sempre associadas aos processos inflamatórios e álgicos, e muitas vezes torna-se necessário o uso de medicamentos, ficando, o idoso, sujeito aos seus efeitos colaterais.

A principal proposta deste capítulo é oferecer o shiatsu como um método alternativo, eficiente e de baixo custo, que incremente os níveis de flexibilidade em idosos, possibilitando a redução do uso de medicamentos e, consequentemente, reduzindo os gastos.

Para fortalecer essa proposta, demonstraremos alguns estudos em que foi utilizada a técnica do shiatsu para incrementar os níveis de flexibilidade.

Primeiramente foram selecionados idosos com o objetivo de analisar o perfil daqueles que ingressavam em programas de shiatsuterapia no município de Araruama. Esses idosos procuraram a shiatsuterapia para reduzir as alterações osteomioarticulares que os impediam de se integrar a programas de atividade física.

Foram selecionados 17 idosos, formando o grupo de estudo (GE), com •X = 65,9 ± 1,61 de idade, de ambos os sexos, todos com queixas de alterações osteomioarticulares. O protocolo de goniometria utilizado foi o LABIFIE (Dantas 1999). Os movimentos testados foram: flexão do joelho (FLJ); extensão do quadril (EXQ); flexão do quadril (FLQ); e flexão da coluna lombar (FCL).

Tabela 13.1 Resultados de goniometria da amostra no instante pré

Pré	Média	s	ε	CV
FJ	133,78	7,88	1,86	5,89%
EQ	18,11	5,84	1,38	32,24%
FQ	93,11	14,20	3,35	15,25%
FCL	15,06	13,47	3,17	89,45%

FJ = flexão de joelho; EQ = extensão de quadril; FQ = flexão de quadril; FCL = flexão da coluna lombar; s = desvio padrão; ε = erro padrão; CV = coeficiente de variação.

Utilizou-se como referência a tabela da Academia Americana de Cirurgiões Ortopé-dicos (Dantas 2002). Os dados coletados mostraram que o grupo apresentou-se abaixo da média em EXQ, FLQ e nos testes de FLJ se mostraram acima da média de referência. Isso leva a concluir que é necessária uma atenção maior na articulação do ombro e quadril e uma manutenção da flexibilidade das articulações da musculatura posterior da coxa e paravertebral da coluna lombar.

Após essa identificação, foram aplicadas as técnicas do shiatsu em toda a região paravertebral, quadril, membros inferiores, superiores (face anterior e posterior) e cintura escapular.

Tabela 13.2 Resultados de goniometria da amostra no instante pós-aplicação do shiatsu

Pós	Média	s	ε	CV
FJ	141,33	7,45	1,76	5,27%
EQ	22,22	5,94	1,40	26,71%
FQ	108,78	10,27	2,42	9,44%
FCL	27,72	15,53	3,66	28,00%

FJ = flexão de joelho; EQ = extensão de quadril; FQ = flexão de quadril; FCL = flexão da coluna lombar; s = desvio padrão; ε = erro padrão; CV = coeficiente de variação.

Os dados obtidos nesse estudo, referentes à flexibilidade, sugerem que o idoso pode ter mais uma opção de atividade para reduzir a velocidade dos efeitos deletérios do enve-lhecimento. O fato de a técnica proporcionar o alívio de dores facilitará os senescentes que apresentam artralgias e que desejam ingressar em uma prática regular de atividade física (Bastos 2000; Baptista, Vale et al. 2003).

No senescente, o decréscimo da elasticidade muscular aumenta com a idade, ocasio-nando a perda da flexibilidade e consequentemente a redução da autonomia (Dantas, Pe-reira et al. 2002). A técnica do shiatsu promoveu o aumento do fluxo sanguíneo e dos líqui-dos entre as fáscias e o músculo, permitindo o aumento da mobilidade e o deslizamento das fibras do tecido muscular.

O toque profundo, preconizado pela técnica proposta, promove o rompimento me-cânico das ligações cruzadas de colágeno, que surgem nas musculaturas inativas e em de-corrência do envelhecimento, liberando o deslizamento das miofibrilas, otimizando o tra-balho muscular.

Os mesmos resultados foram encontrados no estudo de Pernambuco et al. (2003), em que foi realizada a aplicação do shiatsu em indivíduos com alterações álgicas nas articu-lações da coluna cervical e lombar. A amplitude articular dos movimentos analisados mos-trou diferenças significativas (p < 0,05), assim como a presente pesquisa.

Os achados desse estudo são coincidentes com os resultados do estudo de Long e Ma-ckay (2003), no qual os indivíduos que foram submetidos à prática do shiatsu relataram bem-estar e relaxamento.

Os resultados encontrados nessa pesquisa relacionados ao aumento da flexibilidade sugerem que as técnicas de shiatsuterapia possibilitam ao senescente o alívio de dores articulares, bem-estar, relaxamento e disposição geral, possibilitando ao idoso higidez para a prática do exercício regular e melhorando, assim, a amplitude articular. Atenuar os efeitos deletérios do envelhecimento, como a redução da flexibilidade, utilizando métodos não convencionais, torna-se uma opção positiva para a população que mais cresce no país (Dantas, Pereira et al. 2002; Baptista, Vale et al. 2003; Pernambuco, Vale et al. 2003).

Com o objetivo de verificar a interação da shiatsuterapia e de que forma torna-se possível associá-la com métodos de flexionamento, foi proposto o estudo da aplicação do shiatsu após as sessões de flexionamento dinâmico em idosos. Para tal, foram selecionadas 12 idosas com idade de X = 64,8 ± 4 anos, aparentemente saudáveis, sendo feito um aquecimento para aplicação do método de flexionamento dinâmico apenas para a flexão da coluna lombar (FCL), não promovendo estímulo para outras articulações utilizadas no experimento. Procedeu-se ao pré-teste e pós-teste de abdução de ombro (ABO) e da FCL, sendo feita, entre os testes de amplitude articular, a aplicação de uma prática de shiatsuterapia.

O protocolo utilizado para a goniometria foi o do LABIFIE-1997. O instrumento utilizado foi um goniômetro Lafaytte-Brasil. Foi observado um aumento da amplitude articular de X = 5,83° ± 6,85° para a ABO e uma diminuição da amplitude de X = 2,67° ± 7,15° para FCL.

Observou-se que, na articulação do ombro, após um breve aquecimento, o shiatsu promoveu aumento da amplitude articular de 12%, demonstrando que é possível utilizar a técnica associada a outros métodos de flexionamento.

O estudo realizado na Academia Capacidade Vital (Pernambuco, Vale et al., 2003) – Araruama/RJ – ajudou a estabelecer critérios de quando associar as técnicas, visto que, ao aplicar o shiatsu após a inferência do flexionamento dinâmico, não se apresentou melhora, muito pelo contrário, notou-se uma redução da amplitude do movimento testado e, no caso, na flexão da coluna lombar.

Tentando entender o resultado negativo do teste para a coluna lombar, já que a cintura pélvica sofre de forma intensa os efeitos deletérios do envelhecimento, sugere-se buscar instrumentos que atenuem esses processos.

O flexionamento dinâmico estimula o fuso muscular, desencadeando o reflexo miotático e, por consequência, a contração muscular que está sendo trabalhada (Dantas 2002). Devido a essa reação, a estrutura limitante do movimento passa a ser a musculatura antagonista, especialmente os componentes elásticos em série (CES), ou seja, partes das fáscias (tecido conjuntivo) que ficam entre as duas fibras musculares e entre estas e o tendão.

Dessa forma, deve-se aplicar o shiatsu associado a métodos de flexionamento que promovam a flexibilidade após o aquecimento e antes da sequência de exercício; caso contrário, a possibilidade de lesões no tecido muscular será aumentada.

CONCLUSÕES

Os benefícios que o shiatsu promoveu em cada participante do estudo aqui apresentado facilitaram o ganho de flexibilidade, que possibilitou o aumento do arco de movimento, permitindo realizar movimentos com maior desenvoltura. Esses ganhos são fatores importantes para possibilitar a melhora da qualidade de vida.

O estímulo do shiatsu modifica o padrão de ondas alfa no córtex cerebral, aumentando a presença destas em áreas não habituais em situação de vigília (Pernambuco, Pires et al. 2003), incrementando, dessa forma, os níveis de relaxamento, da meditação e de memória, deixando a mente descansada para atividades que exijam concentração.

O alívio das dores relatado pelos indivíduos que participaram do estudo facilitou a execução dos testes de autonomia funcional. Em consequência, aumentou a possibilidade de redução da utilização de fármacos. Pode-se ainda prever a melhora da qualidade do sono, que tem sido uma queixa comum entre os idosos.

Por ser uma técnica de baixo custo e com a obtenção de resultados positivos a curto prazo, cinco semanas no caso deste estudo, aumenta a relação custo-benefício.

A ação estimulante do shiatsu, em decorrência da mobilização energética, promoveu a sensação subjetiva de plenitude energética e disposição, sugerindo melhora da autoestima e da autoimagem.

A técnica do shiatsu pode, também, ser utilizada para facilitar ao senescente recuperar-se de processos algicomioarticulares, acelerando o retorno à realização das atividades da vida diária.

Grande parte dos voluntários que participaram deste estudo apresentavam artralgias, dificultando a participação em grupos de atividade física, apesar de já apresentarem indicação para tal. O shiatsu facilitou o ingresso desses idosos em grupos de atividades físicas tais como: alongamento, treinamento resistido e ginástica.

O trato com pessoas idosas requer cuidado e atenção especializada. Há a possibilidade de o organismo do idoso apresentar alterações importantes em decorrência do envelhecimento que, muitas vezes, não estão visíveis.

O enfraquecimento de vasos sanguíneos é um impedimento ao toque vigoroso do shiatsu, podendo ocorrer hematomas, dor e desconforto para o paciente. A possibilidade de ocorrer fraturas em gerontes que apresentem osteopenia é grande, devendo ser evitado o toque profundo em áreas em que a ossatura esteja mais exposta.

A hipertensão é um fator para o qual se deve atentar, pois o shiatsu pode promover acidentes vasculares, sendo, portanto, indispensável a verificação da pressão arterial antes do início do atendimento.

A redução da ingestão de fármacos sugere que o aumento da circulação e oxigenação sanguíneas promove maior interação com medicamentos, devendo-se então evitar manipulação excessivamente tonificante ou sedativa quando o paciente estiver fazendo uso de calmantes e estimulantes, correndo o risco de estes serem potencializados.

O shiatsu pode ser associado a outros tipos de treinamentos que tenham como objetivo a flexibilidade, pois haverá a facilitação do ganho de arco de movimento e, ao mesmo tempo, as mialgias pós-treinamento serão reduzidas, facilitando o retorno venoso e a recuperação do tecido muscular, acelerando o tempo de repouso.

Recomendações

Diversos pontos relevantes necessitam ser esclarecidos, objetivando a melhora da autonomia para o desempenho de atividades da vida diária e da flexibilidade em indivíduos idosos.

Assim, recomenda-se que em estudos posteriores as seguintes investigações sejam feitas para que dúvidas sejam sanadas e esclarecidas. Tais como: a influência do método de shiatsuterapia e terapias alternativas/complementares relacionadas com outros componentes do *fitness* – força, RML, VO2, composição corporal; a influência de outras técnicas da medicina tradicional chinesa na população senescente; a influência do método de shiatsuterapia em um período maior de inferência; a influência do método de shiatsuterapia na pressão arterial em idosos; a influência do método de shiatsuterapia nos níveis de relaxamento; a observação da ação do shiatsu no organismo por meio da eletromiografia, ultrassonografia, tomografia, ressonância magnética; a aplicação de técnicas de acupuntura utilizando o mesmo protocolo.

Aplicabilidade e recomendações do estudo

Recomenda-se a utilização do método de shiatsuterapia para desenvolver a flexibilidade em idosos quando o objetivo for desenvolver autonomia funcional para realização das atividades da vida diária, para desenvolver e facilitar o ingresso de idosos em programas de atividade física e para desenvolver higidez em idosos que apresentem alterações osteomioarticulares.

Recomenda-se, também, associação das técnicas do shiatsu em atletas de alto rendimento para aumentar os níveis de relaxamento, concentração e flexibilidade; no auxílio do tratamento de lesões, acelerando o processo de cicatrização e facilitando o retorno ao treinamento.

Contraindicações para aplicação do shiatsu

Para tornar os resultados dos estudos aqui apresentados aplicáveis, deve-se levar em consideração as possíveis contraindicações e cuidados. Ainda não foram produzidos estudos que comprovem contraindicações severamente importantes para a aplicação do shiatsu, porém, o bom senso nos sugere evitar determinados procedimentos para preservar a saúde do cliente, evitando a iatrogenia.

Deve-se evitar a aplicação do shiatsu na presença de:

- Dores agudas – grande parte das pessoas procuram o shiatsu para tratar alterações álgicas do aparelho musculoesquelético; se existe uma queixa de dor aguda, como a técnica exige uma compressão para promover o estímulo, certamente essa pressão ocasionará mais dor, devendo ser evitada. O terapeuta deverá procurar o canal energético que coincida com a área afetada e promover estímulos no trajeto desse canal para ativar a circulação energética e atenuar a dor. Nunca trabalhar no local.
- Lesões cutâneas – não se atua em regiões que apresentem lesões expostas para não provocar sangramentos, aumento da lesão ou disseminação de fatores patogênicos. Deve-se evitar a manipulação principalmente na presença de herpes.
- Febres – como o shiatsu promove a circulação sanguínea, e a febre é uma defesa natural e um sinal de alerta, não atuar em pacientes que apresentem febre, pois poderá mascarar ou atrapalhar a ação do sistema imunológico.
- Hipertensão arterial (PA) – não foi encontrada nenhuma evidência de que o shiatsu promova ou atenue o aumento de PA. Em estudos realizados em grupos de sujeitos que apresentavam hipertensão sob tratamento médico, os resultados não foram conclusivos. Porém, a pressão do estímulo pode gerar o rompimento de artérias e vasos. Vale lembrar o estudo de caso de Tsuboi e Tsuboi (2001) no qual relatam embolia cerebral e edema na retina em sujeito de 80 anos que recebeu shiatsu na região cervical e no crânio. Os autores confirmam que existem poucos relatos de acidentes com shiatsu, mas eles existem. Orientam, também, evitar a manipulação direta na carótida, que pode causar embolia principalmente em idosos.
- Presença de tumores – os tumores são alimentados por sangue, e a vasodilatação promovida pelo shiatsu seria uma contraindicação para esses casos. Quanto à presença de câncer (CA), existem alguns estudos que estimulam a prática do shiatsu em pacientes submetidos a quimioterapia, para promover a sensação de bem-estar e atenuar os efeitos colaterais do tratamento.
- Osteopenia – o enfraquecimento do osso, em decorrência do envelhecimento ou do uso prolongado de medicação, é uma contraindicação para a prática do shiatsu, porém, caso ela seja aplicada, deverá ser executada com muita atenção, e o terapeuta deverá evitar áreas nas quais o osso esteja exposto para que o risco de fraturas seja mínimo.
- Alterações neurológicas – pacientes que apresentem alterações neurológicas importantes terão a sensibilidade alterada, podendo não perceber o estímulo promovido pelo shiatsu e apresentar a percepção acentuada do estímulo produzido, provocando dor e desconforto.
- Interação medicamentosa – como o shiatsu promove o aumento do metabolismo celular por meio da otimização da circulação sanguínea e da oxigenação, haverá grande possibilidade do aumento da assimilação medicamentosa, gerando reações adversas ao tratamento.

■ Psicopatologias – os pacientes que apresentem alterações neurológicas podem ter reações físicas e emocionais muito fortes, prejudicando o processo terapêutico. Pacientes nessas condições deverão receber o shiatsu somente com indicação e acompanhamento de um psicólogo ou de um psiquiatra.

REFERÊNCIAS BIBLIOGRÁFICAS

ACHOUR JÚNIOR, A. *Exercício de alongamento, anatomia e fisiologia.* Barueri, Manole, 2002.

AKIMOTO, T., NAKAHORI, C., AIZAWA, K., KIMURA, F., FUKUBAYASHI, T. e KONO, I. "Acupuncture and responses of immunologic and endocrine markers during competition". *Med. Sci. Sports Exerc,* 35(8):1.296-302, 2003.

BALLEGAARD, S. e NORRELUND, S. "Cost-benefit of combined use of acupuncture, shiatsu and lifestyle adjustment for treatment of patients with severe angina pectoris". *Acupuncture-and-Electro-Therapeutics-Research,* 21(3-4):187-97, 1996.

BAPTISTA, M. R., VALE, R. G., PERNAMBUCO, C. S. e DANTAS, E. H. M. "O yoga na autonomia funcional em mulheres senescentes". XXVI Simpósio Internacional de Ciências do Esporte – Anais: atividade física construindo saúde. Edição esp. *Revista Brasileira de Ciência e Movimento,* 1(1):82, 2003.

BASTOS, S. *Shiatsu tradicional.* Rio de Janeiro, Sohaku-In, 2000.

BEAL, M. W. "Acupuncture and oriental body work: Traditional and biomedical concepts in holistic care: History and basic concepts". *Holistic Nursing Practice,* 14(3):69-79, 2000.

CHEESMAN, S., CHRISTIAN, R. e CRESSWELL, J. "Exploring the value of shiatsu in palliative care day services". *Int. J. Palliat-Nurs,* 7(5):234-9, 2001.

DANTAS, E. H. M. *Flexibilidade*: alongamento e flexionamento. Rio de Janeiro, Shape, 1999.

DANTAS, E. H. M. "Fitness, saúde wellness e qualidade de vida". *Revista Mineira de Educação Física UFV,* 10(1), 2002.

DANTAS, E. H. M., PEREIRA, S. A. M., ARAGÃO, J. C. e OTA, A. H. "Perda da flexibilidade no idoso". *Fitness & Performance Journal,* 1(3):47-58, 2002.

GUYTON, A. C. *Fisiologia humana.* Rio de Janeiro, Interamericana, 1994.

HAYNES, L. C., MARTIN, J. H. e ENDRES, D. "Use of nontradicional therapies-implicantions for older adults". *Association of Operating Room Nurses AORN Journal,* 77(5):913, 2003.

IIDA, M., CHIBA, A., YOSHIDA, Y., SHIMIZU, K e KANDA, K. "Effects of shiatsu massage on relief of anxiety and side effect symptoms of patients receiving cancer chemotherapy". *Kitakanto-Medical-Journal,* 50(3):227-32, 2000.

LAUNSO, L. "Use od alternative treatments in Denmark: Patterns of use and patients experience with treatments effects". *Alternative Therapies in Health and Medicine,* 6(1):102, 2000.

LONG, A. F. e MACKAY, H. C. "The effects of shiatsu: findings from a two-coexploratory study". *Journal of Alternative & Complementary Medicine,* 9(4):539-47, 2003.

MACIOCIA, G. *Fundamentos da medicina chinesa.* São Paulo, Rocca, 1996.

NAMIKOSHI, T. *O livro completo da terapia shiatsu.* São Paulo, Manole, 1992.

PEREIRA, F. A. O. *Localização dos pontos de acupuntura*: baseada no padrão chinês moderno. Rio de Janeiro, Sohaku-In, 2000.

PERNAMBUCO, C. S., PIRES, V. N. L., MAULAZ, M. B., MESQUITA, M. G., CAETANO, L. F., NOVAES, J. S. e DANTAS, E. H. M. "A inferência do shiatsu na distribuição de potência das ondas alfas no córtex cerebral em mulheres adultas". *Fitness & Perfomance Journal,* 2(3):178-82, 2003.

PERNAMBUCO, C. S., VALE, R. G. S., BAPTISTA, M. R., ABREU, F. M. C. e DANTAS, E. H. M. "Perfil da autonomia funcional de idosos no ingresso de um programa de shiatsuterapia no município de Araruama". In: XXVI Simpósio Internacional de Ciências do Esporte. Anais: Atividade física construindo saúde. Edição Esp. *Revista Brasileira de Ciência e Movimento*: 78, 2003.

PERNAMBUCO, C. S., VALE, R. G. S., BAPTISTA, M. R., ARAGÃO, J. C. B., SILVA, R. B. e DANTAS, E. H. M. "Técnicas interventivas na flexibilidade do idoso". *FIEP Bulletin,* 73(4):159-62, 2003.

POLLOCK, M. L. W., JACK, H. *Exercícios na saúde e na doença*: avaliação e prescrição para prevenção e reabilitação. 2.ed. (publicação original 1984). Rio de Janeiro, Medsi, 1993.

PRADIPTO, M. J. *Zen shiatsu*: equilíbrio energético e consciência do corpo. São Paulo, Summus, 1986.

RIDOLFI, R. e FRANZEN, S. *Shiatsu for women.* Musselburg, UK, 1996.

SERIZAWA, KATSUKE e KUSUMI, M. *Clinical acupuncture.* Tokio, Japan Publications, 1988.

STEVENSEN, C. "Shiatsu". *Complement Ther Nurs Midwifery,* 3(6):168-70, 1997.

WILLIAMSON, A., FLETCHER, P. C. e DAWSON, K. A. "Complementary and alternative medicine. Use in an older population". *Journal of Gerontological Nursing,* 29(5):20-8, 2003.

CAPÍTULO 14

YOGA E FLEXIBILIDADE

Helena Andrade Figueira
Marcio Rodrigues Baptista

INTRODUÇÃO

Independentemente de seu grau de conhecimento sobre a yoga, o leitor encontrará neste capítulo algumas informações básicas, que facilitarão um melhor entendimento sobre a relação entre yoga e flexibilidade.

A yoga é uma filosofia e ciência oriunda da Índia, que, através dos séculos, sofreu várias adaptações e modificações em sua metodologia prática, que resultaram em mais de cem modalidades diferentes de yoga; porém, a essência e os objetivos principais buscam ser mantidos.

Das sete linhas básicas da yoga, a hatha yoga é a linha mais difundida no Ocidente, pois utiliza em sua praticidade os exercícios respiratórios (pranayama), os exercícios físicos (asanas), o relaxamento (yoganidra) e a meditação (dhyana). Essas são etapas básicas de todas as modalidades derivadas da hatha yoga, já que atualmente encontramos diversas modalidades com nomes diferentes, porém, as partes (angas) de sua metodologia prática são as mesmas oito (asta) partes (anga) – astanga –, entre elas: pranayama, asanas, meditação e relaxamento.

O objetivo central deste capítulo é caracterizar a yoga como uma metodologia eficaz na promoção da flexibilidade muscular, capaz de influenciar positivamente a saúde psicofísica e orgânica de seu praticante, pois a flexibilidade oriunda da yoga reflete não só na parte funcional como também sobre o aspecto psicoenergético.

No Ocidente, geralmente costuma-se entender a yoga apenas como uma prática de exercícios de alongamento; entretanto, as posturas físicas, criadas há milênios, têm um valor muito mais complexo do que se imagina. Na Idade Média, o corpo era considerado, pelas diversas escolas espiritualistas, um obstáculo para a evolução do ser, porém, com a descoberta do tantrismo pelo mundo ocidental, o corpo passa a ser reconhecido como um instrumento para a autorrealização. Conforme o texto tradicional tântrico, o *Kularnavatantra*, afirma: "A fé é totalmente dispensável, faça a asana, comprove e aceite os seus efeitos" (Bindo e Paula 2002).

YOGA

Um dos mais renomados mestres da yoga, Iyengar (1976, 1988 e 2001), conceitua a yoga em sua generalidade como significando união, união do indivíduo com o espírito universal. Mas essa é uma noção abstrata para ser compreendida com facilidade; assim, para um nível fácil de entendimento, pode-se conceituar yoga como união entre corpo e mente, e entre mente e alma.

Definido por Waterstone (2001), a yoga é um caminho prático para a autorrealização, por meio da purificação de todo o ser, de modo que a mente possa experimentar a realidade absoluta subjacente às ilusões (maya) da vida diária.

A hatha yoga tem como finalidade a utilização do corpo como um receptáculo apropriado para a autorrealização, e por essa razão é uma das linhas de yoga física, que considera o corpo um instrumento para atingir os objetivos da yoga, que são a purificação, a harmonia psicoenergética e, finalmente, a iluminação ou samadhi.

De acordo com Gomes (1993), os conceitos de yoga podem ser: a) união do imanente com o manifesto; b) processo de busca e transformação das potências do homem, objetivando a realização plena do ser. Enquanto poder ou possibilidade, é inerente a todo ser humano. Enquanto processo ou movimento, pode desencadear-se ou não; c) método consciente, integral e permanente que busca a transformação do manifesto em cada um. Conduz ao manifesto com o objetivo de permitir a transformação na totalidade do ser e da natureza, permitindo a plenitude na manifestação.

Conforme Mumford (1984), a hatha yoga e todas as suas ramificações, que têm como base a prática física, respiratória e energética, são reconhecidas mundialmente como o método mais antigo e mais efetivo de conseguir a perfeita saúde mental e física, pois abrange o indivíduo como um todo, em todos os aspectos do "eu". Tal definição é corroborada pela OMS (1948), que define saúde como "uma condição de bem-estar mental, físico e social, e não apenas a ausência de doenças ou enfermidades". Essa definição se ajusta perfeitamente aos objetivos e propósitos gerais da hatha yoga e suas ramificações.

Por todos os conceitos citados, pode-se concluir que o objetivo principal da yoga é a indução harmoniosa da libertação de energia nos campos intelectual, emocional e físico do ser, proporcionando holisticamente o bem-estar psicofísico e energético por meio da homeostase dos fenômenos existenciais do homem.

Conforme Feuerstein (1998) conceitua, a yoga é um fenômeno multifacetado e, como tal, é difícil de definir, pois cada regra concebível terá as suas exceções. O que todos os ramos e escolas de yoga têm em comum é o fato de estarem ligados a um estado de ser ou de consciência que é realmente extraordinário. Um texto antigo da yoga, o *Yoga Bhâshya*, de Vyâsa, resume o conceito de yoga da seguinte forma: "Yoga é êxtase".

No sentido técnico, yoga refere-se ao conjunto de valores, atitudes, preceitos e técnicas psicofísicas e espirituais que se desenvolveram na Índia no decurso de pelo menos cinco milênios. Yoga é, portanto, o nome genérico dos vários caminhos e métodos indianos de autotranscendência extática, ou de transmutação metódica da consciência, até que esta se liberte da personalidade egoica.

Por extensão, a palavra *yoga* também foi aplicada às tradições que se inspiraram direta ou indiretamente nas fontes indianas, como a yoga tibetana (= budismo vajrayâna), a yoga japonesa (= zen) e a yoga chinesa (= China). Seria enganoso falar de yoga judia, yoga cristã e yoga egípcia, pois só no despontar do século XIX as ideias e práticas da yoga vieram a ser utilizadas no Ocidente, dentro do contexto da tradição judaico-cristã (Feuerstein 1998).

A yoga é um instrumento usualmente utilizado para prevenir e controlar os sintomas de estresse, ansiedade e depressão, bem como minimizar ou reverter a síndrome da fragilidade física (Evans 1999).

A YOGA PELO ASPECTO FILOSÓFICO

A compreensão da yoga no Ocidente sempre foi pragmática. Atualmente, já tem sido também compreendida pelo aspecto científico. Logo, faz-se necessário entender a yoga pelo aspecto filosófico, visto que ela envolve todos esses entendimentos.

Conforme Kneller (1981), muitas informações foram compiladas por várias ciências sobre assuntos tratados pela filosofia, em particular no tocante à natureza humana. Mas, quando examinamos as abordagens ocidentais, constatamos que a psicologia nos faz um retrato do homem, a sociologia, outro, a biologia, outro, e assim por diante. O que possuímos, depois de todas as ciências terem sido inventariadas, não é uma imagem composta do homem, mas uma série de retratos diferentes. Nenhum deles satisfaz, pois cada um explica diferentes aspectos do homem em vez de explicá-lo como um todo. Poderemos unificar nossas imagens parciais do homem em um único e completo retrato? Sim, podemos fazê-lo, mas desde que não utilizemos unicamente métodos científicos, pois estes tendem a departamentalizar o conhecimento. É por meio da filosofia que podemos unificar as diversas descobertas da ciência e inter-relacionar os conceitos que essas descobertas pressupõem. O filósofo considera as questões que surgiram antes, durante e as que surgem depois de o cientista ter realizado seu trabalho.

Epistemologia é o ramo da filosofia que se ocupa do estudo do conhecimento, define Kneller (1981). O filósofo, na condição de epistemólogo, reflete sobre a natureza do conhecimento como tal. Formula indagações como: existe algo que seja comum a todas as diferentes atividades envolvidas pelo termo "conhecer"? Qual a diferença entre conhecer e crer? O que podemos conhecer além da informação fornecida pelos sentidos? Qual a relação do ato de conhecer com a coisa que é conhecida? Como podemos demonstrar que o conhecimento é verdadeiro?

Diferentemente do cientista, o epistemólogo está mais interessado em conceitos do que em fatos.

- Epistemologia idealista = significado pessoal;

- Epistemologia realista = conhecimento conforme o mundo como é;
- Epistemologia pragmática = resolução de problemas/ inteligência.

Segundo Lisboa e Pereira (1994), epistemologia é a parte da filosofia que estuda a investigação científica, ou seja, o conhecimento científico.

Por que a ciência tornou-se a principal parte da cultura atual?

Por ser a ciência a parte mais importante da moderna tecnologia, faz-se necessário estudar a questão científica, a produção científica. Atualmente, a nova epistemologia penetra os mais variados caminhos, penetra no campo da investigação dos problemas lógicos, da pesquisa, da teoria do conhecimento científico, da metodologia da ciência, da ontologia da ciência, da ética e da estética da ciência. É desse modo que a epistemologia e a filosofia da ciência, a filosofia do desenvolvimento e a filosofia do progresso vêm solucionando problemas científicos e filosóficos. Filosofia e tecnologia têm de andar juntas, uma completa a outra. A primeira faz investigação dos pressupostos científicos e a segunda encontra esses pressupostos.

Para Kneller (1981 *apud* Bindo e Paula, 2002.), o conhecimento empírico é especialmente importante, pois é o conhecimento confirmado pelas provas dos sentidos (vendo, ouvindo, cheirando, sentindo e saboreando) e com ele formamos nossas concepções do mundo que nos cerca. Enquanto os racionalistas nos dizem para "pensarmos as coisas a fundo", os empiristas nos aconselham a "olhar, ver e sentir".

A yoga foi construindo seus conhecimentos assim. Durante séculos, a sabedoria e os conhecimentos foram transmitidos pelos mestres aos seus discípulos, tanto verbalmente como pela própria experiência vivida por ambos.

O paradigma do conhecimento empírico é a ciência moderna. As hipóteses científicas são testadas por observação ou por experimentos, por tentativas e erros, com a finalidade de apurar que hipóteses explicam mais satisfatoriamente determinado conjunto de fenômenos. Entretanto, uma hipótese nunca é absolutamente provada ou refutada, ela apenas mostra-se mais ou menos provável. A probabilidade empírica pode ficar por vezes muito próxima da certeza, mas, de fato, nunca poderá atingi-la. A razão disso é nunca podermos estar certos de que o futuro se assemelhará ao passado e, por conseguinte, jamais podermos ter certeza absoluta de que fenômenos que até aqui se comportaram de determinadas maneiras se comportarão exatamente da mesma forma daqui em diante.

É importante salientar que o termo corpo, neste trabalho, não se reduz apenas ao corpo biológico e físico. Corpo, aqui, é entendido como a própria realidade pessoal vivenciada, enquanto o lugar a partir do qual é sentido e aprendido o mundo e de onde partem os movimentos de relação com ele.

Na verdade, o corpo humano é muito menos biológico ou natural (no sentido de pertencer à natureza) do que imaginamos à primeira vista, sendo profundamente marcado e moldado pela estrutura social, cultural e ambiental da qual faz parte. O corpo, nesse sentido, é suporte de signos, expressando uma determinada realidade social, histórica, econômica e cultural, ou seja, o corpo vai sendo construído e fabricado por meio das múltiplas relações que o homem estabelece em sociedade.

ÁSANAS (POSTURAS BIOPSICOENERGÉTICAS)

Conforme a tradição hindu, Shiva, o Senhor da yoga, em um gesto de bondade, ensinou a Parvati, sua esposa, as ásanas. Pela mitologia hindu, enquanto Shiva ensinava as ásanas a Parvati na beira de um rio, Matsyendra, o rei dos peixes, observava atento o ensinamento de Shiva e, pondo em prática as técnicas das ásanas, evoluiu até tornar-se um ser humano.

No século XVI, o fundador da Escola Kaula de tantra yoga adotou o nome de Matsyendra Natha. Nessa linha de yoga surgiu o Mestre Goraskha Natha, que foi o fundador da hatha yoga, sendo esta então uma yoga tântrica.

Existem milhares de ásanas, entre as quais 8.400 são divulgadas pela tradição do Vedanta. No Ocidente, são transmitidas, no entanto, pouco mais de 84 dessas posturas clássicas.

Cada ásana forma uma unidade completa, quando executada corretamente, produzindo vários efeitos físicos, psicológicos, emocionais e energéticos. Os principais efeitos físicos são a melhora da flexibilidade e da força muscular, assim como a ação mecânica sobre diversas vísceras e glândulas, estimulando-as para seu melhor funcionamento. As ásanas atuam também na circulação sanguínea, promovendo um melhor fluxo sanguíneo para todos os órgãos e tecidos do corpo humano. Há ainda a melhora da atividade de determinados nervos e plexos nervosos, produzindo uma alteração na sensibilidade interna.

O objetivo psíquico principal das ásanas é sempre voltado para o lado psicoenergético, aumentando a capacidade de concentração e o domínio da mente sobre suas próprias fragilidades e inquietações.

As ásanas também determinam grande influência sobre o corpo energético, ou de prana, interferindo na circulação energética, ativando e desenvolvendo inúmeros chacras que controlam as correntes de prana. Logo, a prática das ásanas afasta o elemento tamas, que se caracteriza por cansaço e fraqueza física, libertando o corpo dos efeitos nocivos à sua plenitude orgânica e mental.

As ásanas não são simples exercícios de alongamento, equilíbrio e força, mas sim modelos sistemáticos e constantes de posturas biopsicoenergéticas realizadas com consciência e concentração.

Com relação ao modo de sua execução, as ásanas diferem dos exercícios realizados na ginástica, mesmo se aparentemente forem iguais.

Durante a prática das ásanas, a energia que circula e os efeitos psicológicos e emocionais são de mais importância ainda do que os efeitos físicos. Mesmo as pessoas incapazes de realizar com perfeição as ásanas não devem esmorecer e preocupar-se, pois assim mesmo estarão sendo beneficiadas. É evidente que as consequências benéficas sobre o corpo (soma) são notadas e sentidas profundamente, sobretudo no que se refere à melhora da flexibilidade muscular. Inúmeros problemas emocionais, psicológicos e físicos não resistem à poderosa atuação das ásanas, pois além dos benefícios físicos, há também os benefícios energéticos, que serão refletidos holisticamente em seu praticante.

Sendo as ásanas posturas biopsicoenergéticas, formando uma unidade completa, ao serem executadas corretamente, produzirão vários efeitos benéficos ao homem em sua totalidade. Trabalhando os músculos e articulações, estimulando o funcionamento dos plexos e glândulas; ativando os sistemas nervosos e determinados órgãos, produzindo então diversos efeitos psicofísicos benéficos. Cada posição, postura física adotada, produzirá uma atitude psíquica correspondente.

A ásana deve ser executada com:

1. harmonia, consciência e firmeza;
2. respiração suave, controlada e adequada;
3. ritmo de acordo com o biorritmo orgânico;
4. localização de consciência e mentalizações positivas durante a permanência nas ásanas, levando o pensamento para a região do corpo que está sendo mais solicitada no momento, relaxando as áreas não convocadas na postura, a fim de deixá-las livres de tensões e energias obstruídas para melhor obter os seus efeitos.

Vale lembrar que o praticante de yoga não se limita apenas a executar as ásanas com perfeição. É possível dedicar-se completamente às ásanas durante anos, e nem por isso estar-se-á sendo um praticante de yoga em sua essência. A diferença já se faz desde o início com as observâncias (os nyamas) e as regulações (yamas); na atitude mental, na inteligência e consciência corporal, na respiração consciente e correta, no despertar das experiências do corpo sutil, nos estados de meditação, na sintonia física/mental/espiritual com o universo, na transformação do organismo como uma unidade única.

As ásanas são posturas biopsicoenergéticas que devem ser realizadas naturalmente. Mesmo sendo a parte da yoga mais conhecida, não devemos interpretar as ásanas apenas como uma técnica corporal, e sim uma técnica multifacetada, ou seja, durante a realização de cada postura, a concentração, a respiração e a conscientização corporal corroboram na sua eficácia e potencializam seus efeitos. Por isso, o praticante de yoga deve ter consciência das facetas que envolvem cada ásana, caso contrário, sua prática se tornará mecânica, deteriorando o objetivo real das ásanas.

FLEXIBILIDADE

O termo *flexibilidade* abrange a amplitude de movimentos de simples ou múltiplas articulações e a habilidade para desempenhar tarefas específicas, de acordo com ACSM (Nelson, Rejeski et al. 2007). Dantas completa essa definição acrescentando que flexibilidade é a "qualidade física responsável pela execução voluntária de um movimento de amplitude angular máxima por uma articulação ou conjunto de articulações, dentro dos limites morfológicos, sem o risco de provocar lesão" (Dantas, Daoud et al. 2011).

O colágeno, que provê a estrutura básica dos tendões, com o avançar da idade, sofre degeneração progressiva, conforme o ACSM (ACSM e Ehrman 2010). Sendo aplicada força excessiva, desenvolve-se entre as fibras individuais um traçamento que reduz a flexibilidade e aumenta a probabilidade de lesão. Estudando a redução funcional na flexão dos quadris e da coluna, constata-se que há amplo decréscimo na amplitude de movimento durante a idade adulta, resultando em redução da flexibilidade com consequente redução das capacidades funcionais (Dos Santos Delabary, Komeroski et al. 2016). Essa grande deterioração acentua-se a partir dos 60 anos, sendo o processo acelerado por outras alterações estruturais, como a anquilose das articulações fibrocartilaginosas e a osteoartrite (WHO 2008).

O prognóstico da perda da mobilidade aflige e preocupa seriamente qualquer pessoa, em particular os idosos: a diminuição progressiva na amplitude do movimento articular e o aumento do enrijecimento articular caracterizam o avançar da idade. As causas específicas e a importância dessas mudanças na velhice não são suficientemente claras. A diminuição da amplitude de movimento pode envolver a deterioração da cartilagem, dos ligamentos, dos tendões, do fluido sinovial e dos músculos. O colágeno, um dos primordiais componentes do tecido conectivo, torna-se mais denso com o passar dos anos; concomitantemente, constata-se decréscimo da elastina (WHO 2008). Desconhece-se quais desses fatores desempenham mais relevante papel com relação à velhice. No entanto, à medida que ela vai se instalando, a calcificação da cartilagem e dos tecidos ao seu redor vai aumentando; surge uma tendência ao encurtamento dos músculos, ao desenvolvimento da artrite e de outras condições ortopédicas negativas, que intensificam a restrição do movimento articular e reduzem a elasticidade e a tolerância da compressão da coluna vertebral (Motta 2014).

Uma flexibilidade adequada auxilia o ser humano tanto a encontrar seu equilíbrio funcional nas diversas vivências, como a participar integralmente em inúmeras atividades, seja de lazer, seja na instância comunitária. Ressalva-se que a ausência de flexibilidade razoável conduz o sujeito a maior possibilidade de lesões e a problemas funcionais, sobretudo em se tratando de sedentários, indivíduos em idade madura ou anciãos. Logo, podemos compreender a importância do desenvolvimento e da manutenção da flexibilidade muscular, que deve ser obtida desde jovem.

Uma motricidade equilibrada realça o corpo, valoriza o autoconceito e a autoestima, criando, ao mesmo tempo, independência produtiva e saudável com o meio ambiente, com os amigos, familiares, enfim, com a camada social a que o idoso pertence. A apreensão harmoniosa de movimentos marca o ponto inicial de onde partem as possibilidades existenciais prazerosas das diversas etapas da senescência (De Souza Vale, Barreto et al. 2006).

Descrever mais sobre flexibilidade não é necessário, pois o livro no qual este capítulo está inserido descreve tudo o que o leitor queira saber sobre a flexibilidade. Ficamos apenas com o objetivo de abordar a relação entre yoga e flexibilidade muscular.

YOGA E FLEXIBILIDADE

Na prática da yoga, o tipo de alongamento utilizado é o estático, em que se mantém a postura por um período de tempo variando entre 60 e 120 segundos simultaneamente com determinados exercícios respiratórios, realizados com concentração, aumentando a consciência corporal e resultando em um ganho significativo de flexibilidade e na redução das tensões musculares somatizadas (Alter 2010).

Os benefícios fisiológicos do treino da flexibilidade são: alinhamento postural; aumento da amplitude do movimento; melhora da eficiência mecânica; prevenção de lesões; aumento de suprimento sanguíneo, nutrientes e fluido sinovial nas articulações; redução das dores musculares e melhora da autonomia funcional dos idosos (Daniel, Vale et al. 2011).

A importância da flexibilidade em relação à mobilidade funcional, apresentando resultados significativos na melhora das atividades da vida diária (AVD), e como forma terapêutica no alívio das tensões somatizadas na musculatura, tem sido amplamente confirmada em pesquisas (Brandon, Boyette et al. 2000).

Verifica-se a melhora da flexibilidade muscular entre outras qualidades fisiológicas, como modulação autonômica, pressão arterial, aptidão funcional, assim como qualidade de vida em grupo de mulheres hipertensas submetidas a um programa de hatha yoga por um período de um ano (Mizuno 2015).

Realizar, portanto, os exercícios de flexibilidade com concentração mental, sentindo o movimento, em vez de simplesmente executá-los com a respiração profunda e compassada (utilizando a musculatura abdominal e torácica), além de melhorar o grau de flexibilidade obtido, tem outros efeitos positivos. Esses fatores são capazes de propiciar relaxamento da musculatura, possibilitando, consequentemente, a aquisição de níveis superiores dessa qualidade física. Através dos exercícios respiratórios, feitos com muita concentração, da flexibilidade e da meditação, as pessoas podem fazer uma ligação entre o hemisfério direito (dominado) e o hemisfério esquerdo (dominante). Com a interação destes hemisférios o ser humano torna-se mais tranquilo e consegue, com persistência e desejo, alcançar um estado interno de autoconhecimento e, consequentemente, de grande harmonia de suas emoções, desejos reprimidos e demais sentimentos presentes em seu psiquismo (Baptista e Dantas 2002).

A flexibilidade dos idosos praticantes de yoga obtém melhora significativa em relação a grupos de idosos praticantes de várias outras atividades físicas, comprovam pesquisas (Baptista e Dantas 2003). Verifica-se também que a prática dos exercícios respiratórios da yoga (pranayama), durante a testagem por goniometria, influencia expressivamente na melhora da flexibilidade de um grupo de mulheres praticantes apenas de ginástica loca-lizada (Baptista e Dantas 2002).

Pesquisa feita por Us Ray, Mukhopadhyaya et al. (2001) verificou que a prática da yoga em 54 indivíduos adultos jovens, de ambos os sexos, praticantes de yoga durante 10 me-ses, quando comparados com o grupo controle, composto por 21 adultos jovens, prati-cantes de atividades físicas aeróbicas e de alongamento apenas, promoveu significativa melhora tanto dos níveis de flexibilidade como de ansiedade do grupo experimental em relação ao grupo controle.

Logo, pelas pesquisas descritas, podemos concluir que a prática da yoga promoveu, com expressividade, incremento positivo nos níveis de flexibilidade de seus praticantes.

COMPREENDENDO A EXECUÇÃO DAS ÁSANAS

De acordo com a filosofia e a cientificidade da yoga, existe apenas um desequilíbrio, apenas uma só doença. Essa doença é a desunião. Todas as desarmonias físicas e mentais são sintomas da antítese da yoga, a desunião. Nosso estado biopsicoenergético é basica-mente um reflexo de nossa integração e interconexão entre nossos três corpos. Segundo o Vedanta, temos não somente um corpo (sharira) físico, e sim três ao todo: denso, sutil e causal (sthula, shukshma e karana sharira) (Hermógenes 2000; Iyengar 2001). Ver tabe-la 14.1.

Tabela 14.1 Modelo do homem (segundo o Vedanta)	
Corpos (shariras)	Envoltórios (mayakoshas)
Karana (corpo causal)	Ananda (felicidade)
Sukshma (corpo sutil)	Vijnana (intelecto) Mana (mente) Prána (bioenergia) Indriyas (sentidos)
Sthula (corpo físico)	Anna (alimentos)

Fonte: Hermógenes 2000, p. 266.

A desunião pode ser compreendida pelos cinco níveis, conforme apresentado a se-guir:

1. Desunião do nível físico (annamayakosha – corpo material). Acontece quando a pes-soa perde ou não tem contato com seu corpo físico. Quando a pessoa não consegue manter a consciência em seu corpo físico.
2. Desunião do nível energético (pranamayakosha – camada energética). Esta separação começa na falta de consciência da própria respiração: a pessoa não sabe como se deve respirar. A pessoa está fisicamente distante da natureza durante longos períodos.

3. Desunião do nível psíquico (manomayakosha – camada psicomental). Define-se, em primeiro lugar, pela incapacidade de permanecer conectado com o meio social e com as pessoas. Igualmente, define-se na separação de si mesmo, que se manifesta como desestruturação da individualidade ou incapacidade de aceitar as próprias emoções.

4. Desunião do nível intuicional (vijñanamayakosha – camada de sabedoria). Manifesta-se na incapacidade de ouvir a própria voz interior. Manifesta-se também na separação da própria sabedoria interior.

5. Desunião do nível espiritual (anandamayakosha – camada de bem-aventurança). Manifesta-se na separação da esfera divinal em todas as suas manifestações. Igualmente na separação da fonte da vida.

A mente é a parte mais difícil de ajustar durante a execução das posturas. Dores, desconforto e lesões podem ocorrer quando a respiração e a mente estão resistindo; consequentemente, o praticante executa a ásana mecanicamente (Iyengar 2001).

Regras básicas e necessárias durante a execução das asanas:

1. Visualize-se na postura antes de executá-la. Execute-a tanto física como mentalmente;
2. Tente equilibrar a respiração por meio de pranayama;
3. Mantenha o foco na respiração e traga a consciência para as áreas que estiverem sendo mais trabalhadas;
4. Seja paciente e perceba que, com o tempo, cada uma das posturas vai se tornando mais fácil, mais confortável;
5. Deixe todos os pensamentos se dissiparem progressivamente e mantenha apenas a concentração em seu corpo como um todo;
6. Um dos grandes obstáculos nas posturas é o estado psicológico em desarmonia. Liberte-se, deixe fluir todas as fobias, inseguranças e medos infundados. Entregue-se totalmente ao poder das ásanas;
7. Tente fazer uma ligação com o ser supremo, purificando a sua espiritualidade.

A hatha yoga é a linha da yoga que nos proporciona o equilíbrio e a paz mental, utilizando posturas físicas (ásanas) com concentração mental, exercícios respiratórios (pranayama) e técnicas de relaxamento. Essas práticas são instrumentos para alcançar a homeostase do ser em geral, que propicia a união com a nossa verdadeira essência – nosso ser interior –, tão bem descrita por Swami Muktananda.

Logo, devemos executar as posturas com a mente concentrada, livre de preocupações, libertando progressivamente corpo e mente com a persistência na prática. E a prática deve ser uma fonte de prazer, de descobertas, e nunca de dor e tensão, nem uma procura obstinada apenas por resultado físico de flexibilidade, equilíbrio e força.

A plenitude está em sentir os seus corpos interagindo, redescobrindo-se a cada pranayama. Buscando seu limite, percebendo seu corpo e sua mente abandonando as resistências, sem luta (Hermógenes 2007).

Por meio da prática da yoga, aprendemos que todas as ações são permeadas por três qualidades (gunas): satva, rajas e tamas. Satva é a qualidade da pureza, luz, harmonia e tranquilidade. Rajas é a qualidade da atividade, da força; e tamas, a qualidade da inércia, escuridão e ignorância. Todos os seres humanos considerados normóticos vivem essas três qualidades em um momento ou em outro de suas vidas. Às vezes sentem-se puros, servindo sem interesse; outras vezes estão muito ativos, esperando recompensa, ambiciosos, aguardando resultados; e em outro momento, ainda, sentem-se preguiçosos, desanimados, inertes.

Ao praticar yoga, buscamos satva guna – a harmonia, o desprendimento, o total equilíbrio biopsicoenergético e espiritual. Não importa a idade ou o gênero, a yoga é um caminho, ou seja, um sadhana, uma disciplina, para todos que desejam melhorar a sua saúde e qualidade de vida em um contexto holístico.

Sendo assim, pode-se notar que a execução das ásanas não é simples como se pensava. É necessário todo um processo durante a sua execução e permanência, só assim o praticante desfrutará de todos os benefícios que a yoga propõe, que consequentemente implicará a promoção, com mais eficácia, da flexibilidade muscular.

FOTOGRAFIAS DAS PRINCIPAIS ÁSANAS

As fotografias (Terrigno e Nascimento 2017) das principais ásanas, posturas da yoga, demonstram que a flexibilidade é treinada simultaneamente com a concentração e a respiração da yoga de acordo com os objetivos de cada postura, proporcionando equilíbrio energético. Isso faz uma das diferenças entre as práticas de yoga e as práticas de alongamento. Cabe ressaltar que cada postura tem um objetivo físico, orgânico, energético e espiritual.

Não pense que a yoga é mágica e indicada para todas as pessoas, pois cada postura, exercício respiratório e até mesmo o relaxamento têm suas contraindicações. Devemos respeitar a individualidade biológica de cada um, ou seja, mesmo nas práticas de yoga, também é necessário realizar uma avaliação física e psicológica, objetivando adequar a prática da yoga aos objetivos e restrições de cada praticante.

Principais posturas yogues

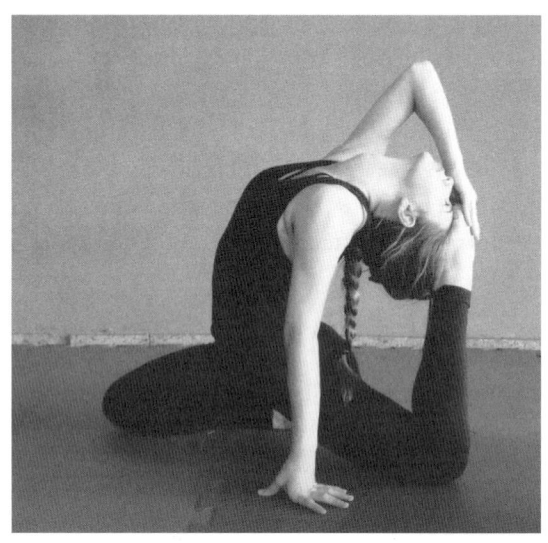

Figura 14.1   Maha dhanurásana (postura símbolo da yoga)

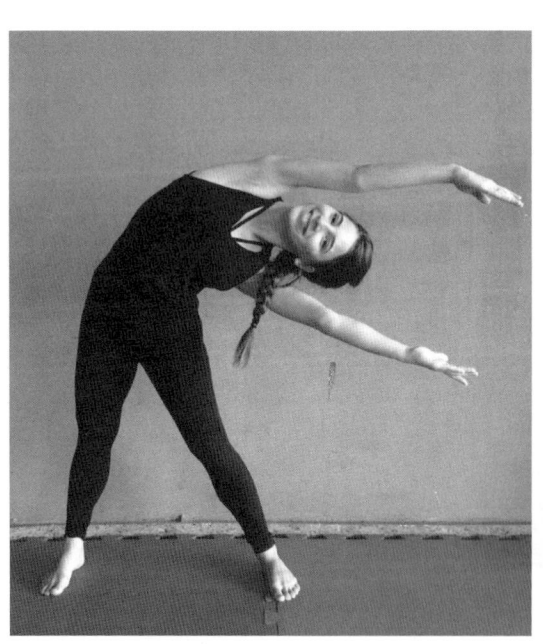
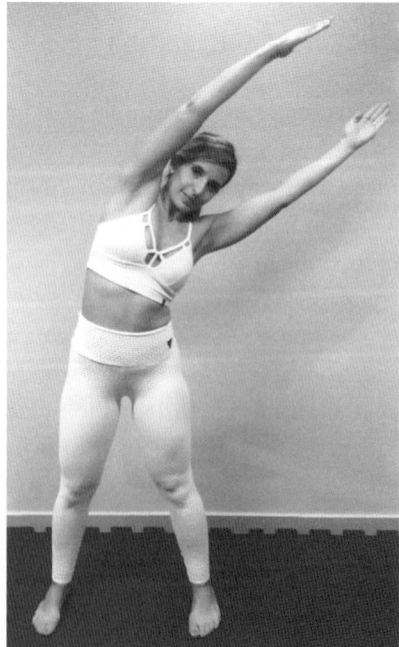

Figura 14.2   Maha nitambasana

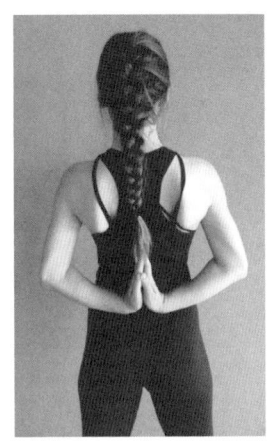
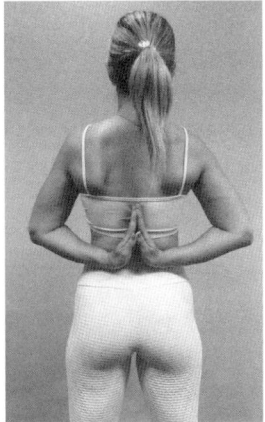

Figura 14.3 Gomukanasana

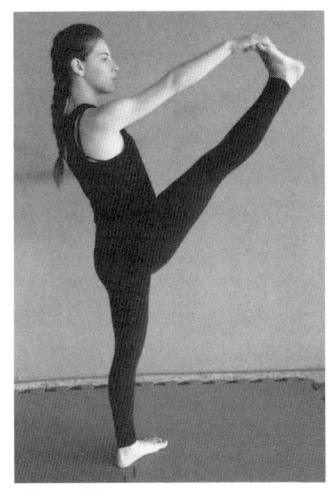
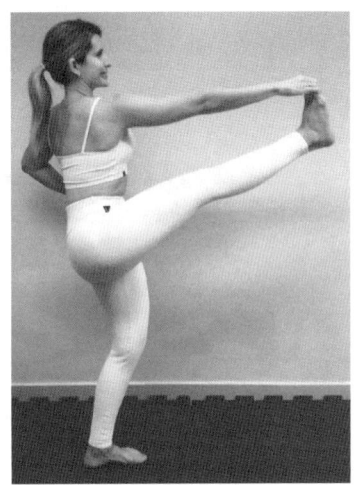

Figura 14.4 Natashira pakäsana

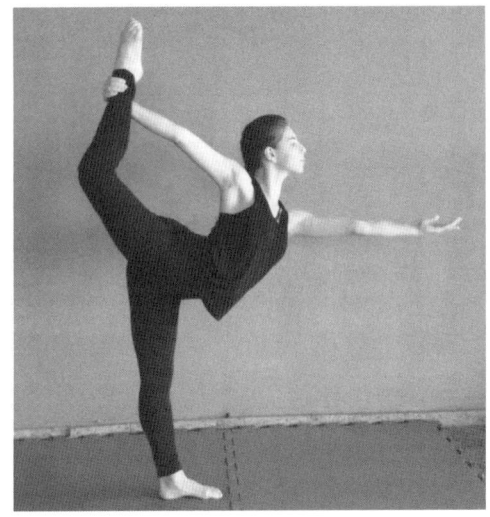
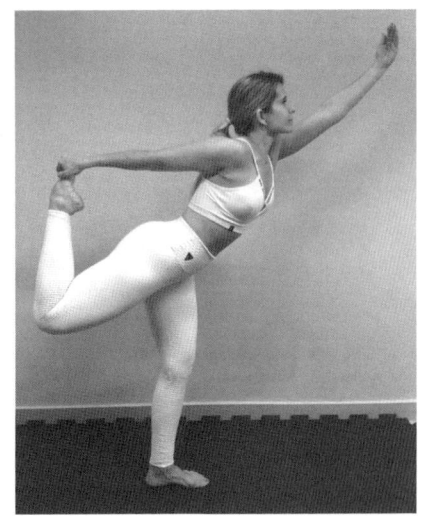

Figura 14.5 Raja natarajásana

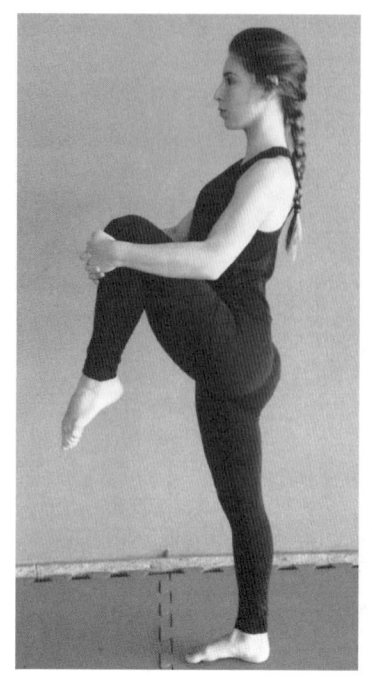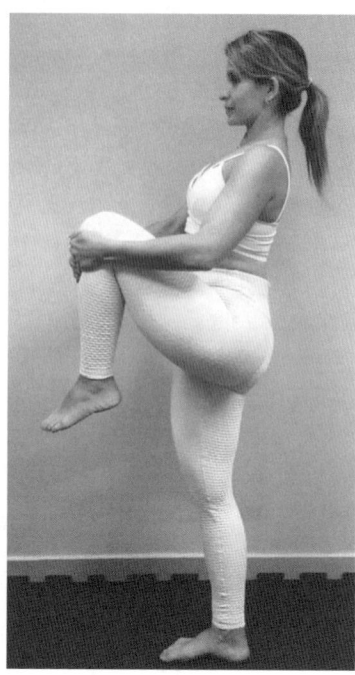

Figura 14.6 Janurdhva sirshásana

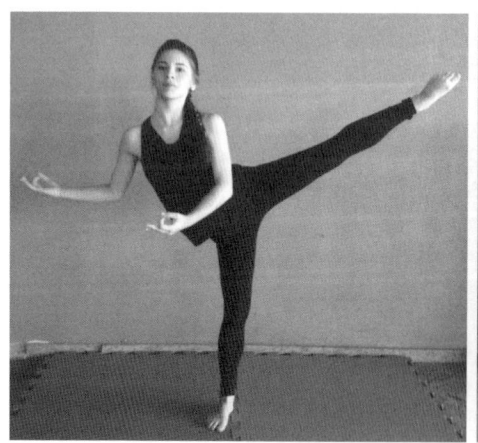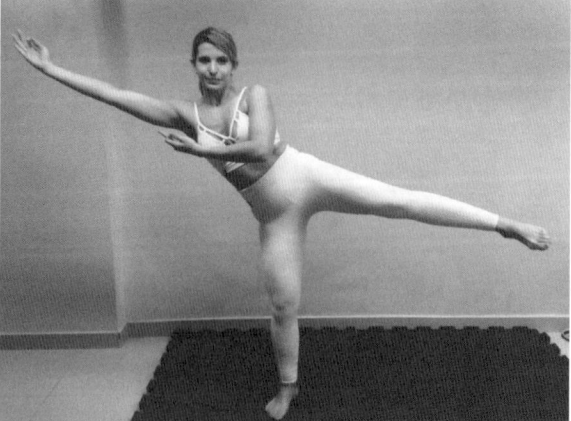

Figura 14.7 Pakásana ardha

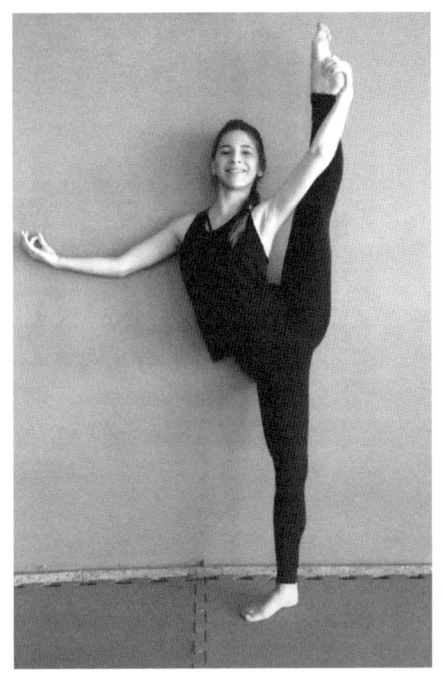 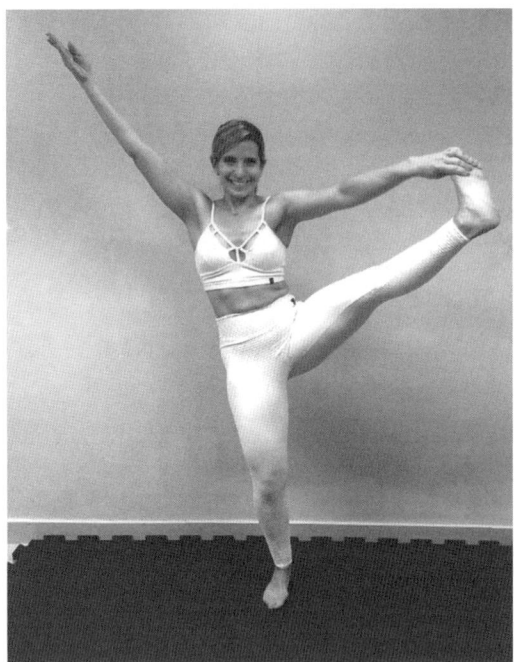

Figura 14.8   Raja pakásana

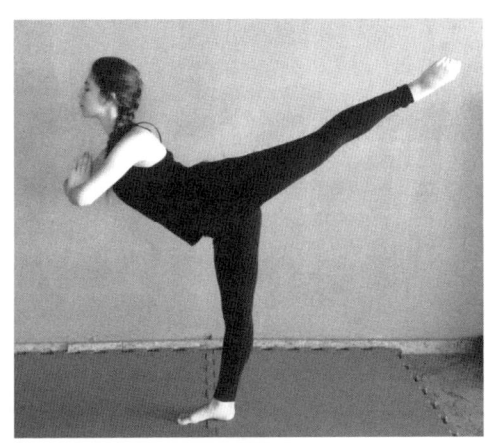 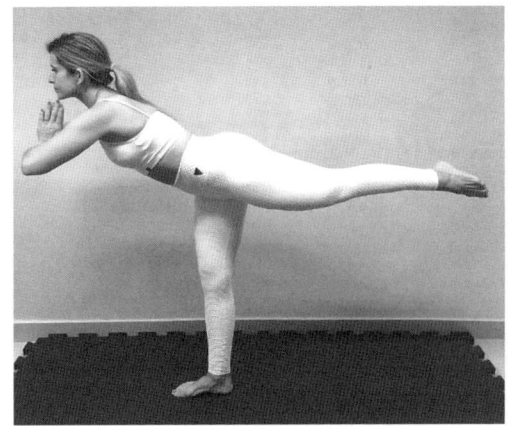

Figura 14.9   Ardha natarajásana

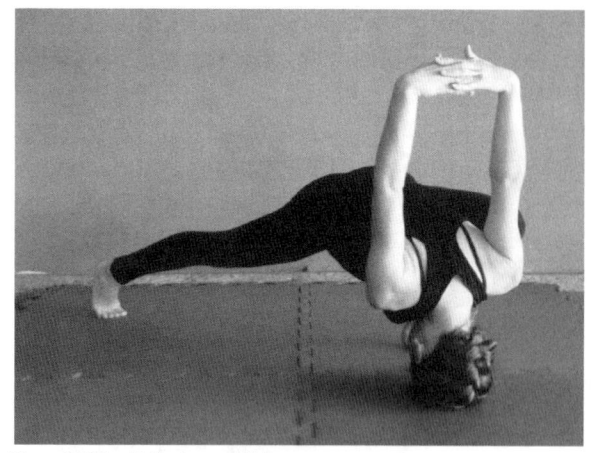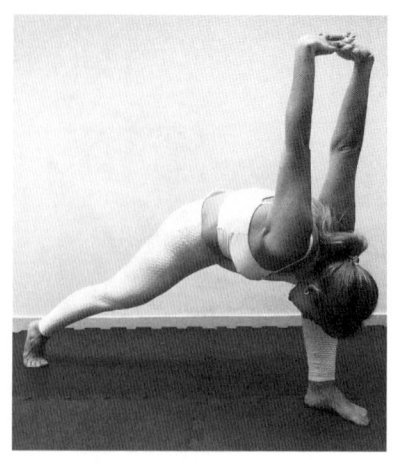

Figura 14.10 Raja sirangusthásana

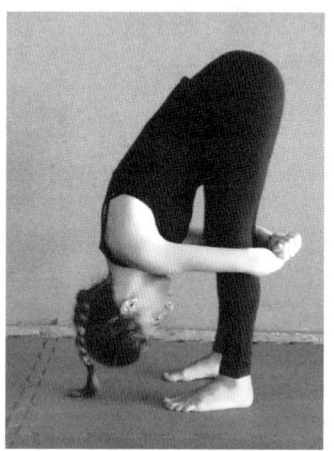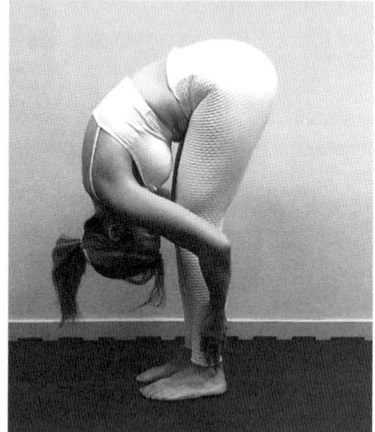

Figura 14.11 Padhasatásana

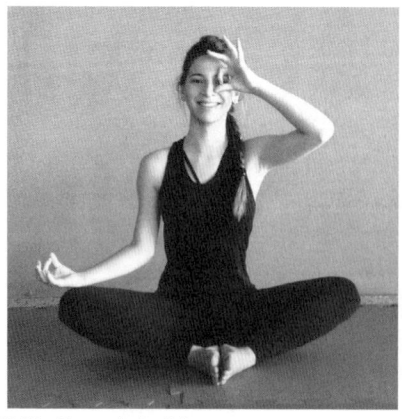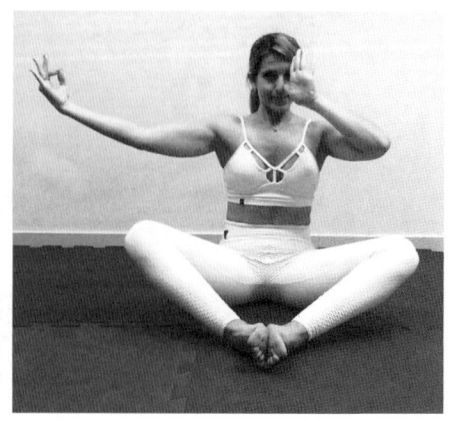

Figura 14.12 Tamas bahadrásana

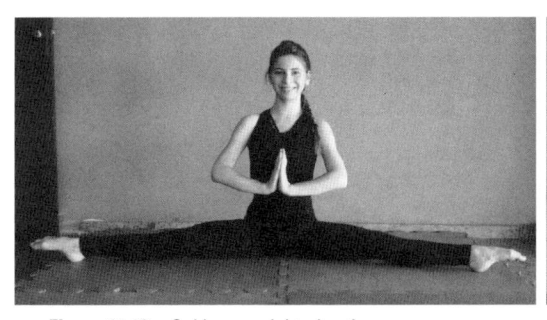 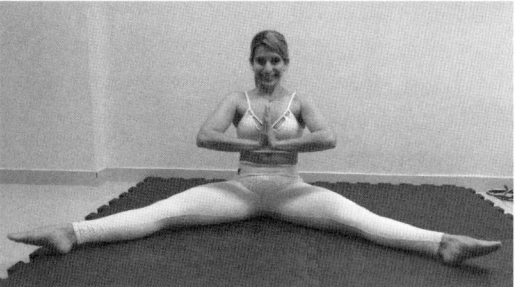

Figura 14.13   Sukha upavishta konásana

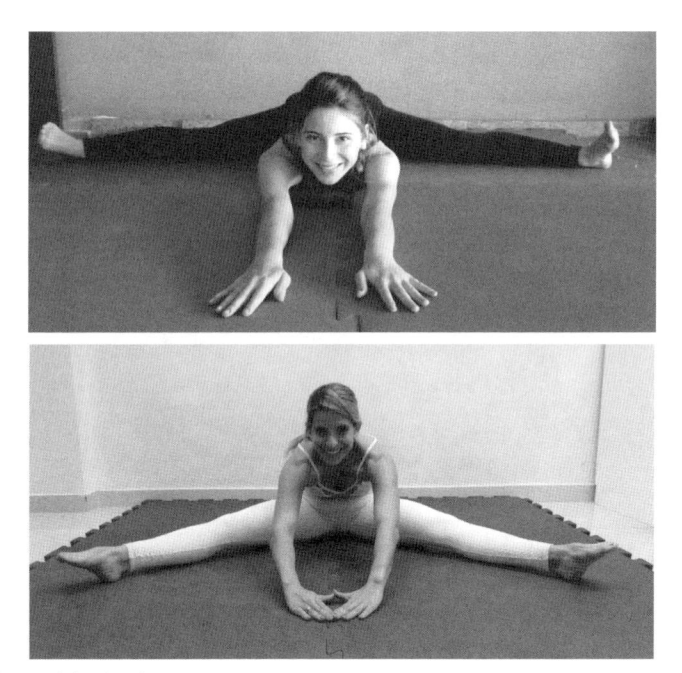

Figura 14.14   Raja upavishta konásana

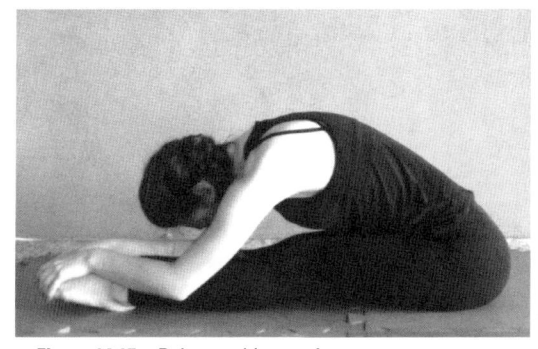 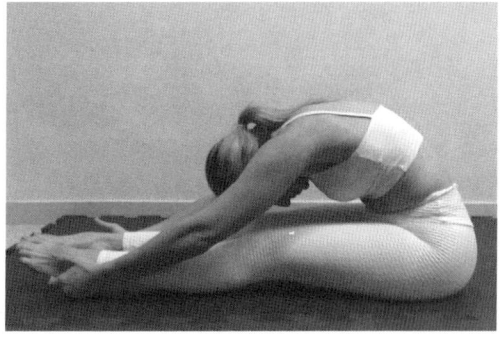

Figura 14.15   Raja paschimotanásana

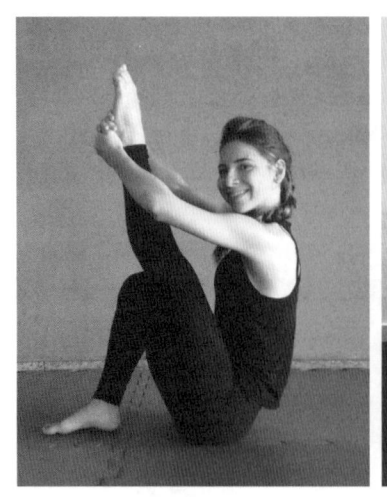 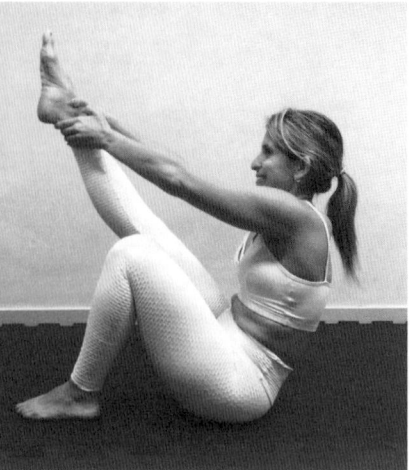

Figura 14.16 Urdhva janursirshásana

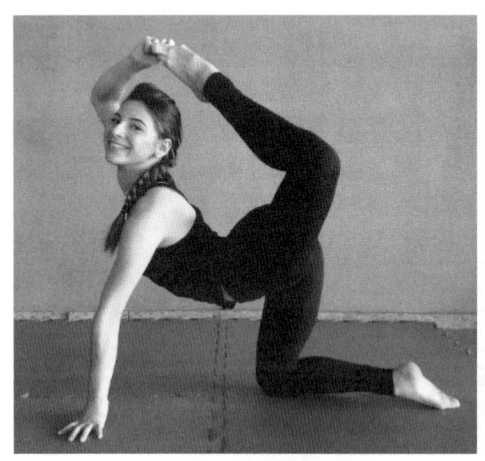 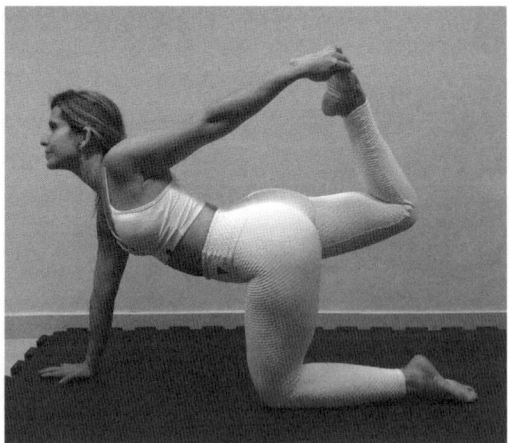

Figura 14.17 Maha uthita dhanurásana

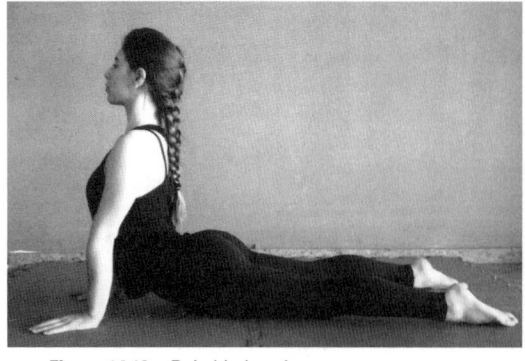 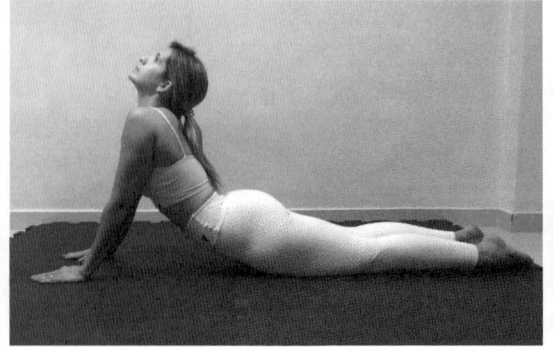

Figura 14.18 Raja bhujangásana

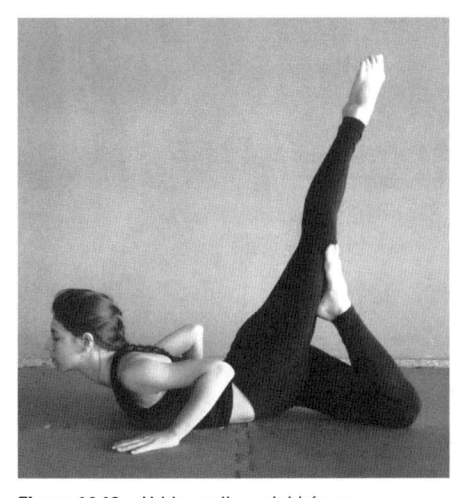 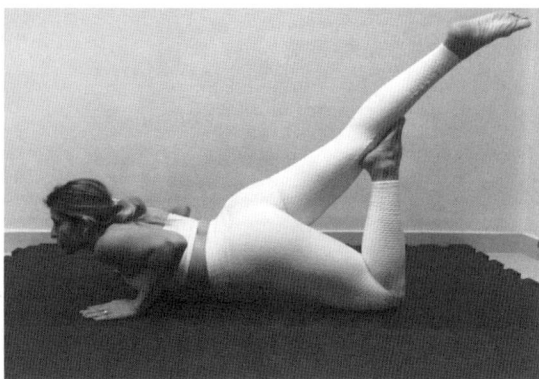

Figura 14.19 Uthita ardha salabhásana

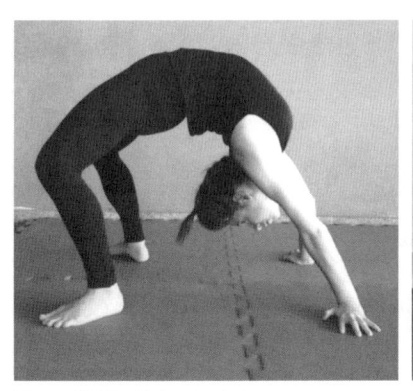 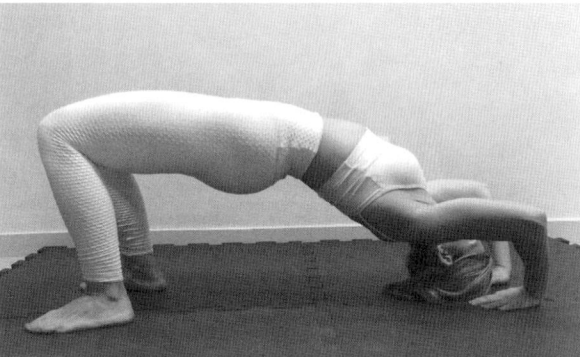

Figura 14.20 Raja chackrásana

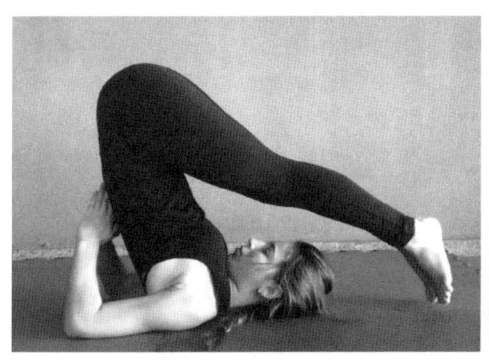 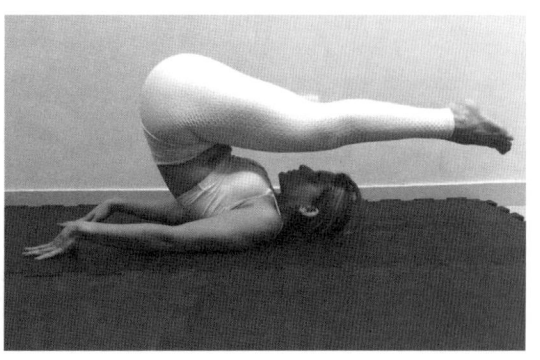

Figura 14.21 Halasana

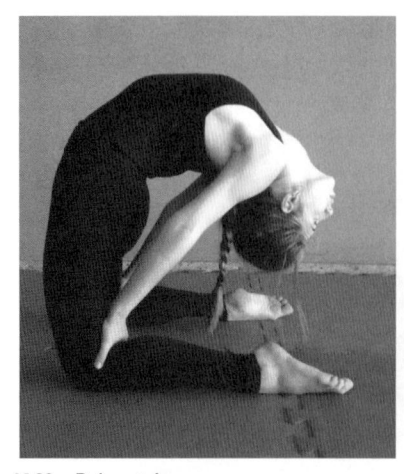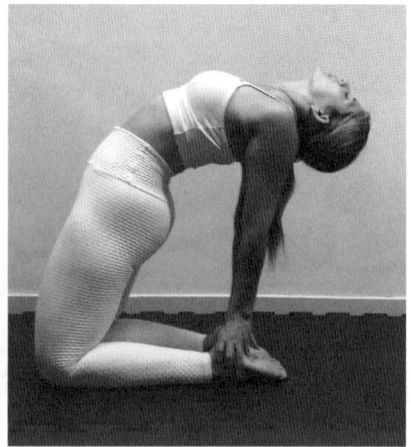

Figura 14.22 Raja ustrásana

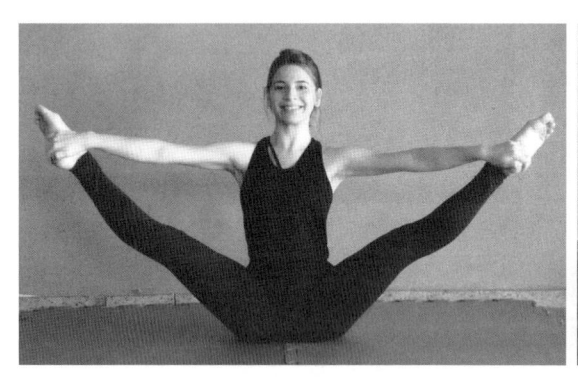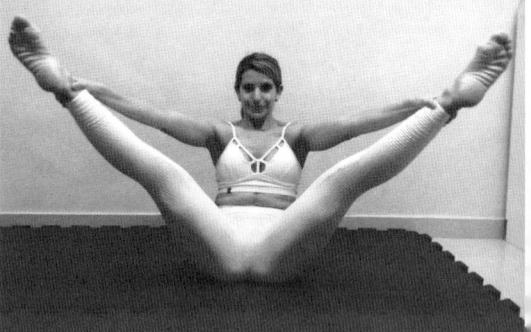

Figura 14.23 Urdhva upavishta konásana

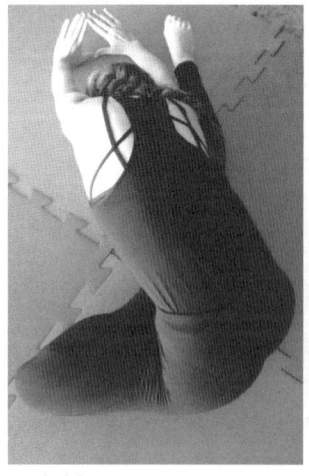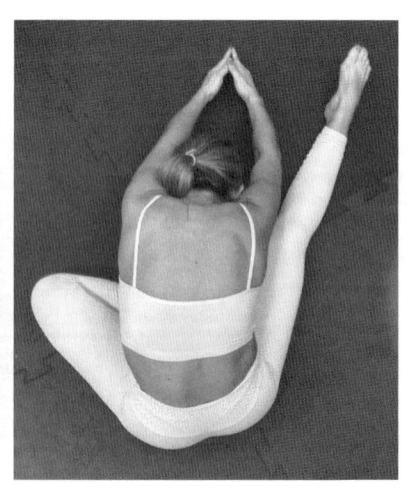

Figura 14.24 Janursirshásana

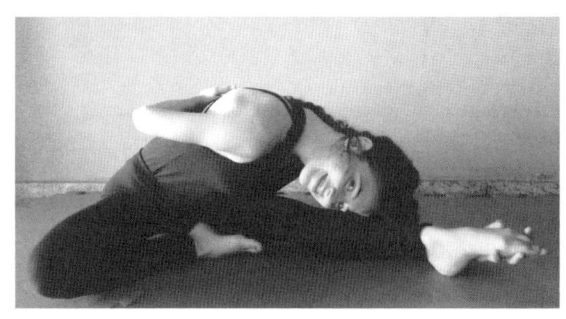 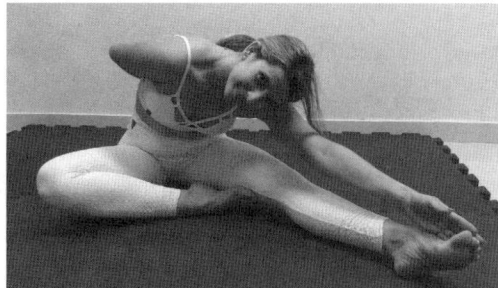

Figura 14.25 Ardha janursirshásana

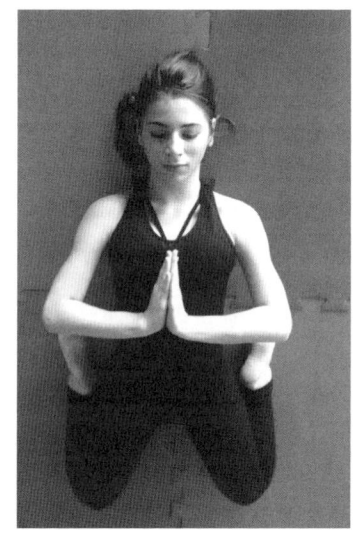 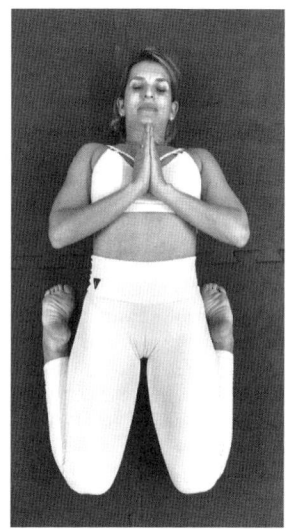

Figura 14.26 Padma matsyásana

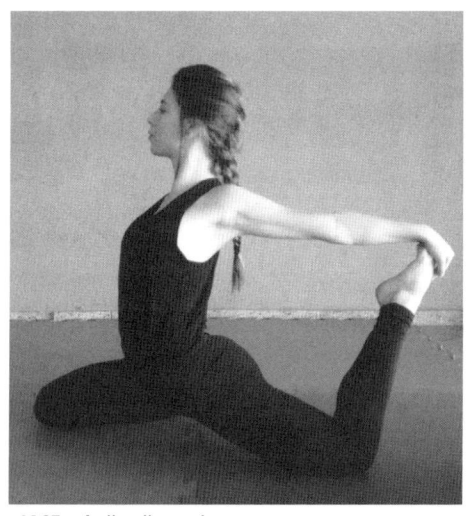 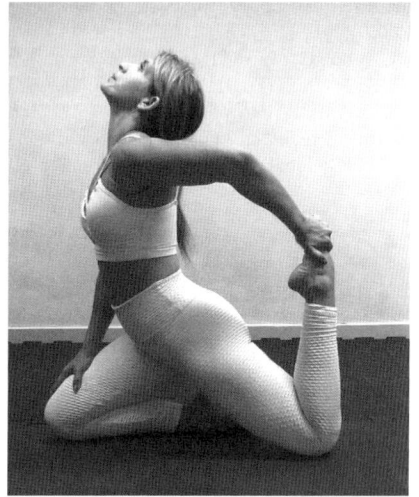

Figura 14.27 Ardha dhanurásana

REFERÊNCIAS BIBLIOGRÁFICAS

ACSM, A. C. O. S. M. e EHRMAN, J. K. "ACSM's resource manual for guidelines for exercise testing and prescription". *W. K. Health, Lippincott Williams & Wilkins*, 2010.

ALTER, M. J. *Ciência da flexibilidade*. Porto Alegre, Artmed, 2010.

BAPTISTA, M. R. e DANTAS, E. H. "Yoga no controle do stress". *Fitness & Performance Journal (Online Edition)*, 2002.

BAPTISTA, M. R. e DANTAS, E. H. "A capacitação física do idoso através do yoga". *FIEP - 18º Congresso Internacional de Ed. Física*. F. Bulletin. Foz do Iguaçu/PR, 73:90, 2003.

BAPTISTA, M. R. e DANTAS, E. H. M. "A influência das técnicas respiratórias do yoga (pranayama) na testagem da flexibilidade. *IX Congresso de Educação Física e Ciências do Desporto dos Países da Língua Portuguesa*. Maranhão, 1:159-60, 2002.

BINDO, M. e PAULA, C. *Yoga – Coleção para Saber Mais Super Interessante. Editora Abril*. São Paulo, 2002.

BRANDON, J., BOYETTE, L. W., GAASCH, D. A. e LLOYD, A. "Effects of lower extremity strength training of functional mobility in older adults". *Journal of Aging and Physical Activity*, 8:214-27, 2000.

DANIEL, F. d. N. R., VALE, R. G. d. S., GIANI, T. S., BACELLAR, S., ESCOBAR, T., STOUTENBERG, M. e DANTAS, E. H. M. "Correlation between static balance and functional autonomy in elderly women". *Archives of Gerontology and Geriatrics*, 52(1):111-4, 2011.

DANTAS, E. H., DAOUD, R., TROTT, A., NODARI, R. J. e CONCEIÇÃO, M. C. "Flexibility: components, proprioceptive mechanisms and methods". Biomedical Human Kinetics, 3(1):39-43, 2011.

DE SOUZA VALE, R., BARRETO, A. C. G., NOVAES, J. d. S. e DANTAS, E. H. M. "Efeitos do treinamento resistido na força máxima, na flexibilidade e na autonomia funcional de mulheres idosas". *Rev. Bras. Cineantropom. Desempenho Humano*, 8(4):52-8, 2006.

DOS SANTOS DELABARY, M., KOMEROSKI, I. G., SCHUCH, F. B. e HAAS, A. N. "Dança e flexibilidade: interferências na qualidade de vida de adultos". *Revista Brasileira de Qualidade de Vida de Adultos*, 8(1), 2016.

HERMÓGENES, J. *Saúde plena*: yogaterapia. Rio de Janeiro, Record, 2000.

HERMÓGENES, J. *Saúde na terceira idade*. Rio de Janeiro, Record, 2007.

IYENGAR, B. K. S. *A árvore do yoga*. São Paulo, Globo, 2001.

MIZUNO, J. *Modulação autonômica, pressão arterial, aptidão funcional e qualidade de vida em mulheres com hipertensão arterial submetidas a um programa de hatha yoga*. PhD, Unesp, 2015.

MOTTA, L. B. "Saúde da pessoa idosa: fisiologia do envelhecimento". *Curso de Especialização em Saúde da Pessoa Idosa*. UNA-SUS/UFMA, UNASUS, 2014.

NELSON, M. E., REJESKI, W. J., BLAIR, S. N., DUNCAN, P. W., JUDGE, J. O., KING, A. C., MACERA, C. A. e CASTANEDA-SCEPPA, C. "Physical activity and public health in older adults. Recommendation from the American College of Sports Medicine and the American Heart Association". *Circulation*, 135(3):992-1.008, 2007.

TERRIGNO, B. G. e NASCIMENTO, A. S. Fotografias. Rio de Janeiro, 2017.

US RAY, S., MUKHOPADHYAYA, S. S., PURKAYASTHA, A. V., TOMER, O. S., PRASHAD, R., THAKUR, L. e SELVAMURTHY, W. "Effect of yogic exercises on physical and mental health of young fellowship course trainees". *Indian J Physiol Pharmaco*, 45(1):37-53, 2001.

WHO. "WHO global report on falls prevention in older age". *Ageing & Life Course Unit*. W. H. Organization, 2008.

CAPÍTULO 15

MODELOS DE ROTINAS

O trabalho de flexionamento ou de alongamento pode (e deve) ser enriquecido pela constante variação dos exercícios utilizados, para evitar o tédio e a inibição reativa.

O limite à possibilidade de variar os exercícios utilizados é o limite da criatividade do professor.

Destaca-se que, qualquer que seja a rotina utilizada, é importante que se siga uma ordem anatômica (cabeça-pés ou pés-cabeça), para evitar esquecer de trabalhar algum movimento ou articulação.

É recomendável, também, associar a cada exercício um outro compensatório que trabalhe a musculatura antagônica à exercitada primeiramente. A esse princípio, só não se obedecerá se contrariar a necessidade de ter um treinamento mais específico.

As rotinas apresentadas a seguir não são modelos prontos de como o trabalho deve ser executado, mas sim sugestões para incentivar e orientar a criatividade do professor que estiver dirigindo o treinamento.

ALONGAMENTO-ESTIRAMENTO

Como foi visto no Capítulo 3, o estiramento é normalmente utilizado como aquecimento. Pode ser realizado de duas formas:

Individual

Região cervical

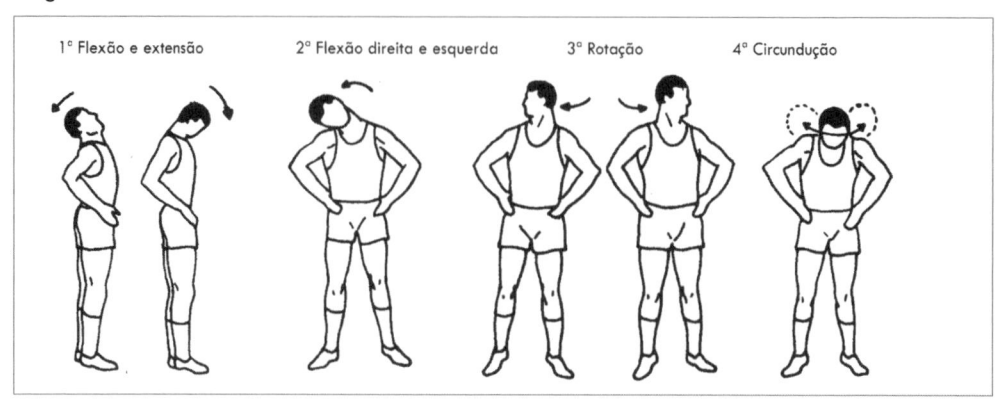

Figura 15.1

Articulação de ombro

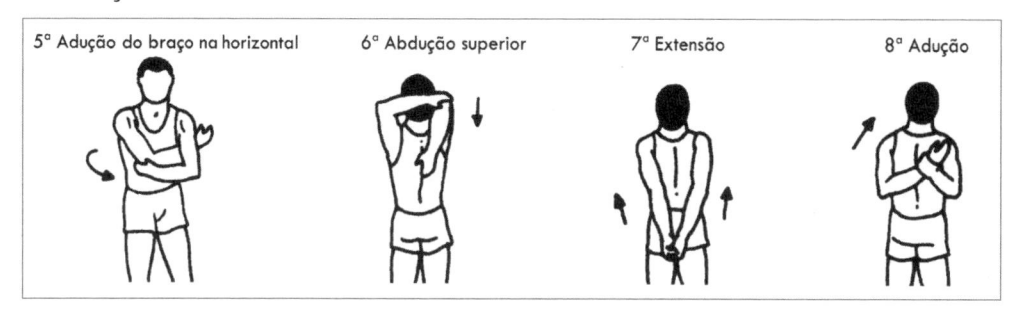

Figura 15.2

Cotovelo

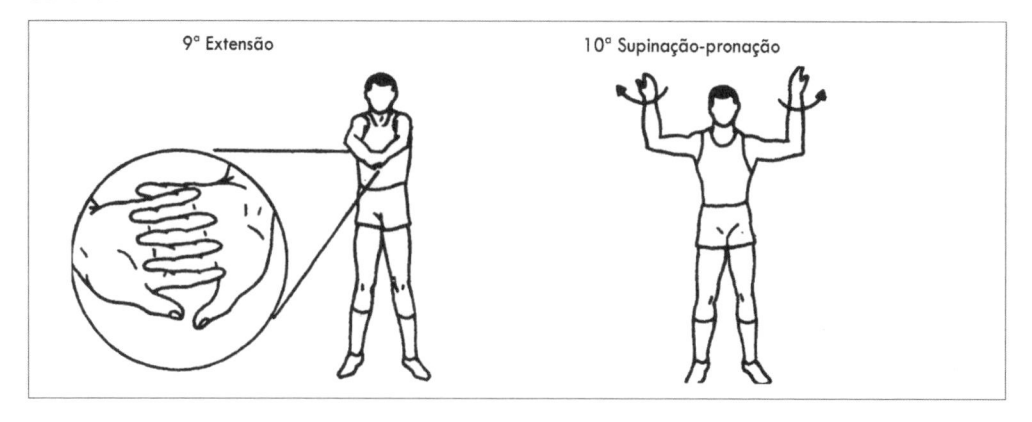

Figura 15.3

Punhos

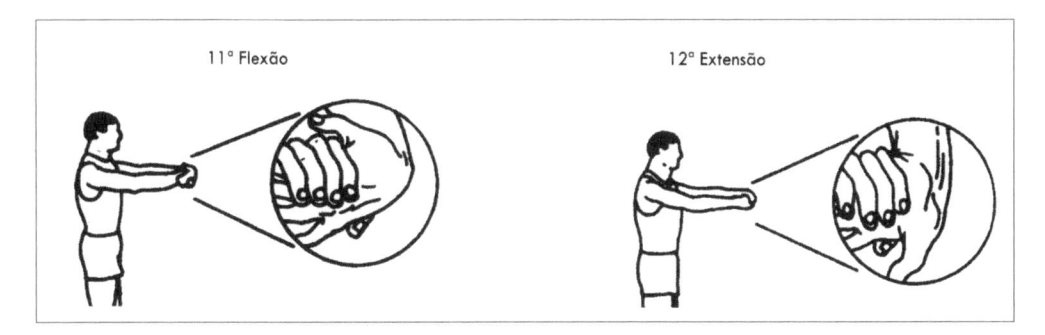

Figura 15.4

Coluna

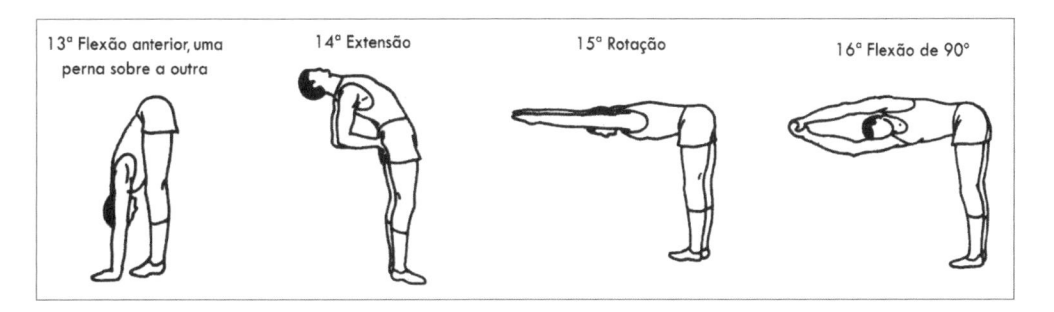

Figura 15.5

Coxofemoral

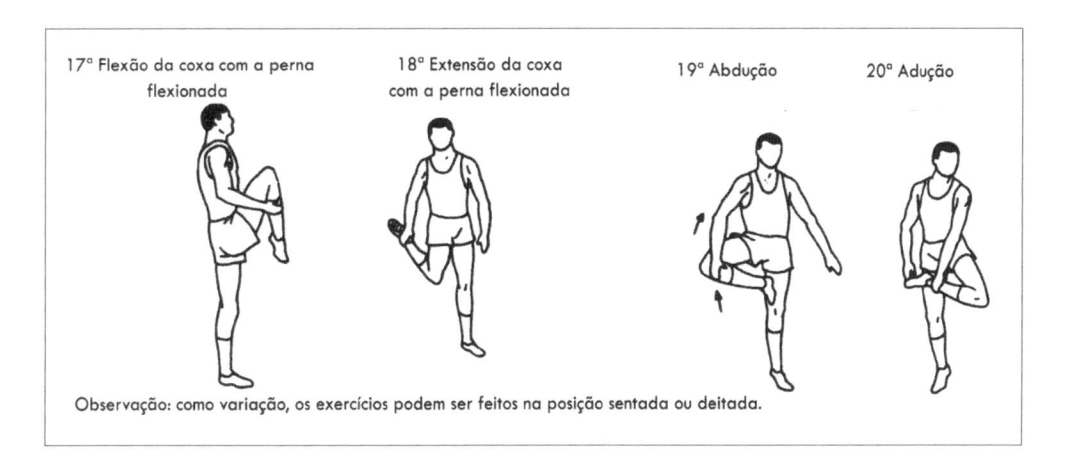

Figura 15.6

Em dupla

Região cervical

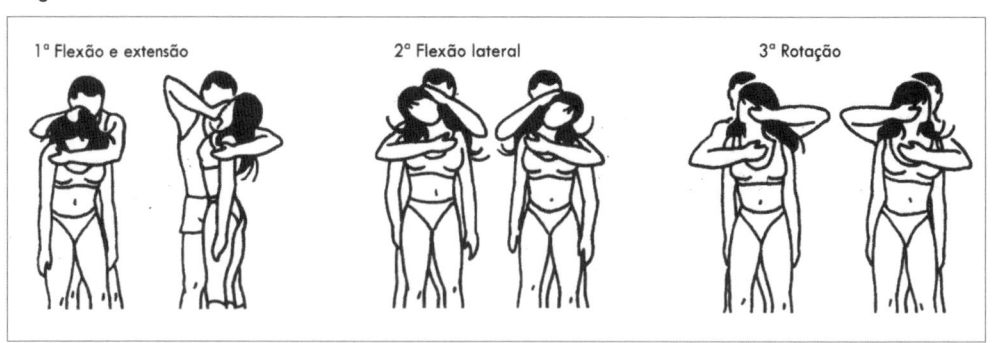

Figura 15.7

Cintura escapular

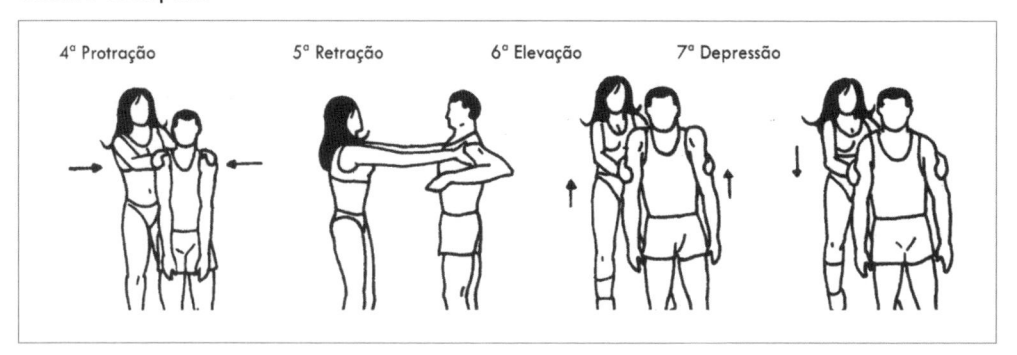

Figura 15.8

Cotovelo

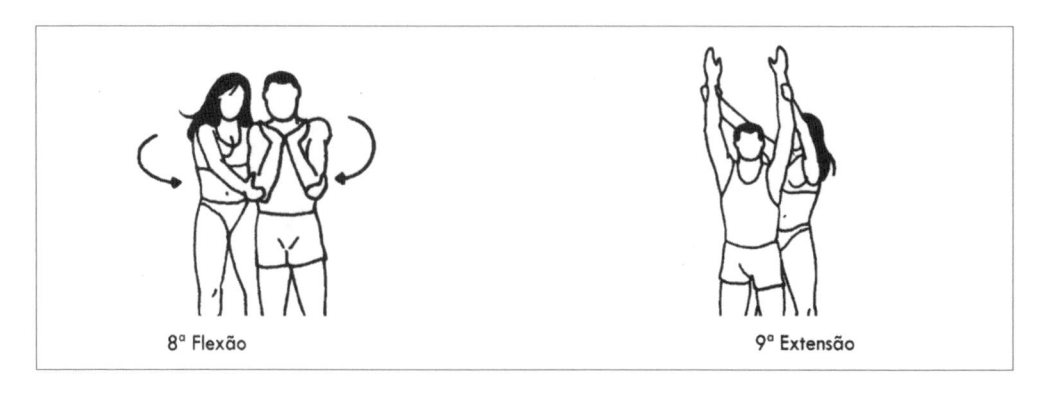

Figura 15.9

Coluna

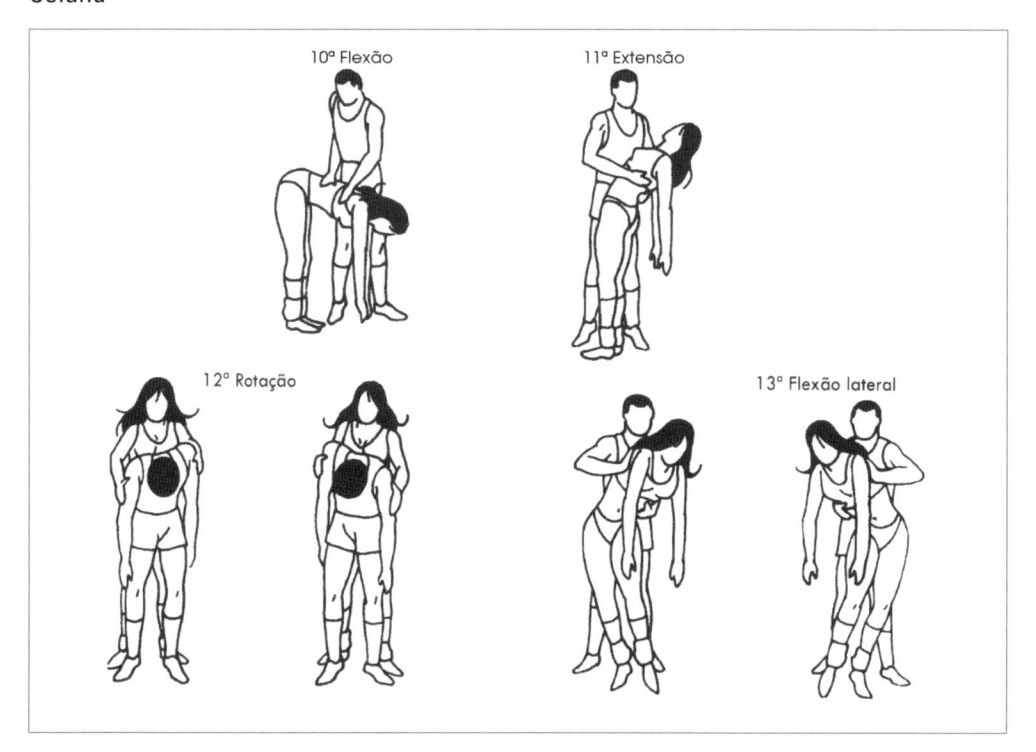

Figura 15.10

Coxofemoral, joelho e pé

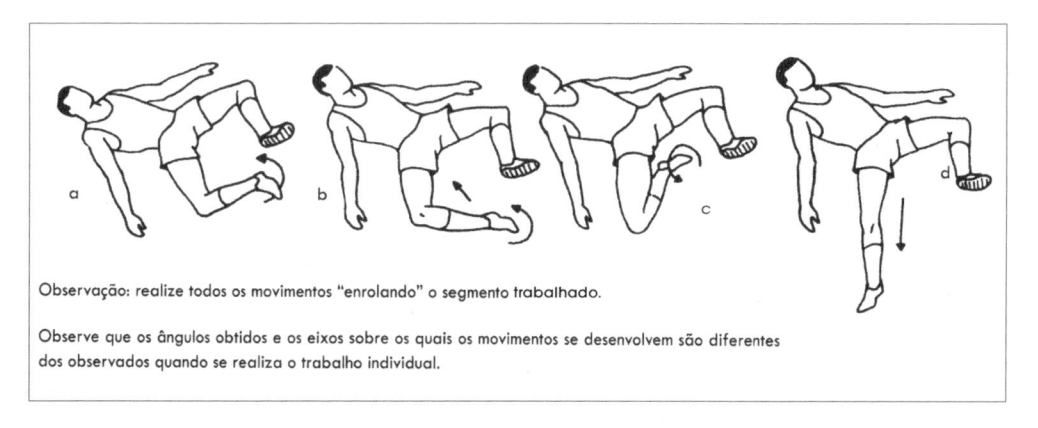

Figura 15.11

ALONGAMENTO – SUSPENSÃO

Normalmente utilizado após a realização de exercícios como meio facilitador da volta à calma, pode ser feito individualmente com a utilização de espaldares e barras.

O alongamento ocorre por ação da gravidade sobre o músculo, ligamentos e articulações.

No trabalho cotidiano, normalmente, é utilizado da seguinte forma:

Individual

Cintura escapular e braços

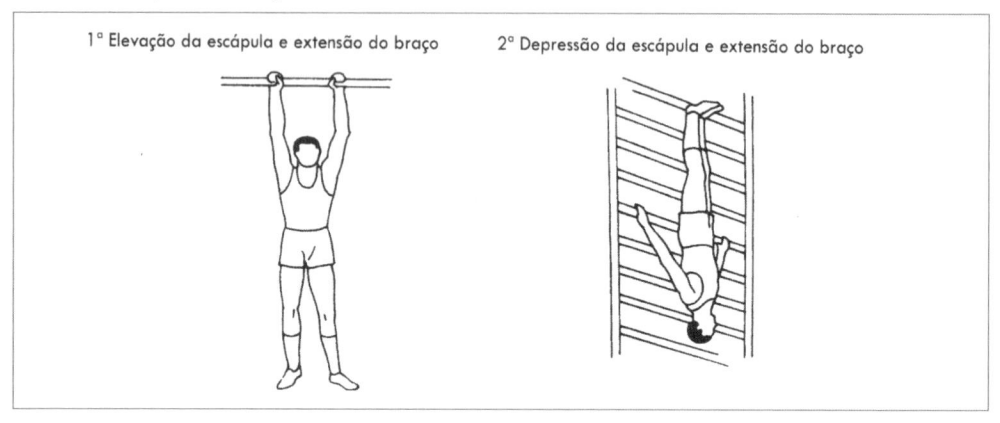

1ª Elevação da escápula e extensão do braço   2º Depressão da escápula e extensão do braço

Figura 15.12

Coluna e cintura pélvica

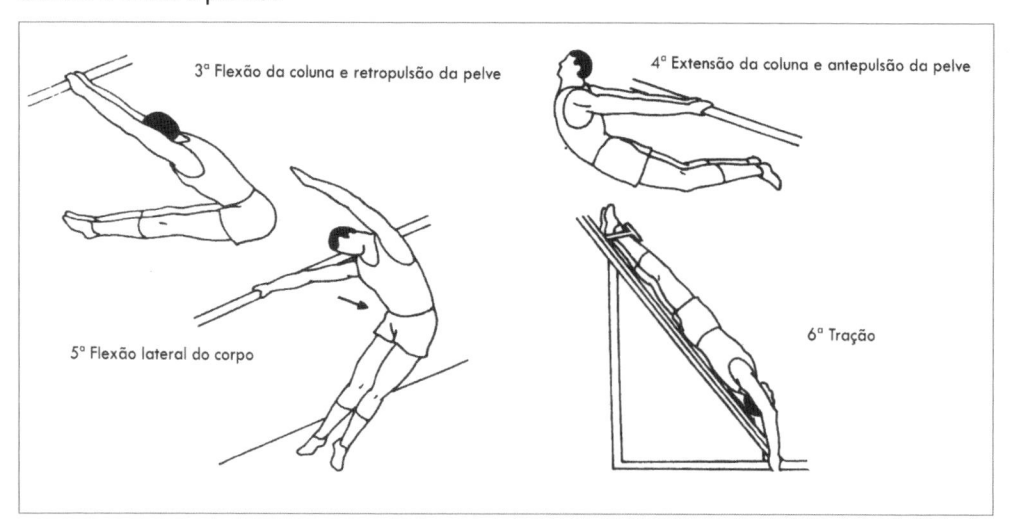

3ª Flexão da coluna e retropulsão da pelve   4º Extensão da coluna e antepulsão da pelve

5º Flexão lateral do corpo

6ª Tração

Figura 15.13

Em dupla

Com crianças e eventualmente na academia – para quebrar a rotina devido ao seu caráter lúdico – ou com atletas, pode-se utilizar o trabalho em dupla.

Cintura escapular e braços

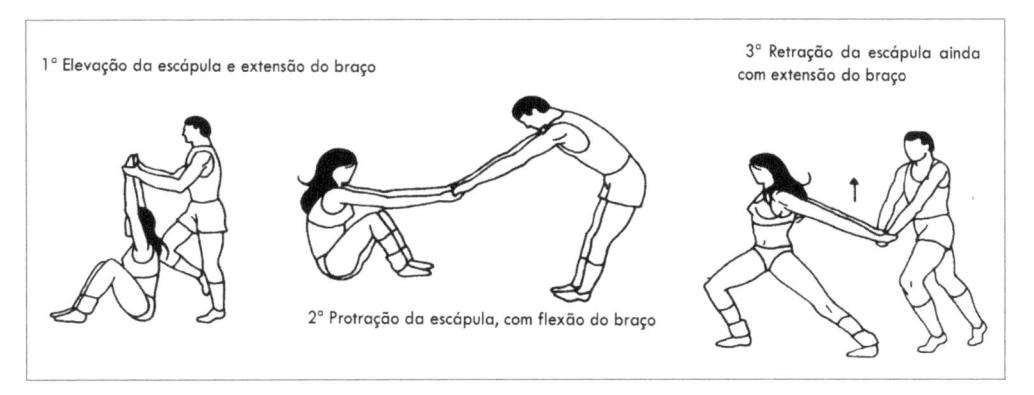

1° Elevação da escápula e extensão do braço

3° Retração da escápula ainda com extensão do braço

2° Protração da escápula, com flexão do braço

Figura 15.14

Coluna e cintura pélvica

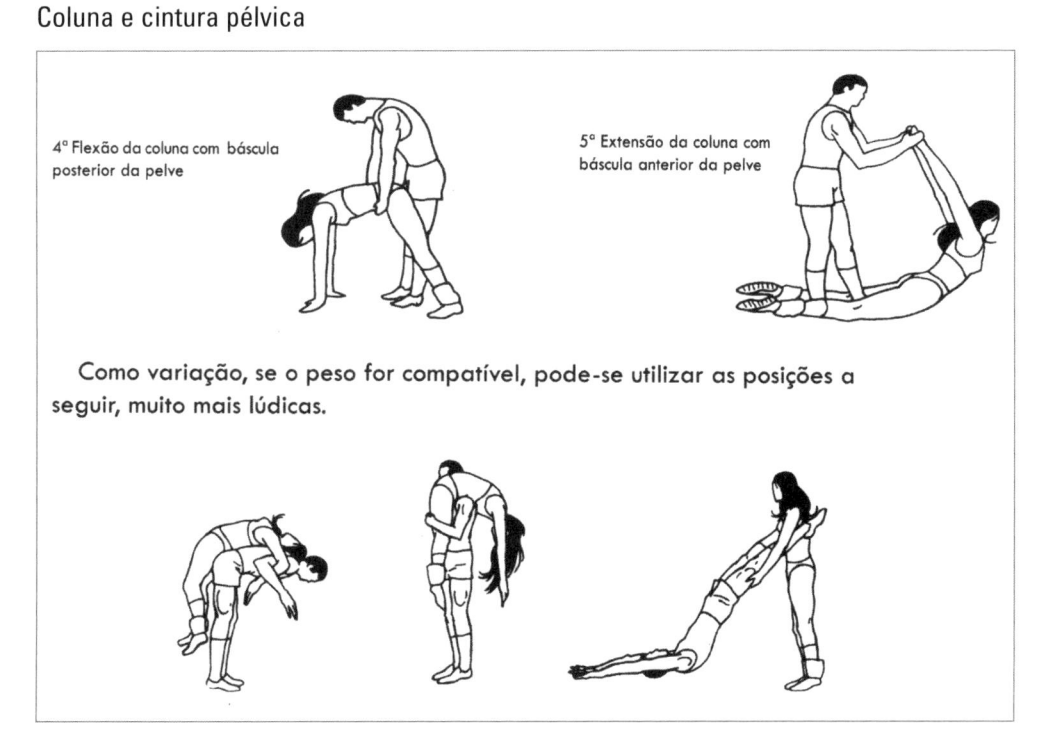

4° Flexão da coluna com báscula posterior da pelve

5° Extensão da coluna com báscula anterior da pelve

Como variação, se o peso for compatível, pode-se utilizar as posições a seguir, muito mais lúdicas.

Figura 15.15

ALONGAMENTO – SOLTURA

A soltura, utilizada durante a realização de uma atividade física com a finalidade de propiciar, além do alongamento, o relaxamento da musculatura, também pode ser feita individualmente ou em dupla.

Individual

Os exercícios de soltura individuais são o balanceamento relaxado dos segmentos corporais a serem trabalhados.

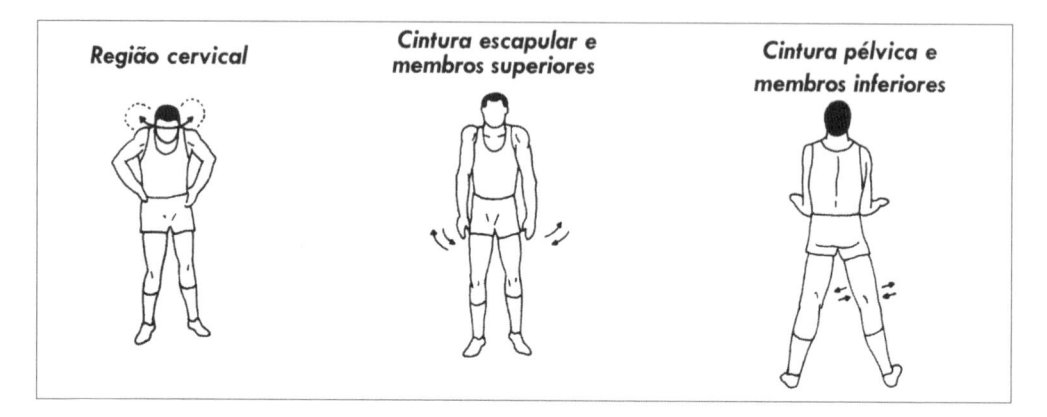

Figura 15.16

Coluna vertebral

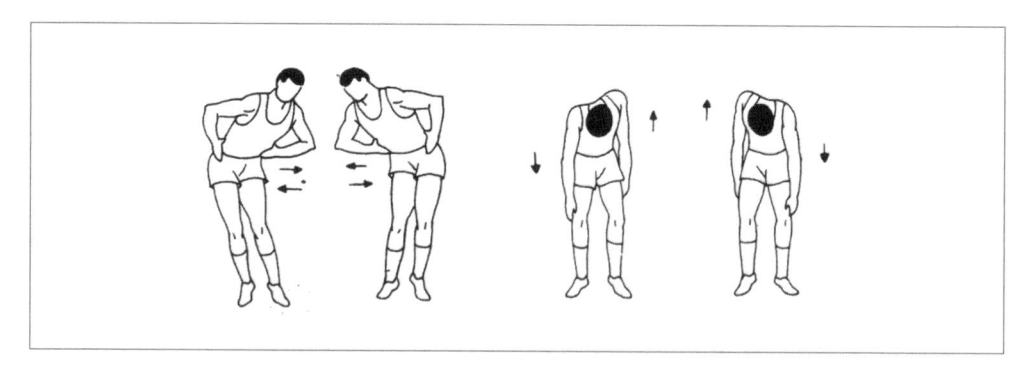

Figura 15.17

Em dupla

Os exercícios de soltura, quando feitos em dupla, associam ao balanceamento dos membros uma leve tração.

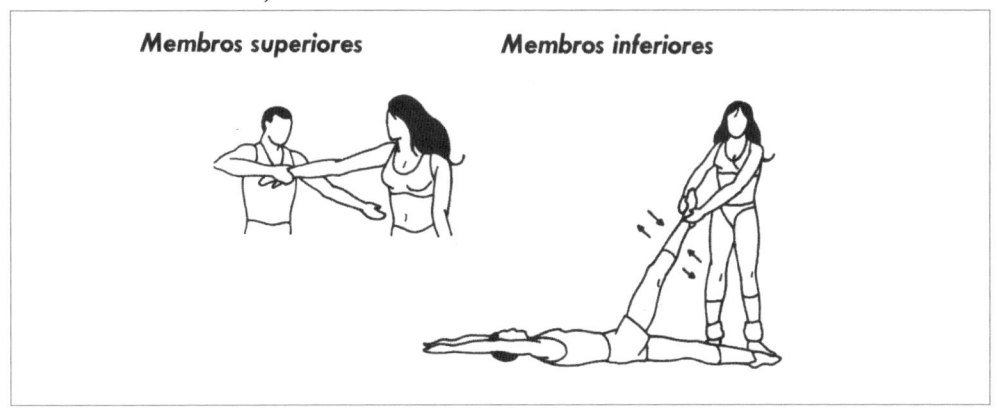

Figura 15.18

FLEXIONAMENTO – MÉTODO ATIVO

O flexionamento pelo método ativo é normalmente feito de forma individual, com as características apresentadas no Capítulo 3, nas posições de pé, sentada ou deitada.

Posição de pé

Região cervical

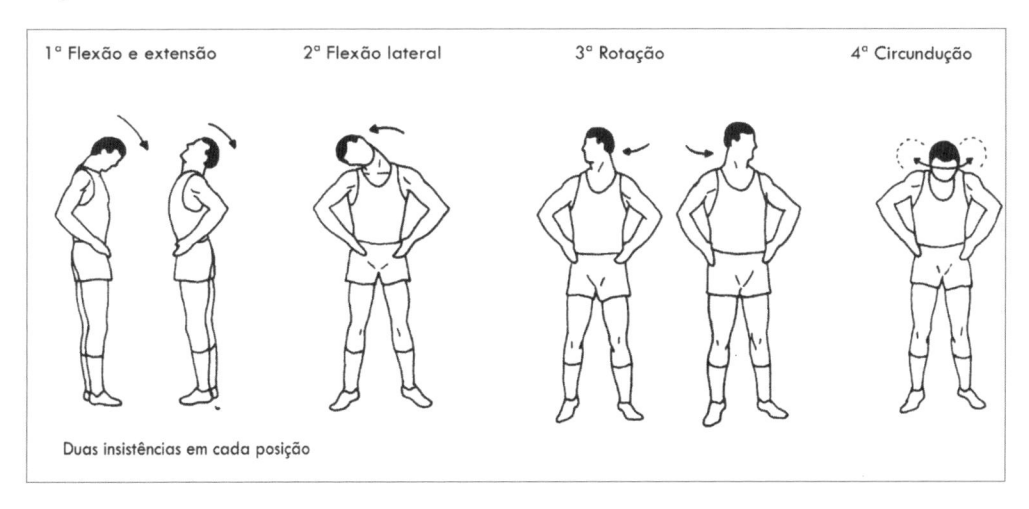

Figura 15.19

Cintura escapular

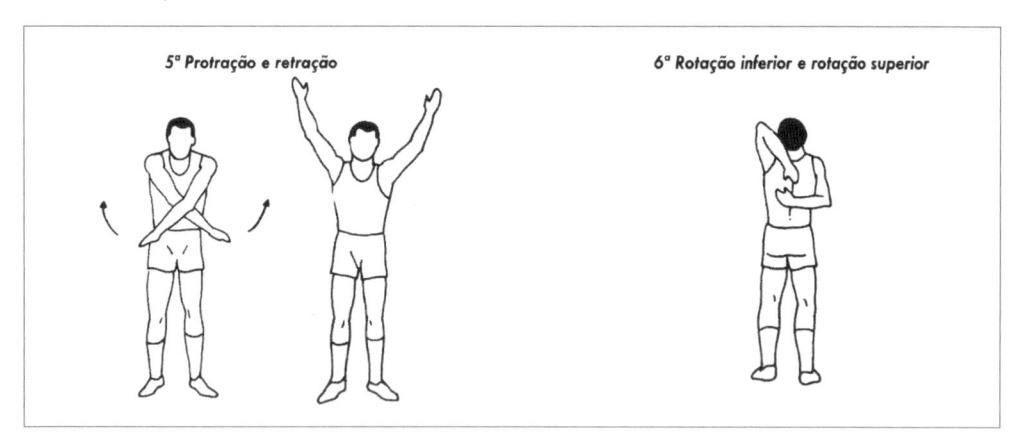

Figura 15.20

Punho

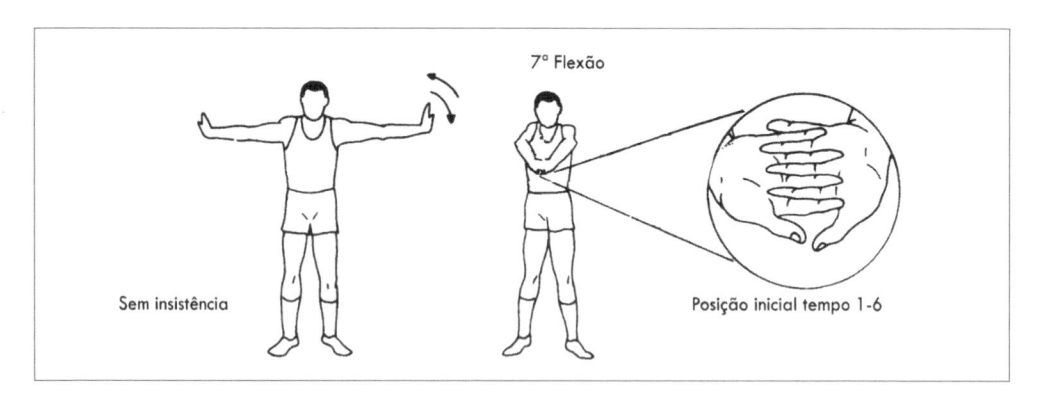

Figura 15.21

Membros superiores e coluna

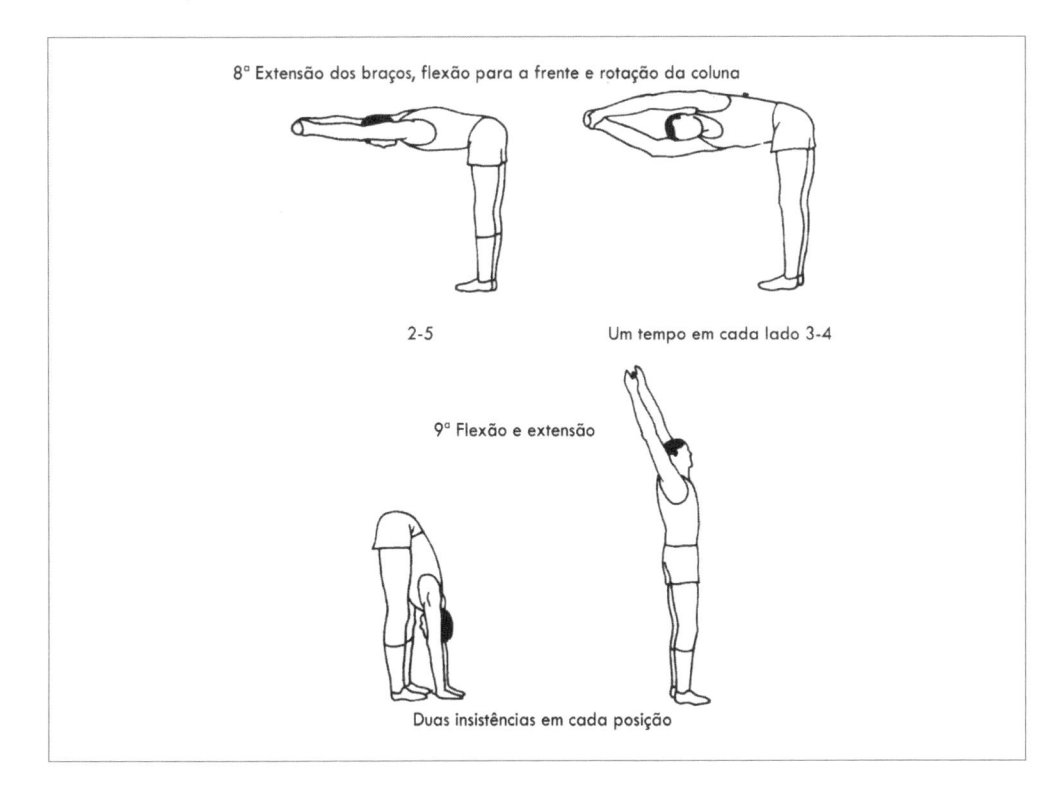

Figura 15.22

Cintura pélvica

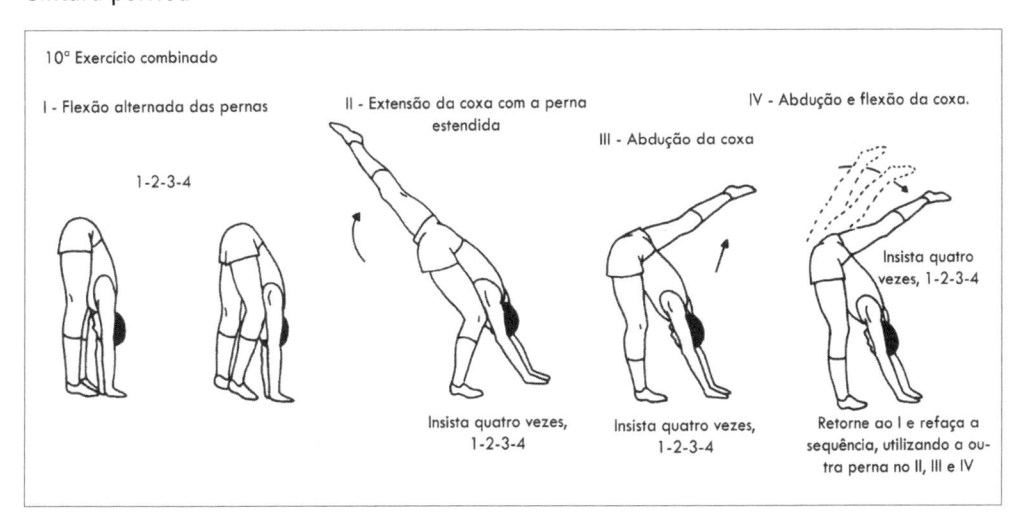

Figura 15.23

Membros inferiores

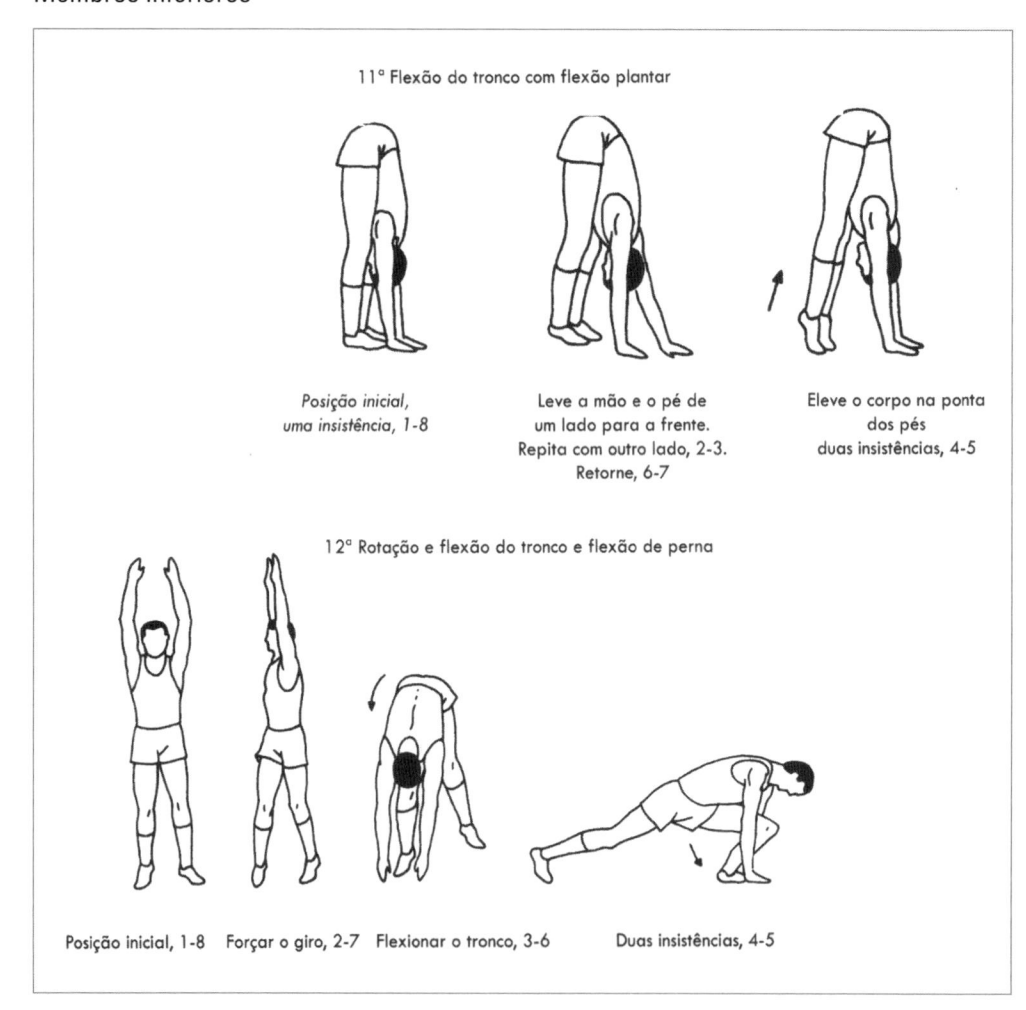

Figura 15.24

Posição sentada

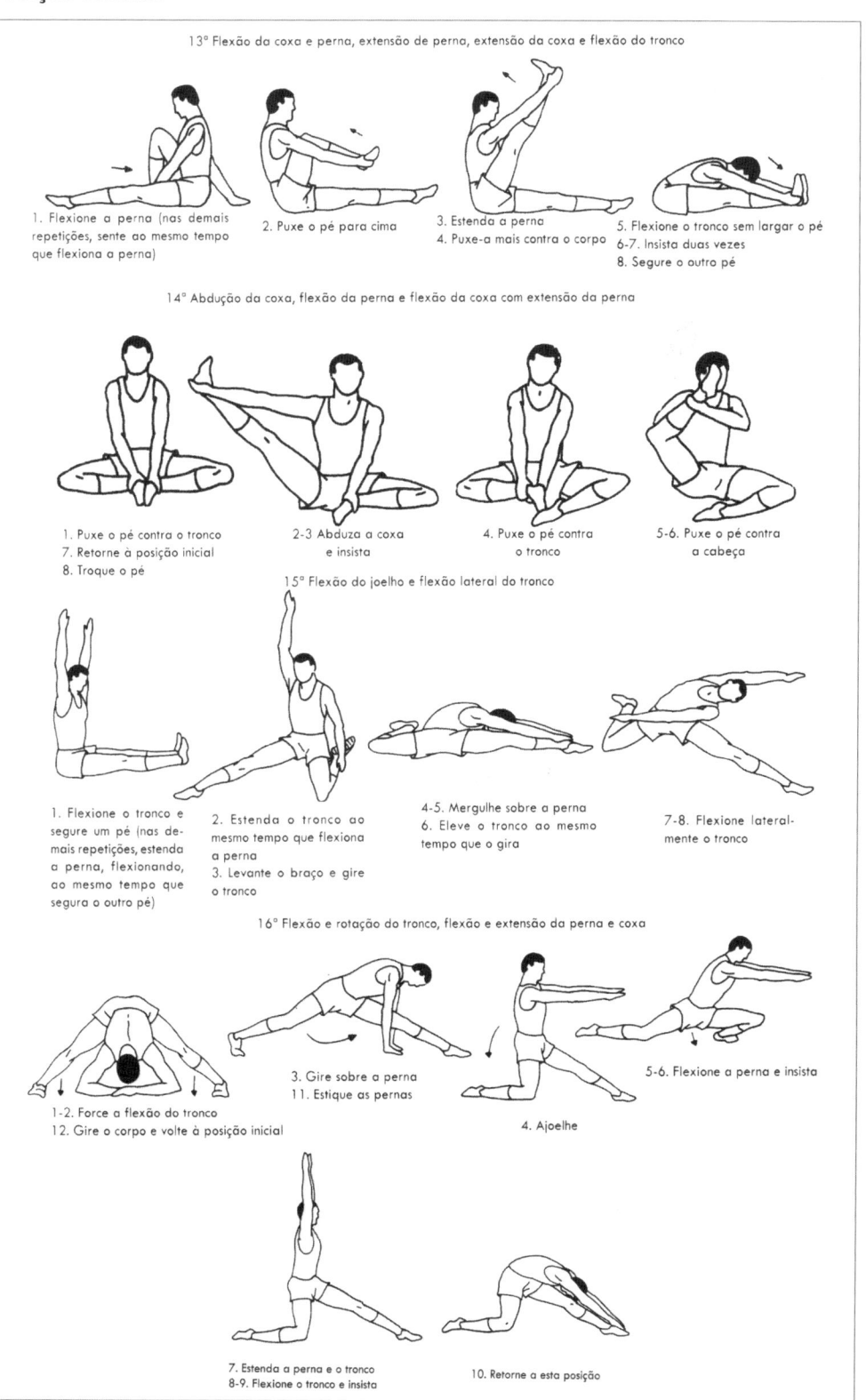

Figura 15.25

FLEXIONAMENTO – MÉTODO PASSIVO

Região cervical

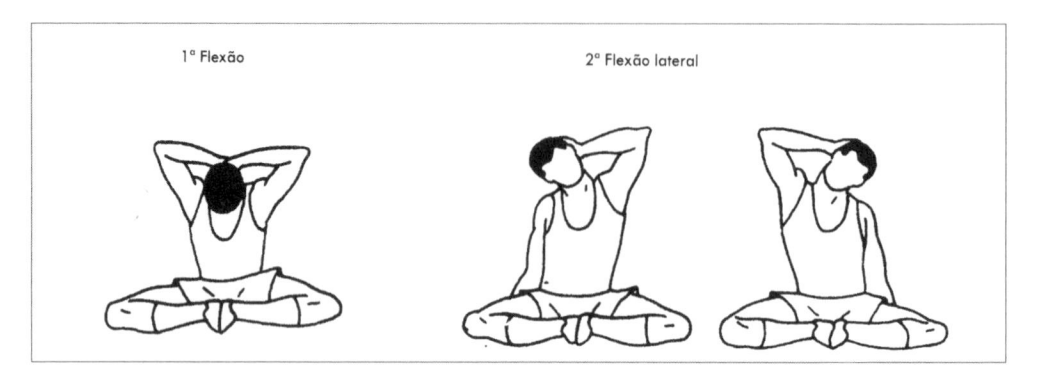

Figura 15.26

Cintura escapular

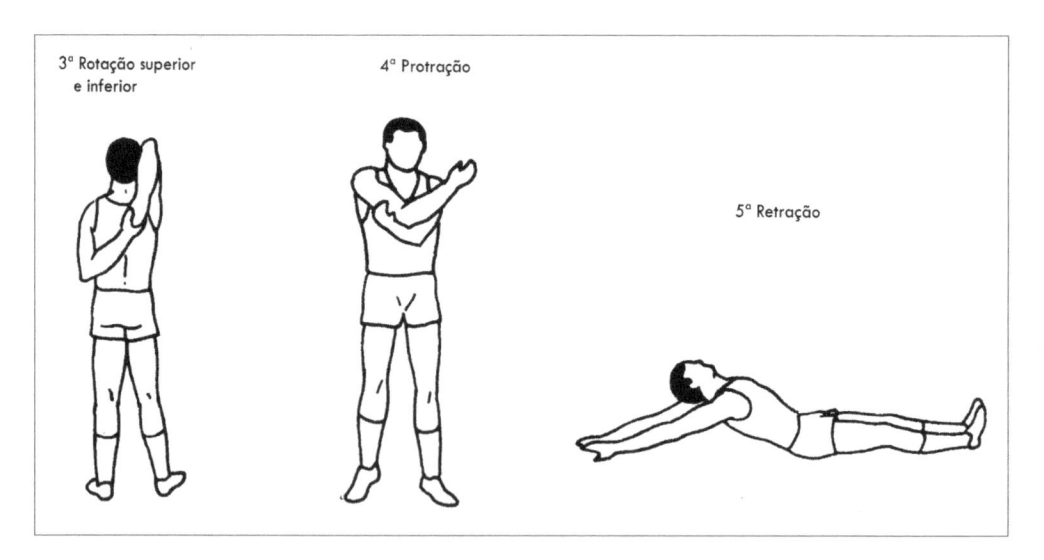

Figura 15.27

Cintura escapular e membros superiores

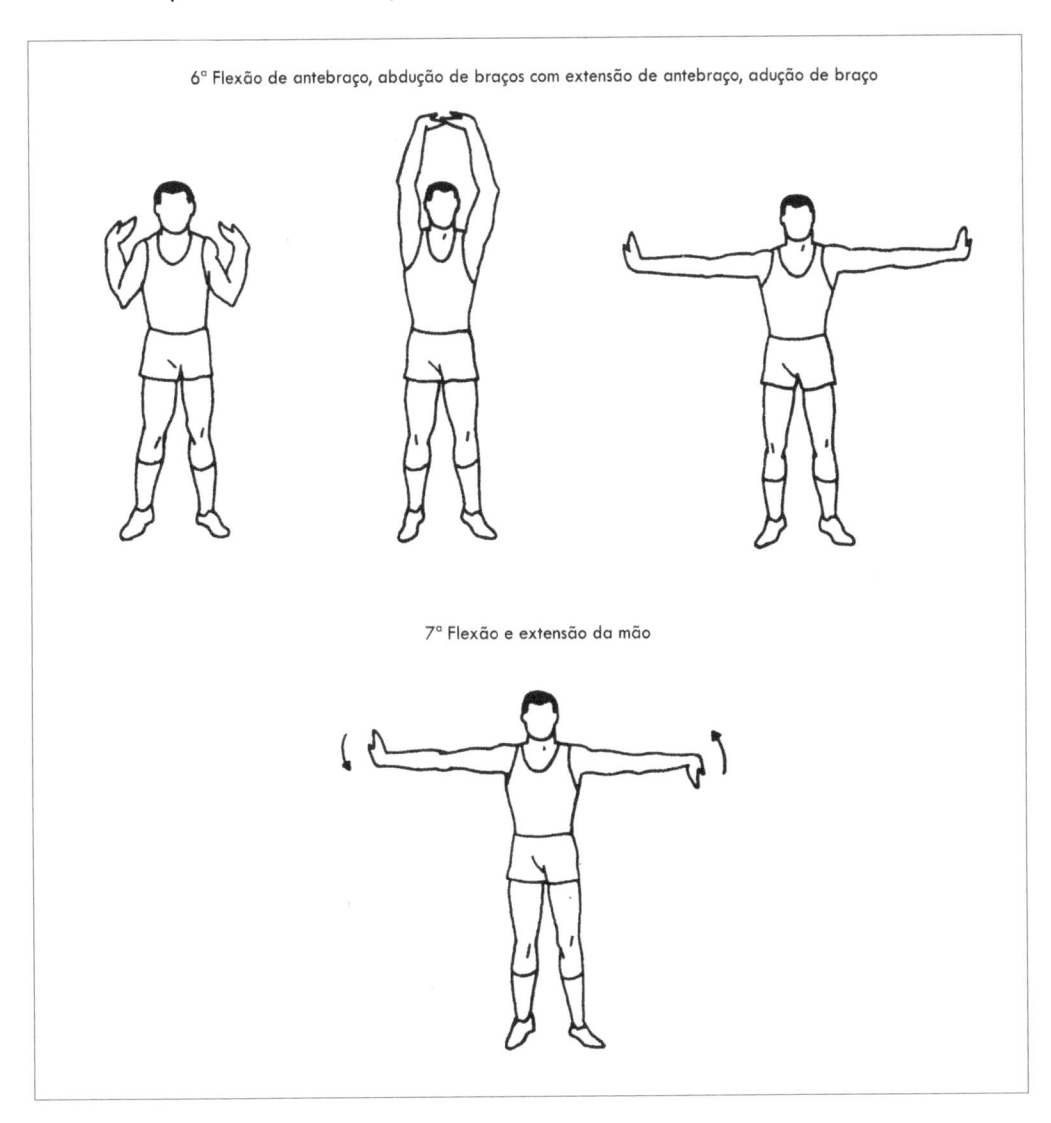

6° Flexão de antebraço, abdução de braços com extensão de antebraço, adução de braço

7° Flexão e extensão da mão

Figura 15.28

Coluna vertebral e cintura pélvica

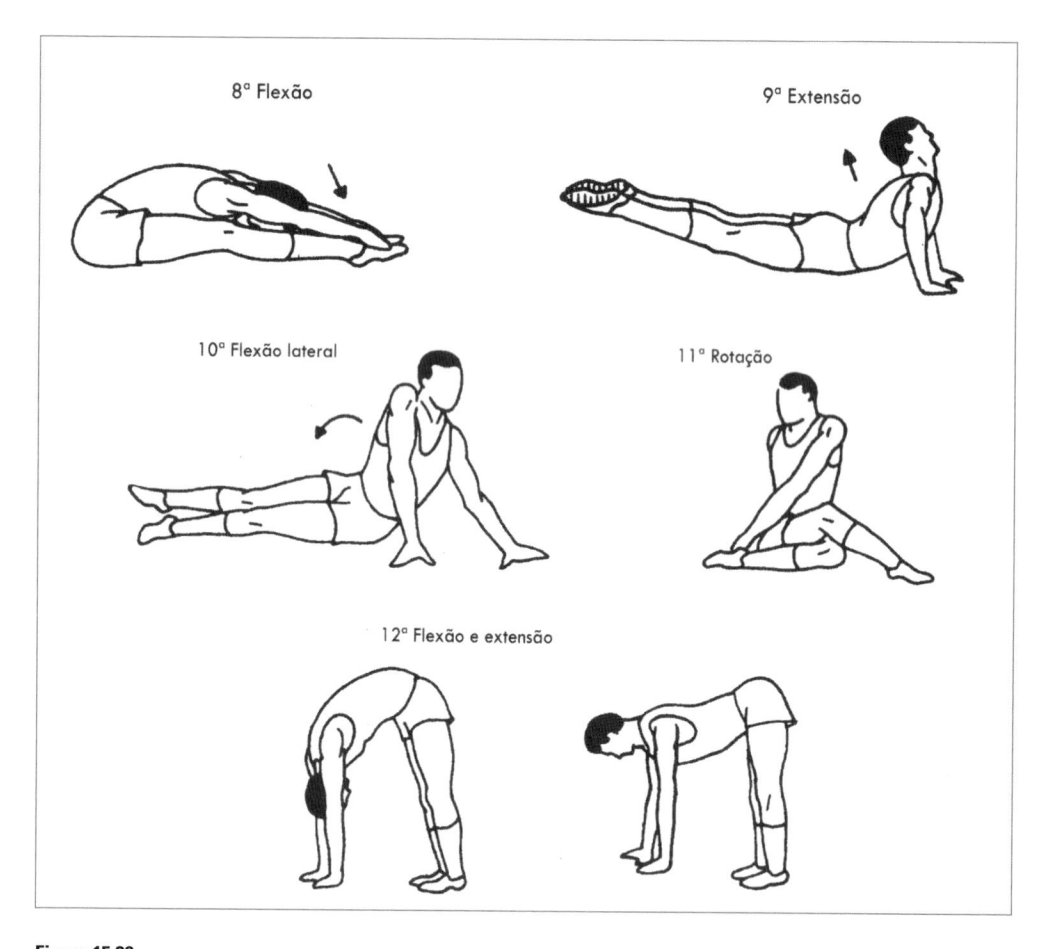

Figura 15.29

Cintura pélvica e membros inferiores

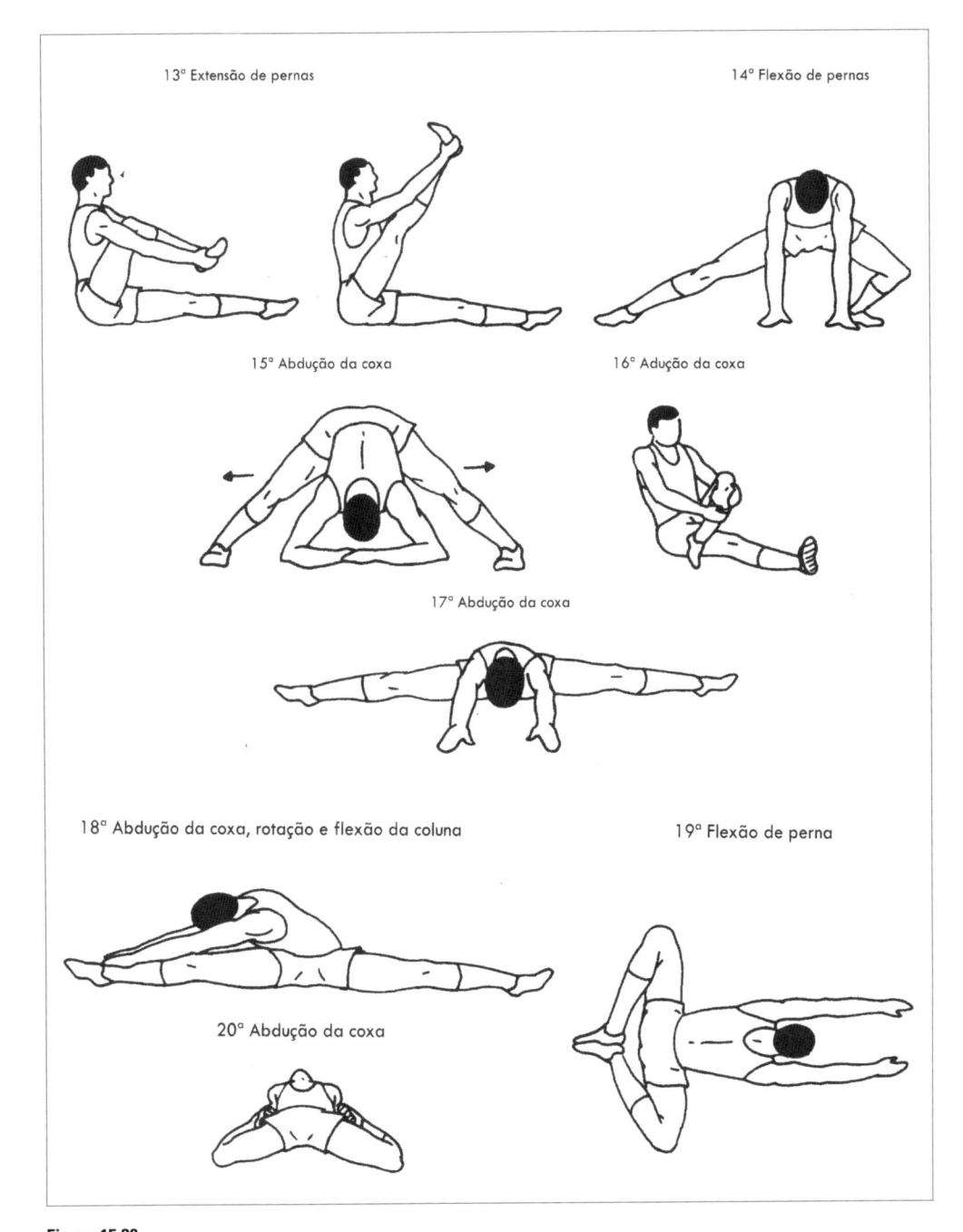

13ª Extensão de pernas

14ª Flexão de pernas

15ª Abdução da coxa

16ª Adução da coxa

17ª Abdução da coxa

18ª Abdução da coxa, rotação e flexão da coluna

19ª Flexão de perna

20ª Abdução da coxa

Figura 15.30

Exercícios gerais

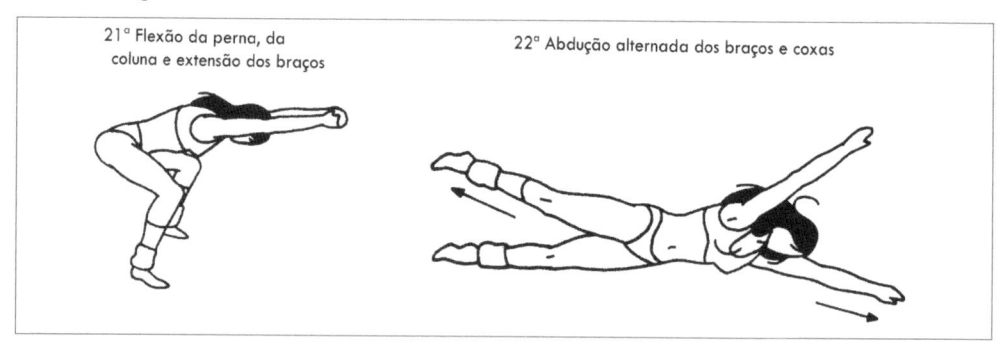

21° Flexão da perna, da coluna e extensão dos braços

22° Abdução alternada dos braços e coxas

Figura 15.31

FLEXIONAMENTO – FNP

Cintura escapular

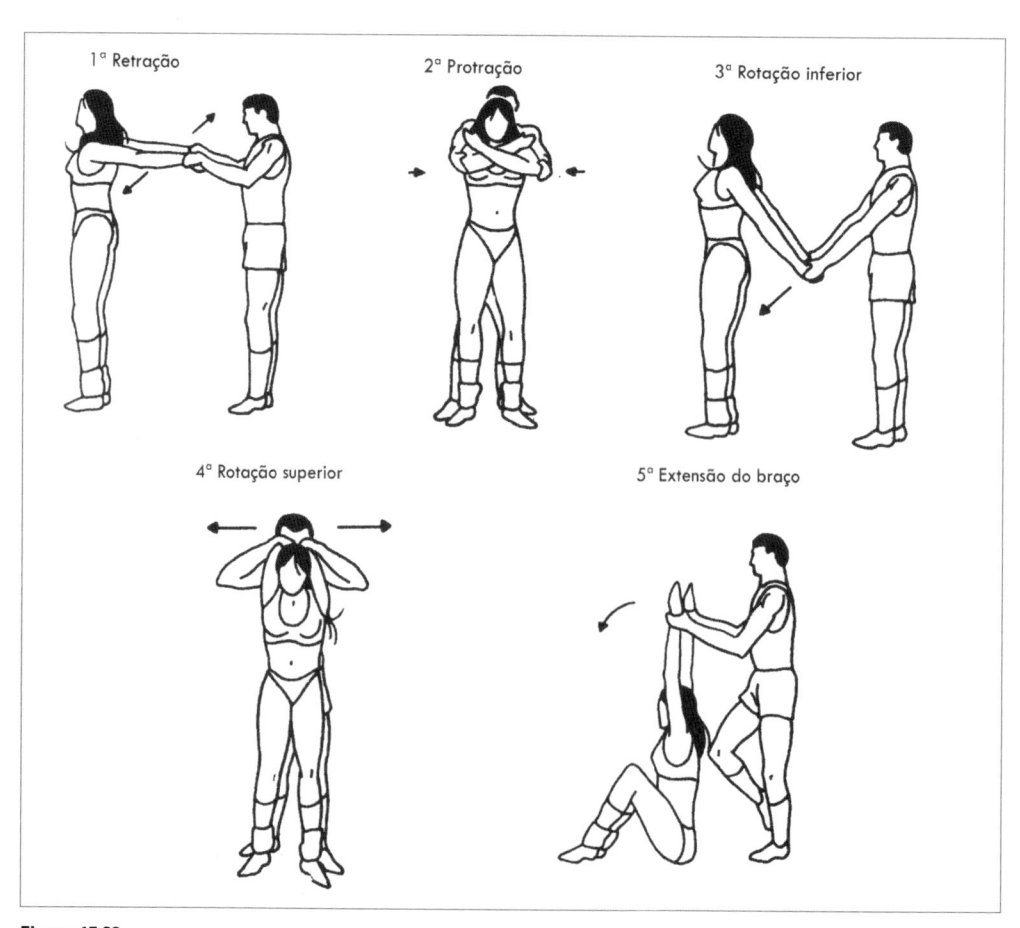

1° Retração

2° Protração

3° Rotação inferior

4° Rotação superior

5° Extensão do braço

Figura 15.32

Membros superiores

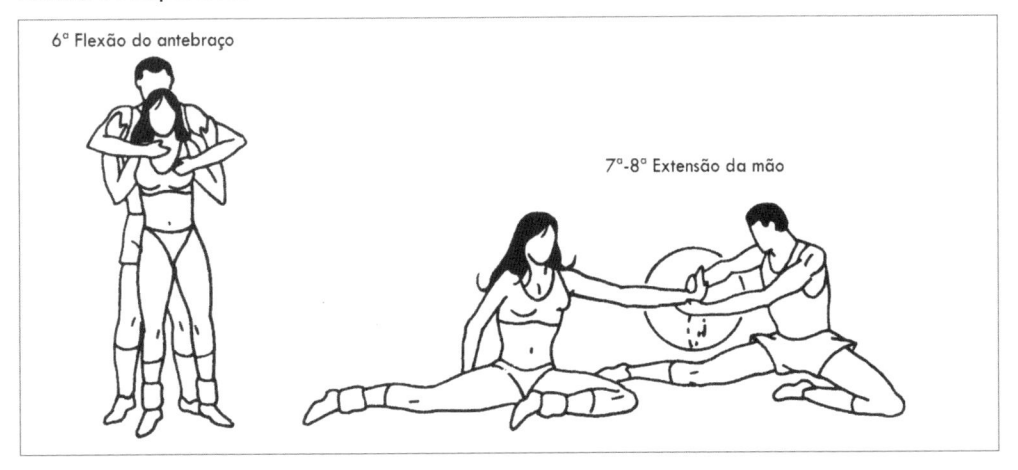

6ª Flexão do antebraço

7ª-8ª Extensão da mão

Figura 15.33

Coluna

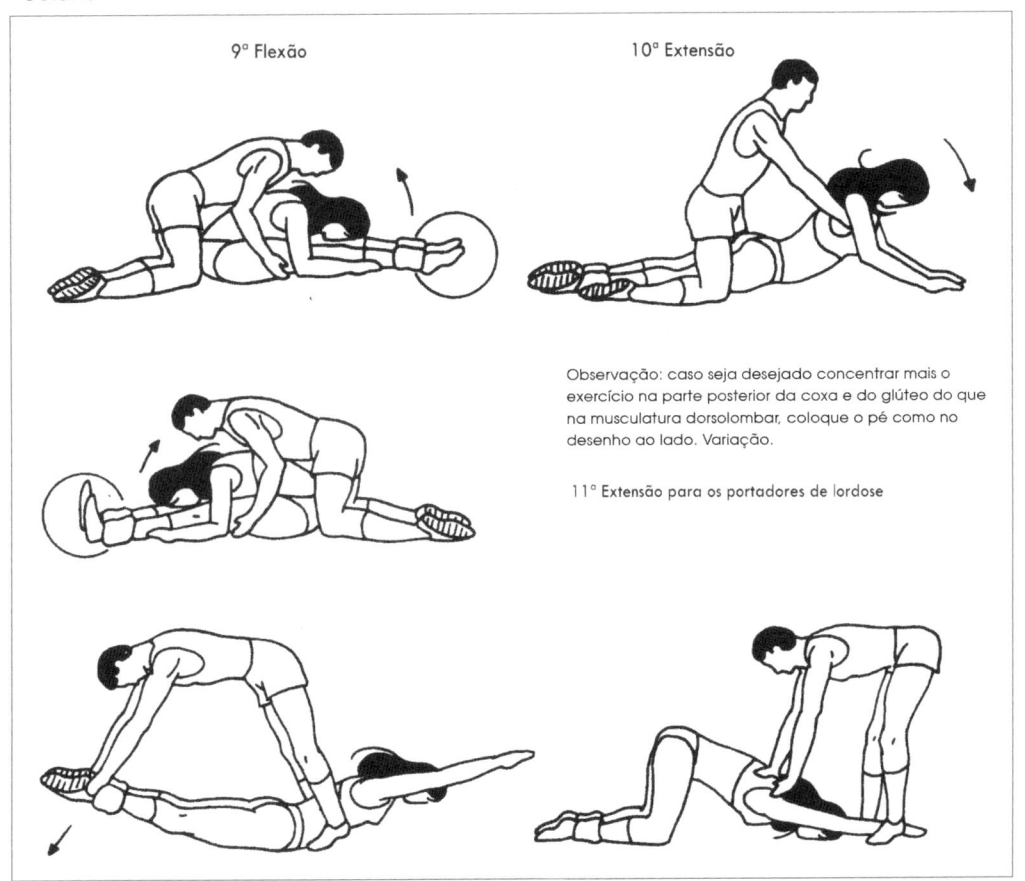

9ª Flexão

10ª Extensão

Observação: caso seja desejado concentrar mais o exercício na parte posterior da coxa e do glúteo do que na musculatura dorsolombar, coloque o pé como no desenho ao lado. Variação.

11º Extensão para os portadores de lordose

Figura 15.34

Coxofemoral

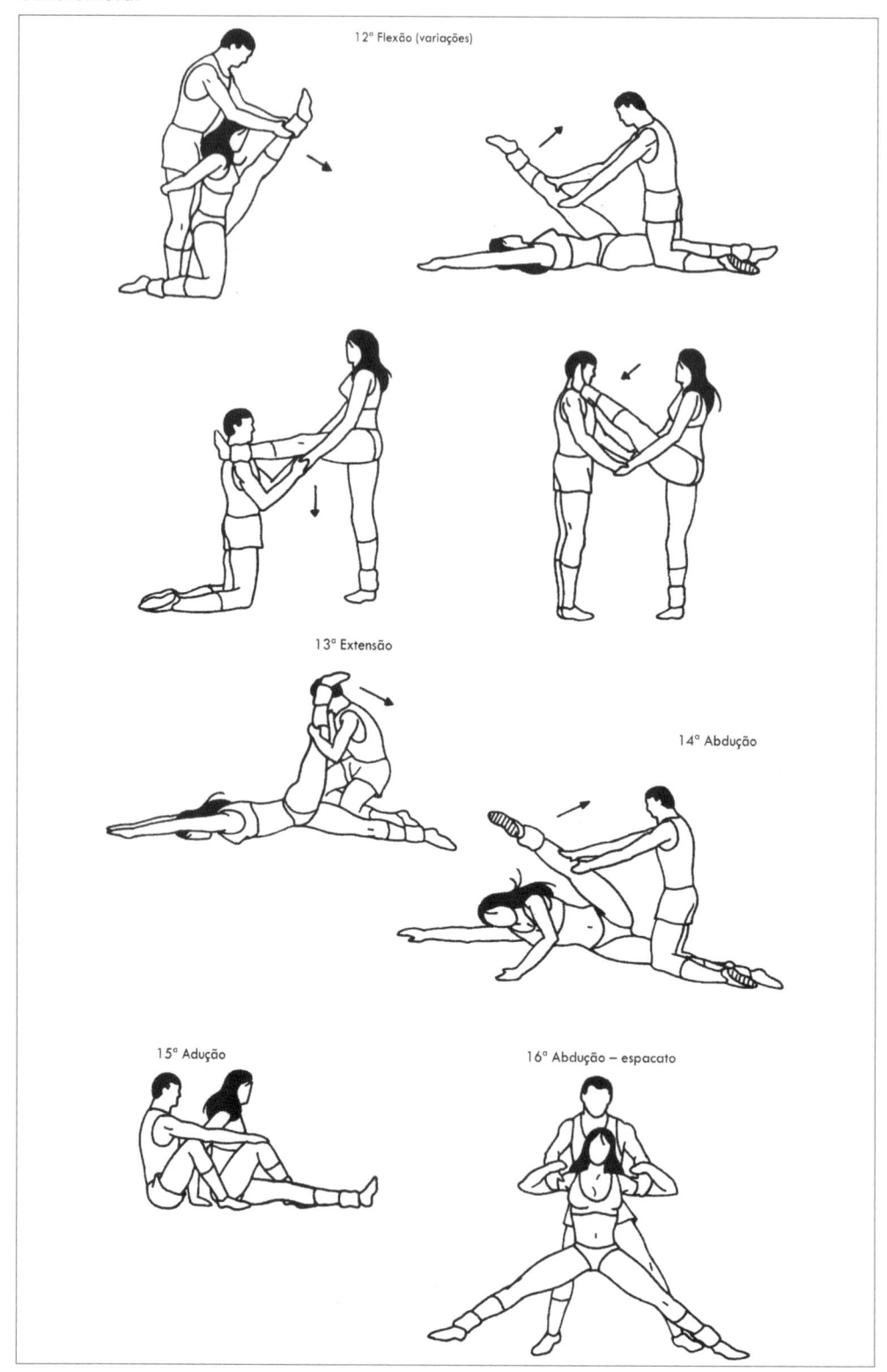

Figura 15.35

Joelho

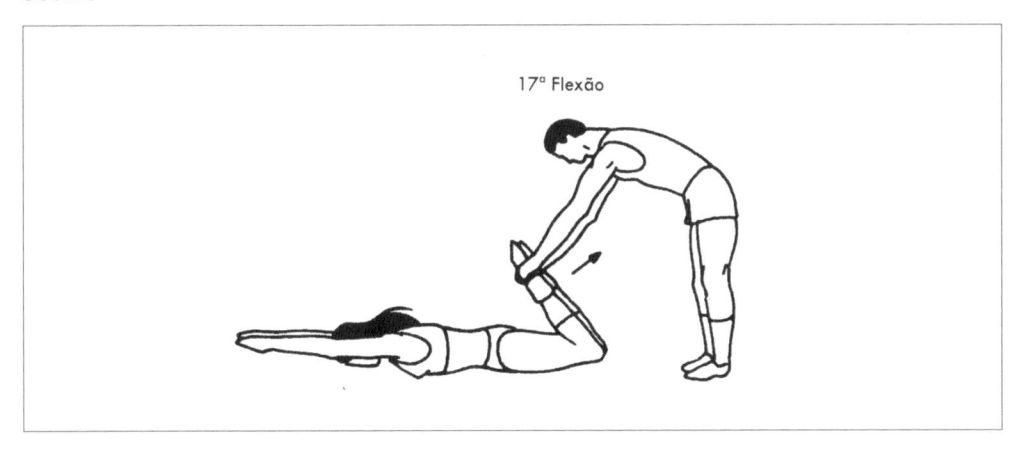

Figura 15.36

Combinado

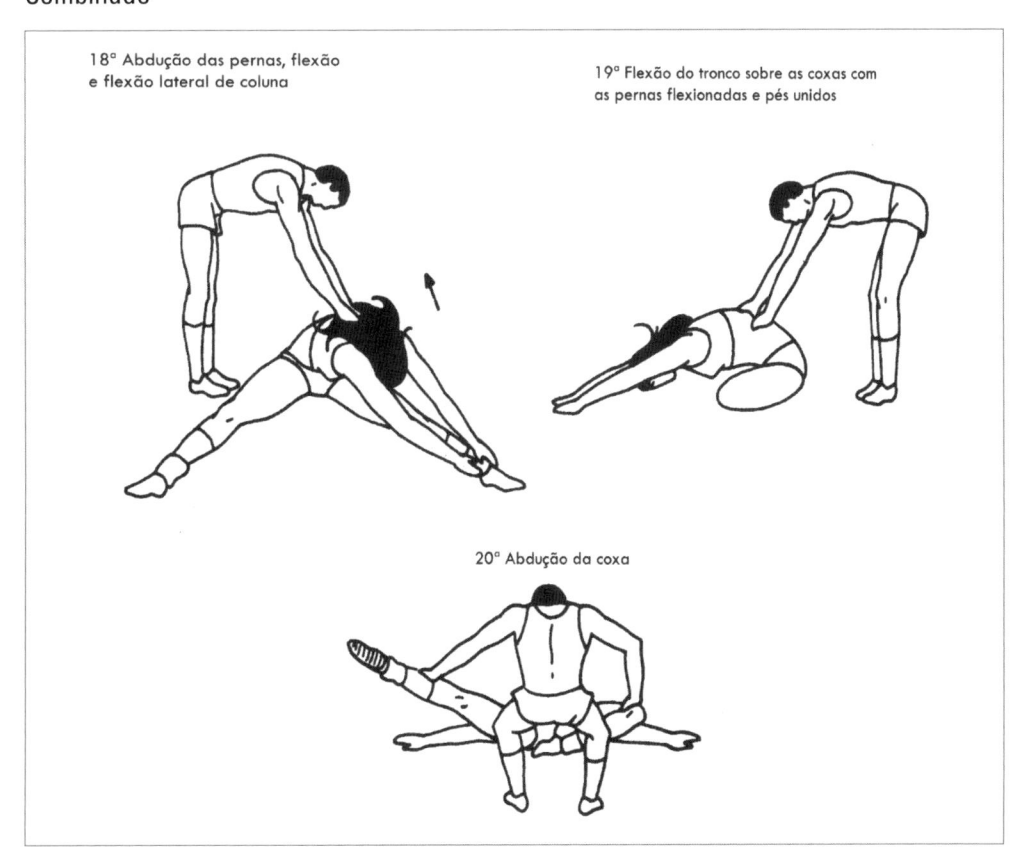

Figura 15.37

ANEXO I

CLASSIFICAÇÃO DAS ARTICULAÇÕES SINOVIAIS

Anexo I	Classificação das articulações sinoviais		
Funcional	**Morfológica**	**Articulação**	**Movimento**
Anaxial	Plana	Interfásica	Inversão: a planta do pé é dirigida medialmente Eversão: a planta do pé é medida lateralmente (resulta da combinação de movimentos primários: flexão-extensão, abdução-adução)
Monoaxiais	Gínglimo ou em dobradiça	Do cotovelo	Flexão: a face anterior do antebraço é aproximada à do braço Extensão: a face anterior do antebraço é afastada do braço
		Interfalângicas proximais e distais	Flexão: a face anterior de cada falange é aproximada da face palmar da mão Extensão: a face anterior de cada falange afasta-se da face palmar da mão
		Do tornozelo	Flexão plantar: o dorso do pé afasta-se da face anterior da perna Dorsiflexão: o dorso do pé aproxima-se da face anterior da perna
	Trocoide ou pivô	Radioulnar proximal	Pronação: o rádio gira medialmente e a palma da mão volta-se posteriormente Supinação: o rádio gira lateralmente e a palma da mão volta-se anteriormente
Biaxiais	Bicondilar	Do joelho	Flexão: a face posterior da perna aproxima-se da face posterior da coxa Extensão: a face posterior da perna afasta-se da face posterior da coxa Rotação medial (em flexão): a perna gira medialmente Rotação lateral (em flexão): a perna gira lateralmente
	Selar	Carpometacárpica do polegar	Flexão: movimento medial do polegar no plano da palma da mão Extensão: movimento lateral do polegar no plano da palma da mão Abdução: o polegar afasta-se da palma da mão e aponta para a frente Adução: o polegar aproxima-se da palma da mão e aponta para a frente Oposição: o polegar toca a polpa de outro dedo da mão (envolve abdução e adução)

(continua)

Anexo I	Classificação das articulações sinoviais (*continuação*)		
Funcional	Morfológica	Articulação	Movimento
Biaxiais	Elipsoide ou condilar	Radiocárpica	Flexão: a palma da mão é voltada para cima Extensão: a palma da mão é voltada para baixo Abdução: a mão é afastada do plano mediano do corpo Adução: a mão é aproximada do plano mediano do corpo
		Metacarpofalângicas do 2º ou 5º dedo	Flexão: a face anterior da falange proximal aproxima-se da palma da mão Extensão: a face anterior da falange proximal afasta-se da palma da mão Abdução: o dedo afasta-se do eixo do 3º dedo Adução: o dedo aproxima-se do eixo do 3º dedo
Triaxiais	Esferoide	Do ombro	Protração: o braço é tracionado para a frente e para junto do tórax Retração: o braço é levado para trás e é afastado do tórax Abdução: afasta o braço do plano mediano do corpo Adução: aproxima o braço do plano mediano do corpo Rotação medial: o úmero gira medialmente em torno do seu eixo Rotação lateral: o úmero gira lateralmente em torno do seu eixo Circundação: a extremidade distal do úmero descreve uma circunferência
	Esferoide profunda	Do quadril	Flexão: a face anterior da coxa aproxima-se da face anterior do abdome Extensão: a face posterior da coxa aproxima-se da região glútea Abdução: a coxa é afastada do plano mediano do corpo Adução: a coxa aproxima-se do plano mediano do corpo Rotação medial: o fêmur gira medialmente em torno do seu eixo Rotação lateral: o fêmur gira lateralmente em torno do seu eixo Circundação: a extremidade distal do fêmur descreve uma circunferência

Observação:
Os movimentos de rotação medial e lateral são realizados com a perna flexionada, sendo que a maior amplitude de movimento é alcançada com a flexão a 90°

ANEXO **II**

FLEXITESTE

Roberto de C. Pavel
Cláudio Gil S. Araújo

Avaliação do flexiteste

Movimento		Grau de flexibilidade				
		1	2	3	4	5
Tornozelo	I					
	II					
Joelho	III					
	IV					
Quadril	V					
	VI					
	VII					
	VIII					
Subtotal	M. inferior					
Tronco	IX					
	X					
	XI					
Subtotal	Tronco					
Punho	XII					
	XIII					
Cotovelo	XIV					
	XV					
Ombro	XVI					
	XVII					
	XVIII					
	XIX					
	XX					
Subtotal	M. superior					
Total						

FICHA DE AVALIAÇÃO DA GONIOMETRIA

Nome:					Idade:			
Sexo:								
Esquerdo					Direito			
				Avaliador				
				Data				
Coluna cervical								
				Rotação				
Ombro								
				Flexão horizontal				
				Extensão horizontal				
				Abdução				
				Flexão				
				Rotação interna				
				Rotação externa				
Cotovelo								
				Flexão				
Punho								
				Flexão				
				Extensão				
Coluna lombar								
				Flexão				
Quadril								
				Flexão				
				Extensão				
				Abdução (1ª variante)				
				Abdução (2º variante)				
Joelho								
				Flexão				
Tornozelo								
				Flexão plantar				
				Flexão dorsal				
Observações:								

- No caso de medidas unilaterais, realizar somente o lado direito.
- Preencha a ficha do centro para o exterior.

ANEXO **IV**

GONIOMETRIA: LEITURA DO APARELHO

Movimentos	Leitura do aparelho
Rotação da coluna cervical	O resultado do ângulo articular deste movimento será obtido pela diferença do ângulo de 90°, isto é, pela angulação proveniente do ponto neutro até a linha do nariz, no final do movimento
Flexão horizontal da articulação do ombro Extensão horizontal da articulação do ombro Flexão da articulação do ombro** Rotação interna da articulação do ombro Rotação externa da articulação do ombro Flexão da articulação do cotovelo Flexão da articulação do quadril Extensão da articulação do quadril Flexão da articulação do joelho	O resultado do ângulo articular deste movimento será obtido pela diferença do ângulo de 180° e o valor obtido na leitura do goniômetro ao final do movimento
Abdução da articulação do ombro	O resultado do ângulo articular deste movimento será obtido pela diferença do ângulo de 270° e o valor obtido na leitura do goniômetro ao final da máxima abdução da articulação do ombro
Flexão da articulação do punho* Extensão da articulação do punho* Abdução de membros inferiores (2ª variante)	O resultado do ângulo articular deste movimento será o valor obtido na leitura do goniômetro ao final do movimento
Flexão da coluna lombar Abdução de membros inferiores (1ª variante)*** Flexão plantar da articulação do tornozelo* Flexão dorsal da articulação do tornozelo*	O resultado do ângulo articular deste movimento será obtido pela diferença do ângulo de 90° e o valor obtido na leitura do goniômeto ao final do movimento

* Exceto os movimentos de flexão e extensão da articulação do punho e os de flexão plantar e dorsal da articulação do tornozelo, que utilizam o goniômetro de 8 polegadas, todos os outros movimentos citados utilizam o goniômetro de 14 polegadas fabricado por Lafayette Instruments (EUA).

** Caso o valor indicado na leitura do goniômetro ultrapasse os 180°, o resultado será obtido pela diferença do ângulo de 180° e o resultado apresentado na leitura do goniômetro ao final da máxima flexão da articulação do ombro, devendo-se acrescentar 180° ao resultado obtido dessa diferença.

*** Caso o valor obtido na leitura do goniômetro ultrapasse os 180°, o resultado será dado pela diferença do ângulo de 180° e o resultado indicado na leitura do goniômetro ao final da máxima abdução da articulação do quadril, acrescidos 90°.

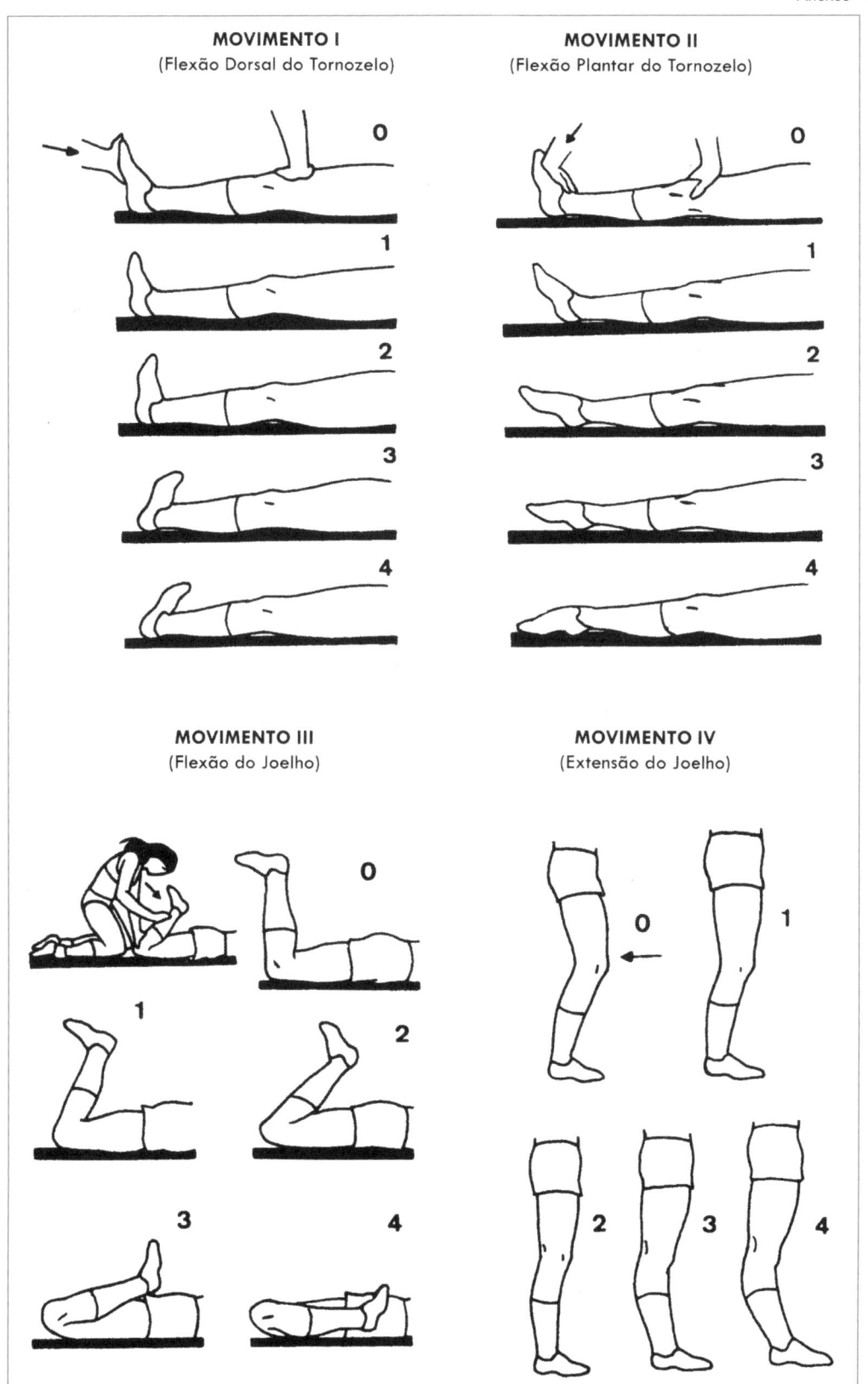

MOVIMENTO I
(Flexão Dorsal do Tornozelo)

MOVIMENTO II
(Flexão Plantar do Tornozelo)

MOVIMENTO III
(Flexão do Joelho)

MOVIMENTO IV
(Extensão do Joelho)

MOVIMENTO V
(Flexão do Quadril)

MOVIMENTO VI
(Extensão do Quadril)

MOVIMENTO VII
(Adução do Quadril)

MOVIMENTO VIII
(Abdução do Quadril)

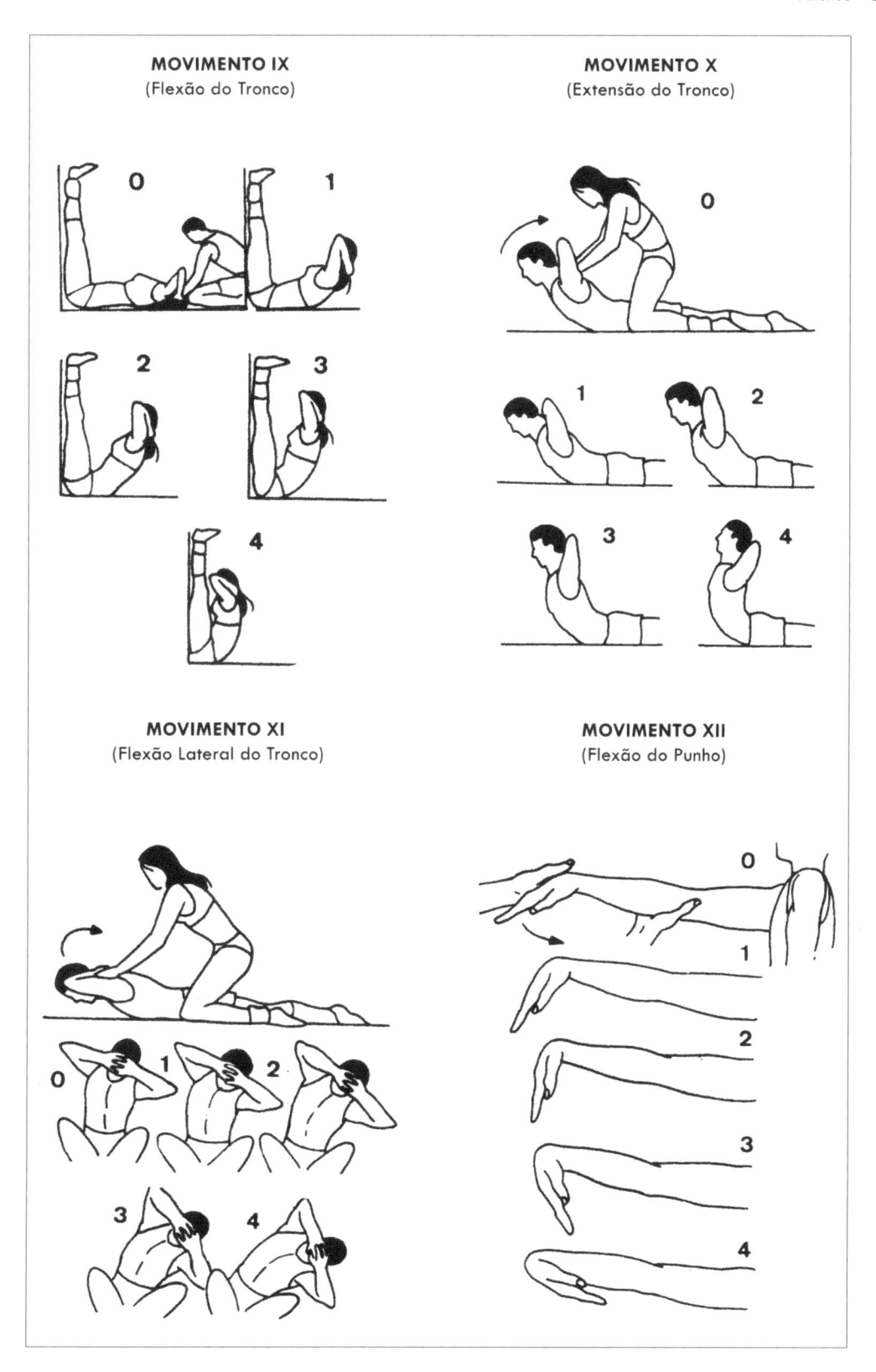

MOVIMENTO IX
(Flexão do Tronco)

MOVIMENTO X
(Extensão do Tronco)

MOVIMENTO XI
(Flexão Lateral do Tronco)

MOVIMENTO XII
(Flexão do Punho)

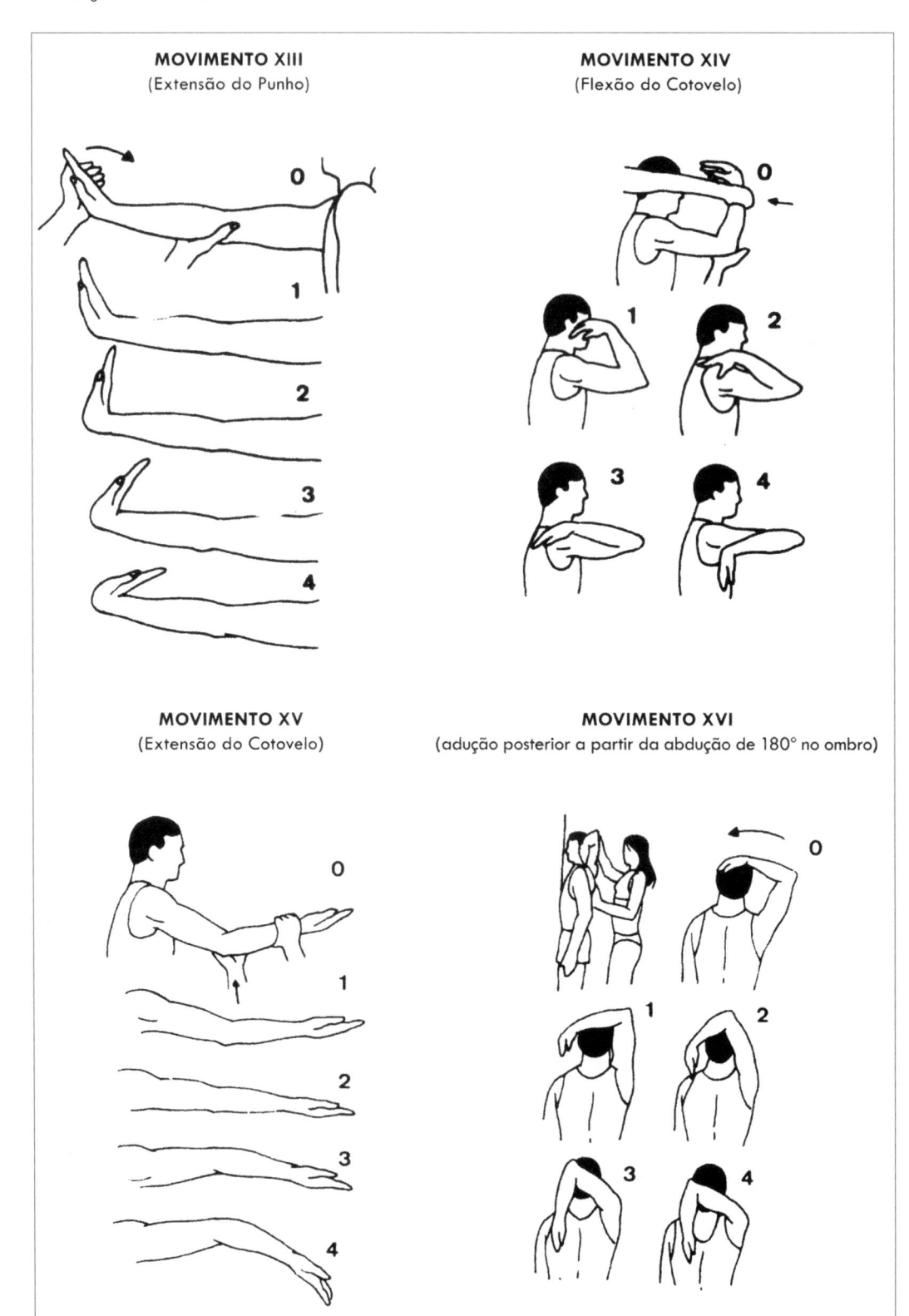

MOVIMENTO XVII
(Extensão + Abdução Posterior do Ombro)

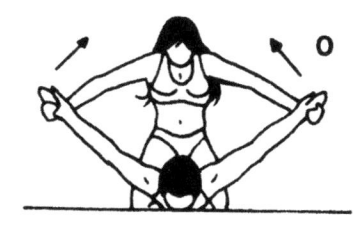

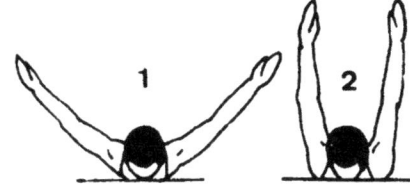

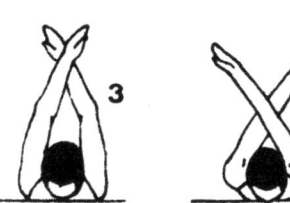

MOVIMENTO XVIII
(Extensão Posterior do Ombro)

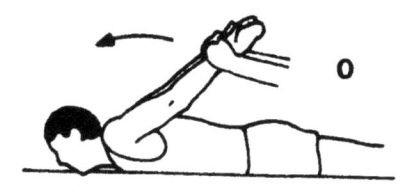

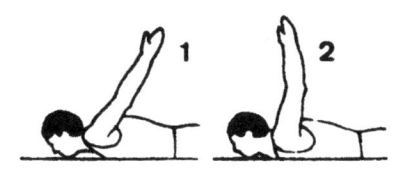

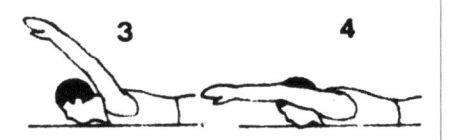

MOVIMENTO XIX
(Rotação Lateral do Ombro Abduzido
a 90° e Cotovelo Fletido a 90°)

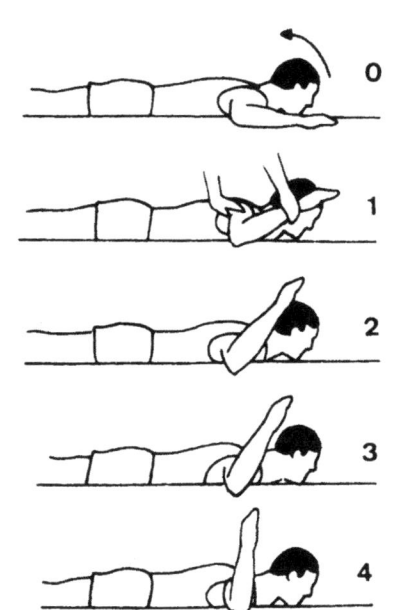

MOVIMENTO XX
(Rotação Medial do Ombro Abduzido
a 90° e Cotovelo Fletido a 90°)

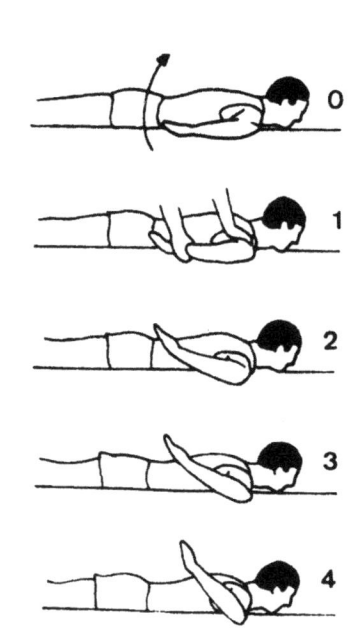

GLOSSÁRIO

Os termos empregados no presente trabalho têm os significados a seguir expostos, nem sempre o usualmente encontrado, mas certamente o mais adequado em termos filológicos graças ao extremo cuidado tomado, procurando-se respeitar não só a utilização corriqueira, mas, principalmente, a correta semântica.

Alongamento – Forma de trabalho que visa a manutenção dos níveis de flexibilidade obtidos e propicia a realização dos movimentos de amplitude normal com o mínimo de restrição física (mecânica) possível.

Contratura – Ato ou efeito de contrair-se sob a ação do reflexo miotático, aumentando a tensão do músculo.

Distensão – Lesão tecidual provocada por tração excessiva, violenta ou mal aplicada em um músculo. É o efeito do estiramento excessivo. Consiste na ruptura do tecido muscular.

Elasticidade – Propriedade que possuem alguns componentes musculares de deformarem-se sob a influência de uma força externa, aumentando seu comprimento e retomando a forma original quando cessada a ação.

Estabilidade – Propriedade que possuem as articulações de manterem um estado de equilíbrio dinâmico no transcurso de um movimento, contrapondo-se às tensões desagregadoras das forças envolvidas.

Estender – Ato de realizar a extensão de um segmento corporal por meio de forças externas ou de outros grupos musculares.

Esticar – Ação de realizar a extensão de um segmento corporal a partir dos seus próprios músculos extensores (agonistas)

Estiramento – Ato ou efeito de aumentar a distância entre as extremidades distais e proximais de um músculo, aumentando seu comprimento por meio de uma tração.

Estiramento ativo ou autônomo – Produzido pelo desenvolvimento de tensão ativa nos músculos antagonistas aos que estão sendo estirados.

Estiramento passivo induzido – Aumento de comprimento de músculos, fáscias, ligamentos e tendões por força produzida por outra pessoa, outro segmento corporal ou pela gravidade.

Extensão – Movimento que proporciona o aumento do ângulo entre dois segmentos corporais em conexão (articulados) partindo da posição anatômica. Pode também ser o retorno de um segmento corporal à posição anatômica após a realização de um movimento completo de flexão (Guida 1988).

Extensibilidade – Qualidade de realizar uma extensão, com facilidade, de músculo ou de grupo muscular.

Flexão – Movimento que proporciona a diminuição do ângulo entre dois segmentos corporais em conexão (articulados) partindo da posição anatômica. Pode também ser o retorno de um segmento corporal à posição anatômica após a realização de um movimento completo de extensão (Guida 1988).

Flexibilidade – Qualidade física responsável pela execução voluntária de um movimento de amplitude angular máxima, por uma articulação ou conjunto de articulações, dentro dos limites morfológicos, sem risco de lesão.

Flexionamento – Forma de trabalho que visa a obter uma melhora da flexibilidade por meio da viabilização de amplitudes de arcos de movimento articular superiores às originais. O trabalho é realizado dentro da zona de alta resistência.

Insistência dinâmica balística – A sobrecarga de treinamento é conferida pela inércia do movimento que é feito em velocidade ao longo de todo o arco articular.

Insistência estática – A sobrecarga de treinamento é obtida pela aplicação de força, no sentido do movimento, quando o arco articular máximo é atingido.

Maleabilidade – Propriedade da pele de poder ser dobrada repetidamente, com facilidade, retornando à sua aparência anterior quando do retorno à posição original.

Mobilidade – propriedade que possuem as articulações de realizarem determinados tipos de movimento dependendo de sua estrutura morfológica.

Plasticidade – Propriedade que possuem alguns componentes dos músculos e das articulações de tomarem formas diversas das originais por efeito de forças externas e assim permanecerem mesmo após cessada a força deformante.

Proprioceptor – Tipo de receptor nervoso capaz de receber estímulos originados na própria atividade do órgão que o contém.

Relaxação – Estado muscular caracterizado pela diminuição da ativação proprioceptiva das vias nervosas efetoras a fim de acarretar a diminuição do consumo energético basal e a recuperação da funcionalidade muscular.

Relaxamento – Ato ou efeito de diminuir volitivamente a tensão de um músculo, colocando-o em repouso e diminuindo dessa forma o seu tono.

Tono – Estado normal de resistência e elasticidade de um tecido.

ZAR – Sigla de zona de alta resistência. É a faixa dos 10 a 20% finais de um arco articular, caracterizada por apresentar alta resistência ao movimento devido ao fato de se estar chegando ao limite de distensibilidade dos músculos, ligamentos e tecidos conjuntivos envolvidos.

ÍNDICE REMISSIVO